The Little Black Book Series
Medicina de Emergência
Editor da Série: Daniel K. Onion

The Little Black Book Series
Medicina de Emergência
Editor da Série: Daniel K. Onion

SEGUNDA EDIÇÃO

Steven E. Diaz, MD
MaineGeneral Medical Center
Dartmouth Medical School

Tradução:
Priscilla Olsen

Revisão Técnica:
Dr. Antonio Pazin Filho

The Little Black Book Series – Emergency Medicine
Edição original em inglês publicada pela Jones & Bartlett Publishers, Inc.
40 Tall Pine Drive
Sudbury, MA 01776
© 2006 by Jones & Bartlett Publishers, Inc.
Todos os direitos reservados
© Copyright 2009 Editora Novo Conceito
Todos os direitos reservados.
1ª Impressão — Setembro de 2009

Editora: Marília Mendes
Produção Gráfica: Josiane Sozza
Comercial: Rubens Barbosa
Tradução: Priscilla Olsen
Revisão Técnica: Dr. Antonio Pazin Filho
Revisão de Texto: Camila Sanches e Beatriz Camacho
Diagramação e Capa: Bruno Santos
Este livro segue as regras do Novo Acordo Ortográfico da Língua Portuguesa

Dados Internacionais de Catalogação na Publicação (CIP)
(Câmara Brasileira do Livro, SP, Brasil)

Diaz, Steven E.
  The little black book series : medicina de emergência / Steven E. Diaz ; tradução Priscilla Olsen ; revisão técnica Antonio Pazin Filho. -- 2. ed. -- Ribeirão Preto, SP : Editora Novo Conceito, 2009. -- (Little black book series / editor da série Daniel K. Onion)

  Bibliografia
  ISBN 978-85-99560-69-3

  1. Emergências médicas   2. Medicina de urgência   3. Primeiros socorros
  4. Pronto-socorro   I. Onion, Daniel K..   II. Título.   III. Série.

  09-08901

  CDD-16.0252
  NLM-WB-100

Índices para catálogo sistemático:
1. Emergências clínicas : Pronto-socorro:
   Medicina   616.0252
2. emergências clínicas : pronto-socorros:
   medicina   WB-100

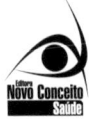

Rua Dr. Hugo Fortes, 1885 – Pq. Ind. Lagoinha
14095-260 – Ribeirão Preto – SP
www.editoranovoconceito.com.br

Dedicatória

Este livro é dedicado a Frederick C. Rimmele, III, MD
(3 de outubro de 1968 – 11 de setembro de 2001)

Sumário

Dedicatória	v
Prefácio	xiii
Abreviaturas Médicas	xv
Abreviaturas dos *Journals*	xxxiii
Nota	liii

Capítulo 1 Alergia — 1
- 1.1 Anafilaxia — 1
- 1.2 Angioedema — 3
- 1.3 Urticária — 4

Capítulo 2 Cardiovascular — 7
- 2.1 Síndrome Coronariana Aguda — 7
- 2.2 Infarto do Ventrículo Direito — 21
- 2.3 Angina Instável/ MI sem Ondas Q — 22
- 2.4 Fibrilação Atrial e Flutter — 22
- 2.5 Falência Congestiva do Coração — 27
- 2.6 Bloqueio Atrioventricular e Bradicardia — 34
- 2.7 Emergências Hipertensivas — 36
- 2.8 Endocardite Infecciosa — 40
- 2.9 Miocardite/Cardiomiopatia — 41
- 2.10 Pericardite — 44
- 2.11 Taquicardia Supraventricular Paroxística — 47
- 2.12 Choque — 49
- 2.13 Aneurisma de Aorta Torácica/ Dissecção — 51
- 2.14 Arritmia Ventricular — 54

Capítulo 3 Condições Dentárias — 63
- 3.1 Infecção — 63
- 3.2 Lacerações Orais — 64
- 3.3 Trauma — 65

Capítulo 4 Endocrinologia — 67
- 4.1 Insuficiência Adrenal Aguda — 67
- 4.2 Cetoacidose Diabética — 69
- 4.3 Estados Hiperosmolares — 71
- 4.4 Hipoglicemia — 73
- 4.5 Coma por Mixedema — 75
- 4.6 Crise Tireotóxica — 76

Capítulo 5 Ambiental — 79
- 5.1 Doença da Altitude Elevada (AMS, HAPE, HACE) — 79
- 5.2 Traumatismos por Eletricidade — 83
- 5.3 Envenenamentos — 85
- 5.4 Ulceração pelo Frio — 87
- 5.5 Doenças Relacionadas com o Calor — 89
- 5.6 Hipotermia — 91

5.7 Raio	93
5.8 Afogamento	95

Capítulo 6 Gastroenterologia — 97

6.1 Diverticulite	97
6.2 Corpo Estranho no Esôfago	98
6.3 Ruptura Esofágica	100
6.4 Varizes Esofágicas	101
6.5 Doenças da Vesícula Biliar	102
6.6 Hepatite Viral Aguda	105
6.7 Diarreia Infecciosa	110
6.8 Hemorragia Digestiva Baixa	115
6.9 Pancreatite	117
6.10 Doença Ulcerosa Péptica/ Gastrite	120
6.11 Proctite	124
6.12 Hemorragia Digestiva Alta	125

Capítulo 7 Cirurgia Geral — 127

7.1 Aneurisma da Aorta Abdominal	127
7.2 Apendicite	128
7.3 Obstrução Intestinal	130
7.4 Hérnia Encarcerada (Abdominal)	132
7.5 Isquemia Intestinal	134
7.6 Perfuração de uma Víscera Abdominal	136
7.7 Abscesso Anorretal	137
7.8 Abscesso do Cisto Pilonidal	139
7.9 Trombose Hemorroidária	140

Capítulo 8 Ginecologia — 143

8.1 Abscesso do Cisto de Bartholin	143
8.2 Cisto Ovariano Roto	144
8.3 Torção Ovariana	146
8.4 Doença Inflamatória Pélvica	147
8.5 Violência Sexual	149
8.6 Doenças Sexualmente Transmissíveis	151
8.7 Vaginite	158

Capítulo 9 Hematologia/ Oncologia — 163

9.1 Leucemia Aguda	163
9.2 Neoplasia Primária do CNS e do Cordão Espinhal	164
9.3 Coagulação Intravascular Disseminada	166
9.4 Neutropenia Febril	168
9.5 Hemofilia e Guia da Reposição de Fatores	169
9.6 Anemia Falciforme/Crise de Falcização	172
9.7 Guia de Transfusão	175
9.8 Tromboembolismo Venoso	177

Capítulo 10 Doenças Infecciosas — 183

10.1 Gangrena de Fournier	183
10.2 HIV	184
10.3 Gripe (Influenza)	192
10.4 Doença de Lyme	195
10.5 Meningite	198
10.6 Celulite Periorbitária	202

10.7 Peritonite (Bacteriana) 203
10.8 Raiva 205
10.9 Sepse 207
10.10 Sífilis 212
10.11 Tétano 216

Capítulo 11 Distúrbios do Metabolismo 219

11.1 Acidose 219
11.2 Distúrbios da Regulação do Cálcio 220
11.3 Distúrbios da Regulação do Magnésio 223
11.4 Distúrbios da Regulação do Fósforo 225
11.5 Distúrbios da Regulação do Potássio 226
11.6 Distúrbios da Regulação do Sódio 229

Capítulo 12 Nefrologia 233

12.1 Falência Renal Aguda 233
12.2 Problemas Relacionados à Diálise 236
12.3 Cálculo Renal 237
12.4 Retenção Urinária 240
12.5 Infecção do Trato Urinário 242

Capítulo 13 Neurologia/Neurocirurgia 247

13.1 Síndrome da Serotonina Aguda 247
13.2 Acidente Vascular Cerebral 249
13.3 Paralisia de Bell 260
13.4 Encefalite 262
13.5 Abscesso Epidural 266
13.6 Traumatismo Craniano 268
13.7 Pressão Intracerebral Aumentada 272
13.8 Dor Lombar 275
13.9 Enxaqueca 277
13.10 Síndrome Neuroléptica Maligna 280
13.11 Choque Convulsivante/Estado Epiléptico 282
13.12 Lesão na Medula Espinhal 286

Capítulo 14 Obstetrícia 289

14.1 Trauma Abdominal/Ruptura Uterina 289
14.2 Gravidez Ectópica 290
14.3 Parto Pós-Morte 293
14.4 Descolamento da Placenta 294
14.5 Placenta Prévia 295
14.6 Parto Prematuro 296
14.7 Posicionamento Anormal do Feto 297
14.8 Apresentação Pélvica 297
14.9 Apresentação Podálica 299
14.10 Prolapso do Cordão Umbilical 299
14.11 Distócia de Ombros 300
14.12 Pré-eclampsia e Eclampsia (Toxemia) 301

Capítulo 15 Oftalmologia — 305
- 15.1 Glaucoma Agudo (Fechamento angular) — 305
- 15.2 Conjuntivite — 306
- 15.3 Abrasão da Córnea/Corpo Estranho — 307
- 15.4 Ceratite Herpética — 309
- 15.5 Irite — 310
- 15.6 Ruptura do Globo Ocular — 311
- 15.7 Perda de Visão Repentina — Traumática — 312

Capítulo 16 Ortopedia — 315
- 16.1 Bursite/Tendinite — 315
- 16.2 Luxações — 316
- 16.3 Manejo de Fraturas — 320
- 16.4 Gota e Pseudogota — 335
- 16.5 Artrite Séptica — 339

Capítulo 17 Otorrinolaringologia — 341
- 17.1 Barotrauma — 341
- 17.2 Epiglotite — 343
- 17.3 Sangramento Nasal (Epistaxe) — 344
- 17.4 Corpo Estranho Nasal, Aural e Faringeano — 346
- 17.5 Otite Externa — 348
- 17.6 Otite Média — 350
- 17.7 Parotite/Cálculo no Ducto da Parótida — 353
- 17.8 Abscesso Peritonsilar — 355
- 17.9 Faringite Estreptocócica — 357
- 17.10 Abscesso Retrofaríngeo — 360
- 17.11 Sinusite — 361
- 17.12 Vertigem — 363

Capítulo 18 Pediatria/Cirurgia Pediátrica — 367
- 18.1 Bronquiolite/RSV — 367
- 18.2 Doença da Arranhadura do Gato (Uma forma de Adenite Cervical) — 369
- 18.3 Maus Tratos Contra a Criança — 370
- 18.4 Crupe — 371
- 18.5 Doença de Hirschsprung — 373
- 18.6 Cianose Intensa Devida à Tetralogia de Fallot — 374
- 18.7 Intussuscepção — 375
- 18.8 Doença de Kawasaki — 376
- 18.9 Estenose Pilórica — 377
- 18.10 SIDS — 378
- 18.11 Volvo Intestinal — 379

Capítulo 19 Cirurgia Plástica/Reparo de Lesão — 381
- 19.1 Mordidas — 381
- 19.2 Anestesia Local e Tópica — 383
- 19.3 Manutenção da Lesão — 387

Capítulo 20 Procedimentos — 391
- 20.1 Manejo da Via Aérea — 391
- 20.2 Sedação Consciente — 397
- 20.3 Técnica Intraóssea — 399
- 20.4 Sonda Nasogástrica — 400
- 20.5 Cateterização Vesical em Crianças — 400

20.6 Manejo de Derivação Ventriculoperitoneal 400

Capítulo 21 Psiquiatria/Abuso de Substâncias 401
21.1 Controle Químico e Físico 401
21.2 Delírio 402
21.3 Intoxicação, Abuso e Desintoxicação 403
21.4 Exames de Triagem Médica 406

Capítulo 22 Pneumologia 409
22.1 Aspiração de Corpo Estranho 409
22.2 Asma 410
22.3 Pneumonia Adquirida na Comunidade (PAC) 414
22.4 Doença Pulmonar Obstrutiva Crônica 418
22.5 Hemoptise Maciça 420
22.6 Pneumotórax 421
22.7 Embolia Pulmonar 423

Capítulo 23 Reumatologia 429
23.1 Febre Reumática Aguda (ARF) 429
23.2 Síndrome de Behcet 431
23.3 Arterite Temporal 432

Capítulo 24 Ferramentas 435
24.1 Protocolo ACLS 435
24.2 Notas do APGAR 436
24.3 Escala de Coma de Glasgow 437

Capítulo 25 Toxicologia 439
25.1 Carvão Ativado 439
25.2 Acetaminofeno 440
25.3 Antidepressivos 443
25.4 Arsênio (Tipos agudo e crônico) 445
25.5 Benzodiazepínicos 447
25.6 Monóxido de Carbono 448
25.7 Cianeto 449
25.8 Digitalis 450
25.9 Etileno Glicol 452
25.10 Ferro 453
25.11 Isoniazida 455
25.12 Chumbo 455
25.13 Mercúrio 457
25.14 Salicilato (ASA) 459
25.15 Teofilina 462

Capítulo 26 Trauma 465
26.1 Queimaduras 465
26.2 Coluna Cervical 469
26.3 Síndrome de Compartimento 473
26.4 Politrauma 474
26.5 Lesão por Injeção Sob Alta Pressão 479

Capítulo 27 Urologia 481
27.1 Epididimite 481
27.2 Priapismo 483
27.3 Torção de Testículo 484

ÍNDICE REMISSIVO 487

Prefácio

O aspecto mais difícil da medicina é misturar a arte com a ciência, e saber a diferença entre elas. A medicina clínica vem passando por muitas transformações no século 21, e hoje as palavras-chave são: resultado baseado em evidência.

O cerne deste livro é prover informações de forma concisa e completa, aproveitando os dados disponíveis em revistas científicas, que devem direcionar a forma como clinicamos. Infelizmente, a medicina baseada em evidências científicas tem diferentes conotações. Embora minha maneira de colocar as evidências da medicina de emergência não seja inovadora, devo explicar o que elas significam para mim.

Existem muitos dados disponíveis na literatura. No entanto, não podemos confiar somente nas publicações em revistas para fazer o correto. A avaliação crítica dos dados é uma habilidade que deve ser sempre praticada e aprimorada, e muitas vezes os dados históricos não foram submetidos a um desafio apropriado.

Na medicina, as bases científicas que determinam os diagnósticos e padrões terapêuticos podem ser fracas quanto à metodologia e à estatística. No entanto, muitas vezes, só temos isso para oferecer aos pacientes. Não podemos arcar com as consequências de descartar todas as informações, baseados em estudos de casos, casos clínicos ou até em estudos falhos. É possível que as conclusões estejam corretas apesar de os argumentos científicos serem fracos. Ademais, alguns estudos são bem feitos, mas os autores são desafiados a alcançar a conclusão certa. Não obstante, é comum que estudos bem delineados tenham uma conclusão fortemente consolidada.

Quando avaliamos pacientes, confiamos no reconhecimento de padrões para indicar possíveis doenças, e essa listagem nos fornece o diagnóstico diferencial. Embasados no que estudamos e no que pesquisamos, pesamos as diferentes possibilidades baseadas na história, os exames físicos e os resultados de análise clínica. Ao indicarmos determinadas terapias estamos, mais uma vez, sugerindo intervenções que estudamos e pesquisamos. Após um determinado tempo nossas intervenções também começam a seguir padrões.

Dan Onion pediu que eu me juntasse a sua coleção de autores e desenvolvesse este texto de medicina de emergência. Dan tem sido um mentor e me ajudou imensamente em diversas partes deste texto. Eu abordei o assunto misturando os ensinamentos históricos de diagnóstico e terapia com dados disponíveis em revistas médicas. Isso é o que considero resultado baseado em evidência, sendo que, obviamente, algumas evidências são mais fracas que outras. O truque é saber qual a sua posição quando você levanta a hipótese de um diagnóstico ou quando sugere alguma intervenção.

Como mencionado anteriormente, alguns autores serão questionados quanto as suas conclusões. Se os resumos citados parecerem contrários às conclusões do texto, então eu acredito que o estudo confirme a minha conclusão. Os assuntos controversos da medicina terão artigos citados que corroboram a favor e contra.

Este livro é direcionado àqueles que estão em treinamento médico. Foi desenvolvido para ajudar a ensinar e aprimorar as informações que são passadas rapidamente nos anos de aprendizado. Para os médicos formados, o livro poderá fornecer informações e suporte para a prática da medicina de emergência. Além disso, eu gostaria de ver meus colegas mais aptos a dissecar e interpretar artigos de revistas científicas. Espero que o livro seja útil para você.

Recebi uma ajuda incrível do meu mentor, colega e chefe Lawrence Kassman, MD, que revisou e aprimorou este texto. Navegar pelas resmas das informações médicas e obter artigos foi muito mais fácil com a ajuda da Cora Damon, bacharel em ciência da educação e em biologia molecular, que é a bibliotecária de saúde e ciência do MaineGeneral Medical Center. Apesar de toda a ajuda obtida, todos os erros contidos neste texto são de total responsabilidade minha.

Steven E. Diaz, MD

Abreviaturas Médicas

→	Leads to (Acarreta)	ABGs	Arterial blood gases (Gasometria arterial)
μ	Micron(s) (Micro)	ac	Before meals (Antes da refeição)
η	Nanogram(s) (Nanograma)	ACE	Angiotensin-converting enzyme (Enzima conversora da angiotensina)
μgm	Microgram(s) (Micrograma)	ACEI	ACE Inhibitor (Inibidor da ECA)
ηL	Nanoliter(s) (Nanolitro)	ACLS	Advanced cardiac life support (Suporte cardíaco avançado de vida)
ηm	Nanometer(s) (Nanômetro)	ACTH	Adrenocorticotropic hormone (Hormônio Adrenocorticotrófico)
<	Less than (Menos que)	AD	Right ear (Orelha direita)
<<	Much less than (Muito menos que)	ADH	Antidiuretic hormone (Hormônio antidiurético)
>	More than (Mais que)	ADHD	Attention deficit hyperactivity disorder (Transtorno do déficit de atenção com hiperatividade)
>>	Much more than (Muito mais que)	AD-HERE	Acute Decompensated Heart Failure National Registry (Registro Nacional da Insuficiência Cardíaca Descompensada)
5-HIAA	5-Hydroxyindoleacetic acid (Ácido 5-Hidroxiindolacético)	ADLs	Activities of daily living (Atividades da vida diária)
5HT	5-Hydroxytryptophan (5-Hidroxitriptofano)	AFB	Acid-fast bacillus (Bacilos ácido-resistentes)
6MP	6-mercaptopurine (6-mercaptopurina)	Afib	Atrial fibrillation (Fibrilação atrial)
A2	Aortic (first) component of S2 (Primeiro - Componente aórtico do S2)	Aflut	Atrial flutter (Flutter atrial)
AA	Alcoholics Anonymous (Alcoólicos Anônimos)	AFP	Alpha fetoprotein (Alfa-fetoproteína)
AAA	Abdominal Aortic Aneurysm (Aneurisma da Aorta Abdominal)	ag	Antigen (Antígeno)
AADLs	Advanced activities of daily living (Atividades avançadas da vida diária)	AGN	Acute glomerular nephritis (Glomerulonefrite aguda)
ab	Antibodies (Anticorpos)		
Abd	Abdominal (Abdominal)		

AHA	American Heart Association (Associação Americana do Coração)	anti-HBs	Antibody to Hepatitis B surface antigen (Anticorpo contra o antígeno de superfície da hepatite B)
AI	Aortic insufficiency (Insuficiência aórtica)	anti-SSA	Extractable nuclear antigen, initially seen in Sjogren's syndrome (Anticorpo contra antígeno nuclear extraível, inicialmente visto na Síndrome de Sjögren)
AIMs	Abdominal involuntary movements (Movimentos abdominais involuntários)		
aka	Also known as (Também conhecido como)	AODM	Adult-onset diabetes mellitus (Diabetes *Mellitus* tipo II ou Diabetes do Adulto)
Al	Aluminum (Alumínio)	AOM	Acute Otitis Media (Otite Média Aguda)
ALA	δ-aminolevulinic acid (Ácido delta-aminolevulínico)	AP	Anterior-posterior (Antero-posterior)
ALL	Acute lymphocytic leukemia (Leucemia linfocítica aguda)	ApoE	apolipoprotein E (apolipoproteína E)
ALS	Amyotrophic lateral sclerosis (Esclerose lateral amiotrófica	AR	Aldose reductase (Aldose redutase)
		ARA	Angiotensin receptor antagonist (Antagonista do receptor da angiotensina)
ALT	SGPT; alanine aminotransferase (Transaminase glutâmico pirúvico; Alanina aminotransferase)	ARB	Angiotensin receptor blocker (Inibidor do receptor de angiotensina)
am	Ante meridiem (Antes do meio-dia)	ARDS	Adult respiratory distress syndrome (Síndrome do desconforto respiratório do adulto)
AMI	Anterior myocardial infarction (Infarto do miocárdio anterior)		
AML	Acute myelogenous leukemia (Leucemia mieloide aguda)	ARF	Acute renal failure (Insuficiência renal aguda)
AMS	Acute Mountain Sickness (Mal Agudo de Montanha)	As	Arsenic (Arsênico)
ANA	Antinuclear antibody (Anticorpo antinuclear)	AS	Aortic stenosis; or left ear (Estenose aórtica; ou orelha esquerda)
ANCA	Antineutrophil cytoplasmic autoantibodies (Anticorpo anticitoplasma de neutrófilos)	ASA	Aspirin (Aspirina)
		asap	As soon as possible (Assim que possível)
		ASCVD	Arteriosclerotic cardiovascular disease (Doença cardiovascular arteroesclerótica)
ANP	Atrial natriuretic peptide (Peptídeo natriurético atrial)		
anti-HBc	Antibody to Hepatitis B core (Anticorpo contra o antígeno central da hepatite B)	ASD	Atrial septal defect (Defeito do septo atrial)
		ASHD	Atherosclerotic heart disease (Aterosclerose)
anti-HBe	Antibody to Hepatitis B e antigen (Anticorpo contra o antígeno E da hepatite B)	ASLO/ ASO	Antistreptolysin O titer (Níveis de antiestreptolisina O)
		ASO	Anti-streptolysin-O antibody (Anticorpo contra a estreptolisina O)

AST	SGOT; aspartate transferase (Aspartato transferase)	bcp's	Birth control pills (Pílulas anticoncepcionais)
asx	Asymptomatic (Assintomático)	BE	Barium enema (Enema opaco)
AT	Antithrombin (Antitrombina)	bid	Twice a day (Duas vezes ao dia)
atm	Atmospheres (Atmosferas)	BiPAP	Bi(2)-positive airway pressures (Dois níveis de pressão positiva nas vias aéreas)
ATN	Acute tubular necrosis (Necrose tubular aguda)		
ATP	Adenosine triphosphate (Adenosina trifosfato)	BJ	Bence Jones (Proteína de Bence Jones)
		BM	Basement membrane (Membrana basal)
AU	Both ears (Ambas orelhas)	bm	Bowel movement (Motilidade intestinal)
AV	Arteriovenous; or atrial-ventricular (Arteriovenoso; ou atrioventricular)		
		BMP	Basic metabolic profile (Painel metabólico básico)
avg	Average (Média)		
AVM	Arteriovenous malformation (Mal formação arteriovenosa)	BNP	Brain natriuretic peptide (Peptídeo natriurético cerebral)
AVNRT	Atrioventricular nodal re-entry tachycardia (Taquicardia atrioventricular nodal de reentrada)	BP	Blood pressure (Pressão sanguínea)
		BPH	Benign Prostatic Hypertrophy (Hipertrofia Benigna da Próstata)
AVRT	Atrioventricular re-entry tachycardia (Taquicardia por reentrada atrioventricular)	BS	Blood sugar (Taxa de açúcar no sangue)
		BUN	Blood Urea Nitrogen (Nitrogênio Ureico Sanguíneo)
AXR	Abdominal x-ray (Raio-x abdominal)	BVM	Bag valve mask (Ambu)
		bx	Biopsy (Biópsia)
Ba	Barium (Bário)		
Bact	Bacteriology (Bacteriologia)	c + s	Culture and sensitivity (Cultura e sensibilidade)
BAFL	Big air, fractured lumbar (Fratura lombar)	C	Celsius (Grau Celsius)
BAL	British anti-Lewsite (Dimercaprol, também conhecido como British anti-Lewsite, é um antídoto contra intoxicações com arsênio, mercúrio ou ouro)	c/o	Complaining of (Reclamando de)
		C/S	Cesarean section (Cesariana)
		C'	Complement (Complemento)
		CA	Cocaine Anonymous (Usuários de Cocaína Anônimos)
BB	Isoform 1 of CPK, mainly found in brain (Isoforma 1 do CPK, encontrado principalmente no cérebro)	Ca	Calcium (Cálcio)
		CABG	Coronary artery bypass graft (Cirurgia de revascularização do miocárdio)
bc	Birth control (Controle de natalidade)		
BCG	Bacille Calmette-Guérin (Vacina contra a tuberculose)	CAD	Coronary artery disease (Doença arterial coronariana)
BCLS	Basic cardiac life support (Suporte básico de vida em cardiologia)		

Abreviaturas Médicas

cal	Calories (Calorias)	CN	Cranial nerve; or cyanide (Nervo craniano; ou cianeto)
cAMP	Cyclic AMP (AMP cíclico)	CNS	Central Nervous System (Sistema Nervoso Central)
CAPD	Continuous Ambulatory Peritoneal Dialysis (Diálise Peritoneal Ambulatorial Contínua)	CO	Cardiac output (Débito cardíaco)
cath	Catheterization (Cateterismo)	col	Colonies (Colônias)
CBC	Complete blood count (Hemograma completo)	COPD	Chronic obstructive lung disease (Doença pulmonar obstrutiva crônica (DPOC))
CC	Chief complaint (Queixa Principal)	COX	Cyclooxygenase (Ciclooxigenase)
cc	Cubic centimeter (Centímetro cúbico)	cp	Cerebellar-pontine (Ponte-cerebelar)
CCK	Cholecystokinin (Colecistocinina)	CP	Crebral palsy (Paralisia cerebral)
CEA	Carcinoembryonic antigen (Antígeno carcinoembriônico)	CPAP	Continuous positive airway pressure (Pressão positiva contínua nas vias aéreas)
cf	compare (comparar/comparação)	CPC	Clinical/pathologic conference (Conferência clínica/patológica)
CF	Complement fixation antibodies (Anticorpos fixadores de complemento)	CPG	Coproporphyrinogen (Coproporfirinogênio)
CHD	Congenital heart disease (Doença cardíaca congênita)	CPK	Creatine phosphokinase (Creatina fosfoquinase)
chem	Chemistries (Químicas)	CPR	Cardiopulmonary resuscitation (Ressuscitação cardiopulmonar (RCP))
chemo-Rx	Chemotherapy (Quimioterapia)	cps	Cycles per second (Ciclos por segundo)
CHF	Congestive heart failure (Insuficiência cardíaca congestiva (ICC))	Cr	Creatinine (Creatinina)
CI	Cardiac index (Taxa cardíaca)	CREST	Calcinosis, Raynaud's, esophageal reflux, sclerodactyly, telangiectasias (Calcinose, Síndrome de Raynaud, refluxo esofágico, esclerodactilia, telangiectasias)
CIN	Cervical intraepithelial neoplasia (Neoplasia intra-epitelial cervical)		
CIS	Carcinoma in situ (Carcinoma in situ)		
CK	Creatinine kinase (Creatinina quinase)	CRF	Chronic renal failure (Insuficiência renal crônica)
Cl	Chloride (Cloro)	CRH	Corticotropin-releasing hormone (Hormônio liberador da corticotrofina)
CLL	Chronic lymphocytic leukemia (Leucemia linfocítica crônica)		
CMF	Cytoxan, methotrexate, 5-FU (Citoxan ou ciclofosfamida, metotrexato, 5-fluorouracil (5-FU))	crit	Hematocrit (Hematócrito)
		CRP	C reactive protein (Proteína C-reativa)
CML	Chronic myelocytic leukemia (Leucemia mieloide crônica)	crs	Course (Curso)
		CSF	Cerebrospinal fluid (Fluído cérebro-colunal ou líquor)
cmplc	Complications (complicações)		
CMV	Cytomegalovirus (Citomegalovírus)		

CT	Computed tomography (Tomografia computadorizada)	dip	Distal interphalangeal joint (Articulação interfalangeana distal)
Cu	Copper (Cobre)	DJD	Degenerative joint disease (Doença articular degenerativa)
CVA	Cerebrovascular accident (Acidente vascular cerebral)	DKA	Diabetic Ketoacidosis (Cetoacidose diabética)
CXR	Chest x-ray (Raio-x do tórax)	DM	Diabetes *Mellitus* (Diabetes *Mellitus*)
d	Day/s (Dia(s))	DMA	Dimethoxyamphetamine (Dimetoxianfetamina)
D + C	Dilatation and curettage (Dilatação e curetagem)	DMSA	Dimercaptosuccinic acid (Ácido dimercaptosuccínico)
D + E	Dilatation and evacuation (suction) (Dilatação e evacuação - sucção)	DMT	Dimethyltryptamine (Dimetiltriptamina)
D5S	Dextrose 5% in saline (Dextrose 5% em salina)	DNA	Deoxyribonucleic acid (Ácido desoxirribonucleico)
DAI	Diffuse axonal injury (Lesão axonal difusa)	DOE	Dyspnea on exertion (Dispneia após o exercício)
DASH	Dietary approach to stop hypertension (Dieta para reduzir a pressão sanguínea)	DPG	Diphosphoglycerate (Difosfoglicerato)
DAT	Dementia, Alzheimer's type (Demência, tipo Alzheimer)	DPI	Dry powder inhaler (Inalador de pó seco)
dB	Decibel (Decibel)	DPL	Diagnostic peritoneal lavage (Lavado peritoneal diagnóstico)
DBCT	Double-blind controlled trial (Ensaio randomizado e duplo-cego)	DPN	Diphosphopyridine nucleotide (Nucleotídeo de difosfopiridina ou nicotinamida adenina dinucleotídeo (NAD))
DDAVP	Desmopressin (Desmopressina)		
Decr	Decrease (Redução)		
DES	Diethylstilbestrol (Dietilstilbestrol)		
DHS	Delayed hypersensitivity (Hipersensibilidade tardia)	DPNH	DPN reduzida (DPN reduzida, ou NAD reduzida)
dl	Deciliter (Decilitro)	DR	Types of alleles (Tipos de alelos)
DI	Diabetes Insipidus (Diabetes *Insipidus*)	DRE	Digital rectal exam (Toque retal)
dias	Diastolic (Diastólico)	DS	Double strength (Força dupla)
DIC	Disseminated intravascular coagulation (Coagulação intravascular disseminada)	DST	Dexamethasone suppression test (Teste de supressão com dexametasona em doses baixas)
Diff Dx	Differential diagnosis (Diagnóstico diferencial)	dT	Diphtheria, tetanus, adult vaccine (Vacina contra difteria e tétano)
diff	Differential (Diferencial)	DTaP	Diphtheria, tetanus, acellular pertussis vaccine (Vacina contra difteria, tétano e coqueluche)
dig	Digoxin (Digoxina)	DTRs	Deep tendon reflexes (Reflexos tendinosos profundos)

Abreviaturas Médicas

DTs	*Delirium tremens* (*Delirium tremens*)	EOA	Esophageal obturator airway (Obturador esofágico das vias aéreas)
DU	Duodenal ulcer (Úlcera duodenal)	Epidem	Epidemiology (Epidemiologia)
DUI	Driving under the influence (Dirigindo sob a influência)	ER	Estrogen receptors; or emergency rooms (Receptores de estrogênio; ou Pronto Socorro)
DVT	Deep venous thrombosis (Trombose venosa profunda (TVP))	ERCP	Endoscopic retrograde cholangiopancreatography (Colangiopancreatografia retrógrada endoscópica)
E/M	Erythroid/myeloid (Eritroide/mieloide)	ERP	Endoscopic retrograde pancreatography (Pancreatografia retrógrada endoscópica)
EACA	ε-Aminocaproic acid (Ácido ε-aminocaproico)	ERT	Estrogen-replacement therapy (Terapia de reposição do estrogênio)
EBV	Epstein-Barr virus (Vírus Epstein-Barr)	ESR	Erythrocyte sedimentation rate (Taxa de sedimentação de eritrócitos)
ECHO	Echocardiogram (Ecocardiograma)	et al	And others (E outros)
ECM	*Erythema chronicum marginatum* (Eritema crônico *marginatum*)	ET	Endotracheal (Endotraqueal)
ECT	Electroconvulsive therapy (Terapia eletroconvulsiva)	Etc	And so forth (E assim por diante)
ED	Emergency Department (Departamento de Emergência)	ETOH	Ethanol (Etanol)
EDTA	Ethylenediaminetetra- acetate (Etilenodiaminotetraacetato)	ETT	Exercise tolerant test (Teste de tolerância ao exercício)
EEG	Electroencephalogram (Eletroencefalograma)	F	Female; or Fahrenheit (Fêmea; ou Fahrenheit)
EF	Ejection fraction (Fração ejetada)	f/u	Follow up (Acompanhar)
eg	For example (Por exemplo)	FA	Fluorescent antibody; or folic acid (Anticorpo fluorescente; ou ácido fólico)
EGD	Esophogas-troduodenoscopy (Esofagogastroduodenoscopia)	FB	Foreign body (Corpo estranho)
EIA	Enzyme Immunoassay (Ensaio Imunoenzimático)	FBS	Fasting Blood Sugar (Glicemia de Jejum)
ECG	Electrocardiogram (Eletrocardiograma)	FDP	Fibrin degradation products (Produtos de degradação da fibrina)
ELISA	Enzyme-linked immunosorbent assay (Ensaio imunoenzimático em fase sólida)	Fe	Iron (Ferro)
EMG	Electromyogram (Eletromiograma)	FEV1	Forced expiratory vital capacity in 1 sec (Volume expiratório forçado em 1 segundo)
EMS	Emergency Medical Services (Serviços Médicos de Emergência)	FFA	Free fatty acids (Ácidos graxos livres)
EMT	Emergency Medical Technician (Técnico em Emergências Médicas)	FFP	Fresh frozen plasma (Plasma fresco congelado)
Endo	Endoscopy (Endoscopia)		

Fhx	Family history (Histórico familiar)	GIK	Glucose-insulin-potassium (Glicose-insulina e potássio)
FIGLU	Formiminoglutamic acid (Ácido formiminoglutâmico)	gm	Gram (Gram)
fl	Femtoliter (Fentolitro)	GN	Glomerulonephritis (Glomerulonefrite)
FMF	Familial Mediterranean fever (Febre mediterrânea familiar)	GnRH	Gonadotropin-releasing hormone (Hormônio liberador de gonadotrofina)
freq	Frequency (Frequência)	GTT	Glucose tolerance test (Teste de tolerância à glicose)
FSH	Follicle-stimulating hormone (Hormônio folículo-estimulante)	gtts	Drops (Gotas)
FTA	Fluorescent treponemal antibody (Anticorpo fluorescente antitreponêmico)	Gu	Genitourinary (Geniturinário)
		GVHD	Graft versus Host disease (Doença do enxerto *versus* o hospedeiro)
FTT	Failure to thrive (Déficit de crescimento)	Gyn	Gynecologic (Ginecológico)
FUO	Fever of unknown origin (Febre de origem desconhecida)		
FVC	Forced vital capacity (Capacidade vital forçada)	H & E	Hematoxylin and eosin (Hematoxilina e eosina)
fx	Fracture (Fratura)	h	Hour(s) (Hora(s))
		H. flu	Haemophilus influenzae (*Haemophilus influenzae*)
g	Gauge (Gauge)	h/o	History of (Histórico de)
GABA	γ-aminobutyric acid (Ácido γ-aminobutírico)	HACE	High Altitude Cerebral Edema (Edema Cerebral de Altitude)
gc	Gonorrhea (Gonorreia)	HAPE	High Altitude Pulmonary Edema (Edema Pulmonar de Altitude)
GCS	Glasgow Coma Scale (Escala de coma de Glasgow)	HAV	Hepatitis A Virus (Vírus da hepatite A)
GE	Gastroesophageal (Gastroesofágico)	HBeAg	Hepatitis B e antigen (Antígeno e da hepatite B)
GERD	Gastroesophageal reflux disease (Doença de refluxo gastroesofágico)	HBIG	Hepatitis B immune globulin (Imunoglobulina anti-hepatite B)
GFR	Glomerular filtration rate (Taxa de filtração glomerular)	HBsAg	Hepatitis B surface antigen (Antígeno de superfície da hepatite B)
GG	Strain of lactobacillus named for Gorbach and Goldin (*Lactobacillus rhamnosus* GG)	HBV	Hepatitis B Virus (Vírus da hepatite B)
		HCG	Human chorionic gonadotropin (Gonadotrofina coriônica humana)
GHB	Gamma hydroxy butyrate (Gama-hidroxibutirato)	HCGrH	HCG-releasing hormone (Fator liberador de HCG)
GHRH	Growth hormone- releasing hormone (Hormônio liberador do hormônio do crescimento)	HCl	Hydrochloric acid (Ácido clorídrico)
gi	Gastrointestinal (Gastrintestinal)	HCO3	Bicarbonate (Bicarbonato)

Abreviaturas Médicas

Hct	Hematocrit (Hematócrito)	HPI	History of the present illness (História da doença atual)
HCV	Hepatitis C Virus (Vírus da hepatite C)	HPV	Human papillomavirus (Papilomavírus humano)
HD	Hemodialysis (Hemodiálise)		
HDCV	Human diploid cell vaccine (Vacina produzida em cultura de células diploides humanas)	HRIG	Human rabies immune globulin (Imunoglobulina humana antirraiva)
HDL	High-density lipoprotein (Lipoproteína de alta densidade)	hs	At bedtime (Antes de dormir)
		HSP	Henoch-Schönlein purpura (Púrpura de Henoch-Schönlein)
HDV	Hepatitis D Virus (Vírus da hepatite D)	HSV	Herpes simplex virus (Vírus herpes simples)
hem	Hematology (Hematologia)	HT	Hypertension (Hipertensão)
Hep A	Hepatitis A Virus (Vírus da hepatite A)	HTLV	Human T-cell lymphocytotropic virus (Vírus T-linfotrópicos humanos)
Hep B	Hepatitis B Virus (Vírus da hepatite B)		
Hep C	Hepatitis C Virus (Vírus da hepatite C)	HUS	Hemolytic uremic syndrome (Síndrome hemolíticourêmica)
Hep D	Hepatitis D Virus (Vírus da hepatite D)	HVA	Homovanillic acid (Ácido homovanílico)
Hep G	Hepatitis G Virus (Vírus da hepatite G)	hx	History (História)
Hep	Hepatitis (Hepatite)	Hz	Hertz (Hertz)
Hg	Mercury (Mercúrio)		
hgb	Hemoglobin (Hemoglobina)	I + D	Incision and drainage (Incisão e drenagem)
HgbA1C	Hemoglobin A1C level (Hemoglobina glicada (A1C))	I or I2	Iodine (Iodo)
HGH	Human growth hormone (Hormônio de crescimento humano)	IADLs	Instrumental activities of daily living (Atividades instrumentais da vida diária)
HGV	Hepatitis G Virus (Vírus da hepatite G)	IBD	Inflammatory bowel disease (Doença inflamatória intestinal)
Hib	Haemophilus influenza B vaccine (Vacina contra o *Haemophilus influenza* do tipo B)	ICP	Intracranial pressure (Pressão intracraniana)
his	Histidine (Histidina)	ICU	Intensive care unit (Unidade de tratamento intensivo)
HIV	Human immunodeficiency virus (Vírus da imunodeficiência humana)	ID	Infections disease (Doenças infecciosas)
HLA	Human leukocyte antigens (Antígenos leucocitários humanos)	IDDM	Insulin-dependent Diabetes Mellitus (Diabetes *Mellitus* insulino-dependente)
HMG-COA	Hydroxymethylglutaryl-coenzyme A (Hidroximetilglutaril-coenzima A)	ie	In other words (Em outras palavras)
hpf	High power field (Campo analisado no microscópio)	IEP	Immunoelectrophoresis (Imunoeletroforese)

IF	Intrinsic factor (Fator intrínseco)	IUP	Intrauterine pregnancy (Gravidez intrauterina)
IFA	Immunofluorescent antibody (Anticorpo imunofluorescente)	iv	Intravenous (Intravenosa)
IgA	Immunoglobulin A (Imunoglobulina A)	IVC	Inferior vena cava (Veia cava inferior)
		IVF	Intravenous fluid (Fluído intravenoso)
IgE	Immunoglobulin E (Imunoglobulina E)	IVP	Intravenous pyelogram (Pielograma intravenoso)
IgG	Immunoglobulin G (Imunoglobulina G)	IWMI	Inferior wall myocardial infarction (Infarto da parede inferior do miocárdio)
IgM	Immunoglobulin M (Imunoglobulina M)		
IHSS	Idiopathic hypertrophic subaortic stenosis (Estenose subaórtica hipertrófica idiopática)	J	Joule (Joule)
		JODM	Juvenile-onset Diabetes *Mellitus* (Diabetes *Mellitus* juvenil)
IL	Interleukin (Interleucina)	JRA	Juvenile rheumatoid arthritis (Artrite reumatoide juvenil)
im	Intramuscular (Intramuscular)		
incr	Increased (Aumentado)	JVD	Jugular venous distension (Distensão da veia jugular)
INH	Isoniazid (Isoniazida)		
INR	International normalized ratio (protimes) (Razão normalizada internacional)	JVP	Jugular venous pressure/pulse (Pressão venosa jugular/pulso venoso jugular)
IO	Intraosseus (Intraóssea)	K	Potassium (Potássio)
IP	Interphalangeal (Interfalangeal)	KCl	Potassium chloride (Cloreto de potássio)
IPG	Impedance plethysmography (Pletismografia de impedância)	kg	Kilogram (Quilograma)
IPPB	Intermittent positive pressure breathing (Respiração com pressão positiva intermitente)	KOH	Potassium hydroxide (Hidróxido de potássio)
		KUB	Abdominal x-ray ("kidneys, ureters, bladder") (Raio-x abdominal - "rins, ureter, bexiga")
IPPD	Intermediate purified- protein derivative (Derivado proteico purificado intermediário)		
		L	Liter; or left (Litro; ou esquerda)
IQ	Intelligence quotient (Quociente de inteligência)	LA	Left atrium; long acting (Átrio esquerdo; longa duração)
ITP	Idiopathic thrombocytopenic purpura (Púrpura trombocitopênica idiopática)	Lab	Laboratory tests (Testes laboratoriais)
IU	International units (Unidades internacionais)	LAD	Left anterior descending (Descendente anterior esquerdo)
IUD	Intrauterine device (Dispositivo intrauterino (DIU))	LAP	Leukocyte alkaline phosphatase (Fosfatase alcalina dos leucócitos)
IUGR	Intrauterine growth retardation (Crescimento intrauterino retardado)		

Abreviaturas Médicas

LATS	Long-acting thyroid- stimulating protein (Estimulante tireoideano de longa duração)	M	Male (Macho)
		m	Meter(s) (Metro(s))
lb	Pounds (Libra)	M/F	Male/Female (Macho/Fêmea)
Lb	Lead (Condutores)	MAI	Mycobacterium avium-intracellulare (*Mycobacterium avium*-intracelular)
LBBB	Left bundle branch block (Bloqueio de ramo esquerdo)	MAO	Monoamine oxidase (Monoamina oxidase)
LDH	Lactate dehydrogenase (Lactato desidrogenase)	MAOI	Monoamine oxidase inhibitor (Inibidor de monoamina oxidase)
LDL	Low-density lipoproteins (Lipoproteínas de baixa densidade)	MAP	Mean arterial pressure (Pressão arterial média)
LES	Lower esophageal sphincter (Esfíncter esofágico inferior)	MAT	Multifocal atrial tachycardia (Taquicardia atrial multifocal)
LFTs	Liver function tests (Provas funcionais hepáticas)	MAZE	A cardiac procedure creating a surgical maze to treat atrial fibrillation (Cirurgia do labirinto "Cox-Maze" para tratar fibrilação atrial)
LH	Luteinizing hormone (Hormônio luteinizante)		
LHRH	LH-releasing hormone (Hormônio liberador de LH)	MB	Isoform 2 of CPK, mainly found in heart (Isoforma 2 do CPK, encontrado principalmente no coração)
LLQ	Left lower quadrant (Quadrante inferior esquerdo)		
LMA	Laryngeal mask airway (Máscara laríngea)	mcg	Microgram (Micrograma)
		mcp	Metacarpal-phalangeal joint(s) (Articulações metacarpofalangeanas)
LMW	Low molecular weight (Baixo peso molecular)	MCV	Mean corpuscular volume (Volume corpuscular médio)
LMWH	Low molecular weight heparin (Heparina de baixo peso molecular)	MD	Muscular dystrophy; or physician (Distrofia muscular; ou médico)
LP	Lumbar puncture (Punção lombar)	MDA	Methylenedioxy- aphetamine (Metilenodióxianfetamina)
LR	Lactated Ringer's (Solução de Ringer lactato)	MDI	Metered-dose inhaler (Inalador dosimetrado)
LS	Lumbosacral (Lombossacra)		
LSD	Lysergic diethylamide (Dietilamida do ácido lisérgico)	MDMA	3,4-methylene dioxymethamphetamine (3,4-metilenodióximetanfetamina)
LV	Left ventricle (Ventrículo esquerdo)	meds	Medications (Medicamentos)
LVEDP	Left ventricular end-diastolic pressure (Pressão diastólica final do ventrículo esquerdo)	MEN	Multiple endocrine neoplasias (Neoplasias endócrinas múltiplas)
		mEq	Milliequivalent (Miliequivalente)
LVH	Left ventricular hypertrophy (Hipertrofia do ventrículo esquerdo)	METs	Metabolic equivalents (Equivalentes metabólicos)
lytes	Electrolytes (Eletrólitos)	mets	Matastases (Metástases)

Mg	Magnesium (Magnésio)	MS	Multiple sclerosis; or mitral stenosis (Esclerose múltipla; ou estenose mitral)
mg	Milligram (Miligrama)		
MHPH	Methoxydydroxy-phenylglycol (Metil dihidroxifenilglicol)	MSA	Multisystem atrophy (Atrofia multissistêmica)
MI	Myocardial infarction; or mitral insufficiency (Infarto do miocárdio; ou insuficiência mitral)	MSE	Mental satus examination (Exame do estado mental)
MIC	Minimum inhibitory concentration (Concentração mínima inibitória)	MSH	Melanocyte-stimulating hormone (Hormônio estimulante de melanócitos)
min	Minute(s) (Minuto(s))	mtx	Methotrexate (Metotrexato)
mL	Milliliter (Mililitro)	Multip	Multiparous patient (Pacientes multíparas)
MM	Isoform 3 of CPK, mainly in skeletal muscle (Isoforma 3 do CPK, encontrado principalmente em músculo esquelético)	MVP	Mitral valve prolapse (Prolapso da válvula mitral)
mmHg	Millimeter of mercury (Milímetros de mercúrio)	MZ	Monozygotic (Monozigótico)
MMR	Measles, mumps, rubella (Sarampo, caxumba, rubéola)	NA	Narcotics Anonymous (Narcóticos Anônimos)
MMSE	Mini-Mental State Exam (Miniexame do estado mental)	Na	Sodium (Sódio)
mon	Month (Mês)	NaCl	Sodium chloride (Cloreto de sódio)
MOM	Milk of magnesia (Leite de magnésia)	NAD	Nicotinamide adenine dinucleotide (Nicotinamida adenina dinucleotídeo)
mOsm	Milliosmole(s) (Miliosmol(s))	NADH	Reduced form of NAD (Forma reduzida de NAD)
mp	Metocarpal phalangeal (Metocarpofalangeal)	nbM	Nucleus basalis of Mayner (Núcleo basal de Mayner)
MPE	Monophasic equivalents (Equivalentes monofásicos)	NC	Noncontributory (Não contribuinte)
MPTP	1-methyl-4-phenyl-1,2,3,6-tetrahydropyridine (1-metil-4-fenil-1,2,3,6-tetrahidropiridina)	NCI	National Cancer Institute (Instituto Nacional do Câncer)
MR	Mitral regurgitation (Regurgitação mitral)	ncnc	normochromic normocytic (normocítico normocrômico)
MRA	Magnetic resonance angiography (Angiografia por ressonância magnética)	NCV	Nerve conduction velocities (Velocidades da condução nervosa)
MRFIT	Multiple risk factor intervention trial (Teste de intervenção de vários fatores de risco)	neb	Nebulizer (Nebulizador)
		neg	Negative (Negativo)
MRI	Magnetic resonance imaging (Imagem em ressonância magnética)	NG	Nasograstric (Nasogástrico)
		NGT	Nasograstric tube (Sonda nasogástrica)

Abreviaturas Médicas

NH	Nursing home (Asilo)	O2	Oxygen (Oxigênio)
NH3	Ammonia (Amônia)	OB	Obstetrics (Obstetrícia)
NICU	Newborn intensive care unit (Unidade de tratamento intensivo neonatal)	OCD	Obsessive Compulsive Disorder (Transtorno Obsessivo-Compulsivo)
NIDDM	Non-insulin dependent Diabetes *Mellitus* (Diabetes *Mellitus* não dependente de isulina)	OD	Overdose; or right eye (Overdose; ou olho direito)
NIHSS	National Institutes of Health Scoring Systems (Institutos Nacionais de Sistema de Controle da Saúde)	OGIT	Oral glucose tolerance test (Teste de tolerância oral a glicose)
		OH	Hydroxy- (Hidróxi-)
NIX	Permethrin (Permethrin (inseticida))	OI	Ostogenesis imperfecta (Osteogênesis imperfecta)
nl	Normal (Normal)		
NMDA	N-methyl-D-aspartate (N-metil-Daspartato)	OM	Otitis media (Otite média)
		OMC	Ostiomeatal complex (Complexo ostiomeatal)
NMRI	Nuclear magnetic resonance imaging (Imagem em ressonância magnética nuclear)	op	Operative (Operativo/Operante)
		OPA	Oral pharyngeal airway (Cânula orofaríngeana)
NMS	Neuroleptic Malignant Syndrome (Síndrome Neuroléptica Maligna)	OPD	Outpatient department (Ambulatório)
NNT	Number needed to treat (Número de pacientes a tratar)	OPV	Oral polio vaccine (Vacina oral contra pólio)
noninv	Noninvasive (Não invasivo)	ORS	Oral rehydration solution (Solução de reidratação oral)
NPA	Nasopharyngeal airway (Cânula nasofaríngea)	ORT	Oral rehydration therapy (Terapia de reidratação oral)
NPH	Normal-pressure hydrocephalus (Hidrocéfalo com pressão normal)	OS	Left eye (Olho esquerdo)
npo	Nothing by mouth (Nada via oral)	osm	Osmoles (Osmol)
NREM	Non-REM (Movimento lento do olho)	OTC	Over the counter (Remédio de venda livre)
NS	Normal saline (Salina normal)	OU	Both eyes (Ambos os olhos)
NSAID	Nonsteroidal anti-inflammatory drug (Anti-inflamatório não esteroidal)	oz	Ounce (Onças (equivale a 28, 691 gramas))
NSR	Normal sinus rhythm (Ritmo sinusal normal)		
NST	Nonstress test (Teste de estresse)	P	Pulse (Pulso)
Nullip	Nulliparous patient (Paciente nulípara)	P2	Pulmonary (2nd) component of S2 (Componente pulmonar (2°) de S2)
NV + D	Nausea, vomiting,and diarrhea (Náusea, vômito e diarreia)	PA	Pernicious anemia; or pulmonary artery (Anemia perniciosa; ou artéria pulmonar)
O + P	Ova and parasites (Ovos e parasitos)		

PABA	Paraminobenzoic acid (Ácido paraminobenzoico)	PEA	Pulseless Electrical Activity (Atividade elétrica sem pulso)
PAC	Premature atrial contraction (Contração atrial prematura)	Peds	Pediatrics (Pediatria/Pediátrico/Pediatra)
PAF	Paroxysmal atrial fibrillation (Fibrilação atrial paroxística)	PEEP	Positive end-expiratory pressure (Pressão expiratória final positiva)
PAN	Polyarteritis nodosa (Poliarterite nodosa)	PEG	Percutaneous endoscopic gastronomy (Gastrostomia endoscópica percutânea)
Pap	Papanicolaou (Papanicolau)	PEP	Protein electrophoresis (Eletroforese de proteína)
PAP	Pulmonary artery pressure (Pressão da artéria pulmonar)	PERRLA	Pupils equal round reactive to light and accomodation (Pupilas iguais com reação à luz e acomadação)
PAPP-A	Pregnancy associated plasma protein A (Proteína plasmática A associada à gravidez)	PET	Positron emission tomography (Tomografia por emissão de pósitron)
par	Parenteral (Parenteral)	PFAPA	Periodic fever, aphthous stomatis, pharyngitis, adenopathy (Febre periódica, estomatite aftosa, faringite, adenopatia)
PAS	p-Aminosalicylic acid (Ácido p-aminosalicílico)		
PAT	Paroxysmal atrial tachycardia (Taquicardia atrial paroxística)	PFTs	Pulmonary function tests (Testes de função pulmonar)
pathophys	Pathophysiology (Fisiopatologia)	Pg	Picogram (Picograma)
Pb	Lead (Chumbo)	PG	Prostaglandin (Prostaglandina)
PBG	Phorphobilinogen (Porfobilinogênio)	PGB	Phorphobilinogen (Porfobilinogênio)
pc	After meals (Após as refeições)	PGE	Prostaglandin E (Prostaglandina E)
PCI	Percutaneous coronary intervention (Intervención percutânea coronariana)	PGF	Prostaglandin F (Prostaglandina F)
		pheo	Pheochromocytoma (Feocromocitoma)
PCN VK	Penicillin (Penicilina)		
PCP	Pneumocystis carinii pneumonia (Pneumonia por *Pneumocystis carinii*)	PHLA	Post-heparin lipolytic activity (Atividade lipolítica pós-heparina)
PCR	Ploymerase chain reaction (Reação em cadeia da polimerase)	phos	Phosphatase (Fosfatase)
		PI	Pulmonic insufficiency (Insuficiência pulmonar)
PCTA	Percutaneous transluminal angioplasty (Angioplastia transluminal percutânea)	PID	Pelvic inflammatory disease (Doença inflamatória pélvica)
PCWP	Pulmonary capillary wedge pressure (Pressão capilar pulmonar em cunha)	PIH	Pregnancy-induced hypertension (Doença Hipertensiva Específica da Gravidez (DHEG))
PDA	Patent ductus arteriosus (*Ductus arteriosus* patente)		
PDE	Phosphodiesterase (Fosfodiesterase)	pip	Proximal interphalangeal joint (Articulação interfalangeana proximal)
PE	Pulmonary embolism or Physical examination (Embolia pulmonar ou Exame físico)		

PJRT	Paroxysmal junctional re-entry tachycardia (Taquicardia paroxística juncional)	primip	Primiparous patient (Paciente primípara)
PMH	Past medical history (Histórico médico)	prn	As needed (Conforme necessário)
PMI	Point of maximal impulse of heart (Pulso apical)	PROM	Premature rupture membranes (Ruptura prematura das membranas)
PMN	Polymorphonuclear neutrophils (Neutrófilos polimorfonucleares)	PS	Pulmonic stenosis (Estenose pulmonar)
PMNLs	Polymorphonuclear leukocytes (Leucócitos polimorfonucleares)	PSA	Prostate-specific antigen (Antígeno específico da próstata)
PMR	Polymyalgia rheumatica (Polimialgia reumática)	PSVT	Paroxysmal supraventricular tachycardia (Taquicardia paroxística supraventricular)
PND	Paroxysmal nocturnal dyspnea (Dispneia paroxística noturna)	PT	Prothrombin time (Tempo da protrombina)
PNH	Paroxysmal hemoglobinuria (Hemoglobinúria paroxística)	pt (s)	Patient(s) (Paciente(s))
po	By mouth (Via oral)	PTH	Parathormone (Paratormônio)
PO4	Phosphate (Fosfato)	PTSD	Post-traumatic stress disorder (Estresse pós-traumático)
polys	Polymorphonuclear leukocytes (Leucócitos polimorfonucleares)	PTT	Partial thromboplastin time (Tempo de tromboplastina parcial)
pos	Positive (Positivo)	PTU	Propylthiouracil (Propiltiouracil)
PP	Protoporphyrin (Protoporfirina)	PUD	Peptic ulcer disease (Doença ulcerosa péptica)
ppd	Pack per day (Pacotes por dia)	PUVA	Psolaren + UVA light (Psolareno + UVA branda)
PPD	Tuberculin skin test (Teste tuberculínico)	PVC	Premature ventricular tachycardia (Taquicardia ventricular prematura)
PPG	Protoporphyrinogen (Protoporfirinogênio)		
PPI	Proton pump inhibitor (Inibidor da bomba de próton)	q	Every (Cada)
pr	Per rectum (Via retal)	qd	Daily (Diariamente)
PR	PR interval on EKG (Intervalo PR no ECG)	qi	4 times a day (4 vezes ao dia)
pRBBB	Partial right bundle branch block (Bloqueio parcial do ramo direito)	qod	Every other day (Dias alternados)
PRBC	Packed red blood cells (Hemácias concentradas)	QRS	QRS wave form on EKG (Onda na forma QRS no ECG)
pre-op	Pre-operative (Pré-operatório)	qt	Quart (Volume igual a um quarto de galão)
prep	Preparation (Preparação)	R	Right; or respirations (Direita(o); ou respiração)

r/o	Rule out (Descartar)	ROS	Review of systems (Revisão dos sistemas)
RA	Rheumatoid arthritis (Artrite reumatoide)	RPR	Rapid plasma reagin (Reagina plasmática rápida)
RAIU	Radioactive iodine uptake (Incorporação de iodo radioativo)	RR	Respiratory rate (Frequência respiratória)
RAST	Radioallergosorbent test (Teste radioalergosorvente)	RSI	Rapid sequence intubation (Intubação em sequência rápida)
RBBB	Right bundle branch block (Bloqueio do ramo direito)	RSV	Respiratory syncytial virus (Vírus respiratório sincicial)
rbc	Red blood cells (Hemácias)	RTA	Renal tubular acidosis (Acidose tubular renal)
RCT	Randomized controlled trial (Ensaio randomizado controlado)	RUQ	Right upper quadrant (Quadrante superior da direita)
RDS	Respiratory distress syndrome (Síndrome da angústia respiratória)	rv	Review (Revisão)
re	About (Aproximadamente)	RV	Right ventricle (Ventrículo direito)
rehab	Rehabilitation (Reabilitação)	RVH	Right ventricular hypertrophy (Hipertrofia do ventrículo direito)
REM	Rapid eye movement (Movimento rápido do olho)	rx	Treatment (Tratamento)
RES	Reticuloendothelial system (Sistema reticuloendotelial)	s/p	Status post (Estado após)
retic	Reticulocyte(s) (Reticulócito(s))	S1	First heart sound (Primeiro som cardíaco)
RF	Rheumatoyd factor (Fator reumático)	S2	Second heart sound (Segundo som cardíaco)
Rh	Rhesus factor (Fator Rh ou Rhesus)	S3	Third heart sound, gallop (Terceiro som cardíaco, galope)
RHD	Rheumatic heart disease (Doença cardíaca reumática)	S4	Fourth heart sound, gallop (Quarto som cardíaco, galope)
RIA	Radioimmunoassay (Radioimunoensaio)	SAB	Spontaneous abortion (Aborto espontâneo)
RIND	Reversible ischemic neurologic deficit (Déficit neurológico isquêmico reversível)	SAH	Subarachnoid hemorrhage (Hemorragia subaracnoide)
RLQ	Right lower quadrant (Quadrante inferior da direita)	sat	Saturation (Saturação)
RMSF	Rocky Mountain spotted fever (Febre maculosa das montanhas rochosas)	Sb	Antimony (Antimônio)
RNA	Ribonucleic acid (Ácido ribonucleico)	SBE	Subacute bacterial endocarditis (Endocardite bacteriana subaguda)
RNP	Ribonucleoprotein (Ribonucleoproteína)	SBFT	Small bowel follow through (Exame diagnóstico do intestino delgado)
ROM	Range of motion (Amplitude de movimento)		

SBP	Spontaneous bacterial peritonitis (Peritonite bacteriana espontânea)	SP	Spontaneous pneumothorax (Pneumotórax espontâneo)
sc	Subcutaneous (Subcutâneo)	specif	Specificity (Especificidade)
SCD	Sickle cell disease (Anemia falciforme)	SPECT	Single-photon emission computed tomography (Tomografia computadorizada por emissão de fóton único)
SCFE	Slipped capital femoral epiphysis (Deslocamento da epífise femoral capital)		
SD	Standard deviation (Desvio padrão)	SPEP	Serum protein electrophoresis (Eletroforese de proteínas séricas)
sec	Second (Segundo)		
sens	Sensitivity (Sensibilidade)	SR	Slow release (Liberação lenta)
serol	Serology(ies) (Sorologia(s))	SRS	Slow-reacting substance (Substância de reação lenta)
SFMS	Stroma-free methemoglobin solution (Solução metahemoglobina livre de estroma)	SS	Sickle cell disease (Anemia falciforme)
		SSKI	Saturated solution of potassium iodide (Solução saturada de iodeto de potássio)
SGA	Small for gestational age (Pequena para idade gestacional)		
SGGT	Serum gamma-glutamyl-transaminase (Soro gama-glutamil-transaminase)	SSRI	Selective serotonin reuptake inhibitor (Inibidor seletivo de recaptação de serotonina)
SGPT	Serum glutanic-pyruvic transaminase (Soro glutâmico-pirúvico transaminase)	SSS	Sick sinus syndrome (Síndrome do sinus doente)
SH	Salter-Harris (Salter-Harris)	ST	ST segment of EKG (Segmento ST do ECG)
SI	Sacroiliac (Sacroilíaco)		
Si	Sign(s) Sinal(is)	Staph	Staphylococcus (Estafilococos)
SIADH	Syndrome of inappropriate ADH (Síndrome da secreção inadequada de ADH)	STD	Sexually transmitted disease (Doença sexualmente transmissível)
		STEMI	ST elevation myocardial infarction (Infarto do miocárdio com elevação do segmento ST)
SIDS	Sudden infant death (Morte infantil súbita)		
SKSD	Streptokinase, streptodornase (Estreptoquinase, estreptodornase)	STP	2,5-dimethoxy-4-methylamphetamine (2,5-dimetoxi-4-metilanfetamina)
sl	Sublingual (Sublingual)	STS	Serologic test for syphilis (Teste sorológico para sífilis)
SLE	Systemic lupus erythematosis (Lúpus eritematoso sistêmico)		
		SVC	Superior vena cava (Veia cava superior)
SMA	Superior mesenteric artery (Artéria mesentérica superior)	SVR	Systemic vascular resistance (Resistência vascular sistêmica)
SMX	Sulfamethoxasole (Sulfametoxasol)	SVT	Supraventricular tachycardia (Taquicardia supraventricular)
SNF	Skilled nursing facility (Enfermaria)		
soln	Solution (Solução)	sx	Symptom(s) (Sintomas)
		sys	Systolic (Sistólico)

T + A	Tonsillectomy and adenoidectomy (Tonsilectomia e adenoidectomia)	TIBC	Total iron-binding capacity (Capacidade de ligação do ferro total)
Tº	Fever/temperature (Febre/temperatura)	tid	Three times a day (Três vezes ao dia)
T3	Triiodothyronine (Triiodotironina)	TIMI	Thrombolysis in myocardial infarction (Trombólise no infarto miocárdico)
T4	Thyroxine (Tiroxina)		
T7	Free thyroxine index (Índice de tiroxina livre)	TM	Tympanic membrane (Membrana timpânica)
tab	Tablet (Comprimido)	Tm	Trimethoprim (Trimetoprim)
TAH	Total abdominal hysterectomy (Histerectomia total abdominal)	TMP/SMX	Trimethoprim/sulfamethoxazole (Trimetoprim/sulfametoxasol)
TB	Tuberculosis (Tuberculose)	TNF	Tumor necrosis factor (Fator de necrose tumoral)
TBG	Thyroid-binding globulin (Globulina ligadora da tireoide)	TNG	Nitroglycerine (Nitroglicerina)
TBSA	Total body surface area (Área da superfície total do corpo)	TNM	Tumor, nodes, metastases (Tumor, nódulos, metástase)
TCA	Tricyclic antidepressant (Antidepressivo tricíclico)	TPA	Tissue plasminogen activator (Ativador de plasminogênio tecidual)
tcn	Tetracycline (Tetraciclina)	TPN	Total parenteral nutrition (Nutrição parenteral total)
Td	Tetanus/diphtheria, adult type (Tétano/difteria, tipo adulto)	TPNH	Triphosphopyridine reduced (Trifosfopiridina reduzida)
TDF	Tenofovir (Tenofovir)	TRH	Thyroid-releasing hormone (Hormônio liberador da tireoide)
TEE	Transesophageal echocardiogram (Ecocardiograma transesofágico)	TS	Tricuspid stenosis (Estenose tricúspide)
TENS	Transcutaneous electrical nerve stimulation (Estimulação nervosa elétrica transcutânea)	TSH	Thyroid-stimulating hormone (Hormônio estimulante da tireoide)
TFT	Thyroid function test (Avaliação funcional da tireoide)	tsp	Teaspon (Colher de chá)
		TTE	Transthoracic echocardiogram (Ecocardiograma transtorácico)
TFV	Tenofovir (Tenofovir)		
TG	Triglycerides (Triglicerídeos)	TTP	Thrombotic thrombocytopenic purpura (Trombocitopênica trombótica púrpura)
TGA	Transient global amnesia (Amnésia global transitória)		
THC	Tetrahydrocannabinol (Tetraidrocanabinol)	TURP	Transurethral resection of prostate (Ressecção transuretral de próstata)
TI	Tricuspid insufficiency (Insuficiência tricúspide)	TWAR	Chlamydia pneumoniae species with subtypes TW-183 and AR-39 (*Chlamydia pneumoniae* subtipos TW-183 e AR-39)
TIA	Transient ischemic attack (Ataque isquêmico transitório)		

Abreviaturas Médicas

U	Units (Unidades)	VLDL	Very-low density lipoprotein (Lipoproteína de densidade muito baixa)
UA	Urinalysis (Urinálise)		
UCSF	University of California, San Francisco (Universidade da Califórnia, São Francisco)	VMA	Vanillylmandelic acid (Ácido vanililmandélico)
		vol	Volume (Volume)
UGI	Upper gastrointestinal (Gastrintestinal superior)	vs	Versus (Contra)
		VSD	Ventricular septal defect (Defeito no septo ventricular)
UGIS	Upper gi series (Série gi superior)		
URI	Upper respiratory illness (Doença do trato respiratório superior)	VT/Vtach	Ventricular tachycardia (Taquicardia ventricular)
U.S.	United States (Estados Unidos)	VZIG	Varicella-zoster immune globulin (Imunoglobulina contra varicella-zoster)
US	Ultrasound (Ultrassom)		
USPTF	U.S. Preventive Task Force (Força Tarefa Preventiva dos U.S.)		
UTI	Urinary tract infection (Infecção do trato urinário)	w	With (Com)
		W/s	Watt/second (Watt/segundo)
UTS	Urine toxicologic screen (Exame toxicológico da urina)	w/u	Work up (Exercitar)
		WAP	Wandering atrial pacemaker (Marcapasso migratório atrial)
UUB	Urine urobilinogen (Urobilinogênio na urina)	wbc	White blood cells; or white blood count (Leucócitos; ou contagem de leucócitos)
UV	Ultraviolet (Ultravioleta)		
UVA	Ultraviolet A (Ultravioleta A)		
UVB	Ultraviolet B (Ultravioleta B)	wk	Week(s) (Semana(s))
		WNL	Withing normal limits (Dentro dos limites normais)
V/Q	Ventilation/perfusion (Ventilação/perfusão)	WPW	Wolff-Parkinson-White syndrome (Síndrome de Wolff-Parkinson-White)
vag	Vaginally (Vaginal)	wt	Weight (Peso)
val	Valine (Valina)		
VCUG	Voiding Cystourethrogram (Cistouretrograma miccional)	xmatch	Cross-match (Teste de validação)
VDRL	Venereal Disease Research Lab (Laboratório de pesquisa de doenças venéreas)		
VF/Vfib	Ventricular fibrillation (Fibrilação ventricular)	ZE	Zollinger-Ellison syndrome (Síndrome de Zollinger-Ellison)
		Zn	Zinc (Zinco)
VIP	Vasoactive intestinal peptide (Peptídeo intestinal vasoativo)		
vit	Vitamin (Vitamina)		

Abreviaturas dos *Journals*

A maioria das abreviações dos nomes de periódicos está no formato usado pela National Library of Medicine. Vários periódicos frequentemente usados foram abreviados de forma mais concisa. Entre eles, incluem-se:

Acad Emerg Med	Academin Emergency Medicine
ACP J Club	American College Physicians Journal Club (supplement to Annals of Internal Medicine)
Acta Anaesthesionol Sacand	ACTA Anaesthesiologica Scandinavica (Copenhagen)
Acta Belg Med Phys	ACTA Belgica Medica Physiologica
Acta Derm Venereol	ACTA Dermato-Venereolgica
Acta Med Scand	ACTA Medica Scandiavica
Acta Neurochir	ACTA Neurochirurgica
Acta Obgyn	ACTA Obstetricia et Gynecologica Scandinavica
Acta Ophthalm Scand	ACTA Ophthalmologica Scandinavica
Acta Otolaryngol	ACTA Oto-Laryngologica
Acta Paediatr	ACTA Paediatrica
Acta Paediatr Scand	ACTA Paediatrica Scandinavica
Acta Urol Belg	ACTA Urologica Belgica
Adv Exp Med Biol	Advances in Experimental Medicine And Biology
Adv IM	Advances in Immunology
Adv Neurol	Advances in Neurology
Adv Pharmacol	Advances in Pharmacology
Age Aging	Age and Aging
Aids	Aids
Aids Read	Aids Reader
Alcohol	Alcohol
Aliment Pharmacol	Alimentary Pharmacology and Therapeutics
Allergy	Allergy
Allergy Asthma Proc	Allergy and Asthma Proceedings
Allergy Clin Immunol	Allergy and Clinical Immunology
Am Fam Phys	American Family Physician

Am Hrt J	American Heart Journal
Am J Cardiol	American Journal of Cardiology
Am J Clin Path	American Journal of Clinical Pathology
Am J Dis Child	American Journal of Diases of Childhood
Am J Emerg Med	American Journal of Emergency Medicine
Am J Epidem	American Journal of Epidemiology
Am J Gastroenterol	American Journal of Gastroenterology
Am J Hematol	American Journal of Hematology
Am J Hlth Sys Pharm	American Journal of Health-System Pharmacy
Am J Hosp Pharm	American Journal of Hospital Pharmacy
Am J Infect Control	American Journal of Infection Control
Am J Kidney Dis	American Journal of Kidney Diases
Am J Med	American Journal of Medicine
Am J Med Sci	American Journal of The Medical Sciences
Am J Neuroradiol	American Journal of Neuroradiology
Am J Obgyn	American Journal of Obstetrics and Gynecology
Am J Ophthalm	American Journal of Ophthalmology
Am J Orthop	American Journal of Orthopedics
Am J Otol	American Journal of Otology
Am J Otolaryngol	American Journal of Otolaryngology
Am J Perinatol	American Journal of Perinatology
Am J Phys Med Rehabil	American Journal of Physical Medicine and Rehabilitation
Am J Psych	American Journal of Psichiatry
Am J Pub Hlth	American Journal of Public Health
Am J Respir Crit Care Med	American Journal of Respiratory and Critical Care Medicine
Am J Respir Med	American Journal of Respiratory

Am J Roentgenol	American Journal of Roentgenolog
Am J Roentgenol Radium Ther Nucl Med	American Journal of Roentgenology Radiam Therapy and Nuclear Medicine
Am J Surg	American Journal of Surgery
Am J Ther	American Journal of Therapy
Am Rv Respir Dis	American Review of Respiratory Disease
Am Surg	American Surgeon
Anaesth Intensive Care	Anaesthesia and Intensive Care
Anaesthesia	Anaesthesia
Anaesthesist	Anaesthetist
Anesth Analg	Anaesthesia and Analgesia
Anesthesiology	Anaesthesiology
Ann Allergy	Annals of Allergy
Ann Chir Gynaecol Febb	Annales Chirurgiae et Gynaecologie
Ann Clin Biochem	Annals of Clinical Biochemistry
Ann EM	Annals of Emergency Medicine
Ann Fam Med	Annals of Family Medicine
Ann IM	Annals of Internal Medicine
Ann Med Interne (Paris)	Annals of Medicine Interne (Paris)
Ann N Y Acad Sci	Annals of New York Academy of Science
Ann Neurol	Annals of Neurology
Ann Ophthalm	Annals of Ophthalmology
Ann Otol Rhinol Laryngol	Annal of tology, Rhinology and Laryngology
Ann Pharmacother	The Annals of Pharmacotherapy
Ann Plast Surg	Annals of Plastic Surgery
Ann R Coll Surg	Annals of the Royal College of Surgeon of England
Ann Rv Public Health	Annual Review of Public Health
Ann Surg	Annals of Surgery
Ann Thorac Surg	Annals of Thoracic Surgery
Antimicrob Agents Chemother	Antimicrobial Agents and Chemotherapy
Arch Derm	Archives of Dermatology
Arch Dis Child	Archives of Disease in Childhood

Arch EM	Archives of Emergency Medicine
Arch Environ Contam Toxicol	Archives of Environmental Contamination and Toxicology
Arch Environ Hlth	Archives of Environmental Health
Arch Gen Psychiatry	Archives of General Psychiatry
Arch IM	Archives of Internal Medicine
Arch Neurol	Archives of Neurology
Arch Ophthalm	Archives of Ophthalmology
Arch Otolaryngol Head Neck Surg	Archives of Otolaryngology-Head and Neck Surgery
Arch Otorhinolaryngol	Archives of Oto-Rhino-Laryngology
Arch Ped Adolesc Med	Archives of Pediatrics and Adolecent Medicine
Arch Phys Med Rehab	Archive of Physical Medicine and Rehabilitation
Arch Surg	Archives of Surgery
Arthritis Rheum	Arthritus and Reumatism
Asia Oceania J Obgyn	Asia-Oceania Journal of Obstetrics and Gynaecology
Aust N Z J Ophthalm	Australian and New Zealand Journal of Ophthalmology
Aust N Z J Surg	Australian and New Zealand Journal of Surgery
Aviat Space Environ Med	Aviation Space and Environmental Medicine
Biol Psych	Biological Psychiatry
Blood	Blood
BMJ	British Medical Journal
Brain	Brain
Brain Inj	Brain Injury
Brain Res	Brain Research
Brit Hrt J	British Heart Journal
Brit J Addict	British Journal of Addiction
Brit J Anaesth	British Journal of Anaesthesia
Brit J Clin Phamacol	British Journal of Clinical Pharmacology
Brit J Dermatol	British Journal of Dermatology
Brit Gen Pract	British Journal of General Practice
Brit J Haematol	British Journal of Haematology

Brit J Neurosurg	British Journal of Neurosurgery
Brit J Obgyn	British Journal of Obstetrics and Gynaecology
Brit J Ophthalm	British Journal of Ophthalmology
Brit J Pharmacol	British Journal of Pharmacology
Brit J Plast Surg	British Journal of Plastic Surgery
Brit J Psych	British Journal of Psychiatry
Brit J Radiol	British Journal of Radiology
Brit J Rheum	British Journal of Rheumatology
Brit J Sports Med	British Journal of Sports Medicine
Brit J Surg	British Journal of Surgery
Brit J Urol	British Journal of Urology
Brit J Vener Dis	British Journal of Venereal Diseases
Bull Am Coll Surg	Bulletin of the American College of Surgeons
Bull Rheum Dis	Bulletin of Rheumatic Diseases
Bull World Hlth Organ	Bulletin of the World Health Organization
Burns	Burns
Can Assoc Radiol J	Canadian Association of Radiologists Journal
Can J Cardiol	Canadian Journal of Cardiology
Can J Ophthalm	Canadian Journal of Ophthalmology
Can J Psychiatr	Canadian Journal of Psychiatry
Can J Surg	Canadian Journal of Surgery
Can J Urol	Canadian Journal of Urology
Can Med Assoc J	Canadian Medical Association Journal
Cancer Control	Cancer Control
Cancer Epidem Biomarkers Prev	Cancer Epidemiology & Prevention
Cardiol Clin	Cardiology Clinics
Cardiol Rev	Cardiology in Review
Cardiologia	Cardiologia
Cardiology	Cardiology
Cardiovasc Clin	Cardiovascular Clinics
Cardiovasc Drugs Ther	Cardiovascular Drugs and Therapy
Cardiovasc Surg	Cardiovascular Surgery
Cathet Cardiovasc Diagn	Catheterization and Cardiovascular Diagnosis
Cephalalgia	Cephalgia

Abreviaturas dos Journals

Cerebrovasc Dis	Cerebrovascular Diseases
Chest	Chest
Child Abuse Negl	Child Abuse and Nedlect
Child Nephrol Urol	Child Nephrology and Urology
Chin Med J	Chinese Medical Journal
Circ Red	Circulation Researsh
Circ	Circulation
Clao J	Clao Journal
Cleve Clin J Med	Cleveland Clinic Journal of Medicine
Clin Cardiol	Clinical Cardiology
Clin Chem	Clinical Chemistry
Clin Chest Med	Clinical Medicine
Clin Chim Aca	Clinical Chimica ACTA
Clin Cornerstone	Clinical Cornerstone
Clin Electroencephalogr	Clinical Elextroencephalography
Clin Exp Allergy	Clinical and Experimental Allergy
Clin Exp Dermatol	Clinical and Experimental Dermatology
Clin Exp Hypertens	Clinical and Experimental Hypertension
Clin Exp Immunol	Clinical and Experimental Immunology
Clin Exp Neurol	Clinical and Experimental Neurology
Clin Exp Rheum	Clinical and Experimental Rheumatology
Clin Ger Med	Clinics in Geriatric Medicine
Clin Imaging	Clinical Imaging
Clin Immunol Immunopathol	Clinical Immunology and Immunopathology
Clin Infect Dis	Clinical Infectious Diseases
Clin J Sport Med	Clinical Journal of Sports Medicine
Clin Lab Haematol	Clinical and Laboratory Haematology
Clin Lab Med	Clinical and Laboratory Medicine
Clin Microbiol Rv	Clinical Microbiology Reviews
Clin Nephrol	Clinical Nephrology
Clin Neurol Neurosurg	Clinical Neurology and Neurosurgery
Clin Neuropathol	Clinical Neuropathology
Clin Obgyn	Clinical Obstetrics and

Clin Orthop	Clinical Orthopedics and Related Research
Clin Perinarol	Clinical Perinatology
Clin Pharm	Clinical Pharmacy
Clin Pharmacokinet	Clinical Pharmocokinetics
Clin Phacol Ther	Clinical Pharmacology and Therapeutics
Clin Physiol Biochem	Clinical Physiology and Biochemistry
Clin Physiol Funct Imaging	Clinical Physiology and Functional Imaging
Clin Plast Surg	Clinics in Plastic Surgery
Clin Radiol	Clinical Radiology
Clin Rheumatol	Clinical Rheumatology
Cochrane Database Sys Rv	Cochrane Database Sys
Conn Med	Connecticut Medicine
Contraceptioon	Contraception
Contraceptive Tech	Contraceptive Technology
Contrib Nephrol	Contribution to Nephrology
Crit Care	Critical Care
Crit Care Clin	Critical Care Clinics
Crit Care Med	Critical Care Medicine
Crit Rev Toxicol	Critical Reviews in Toxicology
Curr Clin Top Infect Dis	Current Clinical Topics in Infectious Disease
Curr Concepts Cerebro Dis	Current Concepts of Cerebrovascular Disease
Curr Drug Targets	Current Drug Tardets
Curr Med Res Opin	Current Medical Research and Opinion
Cuur Opin Cardiol	Current Opinion in Cardiology
Curr Opin Obgyn	Current Opinion in Obstetrics and Gynecology
Curr Opin Ophthalmol	Current Opinion in Ophthalmology
Curr Opin Peds	Current Opinion in Pediatrics
Curr Opin Rheumatol	Current Opinion in Rheumatology
Curr Ther Res Clin Exp	Current Therapeutic Research-Clinical and Experimental
Cutis	Cutis

Dement Geriatr Cogn Disord	Dementia and Geriatric Cognitive Disorders
Diab Care	Diabetes Care
Diab Res Clin Pract	Diabetes Research and Clinical Practice
Diabetes	Diabetes
Dig Dis	Digestive Diseases
Dig Dis Sci	Digestive Diseases and Sciences
Dis Chest	Diseases of the Chest
Dis Colon Rectum	Diseases of the Colon and Rectum
Drug Alcohol Depend	Drug and Alcohol Dependence
Drug Saf	Drug Safety
Drugs	Drugs
Ear Nose Throat J	Ear, Nose and Throat Journal
Eff Clin Prac	Effective Clinical Practice
EM Australas	Emergency Medicine Australasia
Emerg Infect Dis	Emerging Infeccious Diseases
Emerg Med Clin N Am	Emergency Medical Clinics of North America
Emerg Radiol	Emergency Radiology
EMJ	Emergency Medicine Journal
Endocrinol Metab Clin N Am	Endocrinology and Metabolism Clinics of North America
Endoscopy	Endoscopy
Environ Hlth Perspect	Environmental Health Perspectives
Epidem Rev	Epidemiology Review
Epidemiology	Epidemiology
Epilepsia	Epilepsia
Eur Hrt J	European Heart Journal
Eur J Cancer	European Journal of Cancer
Eur J Cardiol	European Journal of Cardiology
Eur J Clin Invest	European Journal of Clinical Investigation
Eur J Microbiol Infect Dis	European Journal of Clinical Microbiology and Infectious Diseases
Eur J Clin Pharmacol	European Journal of Clinical Pharmacology
Eur J Emerg	European Journal of Emergency Medicine

Eur J Ped Surg	European Journal of Pediatric Surgery
Eur J Peds	European Journal of Pediatrics
Eur Respir J	European Respiratory Journal
Eur Urol	European Urology
Eye	Eye
Eye Ear Nose Throat Mon	Eye, Ear, Nose and Throat Monthly
Fam Med	Family Medicine
Fam Pract Recert	Family Practice Recertification
Fam Pract Survey	Family Practice Survey
FDA Bul	Federal Drug Administration Bulletin
Fertil Steril	Fertility and Sterility
Foot Ankle Int	Foot & Ankle International
Fortschr Ophthalm	Fortschricce der Ophthalmologie
Fundam Clin Pharmacol	Fundamental and Clinical Pharmacology
Gastrointest Endosc	Gastrointestinal Endoscopy
GE	Gastroenterology
Gen Dent	General Dentistry
Genitourin Med	Genitourinary Medicine
Ger Med Mon	German Medical Monthly
Ger Med Today	Geriatric Medicine Today
Ger Rv Syllabus	Geriatric Review Syllabus
Geriatrics	Geriatrics
Gerontol	Gerontologist
Graefes Arch Clin Exp Ophthalm	Graefes Archive for Clinical and Experimental Ophthalmology
Gut	Gut
Haemacologica	Haemacologica
Haemoscasis	Haemostasis
Hand Clin	Hand Clinics
Hawaii Med J	Hawaii Medical Journal
Head Neck Surg	Head and Neck Surgery
Headache	Headache
Heart	Heart
Heart Lung	Heart and Lung

Abreviaturas dos Journals

HEC Forum	Healthcare Ethics Committee Forum
Hepatology	Hepatology
Hlth Technol Assess	Health Technology Assessment Reports
Hasp Community Psychiatry	Hospital and Community Psychiatry
HT	Hypertension
Hum Exp Toxicol	Human and Experimental Toxicology
Hum Pathol	Human Pathology
Hum Reprod	Human Reproduction
Hum Toxicol	Human Toxicology
Immunodefic Rev	Immunodeficiency Reviews
Immunopharmacol	Immunopharmacology
Indian J Peds	Indian Journal of Pediatrics
Inf Contr Hosp Epidem	Infection Control and Hospital Epidemiology
Inf Dis Clin North Am	Infectious Disease Clinics of North America
Inf Dis Ob/Gyn	Infectious Diseases in Obstetrics and Gynecology
Infection	Infection
Injury	Injury
Instr Course Lect	Instructional Course Lectures
Int Angiol	International Angiology
Int J Antimicrob Agents	International Journal of Antimicrobial Agents
Int J Cardiol	International Journal of Cardiology
Int J Dermatol	International Journal of Dermatology
Int J Vev Neurosci	International Journal of Developmental Neuroscience
Int J Gynaecol Obstet	International Journal of Gynaecology and Obstetrics
Int J Hyg Environ Hlth	International Journal of Hygiene

	and Environmental Health
Int J Oncol	International Journal of Oncology
Int 1 Oral Surg	International Journal of Oral Surgery
Int J Radiat Oncol Biol Phys	International Journal of Radiation Oncology, Biology, Physics
Int Ophthalm Clin	International Ophthalmology Clinics
Intensive Care Med	Intensive Care Medicine
Intern Med	Internal Medicine
Ir Med J	Irish Medical Journal
J Accid Emerg Med	Journal of Accident and Emergency Medicine
J Acquir Immune Defic Syndr	Journal of Acquired Immune Defi ciency Syndromes
J Allergy Clin Immunol	Journal of Allergy and Clinical Immunology
J Am Acad Derm	Journal of the American Academy of Dermatology
J Am Acad Orthop Surg	Journal of the American Academy of Orthopedic Surgery
J Am Board Fam Pract	Journal of the American Board of Family Practice
J Am Coll Cardiol	Journal of the American College of Cardiology
J Am Coil Surg	Journal of the American College of Surgery
J Am Ger Soc	Journal of the American Geriatric Association
J Am Mosq Control Assoc	Journal of the American Mosquito Control Association
J Am Soc Nephrol	Journal of the American Society of Nephrology
J Anal Toxicol	Journal of Analytical Toxicology
J Antimicrob Chemother	Journal of Antimicrobial Chemotherapy
J Appl Bacteriol	Journal of Applied Bacteriology
J Appl Physiol	Journal of Applied Physiology
J Assoc Physicians India	Journal of the Association of Physicians of India

J Asthma	Journal of Asthma
J Biol Chem	Journal of Biological Chemistry
J Bone Joint Surg	Journal of Bone and Joint Surgery
J Burn Care Rehab	Journal of Burn Care and Rehabilitation
J Card Fail	Journal of Cardiac Failure
J Card Surg	Journal of Cardiac Surgery
J Cardiovasc Pharmacol	Journal of Cardiovascular Pharmacology
J Cardiovasc Pharmacol Ther	Journal of Cardiovascular Pharmacology Therapy
J Cardiovasc Risk	Journal of Cardiovascular Risk
J Cataract Refract Surg	Journal of Cataract and Refractive Surgery
J Child Neurol	Journal of Child Neurology
J Child Psychol Psychiatry	Journal of Child Psychology and Psychiatry and Allied Disciplines
J Chronic Dis	Journal of Chronic Disease
J Clin Anesth	Journal of Clinical Anesthesia
J Clin Endocrinol Metab	Journal of Clinical Endocrinology and Metabolism
J Clin Epidem	Journal of Clinical Epidemiology
J Clin Immunol	Journal of Clinical Immunology
J Clin Microbiol	Journal of Clinical Microbiology
J Clin Oncol	Journal of Clinical Oncology
J Clin Pharmacol J New Drugs	Journal of Clinical Pharmacology/Journal of New Drugs
J Clin Psych	Journal of Clinical Psychiatry
J Clin Psychopharmacol	Journal of Clinical Psychopharmacology
J Clin Ultrasound	Journal of Clinical Ultrasound
J Clin Virol	Journal of Clinical Virology
J Git Illn	Journal of Critical Illness
J Cutan Med Surg	Journal of Cutaneous Medicine and Surgery
J Dermatol	Journal of Dermatology
J Dermatol Surg Oncol	Journal of Dermatologic Surgery and Oncology
J Electrocardiol	Journal of Electrocardiology
J Emerg Med	Journal of Emergency Medicine
J Epidem Community Hlth	Journal of Epidemiology and

J Eur Acad Dermatol Venereol	Journal of the European Academy of Dermatology and Venereology
J Fam Pract	Journal of Family Practice
J Foot Ankle Surg	Journal of Foot and Ankle Surgery
J Forensic Sci	Journal of Forensic Sciences
J Gastroenterol Hepatol	Journal of Gastroenterology and Hepatology
J Gen Intern Med	Journal of General Internal Medicine
J Ger Psych Neurol	Journal of Geriatric Psychiatry and Neurology
J Gerontol	Journal of Gerontology
J Gerontol A Biol Sci Med Sci	Journals of Gerontology Series A: Biological Sciences and Medical Sciences
J Hand Surg [Am]	Journal of Hand Surgery [American Volume]
J Hand Surg [Br]	Journal of Hand Surgery [British Volume]
J Hrt Lung Transplant	Journal of Heart and Lung Transplantation
J Hum Hypertens	Journal of Human Hypertension
J Hyg	Journal of Hygiene
J Infect	Journal of Infection
J Infect Dis	Journal of Infectious Disease
J Inherit Metab Dis	Journal of Inherited Metabolic Disease
J Intem Med	Journal of Intemal Medicine
J Invasive Cardiol	Journal of Invasive Cardiology
J Investig Derm	Journal of Investigative Dermatology
J Lab Clin Med	Journal of Laboratory and Clinical Medicine
J Laryngol Otol	Journal of Laryngology and Otology
J Med Assoc Ge	Journal of the Medical Association of Georgia
J Med Virol	Journal of Medical Virology
J Nat Prod	Journal of Natural Products
J Natl Cancer Inst	Journal of the National Cancer Institute

Abreviaturas dos Journals

J Neurol	Journal of Neurology
J Neurol Neurosurg Psychiatry	Journal of Neurology, Neurosurgery and Psychiatry
J Neurol Sci	Journal of the Neurological Sciences
J Neuroophthalmol	Journal of Neuro Ophthalmology
J Neurosurg Anesthesiol	Journal of Neurosurgical Anesthesiology
J Neurosurg	Journal of Neurosurgery
J Neurotrauma	Journal of Neurotrauma
J Neurovirol	Journal of Neurovirology
J Nucl Cardiol	Journal of Nuclear Cardiology
J Nucl Med	Journal of Nuclear Medicine
J Nurs Adm	Journal of Nursing Administration
J Nutr	Journal of Nutrition
J Oral Maxillofac Surg	Journal of Oral and Maxillofacial Surgery
J Orthop Res	Journal of Orthopedic Research
J Oslo City Hosp	Journal of the Oslo City Hospitals
J Otolaryngo	Journal of Otolaryngology
J Paediatr Child Health	Journal of Paediatrics & Child Health
J Ped Gastroenterol Nutr	Journal of Pediatric Gastroenterology and Nutrition
J Ped Orthop	Journal of Pediatric Orthopaedics
J Ped Surg	Journal of Pediatric Surgery
J Peds	Journal of Pediatrics
J Perinat Med	Journal of Perinatal Medicine
J Perinatol	Journal of Perinatology
J Pharm Experim Ther	Journal of Pharmacology and Experimental Therapeutics
J Postgrad Med	Journal of Postgraduate Medicine
J Psychoactive Drugs	Journal of Psychoactive Drugs
J Psychopharm	Journal of Psychopharmacology
J Refract Corneal Surg	Journal of Refractive and Corneal Surgery
J Reproduct Med	Journal of Reproductive Medicine
J Rheumatol	Journal of Rheumatology
J Spinal Disord	Journal of Spinal Disorders
J Surg Oncol	Journal of Surgical Oncology
J Thromb Thrombolysis	Journal of Thrombosis and Thrombolysis

J Toxicol Clin Toxicol	Journal of Toxicology-Clinical Toxicology
J Trauma	Journal of Trauma-Injury, Infection and Critical Care
J Ultrasound Med	Journal of Ultrasound in Medicine
J Urol	Journal of Urology
J Vasc Surg	Journal of Vascular Surgery
J Water Health	Journal of Water and Health
J Wildl Dis	Journal of Wildlife Diseases
Jama	Journal of the American Medical Association
Joint Bone Spine	Joint Bone Spine
Jpn Circ J	Japanese Circulation Journal English Edition
Jpn J Surg	Japanese Journal of Surgery
JR Coll Physicians Lond	Journal of the Royal College of Physicians of London
JR Coll Surg Edinb	Journal of the Royal College of Surgeons of Edinburgh
J JR Soc Med	Journal of the Royal Society of Medicine
Kidney Int	Kidney International
Mccvd	Modern Concepts of Cardiovascular Disease
Md State Med Assoc J	Maryland State Medical Association Journal
Med	Medicine
Med Care	Medical Care
Med Clin N Am	Medical Clinics of North America
Med Decis Making Med Hypotheses	Medical Decision Making Medical Hypotheses
Med J Aust	Medical Journal of Australia
Med Lett Drugs Ther	Medical Letter of Drugs and Therapeutics
Med Sci Sports Exerc	Medicine and Science in Sports and Exercise
Med Toxicol	Medical Toxicology
Metabolism	Metabolism-Clinical and

	Experimental
Mil Med	Military Medicine
Millbank Q	Millbank Quarterly
Mmwr	CDC Morbidity and Mortality Weekly Review
Mod Med	Modern Medicine
Nejm	New England Journal of Medicine
Nephrol Dial Transplant	Nephrology Dialysis Transplantation
Nephron	Nephron
Neuroimaging Clin N Am	Neuroimaging Clinics of North America
Neurol Clin	Neurologic Clinics
Neurol Res	Neurological Research
Neurol	Neurology
Neurosurgery	Neurosurgery
Obgyn Cl N Am	Obstetrics and Gynecology Clinics of North America
Obgyn	Obstetrics and Gynecology
Occup Med	Occupational Medicine-State of the Art Reviews
Ophthalm	Ophthalmology
Ophthalmic Res	Ophthalmic Research
Ophthalmic Surg	Ophthalmic Surgery
Ophthalmologica	Ophthalmologica
Optom Clin	Optometry Clinics
Optom Vis Sci	Optometry and Vision Science
Oral Dis	Oral Diseases
Orthop Clin N Am	Orthopedic Clinics of North America
Orthop Rev	Orthopaedic Review
Otolaryngol Clin N Am	Otolaryngologic Clinics of North America
Otolaryngol Head Neck Surg	Otolaryngology-Head and Neck Surgery
Pacing Clin Electrophysiol	Pacing and Clinical Electrophysiology
Paediatrician	Paediatrician

Pain	Pain
Paraplegia	Paraplegia
Ped Anaesth	Paediatric Anaesthesia
Ped Ann	Pediatric Annals
Ped Cardiol	Pediatric Cardiology
Ped Clin N Am	Pediatric Clinics of North America
Ped Dent	Pediatric Dentistry
Ped Derm	Pediatric Dermatology
Ped Emerg Care	Pediatric Emergency Care
Ped Hematol Oncol	Pediatric Hematology and Oncology
Ped Infect Dis J	Pediatrica Infectious Disease Journal
Ped Nephrol	Pediatric Nephrology
Ped Neurol	Pediatric Neurology
Ped Pulmonol	Pediatric Pulmonology
Ped Radiol	Pediatric Radiology
Ped Rv	Pediatric Review
Peds	Pediatrics
Peds Int	Pediatrics International
Perit Dial Int	Peritoneal Dialysis International
Pharmacoeconomics	Pharmacoeconomics
Pharmacol	Pharmacology
Pharmacotherapy	Pharmacotherapy
Phys Ther	Physical Therapy
Physiol Rev	Physiological Reviews
Plast Reconstr Surg	Plastic and Reconstructive Surgery
Post Grad Med J	Postgraduate Medicine Journal
Practitioner	Practitioner
Prehosp Disaster Med	Prehospital and Disaster Medicine
Prehosp Emerg Care	Prehospital Emergency Care
Prev Med	Preventive Medicine
Proc Natl Acad Sci USA	Proceedings of the National Academy of Sciences of the United States of America
Proc Soc Exp Biol Med	Proceedings of the Society for Experimental Biology and Medicine
Prog Cardiovasc Dis	Progress in Cardiovascular Diseases
Prostate	Prostate
Psychiat Ann	Psychiatric Annals
Psychiatry Res	Psychiatry Research

Abreviaturas dos Journals

Psychol Rep	Psychological Reports
Psychosomatics	Psychosomatics
Public Hlth Rep	Public Health Reports
Qjm	Quarterly Journal of Medicine
Radiol Clin N Am	Radiologic Clinics of North America
Radiology	Radiology
Recenti Prog Med	Recenti Progressi in Medicina
Ren Fail	Renal Failure
Respir Med	Respiratory Medicine
Respiration	Respiration
Resuscitation	Resuscitation
Rev Cardiovasc Med	Reviews in Cardiovascular Medicine
Rev Inf Dis	Review of Infectious Disease
Rev Rhum Ed Fr	Revue du Rhumatisme. Edition Française
Rheum Dis Clin N Am	Rheumatic Disease Clinics of North America
Rheumatology	Rheumatology
Sarcoidosis Vasc Diffuse Lung Dis	Sarcoidosis Vasculicis and Diffuse Lung Diseases
Scand J Clin Lab	Scandinavian Journal of Clinical Laboratory
Scand J Clin Lola Invest	Scandinavian Journal of Clinical & Laboratory Investigation
Scand J Gastroenterol	Scandinavian Journal of Gastroenterology
Scand J Infect Dis	Scandinavian Journal of Infectious Diseases
Scand J Rheumatol	Scandinavian Journal of Rheumatology
Scand J Work Environ Hlth	Scandinavian Journal of Work Environment & Health
Schweiz Arch Neurol Psychiatry	Schweizer Archiv fur Neurologie und Psychiatric

Sci Am Text Med	Scientific American Textbook of Medicine
Science Semin Arth Rheum	Science Seminars in Arthritis and Rheumatology
Semin Interv Cardiol	Seminars in Interventional Cardiology
Semin Nephrol	Seminars in Nephrology
Semin Ophthalm	Seminars in Ophtehalmology
Semin Ped Surg	Seminars in Pediatric Surgery
Semin Roentgenol	Seminars in Roentgenology
Semin Thorac Cardiovasc Surg	Seminars in Thoracic and Cardiovascular Surgery
Sex Transm Dis	Sexually Transmitted Diseases
South Med J	Southern Medical Journal
Spinal Cord	Spinal Cord
Spine	Spine
Sports Med	Sports Medicine
Stroke	Stroke
Surg Forum	Surgical Forum
Surg Gynecol Obstet	Surgery Gynecology & Obstetrics
Surg Neurol	Surgical Neurology
Surgery	Surgery
Thorax	Thorax
Thromb Haemost	Thrombosis and Haemostasis
Thromb Res	Thrombosis Research
Toxicol Lett	Toxicology Letters
Toxicol Sci	Toxicological Sciences
Toxicology	Toxicology
Transfuse Med	Transfusion Medicine
Undersea Hyperb Med	Undersea & Hyperbaric Medicine
Urol Radiol	Urologic Radiology
Urology	Urology
Vet Hum Toxicol	Veterinary and Human Toxicology
Vet Surg	Veterinary Surgery
West J Med	Western Journal of Medicine

Wis Med J	Wisconsin Medical Journal
World J Surg	World Journal of Surgery
Yale J Biol Med	Yale Journal of Biology and Medicine

Nota

Empreendemos todos os esforços para resumir diversas referências de forma concisa e com precisão. Contudo, o leitor sabe que os tempos e os conhecimentos médicos mudam, que a transcrição ou o erro compreensivo sempre é possível, e que os detalhes cruciais são omitidos em qualquer tempo (como uma extração abrangente), já que isso é feito em um espaço limitado. A principal finalidade dessa compilação é citar a literatura especializada em diversos aspectos de questões controversas; assim, costuma ser difícil saber onde está a "verdade". Nós não podemos, portanto, garantir que cada informação descrita aqui é totalmente precisa ou completa. O leitor deverá confirmar se as recomendações citadas ainda são lógicas e razoáveis, pela leitura dos artigos originais e pela avaliação de outras fontes, incluindo consultores da região e literatura recente, antes de aplicá-las.

Os medicamentos e os dispositivos clínicos descritos aqui podem ter uma disponibilidade restrita controlada pelo FDA (departamento do governo norte-americano que testa, controla e inspeciona alimentos e remédios) para uso somente em pesquisas ou ensaios clínicos. As informações apresentadas sobre medicamentos foram obtidas de fontes de referência, dados recém-publicados e testes farmacêuticos. As pesquisas, as experiências clínicas e os regulamentos governamentais modificam com frequência o padrão aceito nessa área. Ao considerar o uso de qualquer medicamento em um quadro clínico, o clínico ou o leitor fica responsável pela determinação do status do medicamento pelo FDA, leitura da bula e prescrição das recomendações mais atuais sobre dose, precauções e contra indicações, bem como pelo estabelecimento do uso apropriado do produto. Isso é importante, sobretudo, no caso de medicamentos recentes ou raramente utilizados.

Capítulo 1

Alergia

1.1 Anafilaxia

Med Clin N Am 1992;76:841; Ann Allergy 1992;69:87

Causas: Aspiração, ingestão e/ou uso parenteral de fármacos ou outros haptenos, incluindo antígenos não próprios (picadas de insetos), injeções de dessensibilização, sêmen ou polissacarídeos.

Epidemiologia: A anafilaxia alérgica não é comum; as estatísticas não são bem elucidadas porque o dx é muito amplo. Observamos que não há reação cruzada entre os antibióticos sulfonamidas e as sulfonamidas que não são antibióticos (Nejm 2003;349:1628).

Fisiopatologia: Angústia respiratória devido ao edema na via aérea superior e ao broncoespasmo nas vias inferiores. Considerar leucotrienos, também conhecidos como substâncias de reação lenta. A liberação de histamina causa hipotensão. Diarreia e sintomas gi devidos a serotonina. Algumas reações não são mediadas por IgE, provavelmente devido ao amplo critério de classificação de patologia.

Sintomas: Tonturas, dispneia, prurido, náusea, vômito, diarreia.

Sinais: Eritema difuso (vermelhidão), taquipneia, sons de respiração reduzidos, hipotensão, estado mental alterado.

Curso: Início em ½ - 3 minutos, morte geralmente em 15 - 120 minutos; repete-se em 28% das vezes quando provocado novamente.

Complicações: Colapso respiratório ou vascular, morte.

Diff Dx: Diferenciar de outras formas de choque, que incluem o choque cardiovascular, séptico, ou neurogênico; e diferenciar de outras causas de comprometimento das vias aéreas, que incluem asma, COPD, corpo estranho nas vias aéreas, aspiração, afogamento ou pneumotórax.

Exames laboratoriais: Investigar outros motivos de colapso respiratório e/ou vascular, e monitorar as funções vitais — Hemograma completo, ABG, níveis de triptase no soro aumentam (Lik Sprava 1992:76) e ajudam a diferenciar de outras formas de choque, ECG, cultura de micro-organismos, perfil metabólico, CXR, nível de etanol, exames toxicológicos em amostra de urina, sat de O_2.

Medidas de controle emergencial:

- Vias aéreas livres, O_2.

- Epinefrina 0,5 - 1,0 mg iv ou im; dose peds 0,01 cc/kg de 1:1000 im (Ann EM 1995;25:785); não faça sc (J Allergy Clin Immunol 1998;101:33). Mesmo se houver administração instantânea de epinefrina, alguns ainda podem sucumbir à anafilaxia que causa a morte rara devido a MI naqueles que apresentam reação anafilactoide — casos anteriores de reação alérgica severa não são bons prognósticos para aqueles que precisam de conjuntos de epinefrina em casa (Clin Exp Allergy 2000;30:1144).

- Acesso iv (Crit Care Clin 1993;9:313) com NS aberta para tratar o choque.

- Posição de Trendelenburg, se estiver hipotenso, por pouco tempo (J Trauma 1986;26:718), com mínimo efeito (Ann EM 1985;14:641; Crit Care Med 1979;7:218).

- Difenidramina 25-50 mg iv (peds 1 mg/kg) (J Appl Physiol 1988;64:210; J Allergy Clin Immunol 1990;86:684).

- Metilprednisolona 125 mg iv (peds 2 mg/kg) (Ann Allergy 1989;62:201).

- Nebs [β-agonistas com dados duvidosos: grupos de pacientes com diagnósticos múltiplos (Prehosp Emerg Care 2004;8:34), ipratrópio].

- Inibidores seletivos de H_2 são controversos, mas pode-se usar cimetidina 300 mg iv (Ann Allergy 1987;58:447).

- Aminofilina é controversa (9 mg/kg, 0,7 mg/kg/h) (Brit J Pharmacol 1980;69:467).

1.2 Angioedema

J Am Acad Derm 1991;25:146; Ped Rv 1992;13:387

Causas: Genética, autossômica dominante (Clin Immunol Immunopathol 1991;61:S78); medicamentos — eg, ACEIs; alimentação — eg, cerveja; desafios ambientais; bactéria ou vírus — eg, hep C, e não H. *pylori*; abuso de drogas — eg, cocaína.

Epidemiologia: A maior parte na civilização ocidental.

Fisiopatologia: Deficiência no inibidor da C'1a esterase, o qual também desativa os fatores de coagulação XII e XI; o último aumenta e libera calicreínas/cininas, causando dor, choque etc. (Blood 1991;77:2660).

Sintomas: É frequentemente precipitado por trauma, estresse psicológico; faringite; dor abdominal.

Sinais: Edema epitelial do trato gi superior e do trato respiratório, recorrente, agudo, não depressivo, ausência de prurido, circunscrito, transitório, envolve determinadas áreas, edema de úvula [Edema de Quincke (Arch Otolaryngol Head Neck Surg 1991;117:100)].

Curso: Inicia-se entre 20-50 anos de idade.

Complicações: Edema de laringe causando asfixia (26% dos pacientes morre dessa forma), r/o:

- angioedema adquirido — comum, benigno — tratar com prednisona e hidroxizina;
- "pseudoangioedema" associado com linfoma e carcinoma de cólon;
- edema da úvula da Doença de Franklin (Nejm 1993;329:1389) — linfoma de célula B com edema de úvula como um si/sx proeminente;
- angioedema de ACEI (Immunopharmacol 1999;44:21).

Exames laboratoriais: Avaliar outras razões de comprometimento das vias aéreas — Hemograma completo, ABG, nível de monóxido de carbono, exames toxicológicos em amostra de urina.

Medidas de controle emergencial:

- Ver anafilaxia.

- A manutenção mais eficaz das vias aéreas nesses casos pode incluir a utilização de uma cânula nasofaríngea; na maioria dos casos, com o edema da via aérea anterior poupando a faringe. Casos mais agressivos necessitam da intubação nasotraqueal.
- Plasma concentrado aquecido no vapor contendo o inibidor na forma C'1ª.
- Na base da língua, considerar injeção de heparina não fracionada — a heparina é anti-inflamatória (Adv Pharmacol 1999;46:151; Ann Pharmacother 2001;35:1161), mas sua exata função nessa condição ainda não foi elucidada.

1.3 Urticária

Am Fam Phys 2004;69:1123; Clin Exp Allergy 1999;29:31; Clin Exp Dermatol 1999;24:424

Causa: Oitenta por cento idiopática (ver Pathophys).

Epidemiologia: Vinte e cinco por cento da população adulta já manifestou a urticária crônica (incluindo a forma branda).

Fisiopatologia: Piberação direta de histamina por opioides, NSAIDs, coloração IVP, tiamina, curare, dextrans, e alguns antibióticos; envolvimento ubíquo de citocinas (J Allergy Clin Immunol 1999;103:307).

Cinco etiologias são *imunológicas*:
- ativação do C' por crioglobulinas (IgG ou crioaglutininas produzidas por tumores, mieloma múltiplo, SLE, arterite etc.) ou pela globulina B1C (veneno de cobra, DIC). Ao contrário da urticária, o edema angioneurótico é mediado pelo C';
- anticorpos contra mastócitos: ou na urticária crônica seus receptores para IgE;
- mastócitos como "espectadores inocentes", eg, SLE, doença do soro, antígenos em lesões, leucemias, e outras malignidades, drogas, parasitas, hepatite B, talvez mononucleose e ampicilina; a maioria dos eritemas multiformes e episódios primários é devido ao HSV, no entanto, o último também pode ocorrer devido ao micoplasma e drogas;

- anticorpo ligado ao mastócito (IgE), eg, peixe, picada de abelha, PCN;
- hipersensibilidade tipo IV (DHS) acarreta vasculite.

Seis categorias são *físicas/neurogênicas*:
- urticária induzida pelo frio (teste do cubo de gelo), talvez a IgE se ligue ao antígeno da pele dependente do frio e libere o fator ativador de plaquetas (Nejm 1985;313:405);
- urticária local induzida pelo calor;
- urticária generalizada induzida pelo calor, colinérgica, ocorre quando a temperatura corporal está elevada, começa ao redor dos folículos pilosos; é visto geralmente em corredores e jogadores de tênis etc.;
- luz solar;
- estresse;
- dermatografia.

Doenças associadas: urticária pigmentosa ocasional e anafilaxia.

Sintomas: Coceira, inchaço da mucosa (com exceção à física) e dor abdominal.

Sinais: Lesão epitelial do eritema multiforme, aumento das lesões devido à urticária; simetria bilateral sempre sugere primeiramente uma indução por drogas.

Curso: A maioria das lesões dura < 24 h, com exceção da vasculite, dos tipos imunológicos e físicos.

Complicações: Descamamento da epiderme das membranas mucosas, alguns casos na Síndrome do Stevens-Johnson com 5% de mortalidade ou mais frequentemente com necrólise epidérmica tóxica com 30% de mortalidade.

Exames laboratoriais: Considere r/o o choque tóxico e vasculite: hemograma completo, perfil hepático, perfil metabólico, ESR, UA. Biópsia da pele no ato ou urticária para novamente r/o vasculite.

Medidas de controle emergencial: Rx agudo: Ver Anafilaxia p. 1.

- Spray de efedrina 2% para angioedema; antagonistas anti-histamínicos do receptor H_1, como loratadina 10 mg po qd (Drugs 1999;57:31); inibidores de H_2, como a cimetidina com atuação equívoca (J Allergy Clin Immunol 1995;95:685).

Crônico: Evitar ACEIs e NSAIDs; hidroxizina 25 mg po três a quatro vezes ao dia, ou difenidramina 25 - 50 mg qd 4 - 6 h; cetirizina 10 mg po qd (Ann Pharmacother 1996;30:1075), ou terfenadina 60 mg po bid (Ann Allergy 1989;63:616).

Se esses tratamentos não funcionarem, deve-se tentar a segunda geração: fexofenadina 180 mg qd ou 60 mg tid, ou desloratadina 5 mg qd, ou loratadina 10 mg qd.

Caso a segunda geração não funcione, pode-se tentar ranitidina 150 mg bid, ou doxepina 10 - 25 mg bid, ou cimetidina 400 mg tid.

Se a terceira geração também não funcionar, pode-se ainda tentar o montelukast 10 mg qd ou o zafirlukast 20 mg bid.

Observação: Os anti-histamínicos seletivos para o receptor H_1 mencionados anteriormente, como a loratidina, a terfenamida e a cetirizina, não foram estudados de forma otimizada (Nejm 2004;351:2203), mas a prática empírica ainda é melhor do que os históricos científicos.

- Urticária induzida pelo frio: o ideal é usar ciproheptadina 4 mg tid por dia (Arch Derm 1977;113:1375); doxepina 10 - 25 mg po bd (J Am Acad Derm 1984;11:483).
- Urticária induzida calor (colinérgica): hidroxizina.
- Vasculite: esteroides, podendo escolher utilização a curto prazo da prednisona 40 mg qd por 1 semana.
- Urticárias com participação de mastócitos: cetotifeno 2 mg po bid estabiliza o mastócito (Ann Allergy 1989;62:322); usar aciclovir ao menos para o eritema polimorfo recorrente.
- Considerar consulta a um alergista, dermatologista ou um imunologista.

Capítulo 2
Cardiovascular

2.1 Síndrome Coronariana Aguda

Int J Cardiol 1995;49:S3; J Thromb Thrombolysis 1999;8:113; Ann EM 2001;38:229

Os eventos que têm início repentino e podem acarretar significativa morbidade e mortalidade se não forem reconhecidos incluem o infarto do miocárdio com elevação do segmento ST (STEMI), miocárdio atordoado, vasoespasmo coronariano, ou angina instável.

Causas: Aterosclerose (85%) incluindo espasmo com trombo super imposto em 90% dos casos; embolia (15%) que também pode ser causada por um espasmo induzido pela cocaína, quando esta é usada como anestésico ou como droga recreativa.

Epidemiologia:
- Incidência aumentada devido aos históricos relatados a seguir:
- Exposições agudas ao monóxido de carbono, eg, bombeiros; e exposições crônicas ao dissulfeto de carbono, eg, uso de dissulfiram, fabricantes de tecidos sintéticos (Arch Environ Hlth 1989;44:361; Nejm 1989;321:1426).
- Elevação do colesterol total ou do LDL (Jama 1998;279:445). Considerar histórico prévio de colecistite e presença de arco senil (Am Hrt J 1965;70:838; Brit Hrt J 1970;32:449).
- Usuário de cocaína ou ex-usuário (J Am Coll Cardiol 1990;16:74; Nejm 2001;345:351).
- Reposição hormonal após a menopausa considerada como cardioprotetora. No entanto, dados contrários a essa ideia foram publicados no fim do século 20 (Jama 1998;280:605; 2002;288:49): re-

sultados recentes mostram que muitas mulheres estão parando com a reposição devido ao potencial malefício trazido por essa terapia (Jama 2004;291:47).

- Dados ambíguos sobre a ingestão de café (J Epidem Community Hlth 1999;53:481).

- Teste de exercício mostrando isquemia; limitado em indivíduos assintomáticos (Aviat Space Environ Med 1982;53:379), o mais sensível é o MIBI-SPECT com infusão de dobutamina e o mais específico é a ecocardiografia do estresse (Heart 1998;80:370).

- Histórico familiar de MI prematuro (idade < 55 anos em homens, < 65 anos em mulheres) (Prev Med 1980;9:773; Am J Cardiol 1988;62:708; Brit Hrt J 1982;47:78; Nejm 1994;330:1041).

- Genótipos variáveis de 5-lipoxigenase (5-lipoxigenase libera leucotrienos a partir do ácido araquidônico); com aumento da aterosclerose, esse efeito da aterosclerose piora com os ácidos graxos n-6 polinsaturados (araquidônico) e melhora com os ácidos graxos marinhos n-3 (Nejm 2004;350:29).

- Níveis de homocisteína > 15 µM/L correlacionados com prognósticos ruins, porém os dados são ambíguos (Semin Interv Cardiol 1999;4:121; Circ 1998;98:204).

- Hipertensão (Am Hrt J 1988;116:1713; Nejm 2001;345:1291).

- Diabetes *Melittus* (Am Hrt J 1988;116:1713); uma consequência é a síndrome do ovário policístico nas mulheres (Nejm 2005;352:1223).

- Doença do armazenamento lisossomal, como a deficiência na α-galactosidase A (Doença de Fabry), que hoje pode ser tratada com a beta agalsidase (Fabrazyme) (Medd Lett Drugs Ther 2003;45:74).

- Variação genética do receptor de estrogênio: ESR1 c 454-397CC (Jama 2003;290:2263).

- Trabalho ou tipo de vida sedentário (Scand J Work Environ Hlth 1979;5:100).

- A atividade sexual, que pode induzir isquemia do miocárdio, sintomático ou não (Am J Cardiol 1995;75:835).

- Fumo aumentando o risco em 3 vezes. Risco sendo reduzido ao normal dois anos após a interrupção do hábito de fumar. Risco aumentado em 5 vezes se > 1 ppd, 2 vezes se forem mulheres fumando 1 - 4 cigarros qd; fumantes passivos também sofrem risco (Nejm 1999;340:920). Fumantes geralmente sofrem MI trombogênico em vez de doença vascular difusa e a redução da taxa de mortalidade/morbidade observada nos fumantes é decorrente da falta de outros fatores de risco e da idade relativamente jovem dessa população, e não um efeito protetor do cigarro (J Cardiovasc Risk 1999;6:307). Esse efeito trombogênico do tabaco é aumentado com o uso concomitante de bcp's e HT não controlada; os bcp's sozinhos são fator de risco baixo para o MI (Lancet 1997;349:1202).

- Qualquer doença renal (incluindo as brandas), por serem consideradas um fator de risco, aumentando a taxa de morbidade/mortalidade após um MI. Em outras palavras, a redução da GFR aumenta a chance de um resultado ruim (Nejm 2004;351:1285; 2004;351:1296).

- Estresse no dia a dia, não relacionado ao padrão de comportamento tipo A nem ao tipo D; possivelmente hostilidade — (Psychol Rep 1999;85:505) vs (Nejm 2000;343:1298).

- URI viral nas últimas 2 wk; ou infecções crônicas com *Chlamydia pneumoniae*, apesar de testes empíricos com uso de azitromicina por 3 mon não ter alterado a morbidade nem a mortalidade relacionadas a doenças cardíacas (Jama 2003;290:1459) — (Ann IM 1992;116:273; J Am Coll Cardiol 1998;31:827) vs (Clin Cardiol 1999;22:85). Talvez a infecção com H. *pylori* também seja um risco (BMJ 1995;311:711).

- Perioperatório sem β-inibidores (Nejm 1996;335:1713; 1999;341:1789).

- A exposição ao mercúrio pode ser considerada fator de risco para CAD (Nejm 2002;347:1747; 2002;347:1755).

- Efedrina (suplemento alimentar oriental) (Nejm 2000;343:1833).

- Nível de atividade reduzida da glutationa peroxidase 1 de hemácias, o qual é mensurado em U/g de Hgb (Nejm 2003;349:1605).

- Raros casos do fenômeno de Raynaud em pacientes com esclerose progressiva sistêmica apresentando vasoespasmo coronariano e MI (Am Hrt J 1978;95:563).
- Infecções respiratórias sistêmicas associadas com o aumento de eventos vasculares nos primeiros 3 d da doença; isso não é observado com imunizações (Nejm 2004;351:2611).

Incidência reduzida com:

- Exercício físico, caminhada ou exercícios mais vigorosos 3 – 4 vezes por wk (Nejm 1999;341:650).
- Alimentação à base de peixe 1 - 4 vezes por mon (Nejm 1985;312:1205; Jama 2002;287:1815), o que também reduz o risco de morte repentina (Nejm 2002;346:11133); e dieta saudável (opcional) (Jama 2002;288:2569). Prática da dieta mediterrânea, consumo de doses moderadas de álcool e ao menos 30 min de atividade física por dia acarretam uma redução na taxa de mortalidade por doenças coronarianas e uma redução de 50% da mortalidade por causas diversas e específicas (doenças coronarianas, doenças cardiovasculares, câncer e outras) (Jama 2004;292:1433).
- Uso diário de ASA 325 mg po qod (Nejm 1989;321:129); o que pode ser benéfico inclusive após CABG (Nejm 2002;347:1309); empenho em não usar Ibuprofeno para que funcione (Nejm 2001;345:1809); não é tão eficiente nas mulheres (Nejm 2005;352:1293).
- Nível de homocisteína plasmático < 9 μmol/L, e se a hiperhomocisteinemia for um problema, uso de folato (Nejm 2001;345:1593).
- Ingestão de álcool, de 2 - 3 drinques qd para homens vs 2-3/wk para mulheres (BMJ 1999;319:1523); ou 3 - 7 drinques por wk para homens com risco reduzido de MI (Nejm 2003;348:109); ainda melhor se o álcool for desidrogenase tipo 3 com $\gamma 2$ homozigoto (Nejm 2001;344:549).
- Melhor controle da HT e do colesterol [especificamente terapia com estatina (Nejm 2005;352:29)] (Nejm 2001;345:1583) etc. no U.S. (Nejm 1999;340:1994; 1999;341:410) e isso pode se estender a indicar anti-hipertensivos para pacientes com CAD e pressão normal (Jama 2004;292:2217).

- Níveis plasmáticos de adiponectina aumentados; aqueles com níveis mais altos ficam mais saudáveis do que os com níveis mais baixos (Jama 2004;291:1730).
- Possível redução do risco de ter uma CAD e DM tipo II com aumento da consumação de laticínios (Jama 2002;287:2081).
- Dados sobre os antioxidantes são ambíguos (Nejm 2001;345:1583), incluindo a vit E (Jama 2005;293:1338).

Fisiopatologia: Agregação plaquetária e trombo em fissuras nas placas causam trombose com ou sem espasmo (Intern Med 2000;39:333); ou vasoconstrição paradoxal com estresse, já que as placas previnem a indução da dilatação coronariana promovida pelas células endoteliais.

Sintomas: Dores no peito, subesternal e supino: diaforese, dispneia; associado com esforço físico 5 - 40 vezes mais frequente, dependendo do estado de condicionamento; sintomas atípicos nas mulheres; os sintomas do CNS constituem 50% dos sintomas em pacientes com mais de 60 anos e 31% apresentam síncope cardíaca devido à isquemia ou infarto (Nejm 2002;347:878).

Sinais: Atrito pericárdico a partir do segundo dia, geralmente sem mudanças no ST; galope S_3 ou galope S_4; febre < 39,4 °C; desdobramento paradoxal transitório de S_2. A dor torácica não exclui isquemia ou infarto do miocárdio (Arch IM 1985;145:65). Exame retal para detectar sangue oculto nas fezes pelo método guaiac.

Curso:

- 25% dos casos não são reconhecidos e 50% são assintomáticos. No entanto, o prognóstico é igualmente ruim (Nejm 1984;311:1144); 15% de mortalidade em hospital antes da terapia trombolítica, hoje de 7% a 10%; 10% dos sobreviventes ficam com uma grave falha no bombeamento de sangue e outros 10% ficam com angina persistente, 10% não passam no mini-ETT, outros 10% não passam no ETT máximo nas seis semanas de acompanhamento médico; apenas 50% tem boa recuperação (J Cardiovasc Risk 1999;6:69); PVCs são frequentes (> 7/min) após o teste predizer que há risco grande de mortalidade (11% de taxa de mortalidade nos 5 anos seguintes) (Nejm 2003;348:781).

- A sobrevivência das mulheres pode ser pior que a dos homens, mas os estudos ainda devem comprovar essa teoria (Am J Cardiol 2000;85:147); o tratamento deve ser igual para ambos.
- A sobrevivência após uma parada cardíaca é de 3,5% nas CPRs realizadas fora de um hospital, 8,8% se ocorrer VF/VT; há mais sobreviventes se a CPR for iniciada por leigos até a chegada dos médicos (Ann EM 1999;33:44).
- Nos pacientes mais idosos, os estudos invasivos e o tratamento não melhoram as taxas de mortalidade (Jama 2005;293:1329).

Complicações:
- A alteração nas proteínas ligantes muda os níveis das dosagens de quinidina, colesterol etc.
- O aneurisma no ventrículo esquerdo ocorre em 40% dos pacientes que sofreram MI anteriormente e 13,5% na população em geral. Desenvolve-se nas primeiras 48 h, acarreta embolia, CHF, PVC; a mortalidade em 5 anos é de 75% (Eur Hrt J 1990;11:441).
- Arritmias (Physiol Rev 1999;79:917; Eur Hrt J 1999;20:748); a Afib é um fator de risco para agravamento do quadro clínico (J Am Coll Cardiol 1997;30:406).
- Síndrome de Dressler (Cardiol Clin 1990;8:601) pode ser uma continuação da pericardite do AMI; isso pode acarretar tamponamento pericárdio de inflamação (r/o infarto do RV), já que ambos comprimem o espaço pericárdico por meio do fluido ou da dilatação do RV.
- Bloqueio cardíaco ocorre em 5% dos MIs inferiores, 3% nos MIs anteriores e 100% em pacientes com MI anterior + RBBB, causando 75% de mortalidade (Chest 1976;69:599; Am J Cardiol 1992;69:1135).
- Nota-se o trombo mural sem aneurisma em 11% dos MIs agudos, 2% em outros.
- A ruptura do músculo papilar causa CHF com um tamanho normal de átrio esquerdo visto por TEE; ocorre com mais frequência nos MIs inferiores, e em cirurgia.

- A ruptura do septo cria um VSD ou a ruptura no saco pericárdico, causando tamponamento.
- A síncope está associada com 60% de sobrevivência nos 5 anos decorrentes (Nejm 2002;347:878).
- AVC não hemorrágico, especialmente se a EF for < que 28% após o MI, idade avançada, h/o de hipertensão ou outros fatores de risco; prevenir com o anticoagulante varfarina (Circ 1998;97:757).
- Neurose ansiosa, impotência.

Diff Dx:

- Dor torácica: êmbolo pulmonar, dissecção da aorta, pneumonia, fratura de costela, GERD, colecistite.
- Elevação do ST (Nejm 2003;349:2128): pericardite, miocardite, hipercalcemia, LBBB, êmbolo pulmonar, repolarização inicial (ver discussão sobre ECG na síndrome de Brugada).

Sistema de pontuação:

- Pontuação dos fatores de risco de TIMI para complicações no MI sem elevação do ST ou para angina instável: (1) idade > que 65 anos; (2) pelo menos três fatores de risco para CAD; (3) estenose coronariana prévia de 50% ou mais; (4) desvio do segmento ST no ECG; (5) pelo menos quatro anginas nas últimas 24 h; (6) uso de ASA nos últimos 7 d; e (7) marcadores de eventos cardíacos no soro elevados (Jama 2000;284:835). Os riscos de complicação aumentam de acordo com o aumento da pontuação.
- Classificação de Killip (Am J Cardiol 1967;20:457; Jama 2003;290:2174) demonstrando o risco de arritmia, parada cardíaca ou morte (CHF definida como creptação, galope S3 e HT venosa; edema pulmonar definido como CHF severa; e choque cardiogênico). Ver Tabela 2.1.

Tabela 2.1 Classificação de Killip

Condição	Arritmia com Risco de Morte	Parada Cardíaca	Morte
Sem CHF	36%	5%	6%
Com CHF	46%	15%	17%
Edema pulmonar	73%	46%	38%
Choque	94%	77%	81%

Exames laboratoriais:

Marcadores químicos: (J Am Coll Cardiol 1999;34:739; Scand J Clin Lab Invest suppl 1999;230:103). Esses resultados podem alterar o curso clínico, mas não devem ser fatores determinantes para pacientes que precisam da admissão para avaliação cardíaca (Heart 1999;82:614). Pacientes com insuficiência renal podem apresentar CPK e troponina elevados, acarretando um diagnóstico errado (Nephrol Dial Transplant 1999;14:1489). A avaliação comprometida no ER pode aumentar o rendimento daqueles que estão apresentando um MI agudo (Acad Emerg Med 1997;4:869). Os laboratórios hospitalares estipularão os parâmetros que considerarem úteis para determinar valores anormais dos marcadores nos seus testes específicos e no teste de QI.

CPK e frações em 12 h, com pico no segundo dia e duração até o quarto dia, as subfrações de CPK-MB MB2 e MB1 aumentam nas primeiras 6 h após o início da dor e têm 95% de sensibilidade e especificidade; a CPK total é correlacionada ao tamanho do MI; pode dobrar durante o MI, mas ainda assim ser menor que o nível mais alto do normal; a banda de MB é elevada também pelo aumento da morte e regeneração do músculo esquelético, e pela redução da resolução do mixedema; a MM aumenta com o hipotireoidismo, e a miopatia; a banda BB aumenta devido à lesão no CNS e/ou no músculo liso.

A troponina cardíaca I e os níveis T se elevam em 4-6 h e são específicos para o miocárdio (Am Hrt J 1999;137:1137); 95% a 100% de sensibilidade, 22% a 33% específicos para o infarto, mas os "falso-positivos" representam isquemia (angina instável) (Clin Chim Acta

1999;284:161) com hx sugestiva; outras etiologias são possíveis, como sepse, deficiências endócrinas, doenças reumáticas, miocardite, pericardite, COPD (EM Australas 2004;16:212), embolia pulmonar, cardiomiopatia, insuficiência renal, naqueles que se tratam com anticorpos monoclonais, nos que fazem terapia contra o câncer, nos que usam anticoagulantes e em outras doenças crônicas (Chest 2004;125:1877; Am J Emerg Med 1999;17:225); níveis mais altos se correlacionam com resultados piores (Am J Cardiol 1999;84:1281); também é usado no perioperatório quando a cirurgia pode aumentar o CPK; os níveis de troponina T são preditivos de ACS mesmo no contexto de uma disfunção renal (Nejm 2002;346:2047).

Os picos de mioglobina são rápidos (2 h) e sua detecção é sensível, porém não é específica (Ann EM 1987;16:851).

LDH e frações: isoenzimas 4 e 5 (migram rapidamente) aumentadas, r/o fonte renal e de hemácias.

O AST (SGOT) aumenta em 24 h, seu pico é em 2-4 d, e dura até o sétimo dia.

O aumento do nível de mieloperoxidase é prognóstico para MI e para eventos cardíacos adversos em 30 d e 6 mon; o nível exato deve ser elucidado (Nejm 2003;349:1595).

Reativos de fase aguda [proteína C-reativa (Nejm 2004;350:1387; 2004;351:2599), fibrinogênio] e troponina T podem ter valor prognóstico se estiverem elevados (Nejm 2000;343:1139); fosfolipase A2 é preditiva de CAD (Nejm 2000;343:1148).

Peptídeo natriurético tipo-B, preditivo de risco cardíaco (Nejm 2001;345:1014) ou outros fatores de risco de mortalidade (Nejm 2004;350:655); útil como teste de ER, se o ensaio for rápido, pode ajudar no diagnóstico de CHF.

A porção N-terminal produzida na clivagem do precursor de BNP é chamada de pró-BNP (o outro produto é o BNP). Isso vem sendo estudado para o diagnóstico de CHF e predição a longo prazo de mortalidade nos pacientes que apresentam CAD (Nejm 2005;352:666).

Proteína plasmática A associada à gravidez (PAPP-A): níveis elevados com ruptura da placa; precisa ser mais estudada (Nejm 2001;345:1022).

Lab não invasivo: ECHO para regurgitação mitral, aneurisma, fração de ejeção estimada, e trombo mural com 77% de sensibilidade e 93% de especificidade. Procurar movimentos anormais da parede, apesar da ECHO não determinar o início das anormalidades.

O ECG de campo com telemetria para o ER ajuda (Am Hrt J 1992;123:835). O ECG pode mostrar a elevação do ST (50% de sensibilidade) (Nejm 2003;348:933): a duração da elevação correlaciona-se com a extensão da lesão, a altura de pelo menos 1 mm nos membros e 2 mm na precordial; a soma das elevações correlaciona-se diretamente com a severidade da lesão (prognóstico) (Jama 1998;279:387); inversões da onda T (r/o colecistite aguda). A elevação persistente do ST apresenta pequena correlação com o aneurisma do LV (Am J Cardiol 1984;84; Eur Hrt J 1994:1500). Um LBBB novo requer muita atenção (Ann EM 2000;36:561) e deve ser tratado como uma lesão aguda. Um novo RBBB indica oclusão da descendente anterior próxima ao primeiro ramo septal, um RBBB ou LBBB novo denota aumento de mortalidade (J Am Coll Cardiol 1998;31:105). O LBBB é tratado como uma elevação do ST mesmo em pacientes com ASHD, um LBBB antigo e um histórico médico consistente com infarto agudo, ie, candidato ao trombolítico por protocolo; naqueles com LBBB antigo podem também ser aplicados os critérios definidos por Sgarbossa: (1) elevação do ST ≥ 1 mm conforme o complexo QRS, (2) elevação do ST > 5 mm se discordante com o complexo QRS, e (3) depressão de ST leva V1 a V3. Os critérios definidos por Sgarbossa não podem ser utilizados para descartar a possibilidade de um MI (Ann EM 2000;36:561), mas devem ser usados para identificar pacientes que se qualificam para tratamento trombolítico ou terapia invasiva (Ann EM 2000;36:566).

ECGs realizados em série no ER ajudam menos que os marcadores séricos (Ann EM 1992;21:1445), porém repetir o ECG após 30-60 min pode ajudar a determinar se um paciente tem mudanças dinâmicas no ECG. Em outras palavras, não se deve procurar apenas pelo STEMI, mas, de preferência, verificar o segmento ST 0,08 sec (2 pequenas caixas) após o ponto J para ler mudanças no nível basal.

MRA coronariana para fazer uma varredura (Nejm 2001;345:1863).

ETT: Pode ser útil se realizado pelo ER em pacientes que não tenham CAD identificada, um MI em evolução, ou angina instável baseada no ECG e nos marcadores, mesmo assim eles são estáveis e não há explicação plausível para seus sintomas; recuperação do batimento cardíaco no 1° minuto é previsível (Nejm 1999;341:1351) e a redução da capacidade de fazer exercícios é um prognóstico para mortalidade (Nejm 2002;346:793).

Radiologia: Ventriculograma com varredura com tecnécio; fração ejetada se < de 40%, mortalidade em 1 ano é de 5%; visualização em repouso pela perfusão com sestamibi naqueles com alta suspeita e diagnóstico normal ou não conclusivo com o ECG (Jama 2002;288:2693).

Outras razões: ECG anormal ou lesões cardíacas podem ser observadas por meio dos seguintes testes: hemograma completo, perfil metabólico, CXR, rastreamento de drogas/toxinas.

Medidas de controle emergencial para MI com elevação do ST: [resultados melhores com o uso de métodos clínicos (Jama 2002;287:1269)]:

(Nejm 1997;336:847)

Medicamentos:

- O_2 (Acta Anaesthesiol Scand 1981;25:303).
- ASA 81 mg, 2 - 4 tabs po imediatamente; não há diferença entre a ASA regular e a ASA-prostaciclina de liberação lenta (Eur Hrt J 1994;15:1196); clopidogrel 300 mg po (um derivado de tienopiridina) com ASA reduz a taxa de mortalidade ou outras complicações primárias de doenças ateroscleróticas, mas aumenta o risco de sangramentos. Tratamento é considerado em MI sem elevação do ST (Nejm 2001;345:494); o efeito da ASA é bloqueado pelos inibidores de COX-2, principalmente se forem seletivos (Lancet 2005;365:475).
- TNG sl ou iv se a BP estiver boa (Scand J Clin Lab Invest suppl 1984;173:27), mesmo se o paciente estiver sem dor, mas principalmente se houver dor; especialmente importante se houver algum elemento do CHF ou MI anterior grande. Evitar se o paciente utilizar sildenafil ou outras drogas para disfunção erétil. O tempo para evitar a interação é específico para cada medicamento; após o uso de sildenafil é necessário uma janela de 24 h para considerar a utiliza-

ção do TNG. Outras drogas dessa classe requerem períodos maiores de janela.

- Analgesia narcótica e/ou ansiolíticos.
- Heparina: não fracionada vs LMWH (J Am Coll Cardiol 2000;35:1699) (Jama 2004;292:55); não há diferença para aqueles com estratégia invasiva precoce se usarem a enoxaparina (Jama 2004;292:45) — este estudo foi aberto.
- Trombólise com estreptoquinase, TPA, Retavase etc. O padrão é o TPA (Nejm 1993;329:673):

i) Ajuda todos os pacientes, inclusive os > de 75 anos.

ii) Se a BP sistólica for ≥ 175 ou a diastólica ≥ 100, o risco de sangramento passa a ser dobrado.

iii) Deve ser usado se a dor permanecer por < 6 h ou de 6-12 h e o ST estiver elevado, ou se houver LBBB.

iv) Apresenta mais eficácia na redução da mortalidade se usado em fumantes (Qjm 1999;92:327).

v) Complicações incluem sangramento, como o intracraniano, ruptura cardíaca (J Am Coll Cardiol 1999;33:479), ou intra-abdominal; sangramento intracraniano é associado com a idade avançada e hipertensão (Am J Cardiol 1991;68:166).

vi) As contraindicações podem incluir AVC recente, cirurgia grande recente, cirurgia dentária recente, trauma, hemoptise, hematemese, melena, hematoquezia, hematúria, câncer, dores de cabeça, diátese hemorrágica, ou h/o aneurismas.

vii) Não é indicado para os que apresentam depressão do ST, mesmo se os marcadores forem positivos.

viii) Terapia com trombolíticos pré-hospitalar não tem induzido melhoras e provavelmente acarretará a exaustão secundária à redução do uso (Am Hrt J 1991;121:1), com exceção de áreas onde o tempo de transporte for > 1 ½ h. Com o advento do atendimento aeromédico, o transporte para um centro em que possam realizar uma cateterização sem ocorrer trombólise faz mais sentido. Em Donegal, Irlanda, pacientes que passam mais tempo sendo transportados demonstraram melhoras na trombólise pré-hospitalar, porém isso ocorre em um local onde os médicos observam o ocorrido pré-hospitalar e consultam um cardiologista sobre a trombólise (Ir Med J 2003;96:70). Na comparação da trombólise vs a angioplastia primária há pontos a favor da angioplastia para um resultado final do reinfarto, porém não morte ou AVC, se o procedimento puder ser realizado dentro de 3 h. Uma análise posterior demonstra que o retardamento no uso do balão em > 1 h comparado ao tempo normal para a trombólise não apresenta benefícios quando comparada à trombólise.

- Agentes GIIb/IIIa (Drugs 1999;58:609) são úteis para a cateterização (Am J Cardiol 1999;84:779; 2001;88:A6,62), mas não foi provada sua utilidade em combinação com trombolíticos na cateterização. Há testes em andamento avaliando se doses mais baixas de trombolíticos podem ser administradas junto com os agentes GIIb/IIIa (Lancet 2000;355:337). Há estudos comparativos sobre o efeito do abciximab ou do tirofiban na prevenção da isquemia (Nejm 2001;344:1888 2002;346:957).

- Bloqueador-β dentro de 24 h do MI (pode ser administrado no ER e continuar a administração indefinidamente) ajuda a prevenir MI recorrentes e arritmias ventriculares fatais em todos os pacientes (incluindo idosos) (Prog Cardiovasc Dis 1993;36:261) e aumenta a sobrevivência em 6 anos; um exemplo é o metoprolol 5 mg iv por 5 min x 3 e então 50-100 mg po.

- Considerar um inibidor direto de trombina como a bivalirudina 0,75 mg/kg iv bolus anterior ao PCI, seguido de infusão de 1,75 mg/kg/h iv ao longo do período do procedimento para pacientes recebendo os agentes GIIb/IIIa em vez de heparina — dados preliminares (Jama 2004;292:696).

- ACEIs nas 24 h após o MI e durante 6 wk, porém continuar indefinidamente se a EF < 40%. Em emergência, pode-se também ajudar com a CHF, contanto que não seja usado AS com captopril 6,25 mg sl. O captopril 50 mg tid aumenta a performance no ETT e reduz o tamanho do LV, principalmente em MIs anteriores; prolonga a sobrevida após o MI mesmo se não houver sintomas, mas não é eficaz naqueles que possuem função do ventrículo esquerdo preservada (Nejm 2004;351:2058).

- Inibidor do receptor de angiotensina (ARBs), como o valsartan, pode ser tão eficaz quanto os ACEIs, mas não há vantagens em combinar as duas terapias — estudo do valsartan com o captopril (Nejm 2003;349:1893).

- Eplerenona 25 mg qd por 4 wk e então aumentar para 50 mg qd para reduzir a morbidade/mortalidade após o MI naqueles com EF < 40% (Nejm 2003;348:1309). Esse é um inibidor seletivo da aldosterona para o receptor mineralocorticoide.

- PRBC se a idade for > 65 anos e o Hct < 30% (Nejm 2001;345:1230); observe que a transfusão nesses pacientes está associada ao aumento da mortalidade (Jama 2004;292:1555).

- É possível utilizar $MgSO_4$, 8 nm bolus por 5 min, e após 65 nm por 24 h, se o Mg estiver baixo em todos os pacientes; em um estudo, a sobrevivência aumenta de 89% para 92%, mas não demonstra nenhuma melhora no ISIS-4 (Fourth International Study of Infarct Survival).

- Historicamente, considera-se usar a insulina iv utilizando após a sc qd por meses em todos os pacientes. Os diabéticos usuários intensos de insulina terão mortalidade reduzida em até um ano. Baixas doses de glicose-insulina e potássio (GIK) não são eficazes (Cardiology 1966;49:239, Cardiovasc Drugs Ther 1999;13:191).

Cirúrgico:

- Se possível, realizar uma angioplastia (PCI) como um tratamento primário para o STEMI (J Invasive Cardiol 1999;11:61; Circ 1999;100:14). Menor de 12 h de sintomas apresentam melhor resultado quando os três desfechos são morte, reinfarto ou CVA, mas não há diferença quando o desfecho é a morte (Jama 2002;287:1943). Discutir a possibilidade de realizar a PCI primária em regiões próximas (chegada dentro de 2 h — tempo necessário para abrir o balão) do hospital de origem ou do local de socorro pré-hospitalar (Nejm 2003; 349:733), 90 min para Nallamothu (Am J Cardiol 2003;92:824), ou PCI facilitada, que deve ser feita após a trombólise, caso os sintomas ou a isquemia persistam. A intervenção agressiva, considerada como superior às medidas de controle emergenciais médicas agressivas, é questionada quando observados os resultados após 7 anos (Jama 2005;293:1329). A PCI é preferencial se houver insuficiência cardíaca ou choque cardiogênico (J Am Coll Cardiol 1991;18:1077); a terapia trombolítica tem eficácia ambígua nesse quadro (Eur Hrt J 1999;20:128). A PCI realizada como tratamento agudo tem o sucesso de 90%, requer CABG emergencial 3% das vezes, 5% infartam e 1% morre.

- CABG após a angio se a EF estiver baixa (21% a 49%) e houver a doença multiarterial, ou se houver doença no tronco esquerdo. A CABG pode ser realizada 1 mês após o MI, apesar de aumentar a sobrevida em 6 meses se realizada imediatamente após o choque cardiogênico (Nejm 1999;341:625).
- A aterectomia não é tão boa quanto as outras técnicas.

2.2 Infarto do Ventrículo Direito

Eur J Cardiol 1976;4:411

Epidemiologia: É observado nos MI da parede inferior (IWMI) e aumenta a mortalidade de 6% para 30% (Nejm 1993;328:981). Quando apresenta severa regurgitação mitral, é associada com a mortalidade de 50% em 1 ano, mesmo após todas as intervenções; o aumento do risco também parece estar relacionado com a idade (Circ 1998;98:1714).

Fisiopatologia: Síndrome do Infarto do Ventrículo Direito: MI agudo na parede inferior, sinal de Kussmaul (aumentos paradoxais na pulsação venosa jugular com a inspiração), pressão venosa central alta com pressão da PA baixa e PCWP baixa, todas praticamente iguais (tamponamento pericárdico), baixo débito cardíaco. Ocorre em 50% dos pacientes que sofrem um MI na parede inferior, porém só é clinicamente relevante em 30% e, aproximadamente, 10% desses têm níveis de CPK > que 2000 IU; é reversível com tratamento de reperfusão.

Lab/ECG: Elevação do ST no RV4. Fazer ECG do lado direito em todos os pacientes com IWMI.

Tratamento: Considerar aumento da pré-carga com salina; usar dobutamina, nitropusside, e manter a estimulação cardíaca artificial conforme necessário. Evitar nitratos e diuréticos; o isoprotenerol pode aumentar o escape do RV, mas há o perigo de aumentar a mortalidade. A terapia trombolítica pode ajudar (Am J Cardiol 1984;54:951), mas não é tão boa quanto se utilizada para outras regiões do coração, a não ser que ocorra bloqueio cardíaco ou hipotensão (infarto maior) (J Am Coll Cardiol 1998;32:876).

2.3 Angina Instável / MI sem Ondas Q

Circ 1994;89:81

Complc: Ver Capítulo 2.1 sobre a pontuação dos fatores de risco de TIMI.

ECG: Fazer quando houver depressões no ST ou quando não houver alterações agudas.

Tratamento: A angina instável pode ser controlada com a terapia médica, e se estiver aguda, deve-se usar ASA, gotas de nitroglicerina e heparina: a heparina não fracionada vs LMWH ainda é uma decisão intensamente debatida na pesquisa (Circ 1999;100:1593). Se a isquemia ou a dor não puderem ser remediadas, a angina instável deve ser tratada da mesma forma que uma angina pós-infarto, sendo indicado realizar uma angiografia coronariana. Um período de avaliação com antitrombóticos não ajuda (Jama 2003;290:1593). Ainda não está bem elucidado se a cateterização coronária primária associada à terapia com GIIb/IIIa é o melhor tratamento (Am J Cardiol 1998;82:731).

Curso: O prognóstico é semelhante para infartos com ondas e sem ondas Q. O que se observa, no entanto, é que os MIs sem ondas Q são seguidos de mais infartos e angina, mas estão associados com menos CHF; não são afetados pelo bloqueio cardíaco de primeiro grau, PVCs, Vtach ou RBBB; o prognóstico é melhor se for precedido por uma angina pré-infarto.

2.4 Fibrilação Atrial e Flutter

J Cardiovasc Pharmacol Ther 2000;5:11; Nejm 2001;344:1067; 2004;351:2408

Causas: Fibrilação atrial associada com variações normais, idiopáticas, CHF e RHD, dilatação atrial (eg, na estenose mitral ou na regurgitação), pericardite, COPD principalmente com hipóxia e uso de broncodilatadores, ASHD; com hipertireoidismo principalmente nos idosos, conforme avaliado pelo baixo TSH, tendo uma incidência de 30% nos

10 anos seguintes em contraste com a incidência de 10% em pacientes com níveis normais de TSH e com bócio multinodular tóxico; com cardiomiopatia alcoólica ou síndrome do "holiday heart" (episódios de arritmia supraventricular após indulgência excessiva de álcool); uso de maconha (Ped Cardiol 2000;21:284); e síndrome de Wolf-Parkinson-White (WPW) (Am J Cardiol 2000;85:1256).

O flutter atrial e a taquicardia multifocal atrial geralmente (60%) são associadas a doenças pulmonares, incluindo a embolia pulmonar e o uso de teofilina.

O marcapasso migratório atrial (WAP), a taquicardia multifocal atrial e a síndrome do sinus doente (SSS) também são arritmias supraventriculares.

Epidemiologia: Comuns; supraventriculares prematuras não estão associadas com a ASHD ou morte repentina; há uma incidência de 40% a 65% após cirurgias cardíacas (Ann Thorac Surg 2000;69:300). A Afib é mais comum com o aumento do índice de massa corporal (BMI) (Jama 2004;292:2471). BMI = Peso em lbs/(altura em polegadas)^2 x 703.

Fisiopatologia: A fisiopatologia é desconhecida, a hipótese é de que o primeiro dano ocorra devido aos problemas de condução vs problemas estruturais, provavelmente há muitas variáveis. Se a dilatação do átrio constitui causa ou efeito, é questionável, mas está associada à Afib. Há diversas frequências e durações da Afib paroxística (Curr Opin Cardiol 2000;15:54).

Sintomas: Poliúria, palpitações e desmaios; 51% das síncopes cardíacas são devido a arritmias (Nejm 2002;347:878).

Sinais: Taquicardia; ritmo irregular com Afib.

Curso: O controle da frequência é o ponto chave para maximizar a hemodinâmica Starling; anticoagulação em Afib crônica/recorrente para prevenir sequelas tromboembólicas; um problema devido à baixa EF pode ser a perda da habilidade em preencher os 10% restantes do volume diastólico ventricular, acarretando uma CHF; se associada à síncope, a taxa de sobrevida é de 60% nos 5 anos decorrentes (Nejm 2002;347:878).

- Um flutter em recém-nascidos é uma consequência grave (J Am Coll Cardiol 2000;35:771).

Complicações: A Afib crônica, Aflut, e SSS causam CVA embólico em 20% dos pacientes que sofreram CHF recente, ou que tiveram êmbolo, mas causam menos de 1% ao ano se não sofreram nenhum dos eventos anteriores e não tiveram aumento no tamanho do LA ou discinesia do LV vista pela ECHO; além disso, outros demonstram taxa de 1,3% após 15 anos sem nenhuma outra doença paralela e < de 60 anos de idade; o CVA embólico aumenta 5 vezes na ASHD comparado aos controles da mesma idade, e aumenta 17 vezes na RHD.

- Na SSS, 16% ao ano desenvolvem a embolia arterial.

Diff Dx: Outra SVT.

Exames laboratoriais: Hemograma completo; perfil metabólico; TSH; considerar avaliação do nível de etanol, de digoxina ou teofilina; teste experimental — peptídeo natriurético atrial elevado (ANP) (J Am Coll Cardiol 2000;35:1256).

- ECG:

   a) SSS é diagnosticada pela mudança da SVT com algum bloqueio cardíaco, e sugerida quando o P é < que 90 batimentos/min após 1 - 2 mg de atropina, ou quando a assístole é ≥ 3 sec após massagem do seio carotídeo.

   b) MAT é diagnosticada quando P é > que 100 batimentos/min, e > que 3 intervalos PR diferentes e morfologias da onda P. Parece superficialmente com Afib, mas a digoxina não ajudará; o WAP é idêntico, mas a taxa é < que 100 batimentos/min.

- Sistema Holter para verificar intermitência; o monitoramento dos eventos pode ser uma opção melhor.
- TEE é 99% específico e 100% sensível para o trombo no LA.

Medidas de controle emergencial:

Afib:

(Curr Opin Cardiol 2000;15:23)

- Prevenção perioperatória após a CABG com amiodarona 30 mg/kg po (Am J Cardiol 2000;85:462).

- Controle da frequência: β-inibidor iv, como o propanolol ou o esmolol; inibidores do canal de cálcio como o verapamil ou diltiazem; é possível pré-tratar com cloreto de cálcio 5 cc iv se não houver contraindicação para prevenir a hipotensão induzida pelo inibidor de canal de cálcio, entretanto esse dado é ambíguo (J Emerg Med 2004;26:395). Evitar os inibidores de canal de cálcio se houver qualquer preocupação subjacente com a isquemia cardíaca; o diltiazem supostamente não causa uma supressão ionotrópica significativa quando comparado ao verapamil (provavelmente equivocado). Se o tempo de conversão não for um problema, considerar a utilização da digoxina — a frequência é facilmente ultrapassada pelo estímulo catecol/físico.

- Conversão: principalmente se o tamanho do LA for < 50 mm, CHF significativo ou isquemia. Se o paciente estiver instável, considere a eletricidade; o risco de embolia após a conversão nas primeiras 48 h é ≤ a 1%, porém se passarem mais de 48 h o risco aumenta para 5% a 7%, sendo então preciso um anticoagulante de curta duração, mesmo que o TEE seja negativo, enquanto outros reportam que não há embolia se o TEE estiver negativo (Nejm 2001;344:1411).

- Conversão médica com propafenona (Rythmol) 450 mg po se > que 70 kg ou 600 mg po se < que 70 kg; ou use flecainida 200 mg po para pacientes com menos de 70 kg e 300 mg po se ≥ a 70 kg. Esse tratamento pode ser utilizado em pacientes com Afib recorrente, seguindo estas recomendações (Nejm 2004;351:2384): idade de 18-75 anos; frequência cardíaca > 70 batimentos/min; pressão sanguínea sistólica > que 100 mm Hg; palpitações de início abrupto que são bem aceitas sem dispneia, síncope ou pré-síncope; não há dor no peito; e ocorrem menos de 12 episódios por ano. A propafona 300 mg po faz a conversão de 75% em 8 h, também é possível usar 2 mg/kg iv por 10 min para fazer a conversão em 30 min (Am J Cardiol 1999;84:345,A8); ou ibutilida (Corvert) 1 mg por 10 min, podendo repetir uma vez (Clin Cardiol 2000;23:265); ou dofetilida 8 μg/kg infusão de 15 min (Am J Cardiol 2000;85:1031); também pode ser utilizada a procainamida, amiodarona ou clonidina 0,075 mg po, repetindo em 2 h com a redução do tônus simpático; a digoxina sozinha não é melhor do que o placebo.

- Cardioversão elétrica em modo sincronizado se estiver instável ou se os meds não funcionarem; bifásico aprovado (Am J Cardiol 2003;92:810). É possível fazer junto com a dig, contanto que em faixas terapêuticas e não tóxicas, e se o K+ estiver bom. Começar com equivalentes monofásicos (MPE) de 100 J, depois 200 J, depois 300 J, depois 360 J (recomendações da AHA); aumentar a energia se não houver conversão.

- Terapia de manutenção: β-inibidores, amiodarona, verapamil, digoxina, sotalol ou dofetilida (Med Lett Drugs Ther 2000;42:41); quinidina po, o qual mantém o NSR, mas aumenta 3 vezes a taxa de morte comparado ao placebo ou a procainamida.

- Se for clinicamente possível, usar o anticoagulante warfarina na Afib crônica ou intermitente para INR > que 2 e < que 4, provendo o melhor risco/benefício e reduzindo o risco de CVA de 7% a 12% em qualquer idade, principalmente em variáveis da SSS (Cerebrovasc Dis 2000;10:39). O risco de sangramento anual é de 2,5%; não é necessário usar anticoagulante na Afib crônica se o paciente tiver menos de 60 anos, se não houver h/o de TIA, se não tiver valvopatia, se tiver um ECHO normal e se não apresentar HT (Lancet 2000;355:956). Usar ASA se não for possível usar a warfarina, isso pode melhorar ao menos em pacientes com menos de 75 anos de idade.

- Uma opção de anticoagulante é o Ximelagatran 36 mg po bid, que é tão eficaz quanto a warfarina, apesar da elevação dos resultados das LFTs serem uma preocupação a parte (Jama 2005;293:690).

- A condução afetada por MgSO4 com retardo no intervalo da RR não é alterada após o uso de glicose, insulina ou potássio (J Electrocardiol 1998;31:281).

- A ablação do nódulo AV é uma área muito pesquisada (Pacing Clin Electrophysiol 2000;23:395), mas muitos se tornam posteriormente dependentes de marcapasso (Am Hrt J 2000;139:122). No entanto, em crianças, a ablação profilática nos assintomáticos com alto risco é capaz de reduzir o risco de arritmias que podem levar à morte (Nejm 2004;351:1197). A cirurgia aberta usando o procedimento de Maze deixa as incisões guiarem impulsos do nódulo sinoatrial para o AV (Semin Thorac Cardiovasc Surg 2000;12:2).

Aflut: Testar a pressão do seio carotídeo e depois tratar conforme descrito para Afib acima. Se a cardioversão elétrica for necessária, é possível começar a partir de 50 J MPE, e a seguir aumentar como mencionado no tratamento da Afib.

MAT: Tratar a doença primária (COPD, sepse) ou a toxicidade da teofilina se for apropriado; para a MAT crônica, usar verapamil iv com pré-tratamento com $CaCl_2$ iv ou po; administrar $MgSO_4$ iv, principalmente se o nível sérico estiver baixo; β-inibidores podem ser usados se a doença primária não for COPD, podendo considerar a utilização do carvedilol (Coreg), que combina o efeito não específico do inibidor-β e α (J Nucl Cardiol 2000;7:3).

SSS: É preferível usar o marcapasso permanente com estimulação atrial para reduzir a embolia, depois usar meds para controlar as taquicardias.

2.5 Falência Congestiva do Coração

Nejm 2003;348:2007; 1999;341:577; 1999;341:759; Med Hypotheses 2000;54:242

Causas: Doença coronariana subclínica; está associada à HT em 40% dos homens e 60% das mulheres; BP sistólica > que 140; ocorre mais em homens do que em mulheres; inflamação pode ser uma das causas (J Am Coll Cardiol 2000;347:305). Causada por cardiomiopatia dilatada; por obesidade (Nejm 2002;347:305); ocasionalmente, pela valvopatia; e raramente, por malformações AV. Causas mais incomuns: afogamento em água salgada, doença de Paget, hipertireoidismo, beribéri, anemia grave, bem como anemia perniciosa, doença de Fabry, raramente por mielomas múltiplos, periparto normalmente secundário a outras complicações e idiopático (Obgyn 1986;67:157), e uso de NSAID em idosos (Arch IM 2000;160:777).

Epidemiologia: Nos U.S. a incidência é de 564/100K ao ano; nos 5 anos decorrentes, a taxa de mortalidade é de 59% nos homens e 45% nas mulheres (Nejm 2002;347:1397), e naqueles com disfunção diastólica branda e insuficiência cardíaca sistólica moderada e grave há um aumento da mortalidade seja qual for a causa (Jama 2003;289:194). Os níveis plasmáticos de homocisteína aumentados correlacionam-se ao aumento do risco de ocorrer uma CHF (Jama 2003;289:1251); há maior risco de ocorrer a CHF nos negros com os receptores α2cDel 322-325 e β1Arg389 (Nejm 2002;347:1135).

Fisiopatologia: A maioria das CHFs é decorrente da disfunção sistólica com mudanças consistentes com a regurgitação mitral isquêmica (Nejm 2004;351:1627), porém um percentual pequeno ocorre devido à disfunção diastólica (Nejm 2004;350:1953; 2004;351:1097), eg, edema pulmonar hipertensivo com EF normal (Nejm 2001;344:17), estenose mitral, pericardite constritiva, IHSS etc., condições que previnem a função diastólica normal. A hipertrofia em resposta à carga cria células miocárdicas disfuncionais. A ação dos ACEIs, β-inibidores e inibidores de canal de cálcio pode ser relaxar o miocárdio hipertrófico e reduzir a carga. Produção inadequada do peptídeo natriurético atrial endógeno, um hormônio atrial que promove a diurese (J Cardiovasc Pharmacol 2000;35:129). A asma cardíaca é acarretada pelo edema bronquial e pela hiperresponsividade.

A disfunção reversível do LV pode estar presente naqueles com estresse emocional, havendo a hipótese de que seja secundária a resposta simpática significativa (Nejm 2005;352:539).

Sintomas: DOE, ortopneia, dispneia paroxística noturna, edema no tornozelo, intestino dilatado, enfado pc, noctúria.

Sinais: JVD e S3 galope, cada um associado independentemente com resultados ruins (Nejm 2001;345:547), pulso > que 100, deslocamento do PMI, falta de sensibilidade no espaço intercostal L5 ≥ a 10,5 cm do esterno. Apneia central em 45% dos casos, principalmente respirações de Cheyne-Stokes.

Curso: Se for decorrente da HT, a mortalidade é de mais de 70% em 5 anos, 50% em um ano após começar o med; se a idade for > que 70, há 70% de mortalidade em dois anos após o edema pulmonar; aumento da mortalidade para aqueles admitidos no 30° d e 1 ano se houver os seguintes parâmetros clínicos: idade avançada, BUN elevado e hiponatremia; ou se houver as seguintes condições mórbidas: CVA, COPD, cirrose hepática, demência ou câncer (Jama 2003;290:2581). Os dados do AD-HERE apontaram três grandes fatores de risco para aumento da mortalidade: BUN ≥ 43 mg/dL, BP sistólica < que 115 mm Hg e creatinina sérica ≥ 2,75 mg/dL (Jama 2005;293:572).

Complicações: Apneia do sono (Nejm 1999;341:949).

Diff Dx: Linfangite carcinomatosa; pneumonia difusa; fibrose pulmonar; HT arterial pulmonar (Nejm 2004;351:1425); para o tratamento, os pacientes podem tomar o bosentan (Tracleer), o epoprostenol (Flolan), o treprostinil (Remodulin) ou o sildenafil (Viagra).

Exames laboratoriais:

- ECG: procurar o ritmo subjacente, isquemia, lesão aguda e pericardite. Dispersão QRS (a variabilidade da largura da QRS como um indicador da mortalidade) (Am J Cardiol 2000;85:1212); a ressincronização ajuda naqueles quadros com atraso na condução intraventricular e doença moderada a grave (Nejm 2002;346:1845).

- CXR: redistribuição do sangue nos ápices do lado direito, opacidade em região peri-hilar, linhas B de Kerley, tamanho de coração aumentado, efusão pleural R > L.

- Hemograma completo [averiguar anemia e o percentual de neutrófilos > de 65 após o MI, pois estão associados ao alto risco de CHF (Am Hrt J 2000;139:94)]; perfil metabólico; considerar ABG e/ou saturação contínua de O_2; nível de digoxina se parecer apropriado; enzimas cardíacas se for grave, hipotensivo ou sentir dores no peito; baixa ESR é correlacionada com a doença aguda e severa; elevação da CRP pode estar correlacionada com a inflamação da CHF; TSH se não tiver sido testado anteriormente; nível de ácido lático se houver CHF crônica e não for possível determinar gravidade da doença (Am J Cardiol 1998;82:888). A elevação dos níveis de interleucina-6 (> 10 pg/ml) está associada com a gravidade da doença (J Hrt Transplant 2000;19:419); o hormônio natriurético tipo B (J Am Coll Cardiol 2001;37:379) com a acurácia de 83% e um cutoff em 100 pg/ml naqueles com dispneia aguda (Nejm 2002;347:161), apesar de que um cutoff em 500 pg/ml pode ser mais apropriado como indicativo de CHF, enquanto que entre 100 e 500 pg/ml necessita de mais correlações clínicas (Nejm 2004;350:647).

Medidas de controle emergencial:

- O_2, via aérea livre: se necessário, intubar o paciente; observar Bi-Pap (ou CPAP) no local de intubação com configurações iniciais de 10/4 se o paciente puder tolerar (Cmaj 2000;162:535; Crit Care

Med 2004;32:2407); CPAP se a apneia do sono obstrutiva melhorar a função do ventrículo esquerdo (Nejm 2003;348:1233).

- Se houver necessidade de fluido, administrar heplock iv ou D5W; considerar colocar um cateter na bexiga para medir a saída da urina.

- Nitroglicerina: sl, iv (Scand J Clin Lab Invest suppl 1984;173:27), em pasta (Circ Res 1976;39:127; Am J Cardiol 1976;38:469). A rota transdermal desenvolve taquifilaxia (Ann IM 1986;104:295). O uso eficaz dos nitratos reduz a morbidade quando comparados aos diuréticos (Lancet 1998;351:389). Evitar a TNG se o paciente usar sildenafil ou outros fármacos para a disfunção erétil, o tempo que se deve evitar é específico para cada med; com o sildenafil, é necessária uma janela de 24 h para considerar o uso de TNG, e outras drogas dessa classe precisam de uma janela maior!

- Usar dobutamina iv (em combinação com TNG iv, nitroprussida ou dopamina se hipotensivo), se for grave, devido as suas propriedades ionotrópicas positivas. É melhor do que utilizar dig, diuréticos; não induz arritmias, tem meia-vida curta; e a dose é de 2,5 –15 µg/kg/min (Chest 1980;78:694).

- Nitroprussida iv para redução pós-carga é efetiva naqueles com choque cardiogênico e estenose aórtica (Nejm 2003;348:1756). Atenção ao aumento de CN; dose de 1–5 µg/kg/min.

- Usar nesiritida 2 µg/kg bolus e depois manter infusão com 0,01 µg/kg/min se o paciente não puder usar a nitroprussida e se não houver resposta à TNG; a nesiritida é um peptídeo natriurético tipo B (Med Lett Drugs Ther 2001;43:100; Jama 2002;287:1531). A entrada precoce no ER reduz a morbidade, a mortalidade e a permanência no hospital (Rev Cardiovasc Med 2003;4(7):S13).

- Diuréticos: furosemida, comece na dose de 20 – 40 mg iv (Clin Physiol Biochem 1986;4:293); alguns dados demonstram que esse procedimento pode ajudar no momento da emergência, principalmente nos mais doentes (Ann EM 1992;21:669); é possível considerar outros diuréticos como o torsemida 5 – 20 mg iv (Ann Pharmacother 1995;29:396) ou bumetanida 0,5 – 2 mg iv. A administração iv é melhor em pacientes comprometidos, já que a CHF pode atrasar a absorção po (Pharmacol 1979;19:121). A furosemida tem sido estudada para ser usada com gotejamento iv (Chest 1992;102:725) mas isso pode induzir uma disfunção no bombeamento, secundária à ativação do eixo neuro-humoral (Ann IM 1985;103:1). A elevação da creatinina sérica, mesmo se for a consequência da terapia diurética, não acarreta bons resultados (Nejm 2004;351:1285; Clin Nephrol 2004;61:177; J Am Coll Cardiol 2004;44:1301). A spironolactona reduz a morbidade/mortalidade (Nejm 1999;341:709; Am J Cardiol 2000;85:1207). Preencher com Tiamina se tiver furosemida para melhorar a função ventricular esquerda (Am J Med 1995;98:485).

- Amrinona 40 µg/kg/min por 1 h, após 10 µg/kg/min por 24 h é ao menos tão eficaz quanto a dobutamina (Am J Cardiol 1981;48:170); pode ser aumentado se utilizada com óxido nítrico inalado (Eur J EM 1999;6:161).

- Saterinona (inibidor de PDE III) iv a 0,5 – 4 µg/kg/min combina as ações de dobutamina com nitroprussida (J Cardiovasc Pharmacol 1998;32:629).

- β-inibidores (eg, metoprolol) se o paciente tolerar, principalmente se houver problema no controle da frequência (Jama 2000;283:1295) (Med Lett Drugs Ther 2000;42:54).

- Usar ACEI de forma aguda (captopril 6,25 – 25 mg sl), contanto que não haja AS e não esteja intubado (Int J Cardiol 1990;27:351). Considere usar o antagonista do receptor de angiotensina II (Nejm 2001;345:1667). Os ACEIs não são tão eficazes na população negra (Nejm 2001;344:1351).

- Dopamina (com dobutamina), se hipotensivo, em doses de suporte de 5–20 µg/kg/min, porém não na dose renal. A dose renal não melhora a natriurese (J Am Soc Nephrol 1996;7:1032).

- O carvediol (Coreg) combina os efeitos dos inibidores não específicos β e α (J Nucl Cardiol 2000;7:3) e pode ajudar em todos os graus (do brando ao grave) de CHF (Nejm 2001;341:1651). Faz muitas interações medicamentosas, eg, com digoxina, cimetidina, SSRIs.

- Dofetilida para CFH e/ou conversão da Afib, dose de 500 µg po para CFH ou 250 µg para Afib (Nejm 1999;341:857).

- Narcótico de escolha prn para dor/ansiolítico.

- Indicações para estimulação (Cardiol Clin 2000;18:55); considerar o uso de cateter de ablação para aqueles com CHF, e Afib para melhorar a função do ventrículo esquerdo. Aumentar a qualidade de vida e a capacidade de exercitar, e isso é independente da presença de uma doença cardíaca coincidente ou o controle da frequência adequada (Nejm 2004;351:2373).
- Não usar a aminofilina, pois pode ter um efeito inicial que ainda não é comprovado (Clin Cardiol 1980;3:268).
- Não usar o isoproterenol como med de resgate, talvez seja utilizada como desafio ao prognóstico (Am Hrt J 1992;123:989).
- Usar o tubo torácico ou toracocentese se a efusão pleural for grande. O CHF (junto com a cirrose e a embolia pulmonar) é ensinado como sendo uma condição associada com uma efusão do transudato, mas apesar de raro, também pode apresentar um exsudato (Am J Med 2001;111:375; Chest 2002;122:1518). Diferencie o exsudato do transudato (Nejm 2002;346:1971) usando os dados das tabelas 2.2 e 2.3 a seguir.

Tabela 2.2 Critérios de Light

Nível de proteína no líquido pleural/nível de proteína no soro > 0,5.

LDH no líquido pleural/nível de LDH no soro > 0,6.

LDH no líquido pleural > 2/3 do limite superior normal para o LDH no soro (ou > 200 U/L).

Ann IM 1972;77:507

Tabela 2.3 Outros Parâmetros

Nível de colesterol no líquido pleural > 60 mg/dL.

Colesterol no líquido pleural/nível de colesterol no soro > 0,3.

Nível de albumina no soro — albumina no líquido pleural ≤ 1,2 g/dL (Chest 1990;546:9).

Chest 1993;104:399

No total, o critério de Light tem uma sensibilidade de 98% para reconhecer o exsudato, porém sua especificidade é de 83% [77% por

Romero (Chest 1993;104:399) e o critério individual vai de 82% – 89% de especificidade]; isso significa que alguns pacientes com transudato serão diagnosticados como se tivessem exsudato (Chest 1995;107:1604). Os parâmetros descritos por Romero et al. são mais específicos (91% de especificidade) e por isso identificam mais precisamente os transudatos. No entanto, sua sensibilidade é menor (de 54% – 89%), sendo assim há a chance de que o exsudato será identificado como transudato. Usar os dois conjuntos de critério para ajudar a determinar a causa mais provável. Outros parâmetros como o pH, a glicose, o nível de amilase, a contagem de células, coloração de gram, cultura, ou outros testes específicos devem ser realizados dependendo das indicações clínicas; nossa meta aqui é diferenciar a CFH de qualquer outra coisa.

- Moxonidina (imidazolina de ação central) reduz a atividade simpática.
- Os dados obtidos para a utilização oral do antagonista não peptídico do receptor V2 da vassopressina (como o Tolvaptan) ainda são preliminares quanto ao melhoramento de sinais vitais (não piora a função renal ou induz hipocalemia). No entanto, muitos estudos ainda são necessários para demonstrar os efeitos na morbidade/mortalidade (Jama 2004;291:1963).
- A infusão de adrenomedulina é experimental, com habilidades farmacológicas para vasodilatação, diurese e natriurese (Circ 2000;101:498).
- Os antagonistas seletivos de adenosina também são experimentais e parecem preservar a GFR, comparados ao furosemida (J Am Coll Cardiol 2000;35:56).

Rx crônico (incluindo alguns dos acima mencionados) (Med Lett Drugs Ther 1999;41:12):

- Digoxina (Eur J Clin Invest 2000;30:285) não ajuda na emergência. É usado principalmente para tratamento crônico. Iniciar a dosagem iv em pacientes comprometidos porque a CHF vai atrasar a absorção po (Pharmacol 1979;19:121). O uso de digoxina tem sido associado ao aumento da mortalidade em mulheres com insuficiência cardíaca e depressão da função do LV; uma diferença absoluta de 5,8% (Nejm 2002;347:1403) e o nível de digoxina no soro nos pacientes com disfunção do LV e EF < 45% é melhor se for entre 0,5 a 0,8 ng/ml (Jama 2003;871).

- Uma terapia combinada com doses fixas começando com dinitrato de isossorbida 20 mg tid e hidralazina 37,5 mg tid reduz a mortalidade em pacientes negros (Nejm 2004;351:2049).
- Inibidores de canal de cálcio para função diastólica, com agentes novos que ainda devem ser estudados (Circ 2000;101:758).

Apneia central:

- Teofilina 250 mg po bid (Nejm 1996;335:562).

2.6 Bloqueio Atrioventricular e Bradicardia

J Emerg Med 1986;4:25

Causas: Drogas tóxicas (principalmente a digoxina), ASHD, MI, reação vasovagal, congênito, doença granulomatosa (Eur J Cardiol 1978;8:349), calcificação metastática.

A atividade elétrica sem pulso (PEA) tem um número diverso de causas, dentre elas a hipotermia, a embolia pulmonar, o volume de perfusão ineficaz, tamponamento cardíaco, pneumotórax com tensão fisiológica, a acidose, hipercalemia e overdose de drogas.

Epidemiologia: Estão raramente associados ao HLA-B27 e à insuficiência aórtica; 51% dos pacientes com síncope cardíaca tiveram algum tipo de arritmia (Nejm 2002;347:878).

Fisiopatologia: Ver Capítulo 2.1 Síndrome Coronariana Aguda para detalhes sobre ASHD.

A forma congênita está associada à doença autoimune materna (SLE, Sjögren etc.), com anti-SSA (r/o anticorpos); as funções parassimpáticas e simpáticas estão sendo elucidadas nas diferentes etiologias (J Am Coll Cardiol 1988;11:271).

Sintomas:

1° grau de bloqueio atrioventricular não causa sintomas.

2° grau pode causar tonturas ou dispneia.

3° grau pode causar a síncope, principalmente nos permanentes.

Sinais:

1° grau de bloqueio atrioventricular = PR > 0,22 sec.

2° grau = algumas ondas P não conduzidas: Mobitz Tipo I (Ann IM 1999;130:58) com prolongamento do intervalo PR até o batimento parado, enquanto que o Mobitz Tipo II não tem prolongamento do PR.

3° grau = não há relação entre as ondas P e os complexos QRS.

Curso: O bloqueio atrioventricular de 1° grau geralmente é benigno se não for associado a uma doença orgânica; há uma taxa de sobrevida de 60% nos 5 anos decorrentes se a arritmia estiver associada com a síncope (Nejm 2002;347:878).

Complicações: Caso seja de área endêmica, r/o a Doença de Lyme com a sorologia (mesmo se não houver outros sintomas); trate com antibióticos e estimulador temporário (não use o permanente) (Pacing Clin Electrophysiol 1992;15:252).

Estados de baixa perfusão podem acarretar um fluxo inadequado para o cérebro, o coração, os rins, o intestino ou qualquer outro órgão.

Diff Dx: Síncope vasovagal; o marcapasso não é indicado para casos recorrentes nem para a síncope vasovagal grave (Jama 2003;289:2224).

Exames laboratoriais: ECG; perfil metabólico; nível de dig, caso seja apropriado; considere utilizar marcadores cardíacos; o monitor Holter ainda assim pode deixar escapar diversos bloqueios atrioventriculares intermitentes.

Medidas de controle emergencial:

O 1° grau de bloqueio atrioventricular pode não precisar de tratamento.

2° e 3° graus:

- Atropina 0,5–1 mg iv (é uma solução temporária) (Resuscitation 1999;41:47).
- Estimulador externo até que o transvenoso esteja disponível. É possível usar por 60 min sem aumentar os riscos de lesões cardíacas (J Emerg Med 1989;7:1).

- O estimulador externo deve estar com o eletrodo negativo na parte anterior do peito esquerdo e o eletrodo positivo na parte superior esquerda das costas (infrascapular). Usar a corrente mais baixa até a captura e a faixa entre 0 – 200 mAmps; aumentar um pouco após a captura; ver também a frequência 70–80 batimentos/min).
- Isoproterenol iv (Circ 1981;64:427) ainda é controverso: é eficaz, porém apresenta um efeito colateral significante na toxicidade de dig, no MI agudo e nos com ASHD.
- A aminofilina pode ser considerada: usar 100 mg/min iv até 250 mg, apesar das doses mais altas serem indicadas para a terapia crônica (Ann Pharmacother 1998;32:837).
- Se possível, considerar o tratamento com β-inibidores em excesso [reverta com glucagon 1 mg iv (Ann EM 1997;29:181)] ou com inibidores de canal de cálcio [reverta com glucagon 1 mg iv ou com cloreto de cálcio 10% 10 cc iv (Am J Emerg Med 1985;3:334)].

2.7 Emergências Hipertensivas

Crit Care Clin 1989;5:477; Clin Cornerstone 1999;2:41

Causas: Baixa ingestão de cálcio e/ou potássio. Defeito genético no gene da angiotensina no cromossomo 1; o transporte de Na+ na membrana de hemácias se correlaciona com a reabsorção de Na+ no túbulo proximal; elevação de níveis de insulina. Uso de drogas como a cocaína ou a pseudoefedrina (Am J Emerg Med 1986;4:141); risco elevado com o uso de alcaloides efedras (dieta suplementar de aka ma huang) (Nejm 2000;343:1833).

Epidemiologia: Há um aumento da prevalência nos negros (Clin Cardiol 1989;12:iv13) (talvez devido a deficiência no G6PD) e nos homens hispânicos, principalmente nas classes sócioeconômicas mais baixas (Am J Public Hlth 1988;78:636); na apneia do sono, especialmente em homens mais velhos, com mais de 2 drinques de etanol qd; resistência à insulina; também é maior em indivíduos impacientes e/ou hostis (Jama 2003;290:2138). Há 90% de risco de adquirir qualquer HT em adultos na meia idade ou mais velhos (Jama 2002;287:1003). O aumento do nível da aldosterona sérica, mesmo na faixa fisiológica, é um fator de risco para o futuro desenvolvimento da HT (Nejm 2004;351:33).

Fisiopatologia: As prostaglandinas secretadas no rim protegem; a renina-aldosterona-angiotensina piora. O ADH elevado não aumenta a BP. A ingestão de cálcio e sódio modula a BP por meio dos hormônios paratireoides e do sistema renina-angiotensina. A hipertensão "sensível ao sal" depende do Na+ e do Cl- juntos; a BP reduz com nitrato de Na+. O álcool induz a HT pela liberação de CRH (ver cap 14.12 Pré-eclampsia e Eclampsia para detalhes na gravidez).

Sintomas: Geralmente não se apresentam; ocasionalmente, pode haver epistaxe; dores de cabeça na doença moderada ou grave; na doença grave pode haver a manifestação da angina, CVA ou outra evidência de disfunção de algum órgão.

Sinais: Usar o manguito do tamanho correto.

a) HT branda se a diastólica for 90 – 105 mm Hg e/ou sistólica 140 – 160 mm Hg;

b) HT moderada se a diastólica for 105 – 120 mm Hg e/ou a sistólica > 160 mm Hg;

c) HT grave se diastólica for > 120 mm Hg e/ou a sistólica > 210 mm Hg.

Pode ocorrer um falso aumento da sistólica em idosos, devido ao entupimento de artérias. Diferenciar por meio da "Manobra de Osler" (sentir a artéria quando estiver ocluída acima com manguito BP). Há uma controvérsia significativa sobre o "efeito do avental branco" na HT. Procurar por sopros para averiguar doenças vasculares sistêmicas.

Curso: Nos idosos, o LVH reduz após 6 mon e a função melhora se forem tratados com verapamil, atenolol ou tiazidas, ou ainda melhor, se tratados com ACEIs como 1ª escolha, depois com inibidores de canal de cálcio e então β-inibidores e diuréticos. O tratamento da HT sistólica isolada (> que 160 mm Hg) reduz: em ⅓ os CVAs, em 36% a mortalidade devido ao CVA, e a mortalidade cardíaca em 25%, bem como o tratamento da HT sistólica e diastólica até os 85 anos de idade. A HT sistólica moderada ainda está associada ao aumento em 1,5 vezes do risco cardiovascular.

Complicações:

- Crise hipertensiva: papiledema, inconsciência e convulsões, insuficiência renal, encefalopatia com CVA; hemorragia intracraniana.
- Insuficiência renal crônica.
- LVH.
- CHF.
- Diabetes por HT: resistência induzida à insulina.

Diff Dx: HT maligna; hemorragias retinianas ou papiledema (J Intern Med 1999;246:513); apneia do sono, etanol e outras drogas/meds usados, doença renal primária, causas renovasculares incluindo coartação da aorta (checar pulsos radiais e femorais coincidentes, raramente é necessário checar o temporal e radial no tipo proximal), feocromocitoma, doença de Cushing, toxemia de Conn na gravidez e bcp's, doença renal induzida pelo chumbo (os hipertensivos mais "essenciais" têm creatinina > que 1,5% mg) (Environ Hlth Perspect 1988;78:57), acromegalia.

Exames laboratoriais: Hemograma completo, perfil metabólico, UA, ECG (3% – 8% de sensibilidade) ou ECHO (100% de sensibilidade, especificidade incerta) para LVH; reversão da LVH no ECG (Jama 2004;292:2343) ou ECHO (Jama 2004;292:2350) com o tratamento anti-hipertensivo associado à melhora do quadro clínico.

Medidas de controle emergencial:

(Drug Saf 1998;19:99)

- Crise hipertensiva — diversas evidências apontando falência de um órgão: nitroprussiato gotejado 1 – 8 µg/kg/min ou propranolol 1 – 3 mg em bolus q 5 – 10 min iv ou outro inibidor-β; labetalol 20 – 80 mg por 20 sec, até 300 mg q 10 min iv, diazoxida 50 – 150 mg iv q 5 min com propranolol 3 mg/h e/ou um diurético; hidralazina 10 – 20 mg iv vezes 1 e depois clonidina po ou captopril etc.
- Fenoldopam, um antagonista seletivo do receptor de dopamina-1, pode ser útil e pode ser usado por até 48 h. Não usar esse medicamento em pacientes com glaucoma. A dose apropriada é de 0,1 – 1,6 µg/kg/min (Nejm 2001;345:1548).
- Nifedipina com complicações não é muito recomendado (Circ 1997;95:2368).

- Para uso na gravidez os meds recomendados são: propranolol, hidralazina, clonidina, α-metildopa; evitar o uso de ACEIs teratogênicos.
- Se possível, dar alta hospitalar aos pacientes e fazer o acompanhamento médico (Med Care 1984;22:755).

Tratamento do paciente com alta hospitalar (J Hum Hypertens 1999;13:647; 1999;13:803):

Modificação comportamental — difícil de alcançar.

- Aumentar a ingestão de potássio (substituto do sal).
- Perder peso e fazer exercício aeróbico regularmente (Clin J Sport Med 1999;9:104).
- Aumentar a ingestão de frutas, vegetais e gorduras polinsaturadas (Clin Cardiol 1999;22:iii6).
- Diminuir a ingestão de sódio — questionável, com ou sem a dieta DASH (Nejm 2001;344:3).
- Evitar ou parar de usar NSAIDs (Brit J Clin Pharmacol 1990;30:519).
- Cálcio e magnésio suplementares.

Terapia farmacológica:

- Tiazidas, mesmo nos diabéticos.
- β-inibidores.
- ACEIs (Med Lett Drugs Ther 1999;41:105, Nejm 2003;348:583) funcionam melhor nos pacientes com NIDDM (preserva a função renal na insuficiência renal precoce). Os inibidores do receptor de angiotensina II são provavelmente tão eficientes quanto os ACEIs.
- Inibidores de canal de cálcio, somente os de longa ação; os inibidores de canal de cálcio (principalmente os de curta duração) estão associados a um aumento da mortalidade (Circ 1997;95:2368; Lancet 1997:594; Am J Cardiol 1997;80:1453; Jama 2004;292:2894).
- Vasodilatadores diretos, como a hidralazina ou o minoxidil; ou inibidores adrenérgicos, como a clonidina, α-metildopa; ou inibidores de α-receptores, como a prazosina.

- Antagonista do receptor de endotelina como o bosetan — experimental (Nejm 1998;338:784).

2.8 Endocardite Infecciosa

Nejm 2001;345:1318; Ann EM 1991;20:405; Emerg Med Clin N Am 1998;16:665

Causas: *Streptococcus viridan* (47%); *Staphylococcus aureus* (20%) (geralmente endocardite bacteriana aguda); enterococos (6%); pneumococos, estreptococos grupo D, muitas vezes confundido com o enterococos, raramente anaeróbios, fungos, Gram-negativas, lactobacilos, organismo psittacose, e outros organismos menos comuns como *Bartonella spp.* ou *Serratia marcescens* (Ann IM 1976;84:29).

Epidemiologia: Há 4000 – 8000 casos/ano nos U.S.; 75% das vezes em pacientes com válvulas/coração anormais. Risco aumentado em pacientes com a síndrome do prolapso da valva mitral (no entanto, o diagnóstico de MVP antes de 1997 tinha padrões controversos), congênita (VSD, PDA, tetralogia de Fallot), CHD principalmente com estenose aórtica, tanto reparada quanto não reparada (1,5% – 20% em 30 anos), e doença cardíaca reumática mesmo quando administrada a profilaxia para SBE antes de um tratamento dentário ou procedimento cirúrgico.

Fisiopatologia: Menos de 5% são do lado direito; é maior em usuários de drogas iv.

Sintomas: Febre, hematúria e perda de peso.

Sinais: Sopro cardíaco (85% na apresentação clínica, 99% eventuais; 66% no tipo do lado direito); esplenomegalia e/ou infarto (25% – 50%); petéquias mucosas e hemorragias nas unhas (29%); hipocratismo (13%); pontos brancos localizados no fundo do olho (2%); nódulos de Osler nos dedos.

Curso: Se não for tratado há 100% morte; se tratado, há sobrevivência de 80% por mais 10 anos.

Complicações: CHF (25%) decorrente da ruptura das cordas tendíneas e miocardite; embolia arterial sistêmica periférica, geralmente com o tipo *Streptococcus viridans*; embolia pulmonar (60% no tipo do lado direito); CNS incluindo TIA, CVA, aneurisma micótico, abscesso, encefalopatia e meningite bacteriana, bem como a asséptica (Brain 1989;112:1295); insuficiência renal da vasculite difusa, glomerulonefrite embólica focal e infarto renal.

Diff dx: Febre reumática aguda, doença vascular do colágeno, síndrome do anticorpo anticardiolipina (Arch Pathol Lab Med 1989;113:350), glomerulonefrite aguda, endocardite marantica e raramente mixoma atrial.

Exames laboratoriais: Hemograma completo, ESR, UA, CXR, ECHO, TTE OK naqueles com valva nativa se negativa (Am J Cardiol 1996;78:101), se não for o caso, o TTE terá 95% de sensibilidade (J Am Coll Cardiol 1991;18:391), três 10 cc de cultura de sangue, a não ser que o paciente esteja tomando antibióticos nas 2 semanas antes da apresentação; nesse caso, dar cinco 10 cc de cultura de sangue. Considerar dosar os títulos de RA. Biópsia e cultura dos nódulos de Osler (Chest 1987;92:751).

Medidas de controle emergencial:

- *Antibióticoterapia:* o tratamento empírico consiste na utilização de ceftriaxona 2 g iv, vancomicina 1 g iv (Int J Antimicrob Agents 1999;12:191), e gentamicina a 5 mg/kg a não ser que o clearance da creatinina seja < que 20 ml/min (ver no Capítulo 12 - Nefrologia); nesse caso, administrar 2 mg/kg. Essa terapia iv deve ser continuada por 2 – 6 semanas.

- *Intervenções cirúrgicas*: raramente são necessárias, com exceção às rupturas na valva e infecção de valvas implantadas, embora com o passar do tempo (10 anos) 25% da mitral e 60% da aórtica necessitem de cirurgia.

- *Prevenção:* naqueles com doença da valva ou cirurgia prévia com procedimentos usar doses de 24h – 48h de amoxicilina ou um antibiótico alternativo com eficácia (Jama 1997;277:1794; Med Lett Drugs Ther 2001;43:98; Lancet 1966;1:686; Circ 1987;76:376).

2.9 Miocardite/Cardiomiopatia

Emerg Med Clin N Am 1998;16:665; Circ 1999;99:1091; Adv IM 1999;44:293; Nejm 2000;343:1388

Causas:

- Doença vascular do colágeno incluindo SLE, poliarterite nodosa, fibroelastose endocárdica (ocasionalmente, visto em crianças devido a uma deficiência hereditária na carnitina tratável), sarcoide e carcinoide (os últimos dois podem ser restritivos e/ou congestivos).
- Deficiências como a hipofosfatemia devido à ligação antiácida, reversível; tiamina (béribéri), selênio e carnitina.
- Endócrino: tireotoxicose e hipotireoidismo; feocromocitoma; homocistinúria e hipocalcemia.
- Célula gigante (linfocítica) miocardite.
- Idiopática, pode ser causada pela apoptose celular (morte celular programada) relacionada à associação do antígeno leucocitário humano (J Cardiol Fail 1997;3:97).
- Infecciosa de qualquer bacteremia grave, eg, meningocócica, shigella, difteria, micoplasma; de infecção viral incluindo CMV, influenza, echo, coxsackie B (Scand J Infect Dis 1970;2:25), febre amarela, caxumba, pólio, rubéola, HIV, com exceção a Hep C (Cardiol 1998;90:75); parasitoses incluindo toxoplasma e doença de Chagas.
- Isquêmica.
- Causas neurológicas incluindo ataxia de Friedreich, miopatias discalêmicas; distrofias musculares incluindo distrofia de cintura, distrofia de Emery-Dreifuss e miotônicas; doença de Refsum.
- Periparto (Obgyn 1986;67:157).
- Agentes tóxicos como o etanol (Am Hrt J 1976;92:561), daunorubicina (Daunomicina) e bleomicina, cobalto na cerveja, arsênico, chumbo, cocaína, mercúrio, monóxido de carbono, fenotiazinas, clozapina (Lancet 1999;354:1841); reversíveis com exceção as drogas quimioterapêuticas.

Epidemiologia: Prevalência do tipo idiopático = 36/100.000: brancos/negros 2,5/1; M/F 25/1.

Fisiopatologia: Dilatação dos dois ventrículos; trombose mural.

Sintomas: Dispneia, fraqueza muscular no tipo alcoólico, já que 83% têm miopatia esquelética também.

Sinais: Afib ou outras arritmias supraventriculares; S3 galope; sinais de CHF.

Curso: Muitas vezes crônico e indolente com o grau de disfunção microvascular na varredura da PET, correlacionando a morbidade e a mortalidade, e aqueles com a doença avançada podem não apresentar sintomas (Nejm 2003;349:1027). Pode se apresentar agudo nas crianças (Ped Emerg Care 1987;3:110); nos alcoólatras pode ser rapidamente solucionado com a abstinência; sobrevivência de 95% em 1 ano e 80% nos 5 anos decorrentes. Fibroelastose endocárdica eosinofílica com 4% de mortalidade em 3 anos. Aqueles que apresentam o tipo infiltrativo, como infecção por HIV, ou relacionados à doxorubucina têm prognóstico pior (Nejm 2000;342:1077). Geralmente, há um bom prognóstico nas crianças (Heart 1999;82:226).

Complicações: Embolia sistêmica de trombose mural e Afib.

Diff Dx: Miocardiopatias hipertróficas (IHSS) e restritivas: amiloide, hemocromatose, familial, idiopática, fibrose endomiocardíaca, cardiomiopatia eosinofílica, sarcoide, doença de Gaucher, doença de Fabry e doença de Hurler.

Exames laboratoriais:

- Hemograma completo, perfil metabólico incluindo o nível de fosfato, CXR, ECG, procurando por arritmias (20% com Afib), ondas T, bloqueios, ondas Q ou LVH.
- ECHO ajuda se a EF for < que 45%.
- Biópsia endocárdica no periparto e em todos os tipos para diagnosticar como doença infiltrativa; esse procedimento não é importante nos tipos dilatados, IHSS, doença de Wilson etc.; não se correlaciona bem com os achados clínicos ou com o prognóstico depois que a cardiomiopatia dilatada se desenvolve (Am Hrt J 1989;117:876).

Medidas de controle emergencial:

- Usar anticoagulante de forma aguda e crônica; tratar com prednisona, mesmo que a inflamação vista na biópsia seja equivocada (Am Hrt J 1989;117:876), ou até mesmo com drogas imunossupressoras; considerar administrar hormônio do crescimento humano 4 IU sc qod ou imunoglobulina 2g/kg iv (Circ 1997;95:2476); transplante, 75% de sobrevida em 5 anos.

- Vasodilatadores (ver Capítulo 2.5 CHF).
- Indicações para estimulação (Cardiol Clin 2000;18:55).

2.10 Pericardite

Emerg Med Clin N Am 1998;16:665; Nejm 2004;351:2195; Am Fam Phys 2002;66:1695

Causas:

(Arch IM 1979;139:407; Chest 1999;116:1564).

- Aguda: pós-cirúrgica ou traumática, viral, principalmente se for causada por coxsackie, micoplasma, pós-MI, bacteriana de um abscesso subdiafragmático, pós-septicemia, uremia, malignidade invadindo o pericárdio, actinomicose, cândida (Ann Thorac Surg 1997;63:1200), sendo, no entanto, a causa mais comum a idiopática (Am J Cardiol 1995;75:378). Na peds uma das causas pode ser a doença de Kawasaki.
- Crônica: tuberculose, sarcoide, hipotireoidismo (Am J EM 1999;17:176).

Epidemiologia: a causa mais comum é o tipo viral coxsackie e ocorre no fim do verão e no outono, assim como outras enteroviroses.

Fisiopatologia: o endurecimento causa a redução do preenchimento ventricular diastólico; o aumento da frequência cardíaca deve compensar o volume reduzido pelo derrame; se acumular lentamente, pode tolerar de 1L – 3L; se acumular rapidamente, somente 300 – 400 cc.

- Pulso paradoxal se constritivo (decréscimo > que 10 mm Hg da BP sistólica normal com a inspiração) devido ao retorno venoso dificultado e ao aumento normal do volume vascular pulmonar na inspiração.

Sintomas: dispneia; dor no peito, geralmente pleurítica, e melhora quando o paciente está sentado.

Sinais: ascite, sons fracos do coração, PMI inexistente, taquicardia; efusões pleurais na esquerda mais intensos e frequentes do que na direita, ao contrário do que ocorre na CHF.

Na pericardite constritiva há aumento da pressão venosa central com sinal de Kussmaul; pulso paradoxal > que 10 – 20 mm Hg.

Curso: o curso é variável dependendo da causa e do estado hemodinâmico do paciente. Aqueles que apresentam pericardite uma semana depois do MI provavelmente sofreram um MI anterior e têm menor chance de apresentar arritmias atriais, porém têm chances ligeiramente maiores de apresentar arritmia ventricular, CHF e chegar à morte (Am Hrt J 1974;87:246). A maioria dos casos se resolve em 2 semanas, apesar da pericardite recorrente.

Complicações: tamponamento cardíaco naqueles progredindo para pericardite efusivo-constritiva (Nejm 2004;350:469) (Clin Cardiol 1999;22:446): encontrado em menos de 1% dos pacientes com trauma torácico que estão viáveis; como complicação da pericardite, apresenta com HT como evidência do choque; efusões pleurais coincidentes podem agravar as efusões pericárdicas não críticas e fazer delas sintomáticas; drenar as efusões pleurais (Chest 1999;116:1820). Há também um risco maior naqueles com febre > que 38 °C, início subagudo (semanas), imunossuprimidos, pacientes usando anticoagulante ou aqueles com resultado positivo para marcadores de doença cardíaca (Nejm 2004;351:2195).

Diff Dx: tamponamento cardíaco agudo traumático; os pacientes intoxicados são mais difíceis de diagnosticar, mas não há diferença no quadro (J Trauma 1999;47:346); asma grave; descenso Y rápido e rebote, r/o cardiomiopatia infiltrativa, eg, amiloide.

Exames laboratoriais:

- hemograma completo, ESR, perfil metabólico.
- ECG (Chest 1970;57:460; Am J Cardiol 1970;26:471) pode mostrar uma Afib ou alterações elétricas, ie, QRSs alternantes têm voltagens mais altas e mais baixas; ondas P anormais; elevação do ST, e/ou depressão do PR em membros e precordiais, excluindo a repolarização precoce, que geralmente tem o envolvimento somente precordial (STs) ou dos membros (PRs) e isoelétrico V6 (Nejm

1976;295:523). O Ts só inverte após o ST voltar ao normal. Procurar uma elevação no segmento ST V6/onda T com amplitude de 0,25 ou mais, para ajudar no diagnóstico (Circ 1982;65:1004). Considerar fazer uma ECG do lado direito, procurando um infarto no RV.

- a ECHO mostra o líquido pericardial e pode mostrar a hemodinâmica do tamponamento.
- CXR mostra o aumento do coração, que pode se assemelhar a um vidro de Erlenmeyer ou ao formato de uma bota. O resultado normal do CXR não exclui o diagnóstico positivo (Nephrol Dial Transplant 2000;15:719).

Medidas de controle emergencial:

- usar ASA ou outro NSAID para o tratamento, evitando a indometacina e/ou esteroides se houver ASHD e MI recentes (Cardiol Rev 2003;11:211).
- metilprednisolona pulsada (30 mg/kg) iv se o paciente apresentar a doença de Kawasaki com tamponamento iminente (Intensive Care Med 1999;25:1137).
- se for constritiva, realizar a punção/drenagem guiada pela ECHO ou pelo ECG; um edema pulmonar pode se desenvolver se a drenagem for realizada com uma pressão grande ou muito rápida, acarretando uma supercarga no coração.
- pericardite urêmica: consultar um nefrologista para uma hemodiálise se o paciente estiver hemodinamicamente estável (Am J Kidney Dis 1987;10:2); se estiver tamponado, pericardiocentese conforme descrito acima.
- tamponamento cardíaco (Nejm 2003;349:684): pericardiocentese com uma agulha espinhal de calibre 18-gauge. Se o paciente responder, janela pericardial emergente, aspirar novamente ou posicionar um cateter flexível usando a técnica de Seldinger (é possível também utilizar um cateter peritoneal). Antecipar arritmias ventriculares. Aplicar o sangue aspirado numa gaze 4 x 4 para determinar se há coagulação.

2.11 Taquicardia Supraventricular Paroxística

Causas: Vias de condução aberrantes, com diferentes frequências de condução no nódulo AV (AVNRT) ou fora do nódulo AV (AVRT). A síndrome de Wolff-Parkinson-White (WPW) se enquadra dentro da AVRT. Essa via permite realizar a estimulação contínua com movimento circular quando a via usual ou aberrante conduz de forma retrógrada; ou o foco irritável atrial ectópico (PAT), geralmente associado com a toxicidade da digitalis, principalmente se manifestado associado ao bloqueio, eg, 2:1 ou 3:1. Na peds as causas são diferentes e pouco compreendidas (Brit Hrt J 1990;64:317).

Epidemiologia: as AVNRT e AVRT têm prevalência igual e representam aproximadamente 45% de todas as PSVTs; as PATs constituem 9% e outras síndromes raras, como a PJRT, representam 1%. É comum na infância (Arch Ped Adolesc Med 1999;153:267). A síndrome WPW é a PSVT mais comum na China e incomum no Ocidente (Chin Med J (Engl) 1992;105:284).

Fisiopatologia: as taquicardias reentrantes ocorrem com o aumento da excitabilidade, com a redução da duração do período refratário e com o aumento da velocidade de condução.

Sintomas: episódios paroxísticos de palpitação algumas vezes associados à tontura, náusea; precipitado por cafeína, álcool, nicotina, hipertireoidismo, efedrina como suplemento alimentar em determinadas dietas, meds para asma/resfriados etc.; alívio com a manobra de Valsalva realizada frequentemente pelo paciente. Palpitações no pescoço nos tipos AVNRT, mas não na via acessória (WPW ou AVRT) SVT porque as contrações atrial e ventricular, quase coincidentes no primeiro caso, causam uma onda A exagerada no pulso jugular (onda cannon) que pode ser sentida no pescoço.

Sinais: taquicardia rápida 150 – 210 batimentos/min.

Curso: a forma recorrente ocorre a partir da adolescência.

Complicações: forma rara permanente de taquicardia juncional associada à miocardiopatia permanece arrítmica por bastante tempo, e é reversível se tratada.

- A depressão de ST e inversão da onda T após uma PAT podem durar dias ou até semanas. A correlação com CAD na ausência de outros sintomas é controversa (Am J Cardiol 1999;83:458,A10).

Diff Dx: leve em consideração a síndrome Lown-Ganong-Levine (LGL) se for semelhante à WPW, mas sem as ondas delta.

Exames laboratoriais: ECG mostra a SVT com complexos estreitos; a AVNRT geralmente não tem ondas P aparentes, a AVRT tem Ps mais próximas à última QRS do que a próxima, as Ps da PAT geralmente são antes da próxima T, e a PJRT tem Ps mais próximas à próxima QRS e além da onda T. A PSVT é muito regular, mesmo quando aberrante e larga, ao contrário de Vtach; a aberração de QRS é sempre < que 0,14 sec, enquanto que Vtach algumas vezes (> 50%) > 0,14 sec, o eixo é de - 30° até + 120°, diferente de LAD com Vtach 60% das vezes.

Medidas de controle emergencial:

- Pressão/massagem no seio carotídeo, se não houver sopro.
- Adenosina 6 – 12 mg iv (Brit Hrt J 1986;55:291); na peds 0,1 – 0,3 mg/kg (Circ 1982;66:504; Ann EM 1999;33:185); em 10 sec, é potencializada pela dipiridamole e carbamazepina, e inibida pela teofilina. Pode induzir outras arritmias mais malignas no período pós MI (Pacing Clin Electrophysiol 2000;23:140); o propranolol 1 – 5 mg iv ou outro β-inibidor podem ser utilizados (Brit Hrt 1977;39:834; Ann Clin Res 1979:34), principalmente se houver a preocupação com isquemia; ou o verapamil 5 –10 mg iv ou o diltiazem 10 – 20 mg iv (J Assoc Physicians India 1999;47:969). Se a QRS for larga, inibidores de canal de cálcio ou β-inibidores aumentam a frequência paradoxalmente.
- Se os meds falharem ou se o paciente estiver instável, fazer a cardioversão elétrica sincronizada: começar com 50 J MPE (para configuração dos níveis de energia, ver sobre Afib no Capítulo 2.4). É possível fazer a cardioversão se houver a presença de dig, contanto que os níveis sejam terapêuticos, e não tóxicos. É possível usar K+. Em casos com resistência, estimulação atrial ou ablação da via lenta atrial por cateter funcionam 95% das vezes (Circ 1977;56:727), com 77% de chance de redução das arritmias naqueles com WPW que estão em terapia de ablação (Nejm 2003;349:1803).

Para prevenção crônica, evitar os estimulantes como os β-inibidores; é possível usar o verapamil ou dig, apesar de os dois agravarem alguns quadros.

2.12 Choque

Resuscitation 1992;24:55

Causa: perfusão inadequada dos órgãos.

Epidemiologia: ainda não foi quantificada; extensivo a diversas áreas.

Fisiopatologia: pode ser multifatorial, mas é importante avaliar se ocorreu devido à falência cardíaca (cardiogênico), à hipovolemia (hemorragia, pós-cirúrgica) ou perda do tônus vascular (séptico, anafilático, medula espinhal).

Sintomas: tontura e dispneia.

Sinais: febre na sepse, hipotensão com bradicardia ou taquicardia, o sibilo não é específico da anafilaxia, checar o movimento dos membros periféricos e DTRs para r/o o choque espinhal e consciência alterada.

Curso: depende muito da etiologia, os choques cardiogênico e espinhal são os que têm os piores resultados.

Complicações: ARDS, ficar dependente de ventilação mecânica, paralisia.

Exames laboratoriais: hemograma completo, perfil metabólico, ABG, considerar fazer hemocultura e usar traçadores cardíacos; considerar fazer UA e c+s da urina; ECG para lesões agudas ou isquemia; tipo e compatibilidade; e método de guaiac para detectar o sangue oculto nas fezes.

- *Raio-x:* CXR para procurar a fonte da sepse, pneumotórax de tensão, edema pulmonar, tamanho e morfologia do coração, e mediastino; se suspeitarem de choque neurogênico, avaliar a coluna cervical com filme ou CT; CT abdominal se suspeitarem de AAA ou outra fonte abdominal.

Medidas de controle emergencial:

- 2 ivs, considerar aquecer o nível 1 para uma infusão mais rápida.
- Manter via aérea viável.
- Bolus fluido de 20 cc/kg, podendo repetir uma vez antes de adicionar agentes vasopressores e/ou produtos de sangue (Jama

1991;266:1242); ressuscitação agressiva com PRBCs se o Hct < 30% (Nejm 2001;345:1368) ou se hgb < 8 /dL; sangue tipo O para transfusão em emergência (Ann EM1986;15:1282), tentar usar Rh negativo nas mulheres jovens; se mais de um volume de produtos de sangue tiver sido usado, dê FFP para substituir os fatores em carência (Am J Surg 1996;399). A salina é tão boa quanto a albumina, quando se avalia num resultado de 28 dias (Nejm 2004;350:2247).

- Se o paciente estiver hipotenso, use dopamina (Inotropin) em doses de suporte de 5 – 20 µg/kg/min. Doses renais não ajudam na natriurese (J Am Soc Nephrol 1996;7:1032). Se for preciso aumentar a frequência cardíaca, é preferível usar dopamina à norepinefrina. Para realizar o suporte hemodinâmico, talvez seja necessário combinar diferentes vasopressores.

- A dobutamina (Dobutrex) iv (em combinação com TNG, nitroprussida ou dopamina iv se o paciente estiver hipotensivo e a etiologia for cardiogênica), devido a suas propriedades ionotrópicas positivas, é melhor do que digitalis ou diuréticos. Não induz arritmias. Meia-vida curta. Dose de 2 – 20 µg/kg/min (Chest 1980;78:694).

- Norepinefrina (Levophed) 2 – 20 µg/kg/min iv (Crit Care Med 1987;15:687). Se não for necessário aumentar a frequência cardíaca, é preferível usar a norepinefrina a dopamina.

- Fenilefrina (Neo-Synephrine) 0,5 – 8 µg/kg/min ou 50 – 180 µg/min iv. É possível também administrar 50 µg iv bolus (Crit Care Med 1991;19:1395).

- Epinefrina de 1 – 4 µg/min iv; esse med deve ser usado somente quando todos os outros vasopressores falharem (Chest 1990;98:949).

- É possível usar a vasopressina a 40 IU iv (J Trauma 1999; 699; Ann Pharmacother 2000;34:250) ou 0,01 – 0,08 IU por minuto.

- Isoproterenol (Isuprel) de 2 – 10µg/min iv (J Oslo City Hosp 1989;39:23); raramente é usado.

- Se suspeitar de crise adrenal, administrar 100 mg de hidrocortisona iv (Mil Med 1996;161:624).

- Se o choque for cardiogênico, considerar angioplastia ou CABG, nesse caso, o tratamento da causa deve ser imediato (Ann IM 1999;131:47).

- Linha central para pressão venosa central, caso necessário. Se o cateter de Swan-Ganz estiver posicionado [deve ser usado seletivamente (Chest 1987;92:721)] os seguintes indicadores poderão ser verificados para ajudar a definir o tipo do choque: CVP, LVEDP, MAP e PCWP (em unidades de mm Hg), CO (L/min), CI (L/min/m^2) e SVR (dynes/cm^2). Ver Tabela 2.4.

Tabela 2.4 Medidas centrais de monitoramento

Os títulos Cardio, Sepse e Neuro se referem ao tipo de choque. Lembrar-se de que aqueles com sepse poderão ter febre e aqueles com choque neurogênico estarão paralisados. MAP pode ser calculado com a seguinte fórmula: MAP = (BP sistólica + 2 X BP diastólica)/3.

Indicador	Normal	Cardio	Sepse	Neuro	Hipovolemia
CVP	2 a 8	>8	<8	<8	<4
LVEDP	5 a 10	var*	<5	<5	<5
MAP	70 a 110	var*	<70	<70	<70
CO	4 a 7	<4	>7	>7	<4
CI	2,5 a 4,5	<2,1	>4,5	>4,5	<2,5
SVR	900 a 1200	var*	<900	<900	<900
PCWP	8 a 12	>18	<12	<12	<8

- O PCWP será maior que LVEDP se houver: estenose mitral, mixoma atrial esquerdo, obstrução venosa pulmonar, ou pressão intra-alveolar alta, como visto com a ventilação com pressão positiva contínua. O PCWP será mais baixo do que LVEDP se houver enrijecimento do ventrículo esquerdo ou se LVEDP elevado > que 25 mm Hg.

*A variabilidade vista no LVEDP, MAP e SVR no choque cardiogênico está relacionada à gravidade do processo patológico. Inicialmente, os valores de LEVDP, MAP e SVR estão elevados e a terapia é iniciada para reduzir esses valores ao normal. Em estágios tardios, os valores de LEVDP, MAP e SVR reduzem, sendo então necessária a adição de suporte inotrópico, pré-carga e de pressão.

2.13 Aneurisma de Aorta Torácica/Dissecção

Circ 1979;60:1619; J R Coll Surg Edinb 1982:195; A J Emerg Med 2000;18:46

Causas:

Aneurisma: Aterosclerótico; defeito do tecido conectivo como visto na síndrome de Marfan; hoje em dia raramente ocorre devido à sífilis.

Dissecção: (Nejm 1987;317:1060)

Pressões elevadas na aorta, como visto na HT e no uso de cocaína (Am J Emerg Med 1997;15:507). Defeito do tecido conectivo, como visto na síndrome de Marfan ou na síndrome de Ehler-Danlos. Normalmente traumático no *ligamentum arteriosum* no tórax.

Epidemiologia:

Aneurisma: Geralmente, é descoberta acidentalmente durante outra avaliação, a não ser que a associação dos fatores de risco leve à busca da patologia pelos médicos. Essa doença é 1,5 vezes mais comum do que a ruptura do aneurisma da aorta abdominal. Quando realizado o reparo eletivo, há 5% de mortalidade na cirurgia, quando o reparo é emergencial, há 16% de mortalidade, e se não for realizado nenhum reparo, há 21% de sobrevida nos 5 anos decorrentes (J Thorac Cardiovasc Surg 1985;89:50). Mais da metade dos casos são pacientes com mais de 60 anos (Ann Chir Gynaecol Fenn 1967;56:270).

Dissecção: É a doença aguda da aorta mais comum. Se a aorta ascendente não for tratada, 50% dos pacientes morrerão em 48 h e 90% em 12 meses (Am J Cardiol 1972;30:263). A aorta descendente tem resultados médicos e cirúrgicos semelhantes (Circ 1990;82:IV39). A cirurgia é necessária se houver evidência de isquemia de um órgão. Há aumento da incidência relacionado com a idade avançada, HT, gravidez, uso de cocaína, síndrome de Marfan, síndrome de Ehler-Danlos, o lupus sistêmico, síndrome de Turner e síndrome de Noonan (J Emerg Med 1997;15:859). O risco é elevado em pacientes com a doença do rim policístico autossômico dominante (Nephrol Dial Transplant 1997;12:1711).

Fisiopatologia:

Aneurisma: Dilatação dos vasos sanguíneos, com grande risco de dissecção ou insuficiência aórtica (Circ 1975;52:I202).

Dissecção: Ruptura do vaso vasorum causa um hematoma dissecante que rompe para dentro do lúmen, geralmente criando um duplo lúmen.

- Classificação de Stanford: tipo A = aorta ascendente envolvida; tipo B = não há envolvimento da aorta ascendente, somente da descendente.

Sx (dissecção): Dores graves (90%), início repentino (84%) (Jama 2002; 287:2262); torácica, abdominal ou nas costas; geralmente migrando.

Si (dissecção): BP elevada (49%), sopro diastólico (28% sensível) até este momento relativamente sem sensibilidade; BP desigual nas pernas e nos braços ou pulsos assimétricos (31% sensível) e até aqui relativamente sem sensibilidade (EMJ 2004;21:589); déficit neurológico focal (17% sensível) e também sem sensibilidade (Jama 2002;287:2262).

Curso: No tipo A, há 1% de mortalidade/h.

Complicações: Isquemia de um órgão devido à oclusão de uma veia, incluindo déficit neurológico distal (J Thorac Imaging 1994;9:101).

Diff Dx: Síndrome coronariana aguda, embolia pulmonar e pneumotórax.

Exames laboratoriais: (Ann EM 1996;28:278).

- CXR pode mostrar o botão aórtico aumentado; o CXR normal não descarta a doença.
- CT espiral do peito com contraste iv (94% de sensibilidade, 87% de especificidade) (Radiol Clin N Am 1999;37:575; Clin Radiol 1999;54:38); considerar fazer um aortograma (Chest 1989;95:124) para definir o ponto de origem, insuficiência aórtica e qualquer comprometimento do vaso. O MRI (98% de sensibilidade, 98% de especificidade) + TEE pode esclarecer a necessidade de realizar o aortograma.
- Se houver poucos sinais indicando que é essa a doença, não fazer o ECHO como primeiro teste: fazer o ECHO transtorácico (57% de sensibilidade e 83% de especificidade), TEE (97% de sensibilidade e 77% de especificidade), que é mais sensível se estiver combinado com CT (Clin Radiol 1992;45:104) ou aortografia.

Medidas de controle emergencial para dissecções sintomáticas:

- 1ª medida: nitroprussida 25 – 50 µg/min com β-inibidores, como o lopressor ou esmolol 50 – 200 µg/kg/min (Dicp 1991;25:735), ou adicionar α-inibidor com labetalol 10 – 40 mg iv. O objetivo é chegar a uma BP < que 110 mm Hg.
- 2ª medida: Trimethaphan (Arfonad) 1 – 2 mg/min iv.

- Cirurgia para todos os tipos A e alguns tipos B.

2.14 Arritmia Ventricular

Circ 2000;102:1129; Nejm 2001;345:1473

Causas:

Fibrilação ventricular (Vfib) (Ann Rev Physiol 2000;62:25): É muito provável que seja o ritmo terminal a não ser que seja imediatamente identificado no hospital. É o último ritmo em muitas (se não todas) das condições terminais. Algumas raras Vfibs crônicas estão associadas à miocardite (Jpn Circ J 2000;64:139). Hoje em dia, os melhores resultados naqueles que sofreram MI ocorrem com uma intervenção definitiva (desfibrilação) e com o tratamento da doença cardíaca (Heart 2000;84:258). Uma Vfib fora do hospital, associada com um MI agudo, geralmente implica o local de oclusão da artéria coronária esquerda (J Am Coll Cardiol 2000;35:144).

Taquicardia ventricular (Vtach): Pode ocorrer devido a razões idiopáticas; cicatriz de uma miocardiopatia, incluindo problemas relacionados à ingestão exagerada de álcool ("*holiday heart*"); MI por reentrada; CHF; anormalidades metabólicas; ou síndrome do Q-T longo, a qual pode ser causada por drogas. A Vtach monomórfica é a mais comum. A Vtach polimórfica e a *torsades de pointes* são tão frequentes quanto a monomórfica (Acad Emerg Med 1999;6:609). A síndrome do prolapso mitral não tem uma associação muito clara com essa arritmia.

Torsades de pointes: É uma taquicardia ventricular que tem alterações ao longo do eixo QRS a cada batimento (Nejm 2004;350:1013). Ela é observada em pacientes com a síndrome do QT longo congênita, bloqueio atrioventricular ou como consequência do uso de drogas. O aumento do intervalo QT, com um tamanho absoluto de QT maior do que 500 msec, é visto como um fator de risco para o desenvolvimento dessa arritmia (Nejm 2003;348:1866). A hipomagnesemia e a hipocalemia também são fatores contribuintes (Am Hrt J 1986;111:1088; J Am Coll Cardiol 1983;2:806; Circ 1996;93:407).

Em crianças e jovens adultos com Vtach considere IHSS, cardiomiopatias, CHD, bem como a tetralogia de fallot e estenose pulmonar; síndrome do QT longo, prolapso da valva mitral (dados conflitantes), cocaína, síndrome de Marfan com dissecção aórtica, artérias coronarianas anômalas, aneurismas coronarianos induzidos pela doença de Kawasaki.

Epidemiologia: A Vtach e a PVC são aumentadas com a nicotina (Am J Physiol Heart Circ Physiol 2000;278:H2124), níveis de CO > que 100 ppm, e alterações elétricas sutis da onda ST-T. Os dados sobre a cafeína são incertos. Ocorre redução de 50% com a consumação semanal de peixe. *Commotio cordis*, que pode ocorrer mesmo quando o paciente usa um protetor no tórax (Jama 2002;287:1142). Há um aumento do risco de morte súbita naqueles que estão usando eritromicina e fortes inibidores da isoenzima P-450 3A (CYP3A) devido à prolongação da repolarização cardíaca, portanto o uso concomitante deve ser evitado. Exemplos desses inibidores são o diltiazem, verapamil ou nitroimidazoles (Nejm 2004;351:1089).

Torsades de pointes está normalmente associado ao sexo feminino (Circ 1998;97:2237; Jama 1993;270:2590), e também às seguintes drogas: bepridil, disopiramida, dofetilida (Nejm 1999;341:857), ibutilida (Circ 1996;94:1613), procainamida, quinidina (Circ 1964;30:17) e o sotalol (Circ 1982;65:886). O baixo risco está associado com: amiodarona, dióxido de arsênio, alguns inibidores de canal de cálcio, clorpromazina, cisaprida, claritromicina, domperidona, droperidol, eritromicina, haloperidol, mesoridazina, metadona, pentamidina, pimozida, sparfloxacina e tioridazina. O risco de ocorrer o *torsades de pointes* é maior naqueles com bradicardia (Am Hrt J 1986;111:1088; J Am Coll Cardiol 1983;2:806), com terapia com digitalis (Pacing Clin Electrophysiol 1998;21:1044), CHF (Nejm 1999;341:857) e conversão recente devido a Afib (Am J Med 2002;113:596; J Am Coll Cardiol 1999;34:396).

Fisiopatologia: A Vfib não é tão sem sincronia como haviam pensado no passado. Na verdade, a função atrial sincronizada é mantida por 8 min após a desorganização da atividade ventricular (Chest 2000;117:1118). É provável que seja um fenômeno multifatorial, que ainda não é bem elucidado.

Em todas as arritmias ventriculares as anormalidades metabólicas são diversas, porém a mais importante é a fisiologia do potássio. Os distúrbios de cálcio e magnésio podem ocorrer devido ao potássio, que tem um limiar mais baixo para causar a arritmia (Clin Cardiol 1992;15:103).

O torsades de pointes ocorre em consequência do aumento do potencial de ação de algumas células ventriculares (QT prolongado). Diferentes *loci* gênicos foram descobertos por estarem associados ao controle da produção de diversas proteínas, principalmente relacionadas aos canais iônicos (Cell 2001,104:569).

Sintomas: Síncope que pode progredir para a morte súbita; 51% das pessoas com síncope cardíaca tiveram algum tipo de arritmia (Nejm 2002;347:878).

Sinais: Tontura, palpitação, pessoa não responsiva.

Curso: Da morte súbita: 47% de mortalidade após o primeiro episódio nos 2 anos decorrentes; 86% se não houver MI, 16% se houver MI transmural; se for assintomático, o prognóstico é muito bom, mesmo que ocorram arritmias complexas ou VT.

De PVCs em homens assintomáticos: a incidência é 2 vezes maior do que o MI tardio ou outro evento cardíaco.

Da síncope: se a síncope estiver associada com a arritmia, há uma sobrevida de 60% nos 5 anos decorrentes (Nejm 2002;347:878).

Da sobrevida longa após a parada cardíaca: aqueles que tiverem uma desfibrilação rápida após uma parada cardíaca fora do hospital terão 72% de chance de serem admitidos no hospital e 40% de chance de serem liberados em boas condições neurológicas (Nejm 2003;348:2626).

Diff Dx: SVT com anormalidades; não há nenhum dado clínico que possa diferenciar isso da VT (Ann EM 1987;16:40); toxicidade de dig; prolapso da valva mitral (dados conflitantes); "taquicardia ventricular lenta" é um ritmo idioventricular acelerado regular benigno (ritmo < que 100 batimentos/min), é assintomático e visto algumas vezes (30%) nos MIs inferiores. Síndrome de Brugada, que é uma Vfib idiopática com RBBB, e segmentos ST V1-V3 elevados no ECG (FEBS Let 2000;479:29); síndrome Shy-Drager; e síncope vasovagal.

Exames laboratoriais: ECG:

Vfib tem uma linha de base de referência com ondulações, mas nenhum outro complexo é observado.

Vtach é diferente de SVT com aberrações observadas decorrentes de:

1) As QRSs da Vtach são largas (85% > 14 sec, 0% falso-positivas, 30% falso-negativas) com o padrão de RBBB ou > que 0,16 com LBBB;

2) A Vtach tem um desvio no eixo do QRS para a esquerda;

3) A Vtach não é tão regular;

4) A SVT com aberração tem um desvio inicial de QRS comparado ao complexo QRS normal; é possível comparar se estiver presente na faixa anteriormente ou com um ECG anterior.

O torsades de pointes é uma Vtach com o eixo rotatório.

As PVCs diferem das *supraventriculares prematuras com aberrações* de acordo com o seguinte:

- As QRSs da PVC são opostas ao vetor do batimento normal.
- Os vetores de T e QRS têm direções opostas.
- Não há despolarização atrial em 70%.
- Em Afib se: o complexo for largo, for uma condução aberrante em vez de uma PVC, seguir um intervalo R-R anterior mais longo.

Vtach bidirecional: 2 focos ventriculares alternando em padrões bigeminados; é quase sempre um diagnóstico de toxicidade a digitalis (Acta Cardiol 1976;31:147).

Os *critérios de Brugada* (sensibilidade total de 98%) podem indicar a síndrome de Brugada, que por sua vez sugere a Vtach em vez da SVT com aberração (Heart 2000;84:31):

1) Não há complexo RS precordial (20% de sensibilidade), ou

2) Começando de R até o nadir do S > que 0,10 sec (52% de sensibilidade), ou

3) Presença de dissociação AV, ou

4) Padrão de RBBB + desvio do eixo esquerdo, ou R/S < que 1 em V6, ou > que 0,04 sec em V1 ou 2, ou começando de R até o nadir do S em V1 ou V2 > que 0,07, ou classificação de S no V1 ou 2 de um CVA.

Medidas de controle emergencial:

- A desfibrilação realizada por espectadores usando desfibriladores automáticos externos salva muitas vidas (Nejm 2000;343:1206; 2000;343:1210; 2002;347:1242). Ainda não é defendido para aqueles com < de 1 ano de idade e os eletrodos pediátricos estão disponíveis para idades de 1 a 8 anos em alguns equipamentos. É viável utilizar eletrodos de adultos em > de 1 ano, contanto que eles não se toquem (a preocupação com a quantidade de energia usada pode ser compensada pelo risco/benefício da necessidade dessa terapia).

- A CPR realizada por espectadores (tempo de resposta) é essencial, mas é melhor se for realizada com o desfibrilador automático externo (Nejm 2004;351:637). Se o paciente estiver desacordado por um longo período (3, 4 ou 5 min), as compressões externas no tórax podem ser úteis, mesmo antes da desfibrilação (Jama 2003;289:1389). Não está muito claro por quanto tempo o paciente precisa estar desacordado e por quanto tempo deve-se fazer as compressões no tórax antes da desfibrilação. Sugere-se que a CPR seja iniciada se o desfibrilador não estiver disponível de imediato ou se a máquina para desfibrilar ainda estiver sendo ligada, ou seja, não conter a CPR (Circ 2003;108:1939; Ann EM 2001;37:602). Fazer compressões no tórax por 30 sec entre as desfibrilações para ajudar o desfibrilador automático externo a identificar Vfib/Vtach (Ann EM 2001;38:256).

- As intervenções realizadas antes da entrada do paciente no hospital (intubação endotraqueal e meds) não afetaram a sobrevida a longo prazo (Nejm 2004;351:647).

Para Vfib ou Vtach instável:

- Considerar dar um golpe precordial se o desfibrilador não estiver disponível (Am Hrt J 1989;118:248), o que supostamente leva 5 J de energia ao coração.

- Se a desfibrilação externa não der certo, há uma pequena probabilidade de sucesso com o tratamento no ER, a não ser que existam outras condições identificadas que possam ser corrigidas.
- Aplicar O_2 e introduzir acesso iv.
- A eficácia de bretylium é controversa (Am J Cardiol 1999;83:115:A119).

Para Vtach instável:

- Em adultos, usar o desfibrilador na sequência de 200 J, 300 J até 360 J (recomendações da AHA). Na pediatria fazer 2 J/kg, então 4 J/kg x 2. Se estiver usando um bifásico, seguir as recomendações do fabricante.
- Tratamento com fármacos (após a conversão ou se a Vtach for estável):

1) Lidocaína: 1,0 – 1,5 mg/kg repetindo a dose em 3 – 5 min se houver a necessidade; o gotejamento é configurado para 2 – 4 mg/min. A dose pediátrica é 1 mg/kg em bolus com gotejamento de 20 – 50 μg/kg/min. Os dados são controversos (Ann EM 1981;10:420).

2) Amiodarona: 5 mg/kg iv por gotejamento em 15 min (Am J Cardiol 1983;51:156) ou 150 mg iv em bolus, a seguir 0,5 – 1 mg/min em gotejamento.

3) Procainamida (Clin Cardiol 2000;23:171): em adultos, 20 a 30 mg/min iv até que ocorra:

    a) arritmia suprimida;

    b) hipotensão;

    c) alargamento da QRS > que 50%;

    d) dose máxima de 17 mg/kg administrada.

    Na Vtach instável ou na Vfib é viável administrar 100 mg iv a cada 5 min.

    A velocidade do gotejamento é de 1 – 4 mg/min.

    Na peds: 2 a 6 mg/min por 5 min, a seguir, a taxa de gotejamento é de 20 – 80 μg/kg/min; com um máximo de 2g por 24 h.

4) Considerar o uso de sulfato de magnésio 2 g iv (Chest 1997;111:1454), principalmente nos pacientes que sabidamente estão hipomagnesêmicos, como os alcoólatras, atletas, pacientes tomando diuréticos ou mal nutridos.

5) Sotalol: 100 mg iv por 5 min pode ser melhor que a lidocaína.

6) Complexo largo sem pulso é uma forma de dissociação eletromecânica que tem uma diversidade de causas com complexos estreitos ou largos (hipovolemia, hipóxia, tensão pneumotórax, MI maciço; embolia pulmonar maciça; acidose; overdose de drogas como o TCA, digoxina, inibidores-β, inibidores de canal de Ca; hipotermia; tamponamento cardíaco), os complexos largos, porém, podem ocorrer em consequência da hipercalemia, portanto considere administrar CaCl2 iv (J Emerg Med 1989;7:109).

Para Vfib:

- Usar o desfibrilador como mencionado acima e uma desfibrilação máxima após cada manobra farmacológica. Ondas bifásicas (J Am Coll Cardiol 1989;13:207; Acad Emerg Med 1999;6:880; Circ 2000;101:2968) parecem tão eficazes quanto as monofásicas com níveis de energia menores. As 150 J bifásicas com o ajuste do computador ao paciente têm impedância mais eficaz (Resuscitation 2001;49:233).

- Tratamento com meds:

1) Epinefrina 1 mg de 1:10.000 iv ou et (dose peds 10 µg/kg, a qual é 0,1 cc/kg de 1:10.000) a cada 5 min ou vasopressina 40 IU iv em dose única (Anesth Analg 2000;90:1067;2000;91:627), ambos igualmente eficazes (Lancet 2001;358:105); as altas doses de epinefrina não são efetivas nem em crianças (Nejm 2004;358:1722).

2) Lidocaína conforme descrito acima.

3) Amiodarona conforme descrito acima ou 300 mg iv bolus. Esse tratamento não demonstrou ser melhor do que a lidocaína nos seguintes quesitos: sobrevivência ou resultado neurológico após a alta hospitalar, segundo Kudenchuk *et al* (Nejm 1999;341:871), no entanto aumentou a chance de sobrevivência na admissão hospitalar e na alta segundo Dorian *et al* (Nejm 2002;346:884), mas os resultados neurológicos não foram observados. Esse estudo foi confuso,

pois apresentou mais pacientes do grupo tratado com amioradona com pulso espontâneo anterior ao tratamento do que no grupo de pacientes tratados com lidocaína.

4) Procainamida, como descrito anteriormente.
5) Sulfato de magnésio 2 mg iv; (J Cardiothorac Vasc Anesth 2000:196) vs (Resuscitation 2001;49:245), principalmente se o *torsades de pointes* for considerado (Herz 1997;22:51).
6) Sotalol, verapamil e flecainida podem ajudar (Circ 2000;101:1606); verapamil pode converter VF a VT (Circ Res 2000;86:684).

- O IVF deve ser em quantidade (LR ou NS).
- Considerar estimular, se possível induzir, a bradicardia com pulsos, não é de rotina para Vfib refratário.
- Talvez a hipotermia terapêutica (32 °C – 34 °C) por 12–24 h melhore os resultados neurológicos; são necessários mais estudos em humanos (Nejm 2002;346:549; 2002;346:557; Resuscitation 2003;56:9).

Para a Vtach estável (sem dor torácica, angústia respiratória ou hipotensão):

- Considerar a utilização da lidocaína, amiodarona ou procainamida, sendo que a amiodarona e a procainamida são eficazes nas arritmias supraventriculares e ventriculares.
- Segundo lugar, tentar realizar a cardioversão sincronizada começando em 100 J, sede com narcótico e ansiolítico de escolha. O fentanil evita hipotensão, geralmente quando associado com outros narcóticos (mínima liberação de histamina), e o midazolam tem início rápido mais tempo de ação curto. O etomidato 10 – 20 mg iv pode oferecer uma resposta amnéstica com menores riscos de induzir a hipotensão.
- Se perder o pulso, ver a seção de Vfib acima.

Para *torsades de pointes*:

- Magnésio 1–2 mg iv por 10 min (Am J Cardiol 1984;53:528); bolus de 3–12 mg/kg na peds (J Am Coll Nutr 2004;23:497S).

PVC
- Nenhum tratamento é necessário.

Atividade elétrica sem pulso/assístole (PEA)
- Se o ACLS estiver disponível, considerar causas reversíveis de PEA, que incluem a hipovolemia, MI maciço, PE maciço, hipotermia, intoxicação com drogas, anormalidades metabólicas, tamponamento pericárdico e tensão no pneumotórax.
- Vias aéreas, respiração, ventilação.
- Compressões torácicas externas.
- NS iv.
- Epinefrina 1 mg de 1:10.000 iv ou et (na peds 10 µg/kg que é 0,1 cc/kg de 1:10.000) a cada 5 min ou vasopressina 40 IU iv em dose única (Anesth Analg 2000;90:1067; 2000;91:627): ambos igualmente eficazes (Lancet 2001;358:105); a vasopressina é melhor para aqueles com assístole, mas não é usada até a alta hospitalar, devido aos resultados neurológicos e a sobrevida (Nejm 2004;350:105); as altas doses de epinefrina não são efetivas, nem em crianças (Nejm 2004;358:1722).
- Atropina 1 mg iv q 5 min a um total de 4 mg em adultos (Ann EM 1981;10:462; 1984;350:815).

Observação: As doses et geralmente são o dobro das doses iv e são seguidas de um NS de 10 cc com pressão.

Recuperação do paciente da Vfib, Vtach instável. PEA ou assístole:
- Alguns dados recomendam a hipotermia terapêutica, 32 °C – 34 °C por 12 h – 24 h, para melhorar a fase pós-recuperação em pacientes que recuperam os sinais vitais, mas estão inconscientes (Nejm 2002;346:549).

A longo prazo:

Alguns pacientes são candidatos aos desfibriladores implantáveis (Nejm 2003;1863): não se esqueça de documentar todas as frequências e as alterações na frequência cardíaca.

Capítulo 3
Condições Dentárias

3.1 Infecção

Compendium 1990;11:492,494,498

Causas: Falta de higiene dental, acarretando doença dentária e gengival, ou como manifestações de doenças sistêmicas como no Diabetes *Mellitus*, doenças reumáticas, doenças hematológicas ou doenças infecciosas, como a TB; aumento de cáries em fumantes passivos (Jama 2003;289:1258).

Epidemiologia: É comum na primeira visita ao dentista, na maioria das vezes no ER, principalmente em crianças < de 3,5 anos de idade (52%) (Ped Dent 1997;19:470). Os patógenos mais comuns são o *Streptococcus pyogenes, Streptococcus mitis, Streptococcus salivarius, Staphylococci, Streptococcus faecalis, Escherichia coli e Klebsiella* (Aust Dent J 1978;23:107).

Fisiopatologia: Colapso do dente ou da gengiva, acarretando complicação da infecção secundária (J Am Dent Assoc 1969;78:1016).

- Abscesso periodontal é entre o dente e a gengiva.
- As gengivites necrosantes são causadas por uma espiroqueta muito semelhante ao *Treponema pallidum*; é uma *Fusobacteria spp*.

Sintomas: Halitose, dor e inchaço.

Sinais: Edema localizado, eritema, ou enrijecimento; ulcerações; cáries dentárias, linfadenopatia.

Complicações: Perda de dentes; abscesso secundário na gengivite.

Exames laboratoriais: Não há nenhum teste, a não ser que haja suspeita de uma doença sistêmica.

Medidas de controle emergencial:

(Brit Dent J 1989;166:41)

Abscesso periodontal:
- Rinsagem com água quente.
- Antibióticos: PCN VK 500 mg po bid a qid, se o tratamento com a PCN falhar ou se houver alergia, usar a Clindamicina 300 mg po qid; também é viável usar o metronidazol se a PCN falhar (Brit J Oral Surg 1977;14:264).
- I & D se aparecer a ponta do abscesso, fazer o bloqueio apropriado e perfurar o abscesso com uma lâmina n° 11.
- Meds para dor, com o ibuprofeno demonstrando vantagens fisiológicas sobre o acetaminofeno na dor dentária (J Endod 1999;25:804).
- Referência dentária.

Gengivite necrosante:
- Rinsagem com água quente.
- Tetraciclina 250 mg po qid; ou PCN 500 mg tid ou qid; ou metronidazol 200 mg po tid por 3 dias.
- Lidocaína tópica (viscosidade de 2%) pode auxiliar; evite usar em abundância ou pode ocorrer toxicidade relacionada à lidocaína.
- Referência dentária.

3.2 Lacerações Orais

Causas: Trauma, geralmente com a parte rígida do dente ou com aparelhos ortodônticos como uma superfície cortante.

Epidemiologia: Comum.

Sintomas: Corte na parte interna do lábio ou na boca.

Sinais: Laceração oral; verificar a presença de dentes ou de aparelhos ortodônticos soltos.

Curso: Geralmente, é curada com rapidez; verificar com cuidado a presença de múltiplas lacerações, principalmente onde a mucosa de dentro da boca reflete a mandíbula superior ou inferior.

Complicações: Infecção.

Exames laboratoriais: Não há nenhum teste. Se houver um corpo estranho, considerar fazer um raio-x.

Medidas de controle emergencial:

- Atualizar a vacina antitetânica se for necessário.
- Anestesia local (ver no Capítulo 19.2).
- Depois de prolongada irrigação com salina estéril, reparar com fio de seda 4 – 0 a 5 – 0. Fazer suturas simples e frouxas, e garantir que a borda Vermilion esteja alinhada, caso tenha sido violada.
- Pode haver necessidade de reparo na sala de cirurgia, para as crianças.
- Para feridas de maior risco, considerar a profilaxia com antibióticos (PCN) orais por 3 a 5 dias. Também é viável optar por deixar aberta se for possível.

3.3 Trauma

Compendium 1990;11:526,528,530

Epidemiologia: Fraturas incompletas nos dentes são mais comuns nos pacientes mais velhos, já as fraturas completas podem ocorrer em qualquer idade (J Prosthet Dent 1999;82:226).

Sx/Sinais:

- As fraturas no dente são classificadas de acordo com Ellis:

    Classe I é a fratura do esmalte dentário.

    Classe II envolve a dentina, conforme evidenciado pela sensibilidade ao ar e ao frio.

    Classe III envolve a polpa, conforme evidenciado pelos pontos de sangue na gaze ao tocar gentilmente o dente.

- Um dente subluxado é um dente solto, com um espectro de uma possível subluxação.
- Um dente avulso é um dente que está desaparecido.
- Todas as classes, com exceção da primeira, envolvem dor.

Complicações: Perda do dente ou infecção secundária por todas as classes, com exceção da primeira.

Exames laboratoriais: Raio-x se o dente avulso não for localizado (r/o implantação gengival) ou se houver a suspeita de existir fragmentos do dente no tecido. O dente pode estar no estômago.

Medidas de controle emergencial:

(Otolaryngol Clin N Am 1972;5:273)

- Ellis classe I:

Limar as bordas se necessário. Recomenda-se a procura de um dentista especializado.

- Ellis classe II:

Cobrir a dentina com CaOH e gaze e evitar comidas quentes ou frias; se houver uma dentina mínima aparecendo em adolescentes ou pacientes mais velhos, podem ser necessárias mudanças na dieta por algumas semanas. Um dentista especializado deve ser procurado no dia seguinte.

- Ellis classe III:

Cobrir o dente com folhas metálicas e encaminhar o paciente para um dentista especializado imediatamente: no mesmo dia ou no máximo no dia seguinte. Analgésicos orais, nada na gengiva!

- Dente subluxado:

Se a subluxação for mínima, verificar o dente anterior; dar instruções explícitas da necessidade de procurar atendimento dentário em caso de aumento da dor ou de amolecimento do dente. Dente anterior com ancoramento tênue no feixe neurovascular. Fazer dieta líquida por 2 – 3 semanas.

Se estiver instável, encaminhar imediatamente para um dentista especializado para estabilizar.

- Dente avulso (Endod Dent Traumatol 1986;2:1; Otolaryngol Clin N Am 1991;24:165; Am J EM 1990;8:351):

Reimplantar o dente permanente. Rinsar gentilmente com água, evitar encostar nas raízes. Se não for possível reimplantar, colocar o dente numa gaze úmida, num copo de leite com gelo, se disponível, ou de preferência colocar na solução de Hank. Reimplantar no ER e encaminhar imediatamente a um dentista especializado.

Observação: Curativos periodontais podem ser encontrados normalmente no ER para a realização de estabilização temporária.

Capítulo 4
Endocrinologia

4.1 Insuficiência Adrenal Aguda

Ann Clin Biochem 1999;36:151; Nejm 2003;348:727

Causas: A insuficiência adrenal primária (doença de Addison) pode ser de natureza atrófica, como vista na idiopática ou autoimune com defeito na supressão das células T; ou pode ser caracterizada como destrutiva, vista no câncer primário ou metastático (Ann Hematol 1999;78:151); síndrome do anticorpo antifosfolipídeo (Chest 1998;113:1136); infecção, principalmente na TB ou na peds com sepse (Arch Dis Child 1999;80:51); e meningococcemia com síndrome de Friderichsen-Waterhouse; na amiloidose; ou em hemorragia grave com hipotensão (Arch Surg 1999;134:394). A insuficiência adrenal secundária ocorre naqueles que podem estar com panhipopituitarismo, aqueles que usam esteroides de forma crônica, incluindo a beclometasona inalada (J Allergy Clin Immunol 1999;103:956), ou aqueles que acabam de interromper o uso de corticosteroides e estão agora sob estresse; ou doenças autoimunes em geral (Clin Endocrinol (Oxf) 1998;49:779). Também é observada em pacientes com Aids .

Epidemiologia: Na doença de Addison o pico da incidência é com 20 – 40 anos de idade. Está associada ao HLA-B8 e DR 3/4, e assim sendo, com a anemia perniciosa, miastenia grave, anticorpo contra as células das ilhotas na IDDM, mixedema, vitiligo, alopecia, e falência gonadal primária.

Fisiopatologia: Para que os sintomas apareçam, é necessário que ocorra a destruição de 80% da glândula. O ACTH e MSH são semelhantes, por isso a pigmentação elevada; ambas as deficiências em mineralocorticoides e em glucocorticoides criam os si/sx.

Sintomas: Perda do bem-estar; náusea, vômito e diarreia; desejo por comer sal e perda de peso; galactorreia ocorre raramente; aumento da pigmentação se for crônico.

Sinais: Hipotensão; caquexia; hiperpigmentação, vitiligo, traços de pigmentação longitudinal na unha se for crônico; redução do pelo axilar e pubiano; lembre-se de não confiar no exame abdominal para abdômen agudo se o paciente tomar esteroides exógenos.

Curso: 40% dos pacientes com a doença de Addison vão desenvolver outras falências glandulares (principalmente na tireoide e gônada).

Diff Dx:

- Hipoaldosteronismo hiporreninêmico: hipercalemia e acidose metabólica devido à supressão da síntese de prostaglandinas.
- Adrenoleucodistrofia: em meninos, uma anormalidade do metabolismo de ácidos graxos ligada ao sexo.

Exames laboratoriais Perfil químico com baixo Na+, baixo HCO_3, K+ elevado, verificar o nível de cortisol: se < que 15 μgm%, então o diagnóstico é bem provável; checar o TSH (J Clin Endocrinol Metab 2000;85:1388), hemograma completo procurando pela eosinofilia (Lancet 1999;353:1675). Para o diagnóstico da idiopática, procurar o anticorpo contra a esteroide-21 hidroxilase e níveis séricos aumentados de ácidos graxos de cadeia muito longa (J Clin Endocrinol Metab 1998;83:3163), considerar fazer uma cultura para variados micro-organismos e outras avaliações para ID e hipotensão; ECG; teste diagnóstico graduado da estimulação com ACTH (J Endocrinol Invest 2000;23:163).

Medidas de controle emergencial:

- IVF com 20 cc/kg bolus.

- Hidrocortisona 100 mg iv (pode ser repetido em 6 h) (Mil Med 1996;161:624).
- Metilprednisolona 1 – 2 mg/kg iv se houver necessidade de glicocorticoide adicional (angústia respiratória, hipotensão).

4.2 Cetoacidose Diabética

Acta Paediatr suppl 1999;88:14; Emerg Med Clin N Am 1989;7:859

Causas: IDDM sem complacência e/ou infecção secundária, mais provável.

Epidemiologia: Aproximadamente 5% de mortalidade (Med J Aust 1989;151:439,441, 442).

Fisiopatologia: Coma devido à acidose do CSF, mais raro no metabólico do que na acidose respiratória, porque o CO_2 cruza a barreira hematoencefálica mais facilmente; o tratamento com HCO_3 pode paradoxalmente induzir/piorar o coma. O peptídeo natriurético atrial é suprimido em crianças para manter o fluido e o sódio (J Peds 1987;111:329).

Sintomas: Indisposição, confusão, náusea, vômito, dor abdominal.

Sinais: Respirações Kussmaul; estupor; coma; hipotensão; desidratação.

Curso: Início de 2 a 3 dias.

Complicações: Edema cerebral levando a coma com 90% de mortalidade em 6 h –10 h após começar o tratamento, principalmente em crianças (Nejm 1967;276:665) com $PaCO_2$ baixa e BUN sérico alto (Nejm 2001;344:264). Infecção secundária com *Pseudomonas pseudomallei* (Melioidose), ubíquo na Ásia (Arch IM 1972;130:268).

Diff Dx: Hipoglicemia; infecção; intoxicação com drogas; apendicite; insuficiência renal aguda; não cetótica, coma hiperosmolar não acidótica; visto em idosos com NIDDM.

Exames laboratoriais Perfil químico e hemogasimetria, buscando principalmente pelo bicarbonato < que 10 e pH < que 7,2 (Ped Emerg Care 1996;12:347). Procurar o intervalo aniônico (AG) > que 15 calculando o seguinte: Na - (Cl + CO_2) = AG (Nejm 1977;297:814). ABG vs hemogasimetria venosa (Ann EM 1998;31:459). Hemograma completo, e bandemia > que 10% justifica a pesquisa por uma infecção secundária (Am J EM 1987;5:1). UA como teste ligeiro para cetonas e estado de hidratação se houver uma UTI secundária. Considerar pesquisa de diversos micro-organismos (cultura) e outras avaliações para ID se houver febre. Observar as cetonas séricas e o nível de acetona (Diabetes 1986;35:668). Considerar osmoles calculadas ou medidas-osmoles calculadas = glicose/18 + 2 x Na + BUN/2,8.

Medidas de controle emergencial:

- Adultos com NS iv com 1 L em bolus e após 1 L/h.

- Na peds 20 cc/kg IVF em bolus e pode ser repetido uma vez antes da taxa de manutenção se for necessário; estudos que enfatizam o uso de IVF devido ao edema cerebral estão apenas selecionando aqueles que estão mais doentes, que precisam de mais fluido para ressuscitação e esses pacientes têm elevada difusão de água no cérebro (J Peds 2004;145:164).

- Insulina comum 0,33 – 0,44 U/kg iv, seguida de 7 U/h iv contínuo até que a glicose < que 250 mg%; após 2 – 6 U/h iv até a glicose chegar a < que 150 mg%; continuar apenas para manter a rotina (Arch IM 1977;137:1377); verificar K+ antes de infundir a insulina, a não ser que as alterações vistas no ECG sejam tão largas quanto na QRS.

- Insulina na peds: 0,1 – 0,2 U/kg iv, após 0,1 – 0,2 U/h.

- Fluidos: após o primeiro litro, NS ou ½ de NS se os osmoles estiverem elevados com 40 mEq KCl/L e 1 L/h até que glicose sérica esteja < 250 mg%, mudar a seguir para D_5W ou D_5NS, dependendo do sódio no soro (sódio alto, use mais hipotônico e vice-versa).

- TNG se houver vômito (tratamento da gastroparesia).

- HCO_3 iv somente se o HCO_3 estiver < 5 mEq/L ou pH < 6,9 (Crit Care Med 1999;27:2690); fornece uma acidose no CNS paradoxal, e um desvio para a direita na curva de dissociação da hemoglobina; evite usar na peds (Nejm 2001;344:264).

- Raramente é necessário tratamento com PO_4; talvez apenas se o K_2PO_4 estiver baixo (PO_4 < 0,1 – 0,5 mg%) para prevenir a resistência à insulina.
- Consulta médica para admissão.

4.3 Estados Hiperosmolares

Nejm 1974;290:1184; West J Med 1980;132:16.

Causas:

Diabetes *Insipidus* (DI): (Endocrinol Metab Clin N Am 1993;22:411):

- DI central devido à idiopática, sarcoide, granuloma eosinofílico, lesão do CNS: tumor, trauma, cirurgia; a ingestão de álcool é transitória, mas agrava as outras causas.
- DI nefrogênica, incluindo a induzida por lítio, demeclociclina (Declomicina), transitória na gravidez devido à vasopressinase, lesão do túbulo renal acarretada pela hipercalcemia, hipocalemia, pielonefrite crônica, obstrução parcial crônica, anemia falciforme, envenenamento por chumbo e acidose tubular renal.

Desidratação acarretada por um dos seguintes:

Diuréticos de alça;

Impossibilidade de beber;

Tratamento de queimados com betadine;

Peritoneal ou hemodiálise;

Concentração de urina diminuída e redução de sede nos idosos, principalmente os que apresentam AODM como diagnóstico comórbido, acarretando o coma hiperosmolar não cetótico (Drugs 1989;38:462; Curr Ther Endocrinol Metab 1997;6:438). Pode ser precipitado pelos glicocorticoides, β-inibidores ou diazoxida.

Epidemiologia: DI ocorre em 3:100,000 (Ped Rev 2000;122).

Fisiopatologia: Ambos os tipos de DI estão associados à deficiência ou resistência ao ADH [nefrogênica (J Mol Med 1998;76:326)], normalmente o ADH dilata as arteríolas esplênicas, aumenta a renina e estimula fatores coagulantes, como o fator VIII, acarretando a reabsorção de água nos rins. Desidratação como etiologia.

Sintomas: Confusão.

Sinais: Confusão, estupor, coma, hipotensão, desidratação.

Curso: O prognóstico é pior nos pacientes que têm sódio sérico corrigido normal ou elevado (Ann IM 1989;110:855); 1,6 mmol/L do sódio sérico para cada 100 mg/dL a mais de glicose sérica.

Complicações: A mortalidade é > de 40% nos pacientes idosos.

Exames laboratoriais Hemograma completo, perfil químico, osmoles mensurados ou calculados (fórmula descrita anteriormente). Considere fazer uma UA e a cultura de diversos micro-organismos para procurar ID que possam causar a hipotensão; ECG.

- *Raio-x*: neuroimagem como em CT/MRI (J Clin Endocrinol Metab 1999;84:1954) para avaliar a glândula pituitária na DI central. Pode não ser necessário nas DI idiopáticas isoladas ou naqueles que têm somente uma deficiência no hormônio de crescimento (Lancet 1999;353:2212).

Medidas de controle emergencial:

- O_2; IVF.
- Reposição de H_2O a menos de 12 mEq Na, mudando por 24 h (edema cerebral), ou mudança na osmolalidade do soro < de 2 mOsm/l/h. Déficit de água = 0,6 X (peso corporal ideal) [1 – 140/(sódio sérico mensurado)].
- DI central tratada com desmopressina (análogo da vasopressina) 5 – 20 µg nasal subcutânea ou iv q 4 h –20 h para o tipo completo. A desmopressina é resistente à vasopressinase. A indapamina 2,5 mg

qd pode ser utilizada (Arch IM 1999;159:2085). O tipo incompleto é tratado da mesma forma ou como a nefrogênica.

- A nefrogênica é tratada com tiazidas, carbamazepinas ou clorpropamida; amilorida 5 – 10 mg bid (0,3 mg/kg/d tid na peds) (Arch Dis Child 1999;80:548).

- NSAIDs (indometacina) para DI induzida por lítio (Ren Fail 1997;19:183).

- Boma hiperosmolar não cetótico é tratado com insulina regular 0,15 U/kg iv em bolus, seguido de infusão de insulina regular diluída em ½ NS a 5 – 7 U/h. NS usado para fluido de ressuscitação, evitar a hipocalemia (Diabetes Care 1982;1:78).

4.4 Hipoglicemia

Causas:

Exógenas:

- Insulina: baixos níveis plasmáticos do peptídeo C; hipoglicemia prolongada com o uso de β-inibidores (Diabetes Care 1984;7:243).
- Sulfoniureias.
- Choque endotóxico (Circ Shock 1982;9:269).
- Lista de drogas publicadas em Ann IM 1993;118:536, incluindo as fluoroquinolonas (Med Lett Drugs Ther 2003;45:64).

Jejum:

- Tumor funcional pancreático (Diabetes 1981;30:377).
- Tumor funcional não pancreático (Arch IM 1972;129:447).
- Doença hepática.

  Adquirida, principalmente devido à CHF.

  Doença do armazenamento de glicogênio congênita ou galactosemia (J Clin Invest 1998;102:507).

Hepatoma.

- Etanol (Endocrinol Metab Clin N Am 1989;18:75) e/ou má nutrição devido à redução da gliconeogênese; eg, em doenças diarreicas em crianças.
- Deficiências endócrinas, eg, doença de Addison, hipopituitarismo, redução da função da célula α pancreática.
- Resposta fisiológica normal em mulheres e crianças.

Reativa (pós-prandial) (Diabetes 1981;30:465): O GTT oral não auxilia; se for necessário, verificar a glicose sanguínea: ≤ que 60 mg% é significativo:

- Esvaziamento gástrico rápido.
- Absorção rápida.
- Pré-diabetes.
- Síndrome de Dumping (Peds 1987;80:937).
- Sensibilidade à leucina.
- Intolerância à frutose hereditária.

Sintomas: Confusão, sintomas relacionados à epinefrina: suor, palidez, náusea.

Sinais: Taquicardia, palidez, diaforese, intoxicação, coma.

Complicações: Lesão do CNS, coma.

Exames laboratoriais Monitoramento da glicose (Glucoscan), perfil químico.

Medidas de controle emergencial:

- O_2; acesso iv.
- 25 g de glicose (50 cc da solução de 50% — D50 1 amp) (Prehospital Disaster Med 1998;13:44); se houver relato ou se suspeitar de abuso de álcool, administrar com 100 mg de tiamina iv. Repetir se

for necessário. Na peds: 2 cc de solução 50% ou 4 cc de solução 25% (1g)/kg iv.

- É viável usar o glucagon 1 mg iv (Diabetes Care 1987;10:712). Pode ser feita im se não houver acesso.

- Se o paciente estiver acordado e for capaz de engolir, pode ser administrado o suco ou a pasta de glicose (Diabetes Care 1982;5:512); a glicose retal não é eficaz (Acta Paediatr Scand 1984;73:560).

- Alimentar o paciente se ele estiver acordado e for capaz de engolir.

- Fazer um acompanhamento médico de pacientes com alta hospitalar se ele recuperar da hipoglicemia. Se não houver recuperação, a internação é recomendada.

4.5 Coma por Mixedema

Jama 1974;230:884; Med Clin N Am 1995;79:185; Am Fam Phys 2000;62:2485

Causas: Estado hipotireoideo não tratado, com o hipotireoidismo ocasionado por qualquer um dos fatores: excesso ou deficiência de I2, autoimune (Ann IM 1985;103:26), excisão cirúrgica, radiação ou iodeto após o tratamento de bócio difuso tóxico (Nejm 1969;28:816). É menos provável de ocorrer devido à terapia de lítio ou de hipotireoidismo secundário (insuficiência pituitária ou hipotalâmica).

Epidemiologia: Raro, com 50% de mortalidade nos idosos, mesmo se reconhecido e tratado (J Am Board Fam Pract 1995;8:376); é mais comum nos locais de clima frio.

Fisiopatologia: A ausência de T3 e T4 tem influência global no corpo. A doença autoimune de Hashimoto tem associação com a anemia perniciosa e com o diabetes insulina-dependente; a fenitoína e a carbamazepina podem iniciar o hipotireoidismo (Acta Neurol Scand 1980;61:330).

Sintomas: Perda de cabelo e cabelos mais ásperos; pele mais áspera; fadiga; língua inchada; constipação; e/ou cãibras musculares.

Sinais: Hipotermia; bócio; cicatriz cirúrgica no pescoço; reflexos retardados (J Psych Res 1967;5:289) ou areflexia; PMI reduzido devido à efusão pericardial; psicose; depressão respiratória; convulsões; ou coma.

Curso: A morte é iminente se não for reconhecido e tratado precocemente.

Complicações: Frio ambiental, trauma, infecção secundária e drogas, como as mencionadas acima, podem ser fatores agravantes. A arritmia cardíaca pode ocorrer com o reaquecimento. Tamponamento cardíaco (Clin Cardiol 1982;5:459).

Exames laboratoriais Perfil químico, hemograma completo, TSH (Nejm 1971;285:529), T4 livre, ECG, se houver comprometimento respiratório ou neurológico significativo, verificar os ABG, UA e/ou cultura de uma diversidade de micro-organismos se houver outras causas de alteração do estado mental, CXR — pode demonstrar o sinal do frasco de Erlenmeyer, observado na efusão pericardial. Considerar fazer uma CT da cabeça para r/o um processo intracraniano se houver alteração do estado mental.

Medidas de controle emergencial:

- Protocolo de coma de O_2, narcan iv, dextrose, tiamina se for apropriado. Considerar usar piridoxina iv se ocorrer um Hazmat e/ou uma exposição à hidrazina.
- Via aérea livre se necessária. Intubar se houver hipoxemia.
- T4 500 µg iv ou T3 40 µg iv, se possível administrar ASAP, ficar atento aos efeitos cardíacos.
- Reaquecer gradualmente. A consulta médica é necessária para a admissão.

4.6 Crise Tireotóxica

Jama 1974;230:592

Causas: Estado hipertireoideo não tratado, que pode ter uma resposta psicológica elevada devido à retirada dos meds antitireoide (Metabolism

1968;17:893), tireoidite por radiação, infecção, trauma, cirurgia, acidose, ou toxemia da gravidez.

Epidemiologia: Pode ocorrer novamente em pacientes que fizeram tratamento cirúrgico para o hipertireoidismo (16%) (Brit J Surg 1983;70:408).

Fisiopatologia: Estado hipertireoideo com o T3 e o T4 influenciando a fisiologia do corpo todo. Tireoidite autoimune (doença de Graves) é a classificação de muitos tipos (Clin Endocrinol (Oxf) 1992;36:75); raramente é a tireoidite de Hashimoto (Metab Ped Ophthalmol 1981;5:213).

O câncer de tireoide está presente em aproximadamente 6% (World J Surg 1998;22:473,477), e é mais frequente naqueles com adenoma solitário.

Sintomas: Calor e suor; pele macia; diarreia com esteatorreia, polifagia de gordura, e tempo do trânsito gi reduzido.

Sinais: Febre; hipotrofia muscular; taquicardia em repouso; tremores; hiperreatividade; fraqueza; confusão; psicose; coma; e/ou hepatomegalia.

Curso: A morte é iminente se não for reconhecido e tratado precocemente.

Complicações: O tratamento pode induzir o hipotireoidismo (Clin Endocrinol (Oxf) 1997;46:1) ou hipocalemia.

Diff Dx: Sinais físicos de coreia também podem ser observados, como reações ao tratamento, lesão neurológica, ou doença psiquiátrica (Am J Psych 1979;136:1208).

Exames laboratoriais Perfil metabólico, hemograma completo, TSH, T4 livre, T3 total ou livre (J Am Ger Soc 1988;36:242), avaliar as ID com UA e com culturas de diversos micro-organismos quando houver febre e alteração do estado mental, ECG, ABG se houver comprometimento respiratório e/ou alterações neurológicas.

Medidas de controle emergencial:

- IVF, prepare D_5NS com tratamento (bolus), como descrito abaixo,

- β-inibidores: Propranolol 2–10 mg iv lentamente; ou esmolol (Brevibloc) 50-200 µg/kg/min; com exceção às insuficiências cardíacas (BMJ 1977;1:1505).
- Hidrocortisona 100 mg iv (q 6 h) e considerar o uso de dexametasona para prevenir a conversão periférica de T4 a T3.
- PTU 1 gm po ou via tubo NG.
- Iodeto na solução Lugol, 10 gtts po tid ou iodeto orgânico 1 gm qd: não é ideal para utilizar a longo prazo.
- Considerar a utilização do lítio 300 mg po tid ao invés de SSKI.
- Cobertor que resfria para a hipertermia; vaporização gelada funciona para refrescar o paciente.
- Se necessário, usar digitalis (Afib).

Capítulo 5
Ambiental

Algumas informações básicas sobre as doenças ambientais:
- Quando nos referimos à elevação (altitudes elevadas), geralmente nos referimos a > 8.000 pés (± 2.400 m) acima do nível do mar, apesar de altitude elevada ser qualquer uma > que 5.000 pés (± 1.500 m).
- As pessoas ficam geladas mais rapidamente na água.
- Hipotermia é um problema que também ocorre no verão.
- A hipertermia tem diversas causas além das ambientais.
- Quando não for possível explicar os problemas neurológicos ou os sintomas constitucionais, pensar no CO.

5.1 Doença da Altitude Elevada (AMS, HAPE, HACE)

Am J Emerg Med 1985;3:217; Emerg Med Clin N Am 1984;2:503; Nejm 2001;345:107

Causas: Presença em altitude elevada (8.000 – 10.000 pés acima do nível do mar) com ou sem a aclimatização apropriada. Para prevenir "escale alto, e durma em altitudes baixas" (Aviat Space Environ Med 1976;47:512; N Z Med J 1998;111:168).

Epidemiologia: É bem mais fácil hoje do que era no passado chegar em altitudes elevadas, até mesmo as altitudes extremamente elevadas (18.000 ft acima do nível do mar) são possíveis de se alcançar.

Fisiopatologia:
- A hipóxia é um problema, com a pressão parcial de O_2 diminuindo ao atingir altitudes mais elevadas. A hiperventilação inicial, devido à redução de Pa_{O_2}, é neutralizada pela alcalose respiratória decorrente. A vasoconstrição periférica leva ao deslocamento do sangue

do nível do tórax para o sistema venoso subdiafragmático (*Venous pooling*), o qual causa diurese e aumento da osmolalidade. As tendências à hipertensão pulmonar (Adv Exp Med Biol 1999;474:93) serão exacerbadas pelas altitudes devido à hipóxia pulmonar global, e talvez a vasoconstritores pulmonares, como a endotelina-1 (Circ 1999;99:2665). O fluxo sanguíneo no cérebro aumentará na tentativa de aumentar a oxigenação do cérebro. No entanto, esse aumento do volume sanguíneo pode aumentar a pressão intracraniana. Talvez isso ocorra devido ao edema e à isquemia (J Appl Physiol 1995;79:375). O fluxo sanguíneo no cérebro é importante nos edemas cerebrais de altitudes elevadas, mas provavelmente não é um problema fisiológico tão significativo na AMS (J Appl Physiol 1999;86:1578).

- A aclimatização pode resolver alguns dos problemas que ocorrem em altitudes elevadas, mas isso não é sempre certo. O ideal é subir no máximo 2.000 a 2.500 ft por dia, regressando à altitude inferior para pernoitar.

- Os três principais problemas de altitude elevadas são a AMS, a HAPE (Wilderness Environ Med 1999;10:88) e HACE (Wilderness Environ Med 1999;10:97).

Sintomas:

AMS: dor de cabeça, fatiga, náusea, vômito e anorexia.

HAPE: idêntico à AMS, com tosse e dispneia no exercício.

HACE: idêntico à AMS e à HAPE, com alterações no estado mental.

Sinais:

AMS: não específico.

HAPE: Estertor; padrões respiratórios noturnos irregulares (Aviat Space Environ Med 1989;60:786).

HACE: Semelhante à HAPE, bem como estupor, coma, déficit do nervo craniano focal.

Curso: Declínio rápido das atividades fisiológicas, a não ser que seja diagnosticado e tratado rapidamente.

Tabela 5.1 Sistema de Pontuação do AMS

Dor de cabeça	0	Nenhuma
	1	Branda
	2	Moderada
	3	Grave, incapacitante
Sintomas GI	0	Apetite
	1	Pouca fome ou náusea
	2	Náusea moderada e vômito
	3	Náusea e vômito grave, incapacitante
Fadiga e/ou fraqueza	0	Ausência de cansaço ou fraqueza
	1	Fadiga/fraqueza branda
	2	Fadiga/fraqueza moderada
	3	Fadiga/fraqueza grave, incapacitante
Tontura	0	Nenhuma
	1	Branda
	2	Moderada
	3	Grave, incapacitante
Dificuldade para dormir	0	Dormindo bem, como de costume
	1	Não está dormindo bem
	2	Péssima noite de sono, acordando muitas vezes
	3	Não consegue dormir
Total		(Pontuação de 3 ou mais é consistente com AMS)

Complicações: AMS pode progredir para HAPE ou HACE ou ambos, e os sintomas podem piorar com a ingestão de álcool, depressores respiratórios, ingestão inadequada de fluidos e exercício em excesso.

Diff Dx: Hipotermia, desidratação, efeito colateral de drogas ou OD (em especial o envenenamento com CO), infecção, PE, CVA, reação diabética, fadiga ou bronquite.

Sistema de pontuação: Sistema de pontuação do AMS pelo Consenso de Lake Louise (Hypoxia and Molecular Med 1993;66:272; Aviat Space Environ Med 1995;963). Ver Tabela 5.1.

Exames laboratoriais: Não é necessário para os episódios brandos.

Nos episódios graves, começar o tratamento e verificar: perfil metabólico, monitoramento da glicose (Glucoscan), ABG, nível de CO, hemograma completo, CXR, ECG, UA com cultura de micro-organismos se for considerada uma ID, CT da cabeça sem contraste se for considerada uma lesão no CNS, nível de etanol ou rastreamento de toxicidade na urina se o abuso de drogas for considerado como possibilidade.

Obs.: O SaO_2 baixo é um fator de risco para o desenvolvimento de AMS e HAPE (Aviat Space Environ Med 1998;69:1182).

Medidas de controle emergencial:

- Retornar à altitude apropriada, descansar (J Appl Physiol 2000;88:581) e aquecer o paciente.
- O_2; se estiver disponível e for necessário, usar a bolsa de pressão Gamow (Am J Emerg Med 1996;14:412; Biomed Sci Instrum 1989;25:79). É possível também usar a câmara hiperbárica dos ER, que são usadas para tratamento de doenças de altitude.

AMS branda pode se resolver se o paciente descender (1.000 ft). As demais avaliações serão feitas de acordo com os sintomas de cada paciente. Nos outros casos fazer o seguinte:

- Conforme descrito acima.
- Hidratação via oral; acesso iv, caso necessário (Aviat Space Environ Med 1999;70:867).
- Manter a via aérea livre; possivelmente usar a válvula PEEP para a prevenção (Eur J Appl Physiol 1998;77:32).
- Acetozolamida (Diamox) 5 mg/kg/d dividido tid (Nejm 1968;279:839; Nejm 1969;280:49; Lancet 1981;1:180; Ann IM 1992;116:461).

- Dexametasona 4 mg q 6 h por qualquer via (po/im/iv) (West J Med 1991;154:289).
- Acetozolamida + dexametasona é melhor do que somente a acetozolamida, a qual é melhor do que somente a dexametasona (Aviat Space Environ Med 1998;69:883).
- Os dados sobre a teofilina são controversos (Eur Respir J 2000;15:123).
- Há um papel potencial do magnésio (oral) (Aviat Space Environ Med 1999;70:625).

HAPE:

- Diuréticos de alça, como a furosemida 60 – 80 mg iv, escassez de dados.
- Nifedipina 10 mg po, dados controversos (Med Sci Sports Exerc 1999;31:S23).
- Hidralazina 10 mg iv ou fentolamina, dados controversos (Int J Sports Med 1992;13:S68).
- Considerar CPAP (Chest 2003;123:49).
- É controverso o uso de narcóticos para facilitar o deslocamento do sangue do nível do tórax para o baço. No caso do uso de ansiolíticos para evitar a hipotensão, a droga de escolha deverá ser o fentanil 25 µg iv em adultos a cada 10 min; usar com cuidado em pacientes com angústia respiratória.

HACE:

- Considerar o manitol e diuréticos de alça; dados controversos.

Prevenção:

- Acetazolamida, dexametasona, bons hábitos de escalada, inalador de salmeterol 125 µg q 12 h (Nejm 2002;364:1631).

5.2 Traumatismos por Eletricidade

Emerg Med Clin N Am 1992;10:211; Ann EM 1993;22:378; J Emerg Med 1999;17:977; 2000;18:181; 2000;18:27

Causas: Crianças brincando com tomadas ou fios elétricos desencapados; tomadas; falta de barreira para material que conduz eletricidade, suor ou água.

Epidemiologia: Constitui 3% – 5% de admissões por queimaduras, 1.000 mortes/ano (Ann EM 1993;22:378).

Fisiopatologia: Mais de 1.000 volts já é significativo para o ser humano, com apenas 20 mAmps podendo causar morbidade se a corrente for alternada. A Lei de Ohm: amperagem = voltagem/resistência. Os traumatismos por eletricidade podem causar problemas de condução em células nervosas ou cardíacas, bem como destruição térmica.

Sintomas: Formigamento da parte em contato, inabilidade de largar o material condutor, falta de ar, dor localizada.

Sinais: Destruição do tecido, angústia respiratória, arritmias, alterações do estado mental, paralisia ou morte súbita.

Curso: Variável.

Complicações: Morte súbita após a descarga de uma corrente na fase de repolarização ventricular, análogo ao fenômemo R em T. Crianças que mordem fios elétricos podem ter hemorragia da artéria labial atrasada, resultado do desprendimento da mucosa enquanto o tecido cicatriza; o atraso pode ser de 2 semanas.

Exames laboratoriais:
- Se houver formigamento localizado na mão sem os demais sintomas e não houver evidências de ferida nos lados opostos do corpo, não há nenhum exame laboratorial a ser realizado.
- Nos outros casos: ECG, CMP, PT/PTT, CPK, UA e urina para verificar a mioglobina se suspeitar de destruição muscular. Checar LFTs e amilase se a via for intra-abdominal; CT da cabeça se houver alteração do estado mental.

Medidas de controle emergencial:
- Acesso iv.
- Via aérea livre se houver queimaduras faciais ou no pescoço, com redução da função respiratória, ou se houver queimaduras na boca e na orofaringe.

- Se for necessário, tratar as arritmias cardíacas. Não é necessária a continuação do monitoramento cardíaco se o resultado do ECG for normal e não houver problemas agudos (J Emerg Med 2000;18:181), incluindo perda da consciência (Burns 1997;23:576). Se houver ferida invasiva no tórax, observar por 24 h (Brit Hrt J 1987;57:279).
- Fluido iv para ressuscitação de queimados se houver queimaduras significantes observadas no exame físico ou laboratorial (South Med J 1996;89:869).
- Se for necessário, atualizar a vacina antitetânica.
- Tubo NG se houver um processo intra-abdominal com íleo.
- A manutenção de fraturas deve ser feita conforme apropriado.

5.3 Envenenamentos

Nejm 2002;347:347; Ann EM 2001;37:189; 2001;37:196; 2001;37:181; Am Fam Phys 2002;65:1367

Causas: Picadas de aranha e répteis ou de escorpião.

Epidemiologia: O número anual de envenenamentos por aranhas nos U.S. não é certo, mas aproximadamente 50 espécies nos são consideradas perigosas. Aproximadamente 8.000 envenenamentos por picadas de cobra ocorrem por ano nos U.S., sendo que 19 espécies são as principais responsáveis. As picadas de escorpião também são difíceis de catalogar, mas apenas a espécie *Centruroides exilicauda* produz um envenenamento sistêmico significativo. O *C. exilicauda* também é conhecido como escorpião preto.

Fisiopatologia: Podem ocorrer de reações locais a sistêmicas. O veneno pode carrear uma variedade grande de proteínas que podem causar a destruição tecidual local devido às proteases, fosfatases, lipase, inibidores do sistema complemento, como visto na *Loxosceles reclusa* ou aranha marrom (Nejm 2005;352:700). As proteínas neurotóxicas também podem desempenhar um papel, como no veneno da aranha viúva negra. Outros venenos podem levar uma combinação de destruidores locais do tecido e neuroproteínas, como visto no veneno da cascavel. O veneno do escorpião preto carrega proteínas que ativam os canais de sódio, o que acarreta a excitação dos nervos simpáticos, parassimpáticos e nos somáticos eferentes. Outros venenos de escorpião podem carregar proteínas que impedem o funcionamento dos canais de K+ (Methods Enzymol 1999;294:624).

Sintomas: Dor, edema e eritema. Possivelmente uma reação sistêmica, incluindo visão embaçada, dificuldade para respirar, dificuldade para engolir, tontura, fadiga muscular ou enrijecimento.

Sinais: Ferida da picada, ulceração, necrose do tecido local, rigidez muscular, ptose, angústia respiratória, salivação, náusea, vômito, hipotensão, taquicardia.

Curso: Curso variável de acordo com o tipo de envenenamento, dose e profundidade da ferida.

- Picadas de cobra e aranha geralmente respondem às medidas médicas. Os problemas neurológicos e respiratórios diminuem após 2 – 3 dias e as complicações hematológicas demoram mais para se resolver. Os antivenenos serão detalhados a seguir.
- Picadas de escorpião iniciam um comprometimento neurológico que deve responder ao tratamento com antiveneno e com a manutenção da via aérea: antiveneno contra picada de escorpião (Toxicon 1999;37:1627) vs (J Toxicol Clin Toxicol 1999;37:51).

Complicações: Choque, edema da via aérea, coagulopatia (não é observada nas picadas de escorpião).

Exames laboratoriais:

- Hemograma completo, perfil metabólico, PT/PTT, ABG, CPK, UA.
- ELISA para a espécie *Loxosceles* (aranha marrom), que funciona melhor (reação cruzada reduzida) na quantidade de 40 ng (Ann EM 2002;39:469).
- Para r/o outras causas de choque e comprometimento das vias aéreas: nível de etanol, rastreamento de toxicidade na urina, ECG, considerar fazer um raio-x lateral do pescoço e uma CT da cabeça (se suspeitar de lesão no CNS com edema pulmonar neurogênico). Se suspeitar de coagulopatia: d-dímero, produtos de divisão da fibrina e fibrinogênio.

Medidas de controle emergencial:

- Controle do choque e manutenção das vias aéreas com terapia antiveneno específica se indicada.
- Descanso absoluto, considerar bandas constritivas nos vasos linfáticos (Ann EM 2001;37:168).
- Considerar pré-tratar com metilprednisolona iv 1 mg/kg e/ou difenidramina 25 mg para pré-tratamento antiveneno ou midazolam iv para fasciculações musculares (Ann EM 1999;34:620).
- Entrar em contato com o Departamento Estadual de Controle de Envenenamentos para receber instruções específicas; Associação Americana de Centros de Controle de Veneno (1) 1-800-222-1222; Lab Wyeth (1) 1-800-934-5556, no caso de dúvidas sobre a disponibilidade dos antivenenos, como o CroFab para o envenenamento com crotalina.
- Medidas locais para a limpeza da ferida; é viável comprimir o local entre a ferida e o resto do corpo, apesar de não ter efeito comprovado; medidas antiveneno, como a sucção (Ann EM 2004;43:181), incisão, gelo, ou terapia elétrica, não se demonstraram eficientes, assim como a nitroglicerina para as picadas da aranha marrom (Ann EM 2001;37:161). A fasciotomia no modelo em porco piora a mionecrose observada com o envenenamento com crotalina (Ann EM 2004;44:99).

5.4 Ulceração pelo Frio

Trauma 2000;48:171

Causa: Destruição do tecido devido à exposição ao frio.

Epidemiologia: Frequentemente associado ao abuso de etanol e a problemas psiquiátricos.

Fisiopatologia: Vasoconstrição periférica para manter a temperatura do cerne, deixando as extremidades suscetíveis ao resfriamento sem reaquecimento. Ocorre destruição tecidual local devido à lise celular e a formação de cristais de gelo. A destruição dos tecidos mais profundos é irreversível aliada à trombose arterial e venosa; a lesão proximal é verificada pelo eritema, sendo que há uma destruição de extensão desconhecida entre os dois extremos.

Sx/Sinais:

Primeiro grau: eritema, edema, borda eritematosa.

Segundo grau: espessamento parcial, com bolhas e escara preta.

Terceiro grau: espessamento total com envolvimento subcutâneo, bolhas hemorrágicas com necrose tecidual.

Quarto grau: espessamento total com envolvimento subcutâneo, bem como dos tendões, músculos e/ou ossos.

Complicações: A reexposição ao frio e o tratamento inadequado podem acarretar o aumento da extensão do tecido destruído. A doença vascular periférica, Diabetes *Mellitus*, desidratação, trauma e infecção podem agravar o quadro.

Exames laboratoriais: Como ditado pelo diagnóstico comórbido do paciente. Considerar fazer o hemograma completo, ESR, e raio-x apropriado para diagnosticar a osteomielite.

Medidas de controle emergencial:

- Rápido reaquecimento em água morna (não pode ser quente), 40°C (104 °F) por 10 – 30 min.
- Evitar a reexposição ao frio.
- Não perfurar as bolhas intactas, a manutenção das bolhas é controversa.
- Ibuprofeno (Ann EM 1987;16:1056).
- Aloe vera tópico (Postgrad Med 1990;88:67,73).
- Usar fármacos iv para o controle da dor.
- Se necessário, atualizar a vacina antitetânica.
- Trombólise intra-arterial é experimental.
- Antibióticos profiláticos são controversos.
- O uso de dextran e heparina também é controverso.
- O_2 hiperbárico é controverso.

- O uso de pentoxifilina é experimental (Arch Otolaryngol Head Neck Surg 1995;121:678).

5.5 Doenças Relacionadas com o Calor

Trans R Soc Trop Med Hyg 1977;170:402; 1977;70:412; 1977;70:419; Lancet 1998;352:1329; Crit Care Clin 1999;15:251

Causas: Inabilidade de lidar com a produção do calor endógeno com o aumento do calor exógeno. Intervenção antecipada (Pub Hlth Rev 1985;13:115; Jama 1996;276:593) e monitoramento de temperaturas extremas é um ponto chave para a prevenção (Jama 1998;279:1514). É um grande risco deixar crianças no carro (Peds 1976;58:101).

Epidemiologia: Esses problemas aumentam significativamente quando a temperatura ambiental está > que 32 °C (91 ºF). Os problemas podem ser exacerbados: em crianças ou idosos, pelo abuso de drogas, ou pelo uso de meds anticolinérgicos ou neurolépticos (Ver Síndrome Neuroléptica Maligna no Capítulo 13.10).

Se houver um episódio de golpe de calor, pode ocorrer a hipertermia maligna; ou heterozigoto para fibrose cística, se houver um episódio significativo de exaustão pelo calor (J R Army Med Corps 1995;141:40).

Fisiopatologia: Apesar de a desidratação ser parte desta *pathophys*, o seu mecanismo exato nesses problemas não está claro (Int J Sports Med 1998;19:S146), talvez seja neurológico (J Sports Sci 1997;15:277) ou uma disfunção imunológica (Crit Rev Immunol 1999;19:285).

- Métodos comuns para tentativa de resfriamento, como a condução, convecção e evaporação, não auxiliam. A evaporação é o método de resfriamento mais utilizado, seguido da convecção e, finalmente, da condução.

- A exaustão pelo calor é um problema de superaquecimento, mas a sudorese permanece intacta, e isso é considerado um diagnóstico de exclusão. A exaustão pelo calor pode ser acompanhada por diversos pequenos problemas relacionados ao calor, eg, câimbras devido ao calor, síncope devido ao calor, brotoeja etc.

- O golpe de calor é composto pela hiperpirexia (T > 40 °C), alteração do estado mental e anidrose (não é difícil de observar) (Nejm 2002;346:1978).

Sintomas: Tontura, fraqueza, cansaço, náusea, vômito e dor de cabeça.

Sinais: Hipotensão [normalmente assintomática nos atletas (Med Sci Sports Exerc 1995;27:1595)], temperatura corporal elevada (pode ser normal na exaustão pelo calor), diaforese, anidrose no golpe de calor (+/-), alteração do estado mental são *sine qua non* no golpe de calor.

Curso: É difícil de discernir a exaustão pelo calor do início do golpe de calor.

Complicações: É mais rigoroso nas crianças pequenas e nos idosos; doença cardiovascular associada; desidratação; uso secundário de drogas, como os simpatomiméticos, β-inibidores, inibidores de canal de cálcio, MAOIs ou TCAs etc.; alto índice de massa corporal; coagulação inapropriada; fisiologia da pele alterada.

Diff Dx: NMS; infecção ou sepse; CVA; DKA; crise tireotóxica; hipertermia maligna; convulsões; retirada de drogas do sistema (etanol ou benzodiazepínicos); abuso de drogas, como o etanol, a cocaína, as anfetaminas, o LSD ou a fenciclidina (PCP).

Exames laboratoriais: Temperatura corporal, hemograma completo, perfil metabólico, principalmente hiponatremia (Am J Emerg Med 1999;17:532), Mg, PT/PTT, ABG, TSH, nível de etanol, nível de salicilato, UA, rastreamento de toxicidade na urina, mioglobina na urina, cultura de diversos micro-organismos, CXR, CT da cabeça com e sem o contraste iv (contraste iv para r/o abscesso), MRI para procurar abscesso craniano ou outros diagnósticos não traumáticos, LP.

Medidas de controle emergencial:
- Retirar roupas pesadas.
- Banho com esponja com água a 30 °C – 40 °C, não pode ser gelada. Janela termal (pescoço, axila e virilha).
- Acesso iv, considerar fluido em bolus.
- O_2.
- Métodos de resfriamento:
  - Janelas termais com bolsas de gelo;

- Vapor fresco jogado pelo ventilador;
- Tubo NG com salina fresca;
- Lavagem peritoneal;
- Refrigeração por imersão;
- Tratamento das tremedeiras com benzodiazepinas ou fenotiazinas, se não forem contraindicados;
- Quando a temperatura corporal chegar a < que 40 °C, descontinuar as medidas de resfriamento, a temperatura corporal deve ficar < 39,4 °C.

5.6 Hipotermia

Aviat Space Environ Med 1983;54:425; Ann EM 1993;22:370; Jama 2000;283:878

Causas: Temperatura corporal < que 35 °C (95 °F) devido a problemas ambientais, fisiológicos ou funcionais.

Epidemiologia: Ocorre durante todo o ano, com aproximadamente 780 mortes/ano nos U.S. Nas crianças os resultados são melhores, a não ser que ocorra coincidentemente uma septicemia (Intensive Care Med 2000;26:88). A temperatura corporal < que 26 °C está associada a 50% de mortalidade (Ann EM 1982;11:417). Se ela comprometer a consciência e os instintos protetores, poderá estar associada à demência ou a alguns problemas psiquiátricos.

Fisiopatologia: A hipotermia branda varia de 32 °C – 35 °C. As tremedeiras param abaixo dos 32 °C. O metabolismo reduz a velocidade na tentativa de manter a temperatura.

Sintomas: Tremedeiras no início, seguidas apenas por frio.

Sinais: Taquicardia inicial seguida de bradicardia, broncoespasmo, hipotensão, estado mental alterado, temperatura corporal reduzida (use um termômetro apropriado).

Curso: O trauma e a submersão podem ser problemas que coincidem e acarretam prognósticos ruins e hospitalização prolongada, independentemente da idade (Eur J Emerg Med 1995;2:38). O choque coincidente tem efeito agravante nos problemas hemodinâmicos e de coagulação (Am Surg 2000;66:348).

Complicações: Indivíduos muito jovens ou muito velhos (Clin Ger Med 1994;10:213) correm riscos de sofrer mais sequelas, talvez secundárias ao nível elevado de lipopolissacarídeo bacteriano na isquemia gi (Undersea Hyperb Med 2000;27:1). Os dados sobre o edema pulmonar não cardiogênico são controversos (Chest 1993;103:971).

Diff Dx: Hipotireoidismo; hipopituitarismo, hipotalâmico ou outra lesão no CNS; hipoglicemia; abuso de drogas, como o etanol, barbitúricos, fenotiazinas; sepse; fisiologia alterada da pele, como em queimados; doenças crônicas incluindo problemas metabólicos e funcionais.

Exames laboratoriais Temperatura corporal, hemograma completo, metabolismo da glicose (Glucoscan), perfil metabólico, PT/PTT, amilase, nível de etanol, UA, mioglobina na urina, rastreamento de toxicidade na urina, cultura de diversos micro-organismos para avaliação de ID, CXR, CT da cabeça, ECG: prolongamento do intervalo das ondas Osborn (são desvios logo após a QRS seguindo as ondas R, geralmente observada em precordiais) (Circ 1996;93:372; Acad Emerg Med 1999;6:1121) pode estar presente assim como outras anormalidades potenciais. Os ABGs apresentam resultados controversos, com tendência para a acidose, mas talvez sirvam para a alcalose induzida (Arch IM 1988;148:1643). No entanto, mesmo que esteja correto, trará pouca informação para o prognóstico (Arctic Med Res 1995;54:76).

Medidas de controle emergencial:

(Aviat Space Environ Med 1983;54:487; Arctic Med Res 1986;41:16; 1991;50:28; Ann EM 1987;16:1042).

- Aquecer o paciente. Acesso iv:
  - retirar as roupas molhadas e colocar roupas secas ou cobertor;
  - inalação aquecida e aquecimento periférico não trazem resultados (Ann EM 1991;20:896);
  - os tratamentos no hospital para a hipotermia branda (T > 33 °C) com tremores, aquecimento externo e exercício são equivalentes (J Appl Physiol 1987;63:2375);

- cobertores aquecidos (*Bair Hugger*) são mais eficientes que os cobertores normais (Aviat Space Environ Med 1994;65:803; Resuscitation 1999;41:105; Ann EM 2000;35:337);
- bolsas térmicas quentes nas janelas termais (pescoço, axila e virilha);
- gases inalados aquecidos (O_2);
- fluidos iv aquecidos (eg, aquecido ao nível 1);
- tubo NG de lavagem com salina aquecida;
- lavagem da bexiga com cateter de Foley;
- dois tubos de um lado do tórax com lavagem;
- lavagem peritoneal/diálise (Jama 1978;240:2289);
- toracotomia com lavagem do mediastino;
- imersão em água morna;
- aquecimento por meio do circuito extracorpóreo (Intensive Care Med 1999;25:520), diálise, ou circulação extracorpórea.
- Checar o pulso durante 1 min antes de considerar CPR.
- Se for viável, fazer a circulação extracorpórea nos pacientes com parada cardíaca atraumática (Lancet 1995;345:493).
- Cuidado com as arritmias cardíacas, a Afib tem frequência estável na hipotermia.
- Tratar os problemas comórbidos à medida que surgirem.
- A morte do paciente pode ser declarada se houver reaquecimento ativo e ½ h com ALS; ou reaquecimento ativo e 1 h com BLS. Essa é uma diretriz pré-hospitalar razoável.
- Vfib refratária ao choque quando a T < 30 °C, número limite é de 3 até a T > 30 °C.

5.7 Raio

Emerg Med Clin N Am 1992;10:211; Ann EM 1993;22:378; J Emerg Med 2000;18:181

Causa: Queda aleatória de um raio; pode ter um efeito maior se o indivíduo estiver segurando um objeto metálico e não usar solados de borracha.

Epidemiologia: 150 – 300 fatalidades/ano.

Fisiopatologia: Descarga de energia muito alta num curto período de tempo.

Sx/Sinais: Dependendo do local atingido, qualquer órgão pode ser afetado, com consequentes sintomas de lesões agudas naquele sistema; verificar a ocorrência e a extensão de queimaduras, além de feridas superiores e inferiores (entrada e saída). **Observação:** mais de um sistema pode estar envolvido, incluindo o sistema hematológico. Pode manifestar DIC.

Curso: Após ser atingido por um raio, é comum observar no paciente problemas neurológicos e otológicos.

- Pode ocorrer a paralisia. Alguns pacientes desenvolvem a ceraunoparalisia, que é uma paralisia da extremidade inferior solucionada em dias ou horas; devem ser avaliadas possíveis lesões agudas na coluna.

- A ruptura do tímpano é muito comum (> 50%). Sempre verificar essa ocorrência se o paciente estiver inconsciente ou se o histórico não for claro. A ruptura da TM também é comum em explosões.

Complicações: Geralmente relacionadas às sequelas neurológicas e cardíacas, podem ocorrer morte súbita ou paralisia permanente (Ann EM 1992;21:575). Um único raio pode atingir múltiplas vítimas (J Trauma 1999;46:937).

Exames laboratoriais: ECG, hemograma completo. Considerar averiguar o perfil metabólico se houver a necessidade de ressuscitação com fluido ou arritmias cardíacas, CPK, UA, mioglobina na urina, ABG se houver comprometimento respiratório ou coma, PT/PTT se suspeitarem de problemas cardíacos ou neurológicos, neuroimagem da cabeça ou coluna se for apropriado.

Medidas de controle emergencial:

- Medidas de suporte incluindo suporte da via aérea. Aquecer o paciente se houver hipotermia.

- Protocolo do coma, se a apresentação não for clara (O_2, naloxone, tiamina, Glucoscan).
- Tratar as arritmias.
- Se as feridas forem nas regiões superiores e inferiores, suspeitar do envolvimento cardíaco (Crit Care Med 1990;18:293).
- Fluido de ressuscitação raramente é necessário após a destruição tecidual. Considerar trauma fechado, perda de sangue ou choque na medula.
- Monitoramento cardíaco dos pacientes por no mínimo 24 h (J Trauma 1986;26:166).

5.8 Afogamento

Ped Clin N Am 1993;40:321; Ann EM 1993;22:366

Causa: Imersão em água com algum grau de sufocação. Associado ao uso de etanol e altas velocidades em embarcações.

Epidemiologia: Não é conhecido o número exato, mas supostamente mais de 4.000 mortes/ano. Água doce mais que água salgada; piscinas. A redução do uso de etanol está associada à diminuição da incidência de afogamentos (Jama 1999;281:2198).

Fisiopatologia: Hipóxia secundária à aspiração de água ou pelo laringoespasmo, acarretando isquemia neurológica ou em outros órgãos.

Sintomas: Tosse, tremedeiras, confusão e ausência de responsividade.

Sinais: Hipotermia, pele fria, piloereção, taquipneia ou apneia, estertor, taquicardia ou bradicardia, confusão, inconsiência, coma.

Curso: A função neuronal reduzida observada no ER após afogamento em águas quentes gera controvérsia se a ressuscitação prolongada tem um prognóstico melhor em crianças — (Can Anaesth Soc J 1980;27:201; Am J Dis Child 1986;140:571) vs (Peds 1977;59:364; Am J Dis Child 1981;135:1006; Ped Emerg Care 1997;13:98) — vs em adultos (J Trauma 1982;22:544); os casos relatados de submersão prolongada com bons resultados em crianças são em água fria (< de 20 °C) ou em temperatura ambiente inferior a 32 °C (Jama 1980;244:1233).

Complicações: Alguns pacientes têm uma insuficiência respiratória retardada, após a estabilização: aka afogamento secundário que se manifesta em 4 h – 6 h (Ann EM 1986;15:1084). Edema pulmonar no afogamento em água salgada (Am Rev Respir Dis 1992;146:794); a água doce, que é isotônica, é supostamente absorvida pela circulação (Med J Aust 1966;2:1282).

Exames laboratoriais: Hemograma completo; ABG; perfil metabólico; PT/PTT; nível de etanol; UA; UTS; ECG.

- *Raio-x*: visão lateral da coluna cervical, CXR; CT: se houver dano neurológico, fazer a CT da cabeça e da coluna cervical.

Medidas de controle emergencial:

- Remoção do paciente da água. Manter a via aérea livre.
- Respiração boca a boca ou CPR se for necessário.
- O_2 pelas vias aéreas. É viável aquecer o álcool butílico 7,5% para os afogamentos em água salgada (Am J Emerg Med 1993;11:20); a manobra de Heimlich não auxilia (J Emerg Med 1995;13:397).
- Tratar arritmias ocasionais. O papel dos inibidores do canal de cálcio após a ressuscitação não está bem elucidado (Am J Emerg Med 1984;2:148).
- Retirar roupas molhadas, aquecer o paciente se for necessário.
- Se hipotérmico, pode ser realizada a circulação extracardiopulmonar (Arch Surg 1992;127:525).
- Fluido de ressuscitação se necessário.
- Agentes vasopressores, se o fluido for ineficiente.
- Considerar usar o tubo NG e o cateter de Foley.
- As crianças podem receber alta hospitalar se GCS ≥ 13 e SaO_2 > 95% após 4 h – 6 h de observação (Am J Emerg Med 2000;18:9).

Capítulo 6

Gastroenterologia

6.1 Diverticulite

Gastroenterol Clin N Am 1988;17:357; Dis Colon Rectum 2000:289

Causa: Diverticulose com infecção secundária.

Epidemiologia: A diverticulose está presente em quase todos os pacientes de idade > de 40 anos nos U.S. que fizeram uma dieta de baixa densidade. O risco é maior nos alcoólatras (Brit J Surg 1999;86:1067).

Fisiopatologia: Dietas de baixo resíduo acarretam o aumento das pressões entre as colônias, causando evaginações.

Sintomas: Geralmente, a dor é localizada no quadrante inferior da esquerda, mas pode ser qualquer lugar.

Sinais: Dor abdominal localizada (LLQ em 67% < que 40 anos de idade); febre; taquicardia (Am J Emerg Med 2000;18:140).

Curso: Variável. A obesidade é um risco para o diagnóstico preciso e muitas vezes é preciso realizar uma cirurgia como tratamento.

Complicações: Perfuração; peritonite; obstrução parcial; abscessos; fístulas; e/ou sangramento devido à diverticulose.

Diff Dx: Gases intestinais; gastroenterite; desgaste dos músculos da parede abdominal; colite; hérnia; angiodisplasia do lado direito do cólon, observada geralmente nos idosos e associada à estenose aórtica.

Exames laboratoriais Hemograma completo demonstrando leucocitose em 91% dos pacientes; considerar fazer UA nos casos atípicos.

- *Raio-x:* filmes normais se estiver à procura de ar livre (Dis Colon Rectum 1970;13:444); CT para delinear o local/processo.

Medidas de controle emergencial:
- Iv com narcóticos parenterais para o controle da dor, caso seja necessário. Isso não atrapalha o diagnóstico (J Am Coll Surg 2003;196:18).
- Antibióticos por duas semanas para a doença aguda (TMP/SMX DS 1 comprimido bid + metronidazol 500 mg tid; ciprofloxacina 500 mg bid + metronidazol; ou amoxicilina/clavulanato 875 mg bid), terapia oral. Para os pacientes que precisarem de internação, o tratamento pode ser iv com equivalentes, como ciprofloxacina 400 mg, metronidazol 500 mg ou ampicilina/sulbactam 3 gm iv.
- Para as doenças recorrentes, perfuração ou abscesso é necessário realizar a ressecção colônica com colostomia temporária. Talvez seja necessária a terapia cirúrgica primária nos < de 40 anos de idade (Am J Surg 1997;174:733). Previna com dietas ricas em fibras.

6.2 Corpo Estranho no Esôfago

Gastroenterol Clin N Am 1991;1:691

Causa: Ingestão inadvertida de um corpo estranho ou pedaço muito grande de comida.

Epidemiologia: 80% em crianças.

Fisiopatologia: Esôfago de criança com 5 estreitamentos naturais, os adultos podem ter anéis, membrana esofágica, dismotilidade ou lesões.

Sintomas: Sensação de um corpo estranho em qualquer região da orofaringe ao epigástrio, inabilidade de engolir a saliva.

Sinais: Salivar é quase patognomônico.

Curso: Se não houver um corpo estranho no exame ou no filme, não houver salivação excessiva nem obstrução ou corpo estranho na seriografia esofagogastroduodenal, então o resultado será positivo (Jacep 1979;8:101), com exceção ao descrito no "Cmplc".

Complicações:
- Baterias (Ann Otol Rhinol Laryngol 1984;93:364) e objetos afiados precisam ser removidos mesmo se tiverem passado do esôfago: a erosão e a laceração são potenciais complicações. Se forem ingeridas

baterias, é recomendável esperar 48 h para que elas passem do piloro (Jama 1983;249:2495). Objetos afiados que passarem do esôfago podem permanecer se forem pequenos (relativo ao tamanho do paciente) e se não causarem problemas secundários (perfuração). Se agulhas de costura forem ingeridas, um cirurgião ou um gastroenterologista devem ser requisitados.

- Ingestão de pacote de cocaína (pacientes conhecidos como "mulas") pode requerer cirurgia, pode esperar a passagem ou fazer lavagem com Golytely (solução de polietilenoglicol).
- Aspiração.
- Compressão traqueal em peds (Am J Roentgenol Radium Ther Nucl Med 1974;122:80).

Exames laboratoriais: CXR para r/o aspiração e para identificar a localização. Considerar fazer um filme lateral para o pescoço ou para o abdômen se não conseguir localizar no tórax. Se mesmo assim não souber a localização, fazer a seriografia esofagogastroduodenal.

Medidas de controle emergencial: Para corpos estranhos no esôfago sem abdômen agudo:

- INT (heparina IV lock).
- TNG 0,4 mg sl (Nejm 1973;289:23).
- Se não houver sucesso, administrar glucagon 1 mg iv (Radiology 1986;159:567; Jacep 1979;8:228), ou considerar doses de 20 – 100 µg iv a cada 30 min (GE 1975;69:160).
- Considerar o uso de bebidas efervescentes para empurrar o bolo para baixo ou facilitar a regurgitação (Radiology 1983;146:299; Ann EM 1988;17:693).
- Se não houver sucesso, EGD; se houver abdômen agudo, apresentar a possibilidade de fazer uma cirurgia.
- Uso potencial de radiologistas com cateter balão em alguns pacientes com corpo estranho proximal (Am J Roentgenol 1979;132:441; Arch Otolaryngol 1983;109:323), mas isso não é a primeira opção (Gastrointest Endosc 1993;39:626).

6.3 Ruptura Esofágica

Chest Surg Clin N Am 1994;4:819

Causas: Ruptura da espessura total do esôfago, conhecida como síndrome de Boerhaave (nomeado em homenagem ao médico dinamarquês que diagnosticou a síndrome pela primeira vez, quando um oficial dinamarquês vomitou pedaços de pato). Pode ocorrer como consequência de um esôfago enfraquecido ou após uma emese violenta, mas a hx na maioria das vezes não é específica. Dentre os fatores de risco há a ingestão de objetos estranhos corrosivos ou pontiagudos, ou o trauma com penetração direta.

Epidemiologia: Não é comum e muitos diagnósticos são feitos *postmortem*. Se o diagnóstico for realizado instantaneamente, o resultado é tão positivo quanto quando há uma perfuração do esôfago secundário à endoscopia (Chest 1987;92:995).

Fisiopatologia: O extravasamento dos conteúdos entéricos causa uma mediastinite secundária. Uma das hipóteses é a falta da camada muscular da mucosa no local da ruptura (Am J Surg 1989;158:420).

Sintomas: Hx de vômitos; dores no tórax, dores abdominais, febre.

Sinais: Estertor; enfisema subcutâneo.

Curso: Piora com o atraso do diagnóstico; três características clássicas que são vômitos, dor no tórax e enfisema subcutâneo (Am Surg 1999;65:449).

Complicações: Mediastinite; mortalidade > que 70% se o diagnóstico demorar.

Diff Dx: Ruptura estomacal (Jama 1982;247:811); pneumotórax de tensão; ruptura brônquica; embolia pulmonar.

Exames laboratoriais: SaO_2 baixo; fluido pleural para examinar partículas de comida se a radiografia for controversa (Chest 1992;102:976).

- *Raio-X:* CXR; pneumotórax, efusão pleural, pneumomediastino, ou enfisema subcutâneo (Am J Gastroenterol 1978;69:212); Gastrografin (Brit J Surg 1985;72:204) ou CT (Arch IM 1988;148:223).

Medidas de controle emergencial:

- Trate o choque: acesso iv com fluido de ressuscitação.

- Consulta imediata com cirurgião.
- De forma controversa os tratamentos conservadores funcionam em alguns pacientes (Am J Surg 1981;141:531).

6.4 Varizes Esofágicas

Gastrointest Endoscop Clin N Am 1999;9:175; Drug Ther Bull 2000;38:37; Nejm 2001;345:669

Causas: A insuficiência hepática tem muitas etiologias. Uma das quatro principais complicações é a hemorragia, e o sangramento esofágico é o mais perigoso. Outras complicações são ascites, insuficiência renal e encefalopatia.

Fisiopatologia: Hipertensão portal acarretando varizes; sangramento devido à redução de pró-trombina e fibrinogênio; redução de plaquetas devido ao sangramento e hiperesplenismo; talvez redução da função das plaquetas devido ao aumento de BUN; aumento de ativadores de plasminogênio devido à redução da filtração hepática.

Sx/Sinais: Hematemese, melena.

Curso: Causa de morte em 20% dos pacientes com cirrose.

Complicações: Coagulopatia; encefalopatia.

Diff Dx: Ver no Capítulo 6.12 sobre hemorragia digestiva alta.

Exames laboratoriais: Hemocultura da emese e das fezes, hemograma completo, PT/PTT, tipagem e reatividade para PRBCs.

Medidas de controle emergencial:

(Gastrointest Endosc Clin N Am 1999;9:287).

- Iv, com fluido de ressuscitação para manter a BP sys > 100 mm Hg, caso necessário.
- FFP, se houver coagulopatia.
- Somatostatina 250 μg iv em bolus, e então 250 μg/h gotejamento contínuo (GE 1990;99:1388); ou octreotide 25 μg/h gotejamento iv (Can Gastroenterol 1997;11:339) ou 50 μg iv por 20 min e a seguir 50 μg/h gotejamento.

- Considerar TNG via transdérmica (Hepatology 1990;11:678) ou sublingual (Hepatology 1986;6:406).

- O uso da vassopressina não é mais apoiado pelos médicos. A somatostatina ou seus análogos (como a terlipressina) requerem menos transfusões (Hepatology 1993;18:61). A terlipressina e a nitroglicerina são melhores que o balão de tamponamento (Hepatology 1990;11:678).

- Tubo Sengstaaken-Blakemore (Surg Gynecol Obstet 1976;142:529) com tubo NG acessório até que a endoscopia esteja disponível se o paciente estiver com hemorragia; não é necessário aplicar tração externa (GE 1978;75:566); não substitui, nem deve atrasar a endoscopia (Surg Gynecol Obstet 1988;167:331).

- A ligadura endoscópica é tão boa quanto a cirurgia (50% de sobrevida), é melhor do que tratamento com nadolol e mononitrato de isossorbida após o sangramento (Hepatology 1997;25:1101) vs (Nejm 2001;345:647), é melhor ainda se usar os dois para controlar o sangramento (Nejm 2001;344:23). Não usar a ligadura como profilaxia se o paciente não estiver com sangramento. É melhor que esclerose (Surg Gynecol Obstet 1985;161:438; Endoscopy 1997;241). A escleroterapia é mais eficiente que a terapia médica (Hepatology 1989;9:274), e controla ainda melhor o sangramento se estiver combinada com octreotida (Nejm 1995;333:555).

- É possível realizar, eventualmente, a anastomose cirúrgica portocaval ou esplenorrenal (Ann Surg 1982;195:393).

6.5 Doenças da Vesícula Biliar

Emerg Med Clin N Am 1996;14:719

Causas: A colelitíase pode acarretar o acúmulo de pedras no duto cístico, o duto comum, ou eles podem passar para o duodeno. Cólico (nomenclatura não usual) é uma vesícula biliar obstruída, geralmente devido às pedras, mas pode ocorrer devido à lesão. A colecistite é uma inflamação/infecção da vesícula biliar; a colecistite sem cálculo é a inflamação sem pedras. A colangite é uma infecção do sistema biliar, e pode ser consequência de um cálculo biliar alojado no duto comum.

Epidemiologia: A colecistite ocorre em F/M na proporção de 2:1, com pedras presentes em 10% das mulheres adultas nos U.S., 70% americanas nativas do Sudoeste. A incidência de pedras aumenta com o seguinte:

- aumento da idade;
- múltiplas gestações;
- durante a gestação, voltando ao normal após o parto;
- +/- tratamento crônico com tiazida;
- doenças hemolíticas;
- bcp's e outros usos de estrogênio;
- abuso de etanol;
- cirrose;
- vagotomia;
- TPN: 100% têm sedimento em 6 semanas;
- jejum prolongado;
- obesidade, principalmente durante a perda de peso;
- doença do íleo;
- triglicerídeos elevados.

Fisiopatologia: As pedras são geralmente formadas de proteína mucina + colesterol, e menos frequentemente com bilirrubina e cálcio.

Sintomas: Dor no quadrante superior da direita ou epigástrica (pode ser confundida com cólica), irradia para a escápula direita, náusea, vômito (alívio temporário após o vômito).

Sinais: Febre, uma pressão secundária à dor na região subcostal da direita impede o paciente de respirar profundamente quando requisitado [sinal de Murphy — 97% de sensibilidade (Ann EM 1996;28:267)].

Curso: Aqueles que têm pedras terão 10% – 20% de chance de apresentar sintomas após 20 – 30 anos; após o primeiro sintoma, 50% recorrem após 20 anos, sendo que destes 25% – 50% sofrem complicações; esses números podem ser maiores.

Complicações: Pancreatite; colangite; hidropisia, enfisema, ou empiema da vesícula bilar; perfuração e peritonite; cálculo biliar no íleo é raro: uma obstrução do intestino devido ao cálculo biliar que se alojou na válvula íleocecal após erodir da vesícula biliar para o duodeno; talvez câncer de vesícula biliar: causa e efeito nesse caso ainda é incerto.

Diff Dx: Colecistite crônica sem cálculo [observado principalmente nas mulheres (Jsls 1999;3:221)]; hepatite; PUD; pielonefrite; tríade de Saint: hérnia hiatal, diverticulose colônica e colelitíase.

Exames laboratoriais: Hemograma completo, LFTs, amilase, lipase: os idosos podem ter a doença, de moderada a grave, sem apresentar grandes dados sugestivos demonstrados nos exames laboratoriais feitos no soro, idade ≥ a 65 anos (Acad Emerg Med 1997;4:51). Talvez CRP (Eur J Surg 1992;158:365). US da vesícula biliar (Gastrointest Radiol 1986;11:334); considerar HIDA (Radiology 1982;144:369) se o US for equívoco. Nenhum corante usado na vesícula biliar confirma a colecistite e nenhum corante no duodeno confirma a presença de pedra no duto comum. O raio-x do abdômen geralmente não auxilia, mesmo para a colecistite enfisematosa (Brit J Radiol 1997;70:986): o US é melhor. Se a UA for realizada, ela pode mostrar os WBCs, mas não deve demonstrar a presença de bactérias.

Medidas de controle emergencial:

- Acesso iv para quem apresentar náusea, vômito e necessitar controlar a dor. Alguns acreditam que o MSO4 cause espasmo no esfíncter de Oddi, mas isso tem apoio de evidências fortes. É possível usar NSAIDs, como o diclofenaco 75 mg im (Dig Dis Sci 1989;34:809). A eficácia de glicopirrolato para controlar a dor é duvidosa (Ann EM 2005;45:172).
- Antibióticos parenterais, como a ampicilina/sulbactam, cefotetan, cefoperazona ou ceftriaxona (Chemotherapy 1988;34:30), para colecistite aguda com febre e/ou leucócitos aumentados. Consulta cirúrgica.
- Uso de antibióticos parenterais, como descrito acima para colangite, consultar um gi para considerar ERCP. Também é importante pedir a opinião de um gi se houver a possibilidade de o paciente ter uma pedra no duto comum.
- Se ocorrer uma cólica biliar e/ou colecistite branda (febre < 38,5 °C e contagem de leucócitos normais), considerar a possibilidade de

fazer um acompanhamento médico do paciente em alta hospitalar, com instruções explícitas de acompanhamento cirúrgico (1 semana), e monitoramento de si/sx, que precisa de acompanhamento imediato no ER.

6.6 Hepatite Viral Aguda

Am J Clin Pathol 2000;113:12; hep A (Vaccine 1992;10:S15); hep B (Nejm 2004;350:1118; Vaccine 1998;16:S11; Microbiol Mol Biol Rev 2000;64:51); hep C (Cmaj 2000;102:827; J Clin Gastroenterol 2000;30:125)

Causas: A hepatite, em geral, é uma inflamação do fígado devido a uma desordem metabólica, infecção, doença autoimune ou toxina. As causas comuns são a mononucleose, a hepatite A, a hepatite B, a hepatite C, etanol e a hepatite autoimune (Biomed Pharmacother 1999;53:255).

Epidemiologia:

A *hepatite A* geralmente é transmitida via fecal-oral. Risco maior em pais de crianças que ficam em creche e em países em desenvolvimento.

As *hepatites B* e *C* são transmitidas via parenteral ou por contato sexual.

A *hepatite C* é a maior causadora de doença crônica no fígado (J Hepatol 2000;32:98).

Outras *hepatites* são de base mais crônica.

Fisiopatologia:

O vírus da *hepatite A* é um RNA enterovírus, com o pico de incidência no fim do verão e começo do inverno.

O vírus da *hepatite B* é um DNA vírus que pode se incorporar ao genoma do fígado humano, associado ao carcinoma de fígado, talvez devido às exposições secundárias carcinogênicas (Cancer Surv 1986;5:765). O vírus da hepatite D (partícula delta) (Antivir Ther 1998;3:37) só pode infectar em conjunto com a hepatite B.

O vírus da *hepatite C* é um RNA vírus que parece não induzir a produção de anticorpos.

Sintomas:

A *hepatite A* tem um período de incubação do vírus de 15 d – 40 d. Apenas 5% – 15% das crianças apresentam sintomas, como indisposição, anorexia, dor abdominal, náusea, vômito, diarreia, fezes claras, urina escura achada em crianças e adultos sintomáticos.

A *hepatite B* tem um período de incubação do vírus de 60 d – 160 d, com atralgias, artrite, urticária e outras exantemas como apresentações comuns.

A *hepatite C* tem um período de incubação do vírus de 2 – 20 semanas (média de 6 – 7 semanas).

A *hepatite crônica* está associada aos autoanticorpos (Prog Liver Dis 1994;12:137).

Sinais:

Hepatite A com icterícia, apesar de formas anictéricas também serem comuns e mais benignas.

Hepatite B com muitos casos anictéricos.

Hepatite C com 80% anictéricos.

Curso:

A hepatite A geralmente é benigna, com 15% de morbidade e 0,3% de mortalidade, o pico dos sintomas é na 2ª semana após o início e leva 4 semanas para ser solucionado; 6% dos pacientes têm uma recaída em 1 – 3 meses.

O curso da hepatite B tem muitas possibilidades com hepatite aguda, típica ou colangítica, acarretando o seguinte:

- curso benigno, recuperação ou recaída, ou crônica persistente (portal) ou hepatite branda; ou
- necrose aguda do fígado, em que todos os pts morrem; ou
- necrose hepática submaciça, 60% dos pts morrem ou desenvolvem a cirrose pós-necrótica, alguns pacientes recuperam totalmente; ou
- hepatite crônica ativa, geralmente com uma progressão declinando após 5 –10 anos; ou

- assintomático: 90% dos recém-nascidos, 20% das crianças, < 1% dos jovens adultos saudáveis (Vacina da Segunda Guerra Mundial).

A hepatite C também tem curso variável. 60% – 70% dos pts têm LFTs elevados 12 meses depois, mas a mortalidade não aumenta ao passar das décadas. Hepatite aguda, típica ou colangítica acarreta o seguinte:

- hepatite crônica ativa na maioria; ou
- curso benigno, recuperação ou recaídas, ou hepatite crônica persistente (branda ou "portal"); ou
- necrose aguda do fígado, em que todos os pts morrem; ou
- necrose hepática submaciça, 60% dos pts morrem ou desenvolvem a cirrose pós-necrótica, alguns pacientes se recuperam totalmente.

Complicações:

Hepatite A com hepatite fulminante ou hepatite recorrente.

Hepatite B com hepatoma; 10% desenvolvem a hepatite crônica ativa (Ann IM 2000;132:723); facilita uma infecção secundária com o agente delta (hepatite D), o qual é um RNA vírus e também leva à hepatite aguda ou à hepatite crônica ativa; hipoglicemia em jejum; doença do soro; poliarterite (J Clin Invest 1975;55:930); e nefrite, principalmente a GN membranosa.

Hepatite C com 80% dos pts desenvolvendo a hepatite crônica ativa após 10 anos, e 20% – 35% desses pts desenvolvendo cirrose após 20 anos; carcinoma hepatocelular após 30 anos, independente da hep B; podem desenvolver uma crioglobulinemia mista.

Diff Dx:

Com febre: mononucleose, febre Q (GE 1982;83:474), toxoplasmose, CMV, síndrome de Fitz-Hugh-Curtis, psitacose, hepatite E e outras hepatites virais.

Sem febre: drogas (Nejm 2003;349:474; Baillieres Clin Gastroenterol 1988;2:385): etanol, acetaminofeno, NSAIDs, outras toxinas; hepatite crônica autoimune; hemocromatose; doença de Wilson; deficiência da alfa-antitripsina; hepatite induzida por alfa-metildopa (Aldomet); indução de oxifenisatina laxativa; cirrose biliar primária; diabetes; mixedema; hepatite G e outras hepatites virais; miopatia.

Exames laboratoriais: hemograma completo, LFTs, amilase, lipase, teste para mononucleose (monospot); PT/PTT, se suspeitar da hepatite fulminante (Vaccine 1992;10:S21); CPK principalmente se LDH > AST (SGOT) > ALT (SGPT) para r/o miopatia; também é viável checar a aldolase.

Marcadores sorológicos (ver Tabela 6.1):

- Na hepatite A há primeiramente a IgM, a qual reduz enquanto a IgG aumenta (J Virol Methods 1980;2:31).
- Na hepatite B há primeiramente o HBsAg e depois o anti-HBs: se ambos derem negativo e houver a suspeita de ser realmente hepatite, é preciso refazer os testes. Há uma chance pequena de os dois testes darem falso-negativos. Os indivíduos vacinados apresentam resposta com anti-HBs.
- O anticorpo contra a hepatite C se eleva de 4 – 50 semanas após registrarem LFTs anormais, o soro pode ser observado para a presença de RNA viral do hep C pelo PCR.
- Sorologia precisa da hepatite E (Clin Infect Dis 1995;21:621).

Raio-x: fazer um US do abdômen para observar a imagem se houver a preocupação com problemas de obstrução ou anatômicos no fígado, principalmente se o paciente for idoso. CT abdominal pode delinear mais a anatomia.

Medidas de controle emergencial:

- Após a exposição ao vírus da *hep A,* a profilaxia é com 0,02 cc/kg de IgG, dose máxima 2 cc IM. Existe vacina [Havrix ou Vaqta; ou Twinrix, que é uma combinação com a vacina para Hep B (Nejm 2004;350:476; Med Lett Drugs Ther 2001;43:1110)] para pessoas que vão viajar ou para profilaxia de indivíduos que são altamente expostos. Não se sabe se há necessidade de reforço. A vacinação previne casos secundários (Lancet 1999;353:1136).

Tabela 6.1 Hepatites Virais

Tipo	Características Clínicas	Achados Sorológicos			
		Transaminases	Doença Aguda	Imunidade
A (RNA)	Aguda autolimitante; transmissão fecal-oral; não há estado de transmissão	Muito elevado 3+ a 4+	IgM anti-HAV	IgG anti-HAV
B (DNA)	Aguda ou crônica; algumas vezes assintomática; 5% tem sangue e fluidos corporais infectados	1+ a 3+ (agudo); variável; crônica	IgM anti-HBc; HBsAg; HBeAg; HBV DNA	IgG anti-HBs; anti-HBe
C (RNA)	Geralmente crônica	Elevação branda a moderada até em casos agudos	anti-HCV total; HCV RNA	Não é conhecida
D (RNA)	Requer coinfecção com HBV; aguda ou crônica; frequência nos U.S.	Algumas vezes muito elevado	IgM anti-HDV; anti-HDV total; pode requerer múltiplos ensaios	Não é conhecida
E (RNA)	Epidêmico semelhante a HAV; aguda autolimitante; fica na água e entérica; transmissão na Índia e sudoeste da Ásia	Variável	Teste não é disseminado; lab de referência; CDC	Não é conhecida
G (RNA)	Homologia ao HCV; alta prevalência (2% dos doadores dos U.S.); geralmente doença branda; ou assintomática; espectro da doença incerto	Variável	HGV-RNA e EIA (lab de referência)	Não é conhecida
Não A-E, excluir o EBV e CMV	Possivelmente aguda ou crônica	Variável	Nenhum	Não é conhecida

- Pts expostos a hepatite B devem receber imunoglobulina contra hep B (HBIG) se não forem vacinados: duas doses de 0,05 cc/kg com a distância de 30 dias, primeira dose deve ser administrada dentro de 24 h – 72 h da exposição. A série de vacinações é recomendada a todos que não foram previamente vacinados e é composta por 3 injeções nos dias 0, 30 e 180. Se a exposição for aguda, a vacinação também deve ser feita. A doença ativa deve ser acompanhada por um gi e a meds pode ser peginterferon alfa-2a ou -2b, ou possivelmente lamivudine (3TC) (Nejm 1998;339:61), mas o uso de esteroide não é recomendado.

- Na hepatite C, bem como na hepatite B, somente a imunoglobulina é eficiente, e talvez outros análogos nucleosídeos (Nejm 1998;339:1493; Lancet 1998;352:1426), como o peginterferon alfa-2a (Nejm 2000;343:1666) ou peginterferon alfa-2b (Nejm 2001;345:1452); nos pacientes coinfectados com HIV, considerar usar também a ribavarin (Nejm 2004;351:438; 2004;351:451; Jama 2004;292:2839). É viável fazer a vacinação (Proc Natl Acad Sci USA 2000;97:297).

- É possível fazer as vacinações para hep A e hep B juntas (Vaccine 2000;1074).

Observação: As precauções universais são defendidas para todos. Usar luvas, lavar as mãos e fazer os exames se tiver sido exposto. Se o paciente tiver a doença ativa, os comportamentos de risco são desestimulados: uso de drogas iv, promiscuidade sexual, doação de sangue.

6.7 Diarreia Infecciosa

Nejm 2004;350:38; 2004;351:2417; Medicine (Baltimore) 1979:95; Arch Dis Child 1984:848

Causas: Alimentos preparados ou mantidos de forma inadequada, contaminação fecal-oral ou na fonte de água [Campylobacter (Lancet 1983;1:287)]; *Salmonella* resistente devido aos antibióticos dados aos animais de cativeiro (Nejm 2001;345:1147). Possivelmente pelo ar (Am J Epidemiol 1988;127:1261).

Epidemiologia: Os mais comuns nos U.S. são *Staphylococcus* spp., *Salmonella* spp., *Clostridium perfringes* (Mmwr 1994;43:137,143), *Shigella*, *Campylobacter jejuni* (comum), *C. upsaliensis* (raro) (Ped Infect Dis J 1999;18:988), *E. coli*, ambos invasivos (Mmwr 1991;40:265) e toxigênicos, e *Listeria monocytogenes* [incomum (Nejm 2000;342:1236)]. O uso de omeprazol é um fator de risco pontencial para a infecção com *Camylobacter* (Br Med J 1996;312:414). A criptosporidiose ocorre na maioria das vezes no verão e a yersiniose geralmente nos meses de inverno, apesar de ambas serem relativamente incomuns (Ann EM 2000;35:92).

Muitos surtos são ocasionais, ou podem estar associados ao suprimento de água, à creche, ao hospital (J Infect Dis 1982;146:727), ou outros motivos variáveis. O Reino Unido vem estudando os vírus de estrutura arredondada como fatores de risco predominante em surtos (J Med Virol 2000;61:132).

Fisiopatologia: Nos U.S. as diarreias agudas geralmente são consequências de agentes virais (gastroenterite ou enterite) com algumas exceções específicas, como relatado abaixo. Os vírus mais comuns são o rotavírus, o vírus Norwalk, o adenovírus entérico, calcivírus e astrovírus.

- O *Staphylococcus* spp. produz uma toxina estável ao aquecimento, não adere na parede do intestino.
- *Salmonella* spp. invade a parede do intestino.
- *Clostridium perfringes* produz uma toxina.
- *Shigella* spp. invade a parede do intestino (Infect Dis Clin N Am 2000;14:41).
- *Campylobacter* spp. invade a parede do intestino e produz uma toxina estável ao aquecimento.
- *E. coli* invasiva (O157:H7, eg) invade a parede do cólon e produz toxina (Infect Dis Clin N Am 2000;14:41).
- *E. coli* toxigênica pode produzir toxinas estáveis e não estáveis ao calor.
- *Clostridium difficile:* visto após o uso de antibióticos, risco específico na idade avançada e/ou com uso de clindamicina. Estado assintomático na peds < 1 ano de idade, mesmo com o uso de antibióticos (Ped Infect Dis 1984;3:433) e probabilidade aumentada em crianças que tomam mamadeira (J Clin Microbiol 1983;17:830).
- *Giardia lamblia (intestinalis)*: observado após a exposição à água não tratada, como lagos ou rios de montanhas.

- *Yersinia* spp. colite: animais de estimação, bem como água e alimentos expostos, como transmissão proposta.

Sintomas: Desconforto abdominal, vômitos, diarreia, inchaço, diarreia gasosa e profusa com cheiro desagradável na *Giardia*.

Sinais: Febre nos pts com rotavírus, *Salmonella, Shigella* spp., *C. diff* e *Yersinia* spp.; febre mais baixa e com menor probabilidade de ocorrer com *Campylobacter* spp. e *E. coli* invasiva; não há febre nas diarreias por *Staphylococcus* spp., *Clostridium* spp. ou *E. coli* toxigênica.

Curso: O curso geralmente é autolimitado se for por causa viral. Alguns com problemas persistentes consistentes com a síndrome do intestino irritável (Br Med J 1997;314:779).

Complicações:

- Desidratação; na gastroenterite a reidratação oral é eficaz em crianças (Arch Ped Adolesc Med 2004;158:483) e em adultos e deve ser considerada como a primeira linha de tratamento.
- *Shigella* spp. (Clin Diagn Lab Immunol 1996;3:701) e *E. coli* invasiva (Peds 1992:616) podem ser complicadas pela síndrome hemolítico-urêmica (HUS);
- *Shigella* spp. também pode ser agravada pela síndrome de Reiter, artrite reativa, miocardite (J Peds 1993;122:82), ou eritema nodoso (Scott Med J 1984:197).
- *Salmonella* com alguns clones multirresistentes (J Lab Clin Med 2002;140:135) podem se tornar mais prevalentes com o uso contínuo de antibióticos em animais que são fontes de alimento.

Diff Dx: *Cryptosporidiosis* spp., *Listeria monocytogenes*, Vibrio, Escombroide (Nejm 1991;324:716; Jama 2000;283:2927) e ciguatera (J Toxicol Clin Toxicol 1993;31:1; Med J Aust 2000;172:176); contaminação alimentar com peixe; talvez consumo de sorbitol ou olestra (doses altas) (Regul Toxicol Pharmacol 2000;31:59).

Fatores de risco que predispõe as outras etiologias:

- Homossexuais masculinos: herpes II, gonorreia e colite pela *Chlamydia*.

- Indivíduos imunocomprometidos: *Crypstosporidium* spp., *Cyclospora cayetanensis*, *Enterocytozoon binensis*, *Isospora belli*, *Plesiomonas* spp., e *Aeromonas* spp.
- Indivíduos que viajam pelo mundo: *Entamoeba hystolytica, Bacillus cereus, Vibrio cholera, Vibrio parahaemolyticus.*
- Indivíduos que nadam na água do mar: *Vibrio mimicus.*
- Enterite por radiação.
- Induzido por quimioterapia, principalmente com fluoropirimidina e irinotecan (J Pain Symptom Manage 2000;19:118).

Exames laboratoriais: Considerar a realização de uma coprocultura se houver sangue na diarreia ou se os sintomas perdurarem mais de 72 h. Contagem de leucócitos nas fezes não é sensível nem específico (Diagn Microbiol Infect Dis 1993;16:313); outros testes laboratoriais raramente alteram o tratamento ou o curso da doença (Ann EM 1989;18:258; Dig Dis Sci 1996;41:1749; Acta Paediatr 1999;88:592).

C. difficile: toxina no exame de fezes; talvez seja útil em pacientes que estejam tomando antibiótico no último mês, tenham diarreia significante, desconforto abdominal ou hospitalização recente (e sejam > de 1 ano de idade) (Diagn Microbiol Infect Dis 2000;36:169).

Campylobacter spp.: talvez por PCR (Epidemiol Infect 1998;121:547).

Giardia spp.: antígeno nas fezes, se o teste de antígeno não estiver disponível, pegar 3 amostras de O + P.

Yersinia spp.: na coprocultura, títulos de anticorpos com 30% de falso negativo.

Rotavírus: aglutinação no látex (rápida) e ELISA das fezes, se disponível; se for feita na primeira semana da doença, a sensibilidade é > 90% e a especificidade de aproximadamente 99% (J Clin Microbiol 1985;22:846; 1982;16:562).

Medidas de controle emergencial:
- Se a hidratação oral (ORS) não for possível, fazer hidratação iv. A hidratação oral é feita com WHO ORS (solução de sal com açúcar 8:1, 2 tsp de açúcar, ¼ de tsp de sal, e um pouco de limão para 8 oz de água fervida) ou com uma das muitas ORS disponíveis que

contém sódio, potássio, cloro, base e glicose com a osmolalidade = 311 mMol/L ou menos (Nutr Rev 2000;58:80). É possível fazer hidratação iv em crianças em 20 – 30 cc/kg por 1 h e 2 h e depois elas devem voltar para casa para fazer hidratação oral (Ann EM 1996;28:318).

- Antieméticos, uso reduzido de fluido iv (ORT torna-se possível) (Ann EM 2002;39:397); cuidado com o uso de qualquer antiemético em crianças < de 3 anos de idade.

- Antidiarreicos não pioram o quadro clínico e previnem a perda de líquidos, como subsalicilato de bismuto [Bismuth subsalicilato (Pepto-Bismol) 60 cc em adultos e 1,14 cc/kg (100 mg/kg) em crianças qid] ou loperamida (Jama 1986;255:757).

- Gliconato de zinco 20 mg po qd dentro de 3 dias na peds de países em desenvolvimento.

- TMP/SMX DS bid é melhor do que a ampicilina 500 mg po qid por 5 dias para *Shigella* nas áreas de resistência à ampicilina (Antimicrob Agents Chemother 1980;17:961).

- Cipro 500 mg po bid por 3 – 5 dias cobre qualquer patógeno (Eur J Clin Microbiol 1986;5:241), incluindo a diarreia de viajante, em que a *E. coli* é prevalente (Ann IM 1991;114:731), o *Staphylococcus* spp. e o *Clostridium perfringes* são autolimitantes nesse quadro. Pode limitar a duração e a gravidade da doença (Clin Infect Dis 1996;22:1019).

- Considerar utilizar a rifamixina (Xifaxan) 200 mg tid por 3 d, a qual é uma forma não absorvente da rifampina. Pode ser usada naqueles > de 12 anos de idade e mulheres não gestantes com *E. coli* não invasiva (diarreia do viajante); tem menos efeitos sistêmicos que os antibióticos absorvidos (Med Lett Drugs Ther 2004;46:73).

- *C. difficile*: metronidazol oral, se não houver resposta ou se a doença for grave, vancomicina oral; talvez o probiótico Lactobacillus GG (Am J Gastroenterol 2000;95:S11).

- *Giardia*: metronidazol (Flagyl) 250 mg tid por 5 d; nitazoxanie (Alinia) 500 mg bid por 3 d e está disponível líquido para crianças (Med Lett Drugs Ther 2003;45:29); tinidazol (Tindamax) única dose terapêutica de 2 gm (Med Lett Drugs Ther 2004;46:70).

- *Yersinia* spp.: considerar tetraciclina.
- Crianças com diarreia moderada podem ter melhores resultados com a homeopatia (J Altern Complement Med 2000;6:131). Apesar de esse grupo de pts reagir bem com o WHO ORS, todas as crianças receberam medicação homeopática.

Vacina tetravalente oral contra rotavírus no 2°, 3° e 4° mês de idade (Mmwr 1999:1).

6.8 Hemorragia Digestiva Baixa

Am J Roentgenol 1993;161:703

Causas: Considerar a possibilidade de ser uma hemorragia digestiva alta, mas as causas da hemorragia digestiva baixa incluem hemorroidas, diverticulose, colite isquêmica, má formação AV, pólipos, câncer, úlcera estercoral (fezes sólidas com constipação) e divertículo de Meckel. Raramente é causada por TB (Am J Gastroenterol 1999;94:270).

Epidemiologia: É menos comum do que as hemorragias digestivas altas; maior frequência em pessoas mais velhas e principalmente nos homens (Am J Gastroenterol 1997;92:419).

Fisiopatologia: A erosão na mucosa pode anunciar uma hemorragia na colite isquêmica e na má formação AV, o sangramento arterial da diverticulose é secundário ao evaginamento do divertículo, ocorrendo na região enfraquecida do vaso mucoso perfurado.

O divertículo de Meckel pode ter tecido gástrico e consequentemente a formação de úlceras.

Sintomas: Geralmente, hematoquezia sem dor; pode ocorrer dor com hemorroidas externas.

Sinais: Sangue vivo no exame retal e hemorroida aparente.

Curso: O prognóstico é pior se ainda houver sangramento, BP sistólica < que 100 mm Hg, PT elevado (INR > 1,2), alteração no estado mental, ou outro processo patológico instável (Crit Care Med 1997;25:1125).

Complicações: Se a hemorragia for significativa, pode resultar em anemia, comprometimento secundário cardíaco (Chest 1998;114:1137) ou neurológico.

Diff Dx: Carcinoma, doença intestinal inflamatória, pólipos, e enterite infecciosa (incluindo por TB) podem causar hemorragia digestiva baixa, mas geralmente não há sangramento se não houver algum tipo de trauma: eg., corte inadvertido de um pólipo ou coagulopatia, como observado nas disfunções hepáticas ou no uso de ASA.

Exames laboratoriais: exame de Guaiac, hemograma completo, PT/PTT, tipagem e reatividade, perfil metabólico procurando pela razão de BUN/Cr (ver Capítulo 6.12 Hemorragia digestiva alta), ECG para r/o a isquemia silenciosa se essa for suspeita.

Considerar a realização de uma anuscopia na maca como um teste diagnóstico.

- *Raio-x:* enema de bário não é superior à colonoscopia.

Medidas de controle emergencial:

- O_2.
- 2 ivs, uma com NS para ser compatível ao sangue.
- Se não houver resposta ao fluido de ressuscitação, sangue deve ser transferido. **Observação:** uma taquicardia sem febre ou dor em idosos requer a ressuscitação, mesmo se não houver hipotensão ou ortostase.
- Varredura de hemácias (Radiology 1981;139:465; Ann Surg 1996;224:29) se o pt estiver estável. Considerar a realização do teste de Meckel se um teste anterior tiver sido completo e a fonte não for encontrada. Apenas os pacientes com vermelhidão imediata na varredura com tecnécio são mais propensos a ter uma angiografia útil (Dis Colon Rectum 1997;40:471).
- Consultar um cirurgião e um gi para os pts instáveis. Recomenda-se fazer uma angiografia de urgência (Ann Surg 1989;209:175; Am J Roentgenol 1992;159:521) ou uma colonoscopia (Gastrointest Endosc 1995;41:93).

6.9 Pancreatite

Gastroenterol Clin N Am 1999;28:571

Causas:

- Cálculo biliar em 45% – 75%, sedimento no canal biliar é um diagnóstico feito por meio do US que é pouco apreciado (Nejm 1992;326:589).
- O uso de etanol é responsável por 10% – 35% dos casos através do espasmo do esfíncter de Oddi 10% – 35% e aumento da secreção pancreática via secretina.
- Tipos I e V são hereditários, hiperlipidemia.
- As causas idiopáticas são de 10% – 30%, talvez em associação com o gene da fibrose cística (Nejm 1998;339:653).
- Úlcera duodenal posterior.
- Trauma acidental ou durante uma cirurgia.
- Hiperparatireoidismo com formação de pedra de cálcio.
- Causas infecciosas, como a caxumba, coxsackie, muitos vírus incluindo o HIV, ascaridioses (Brit J Surg 1992;79:1335), clonorquiase.
- Câncer do duodeno, pâncreas ou ampola; é mais provável que ocorra o diabetes; observada com o câncer pancreático, no início da patologia, o diabetes não é um fator de risco para o câncer pancreático (Nejm 1994;331:81).
- Variantes anatômicos como o cisto do colédoco, divertículo duodenal ou pâncreas divisum.
- Gestação.
- Jejum de proteínas.
- Vasculite, principalmente com anticorpos anticardiolipina (Am J Emerg Med 1993;11:230).
- Fármacos como tiazidas, esteroides, sulfasalazina (Azulfidine) e outras sulfas, furosemide, azatioprina.

- Após o bombeamento posterior a uma cirurgia de desvio, provavelmente após a administração de $CaCl_2$ iv.

Epidemiologia: M/F: 2/1; a incidência é de aproximadamente 400/milhão/ano, mas em pts com Aids 5 – 20/cem/ano.

Fisiopatologia: Autodigestão talvez devido à tripsina e à lipase, hipocalemia pela formação de sabão de cálcio, ou talvez induzida pelo glucagon.

Sintomas: Dor abdominal epigástrica aliviada se o pt inclinar para frente, irradia para as costas/flanco; distensão abdominal, náusea e vômitos.

Sinais: Íleo, febre ou algumas vezes hipotermia; lesões semelhantes ao eritema nodoso devido a uma necrose local de gordura; o sinal de Grey-Turner é uma equimose do flanco com sangramento retroperitoneal e o sinal de Cullen é uma equimose periumbilical devido à extensão de enzimas pancreáticas associada ao ligamento falciforme ou redondo (Gastrointest Radiol 1989;14:31).

Curso: Não ocorre novamente em 50% – 80% dos pts. O prognóstico é pior quando o pt é > que 55 anos, homem e idiopático, ou apresenta pancreatite alcoólica (Hepatogastroenterology 1998;45:1859).

Segundo o critério de Ranson (Am J Gastroenterol 1974;61:443) e o critério modificado de Ranson (ver Tabela 6.2): mortalidade é < que 1% se houver 2 ou menos fatores de risco; 16% se houver 3 – 4 fatores de risco; e 100% se os fatores de risco forem 7 ou mais. Os critérios da APACHE III e Glasgow Coma modificado também são usados para reconhecer o diagnóstico (Crit Care Med 1999:901).

Complicações: ARDS; ATN; tétano com hipocalemia; choque; abscesso pancreático (4%); formação de pseudocisto pancreático (Am J Surg 1996;172:228), que pode resultar em infecção ou ruptura na cavidade peritoneal, no baço ou na dissecção ao longo dos planos corporais; hemorragia do intestino e esplenomegalia devido à rara trombose da veia esplênica.

Tabela 6.2 Sinais Objetivos Iniciais Usados para Estimar o Risco de Morte ou Complicações Graves Decorrentes da Pancreatite Aguda - Critérios de Ranson

No momento da internação ou do diagnóstico
Idade > 55 anos
Contagem das WBC do soro > 16 K/mm^3
Glicose sérica > 200 mg/dL
LDH sérico > 350 IU
SGOT > 250 unidades sigma Frankel %

Durante as 48 h iniciais
Redução de Hct > 10 pontos percentuais
Aumento de BUN > 5 mg/dL
Cálcio no sangue < 8 mg/dL
pO_2 arterial < 60 mm Hg
Déficit de base > 4 mEq/L
Sequestro estimado de fluido > 6 L

Adaptado da revista AJG American Journal of Gastroenterology, v100.i1, Etiological & Prognostic Factors in Human Acute Pancreatitis; 1982:63 tb. 5. Reimpresso com a autorização do Blackwell Publishing.

Diff Dx: Elevação da amilase de diferentes fontes: pâncreas, glândulas parótidas/salivares, intestino delgado, trompas de falópio e macroamilasemia. A molécula é muito grande para ser filtrada no rim.

Exames laboratoriais: Hemograma completo; perfil metabólico, incluindo cálcio, magnésio e fósforo; amilase e lipase (J Emerg Med 1999;17:1027); urina para procurar tripsinogênio-2 positivo, que tem 92% de sensibilidade/especificidade (Nejm 1997;336:1788). É viável procurar a fosfolipase A2, proteína associada à pancreatite (Ann Med 1998;30:169), ou interleucina-6 (Clin Chem 1999;45:1762) ou interleucina-8 (Am J Gastroenterol 2002;97:1309).

- Níveis séricos de amilase até o 3° dia > que 225 IU tem 95% de sensibilidade e 98% de especificidade; o pico de lipase é do 4° – 7° dia, correlaciona-se com a hipertrigliceridemia, seguido de ataques agudos, e é mais sensível (95% vs 79%) num estudo de comparação direta (Am J Emerg Med 1994;12:21).

- A glicose pode estar elevada devido à liberação transitória de glucagon.
- ALT ≥ 3 vezes o normal indica uma etiologia de cálculos biliares com 95% de certeza.
- A isoamilase é tão boa quanto a lipase como um teste de confirmação.
- *Raio-x:* US da vesícula biliar para avaliar o duto comum, duto cístico, e para procurar cálculos. A colangiografia iv pode ser melhor (Jama 1979;242:342). Nos pts com cursos clínicos complicados a CT é melhor para delinear os processos intra-abdominais (J Gastroenterol Hepatol 1990;5:103).

Medidas de controle emergencial:

- Fluido iv, possivelmente o pt terá uma contração do volume secundária à perda de plasma do terceiro espaço.
- Para a manutenção da dor utilizar antieméticos e narcóticos parenterais.
- Tubo NG se houver íleo ou obstrução significativa.
- Bloqueador de H_2 iv. Sua colaboração para a pancreatite é controversa, mas auxilia muito nas gastrites associadas a pancreatites.
- Considerar a utilização dos antibióticos iv, como a ampicilina sulbactam ou o imipenem se o pt parecer séptico (controverso).
- Consultar um gi, considerar ERCP (em que o US auxilia).

6.10 Doença Ulcerosa Péptica/Gastrite

Dig Dis Sci 1988;33:129; Am Surg 1990;56:737; Gut 1993;34:580

Causas: Devido à infecção por *Helicobacter pylori*; ou endógena ou induzida pelos NSAIDs (GE 1989;96:640); aumento da secreção de ácido/pepsina; problema composto pelo uso de corticosteroides (Nejm 1983;309:21; BMJ (Clin Res Ed) 1987;295:1227; Ann IM 1991;114:735); e/ou redução na secreção de HCO_3 pancreático ou duodenal; ou uma redução de outras defesas do trato gi.

Epidemiologia:
- Úlcera duodenal: 90% estão associados à infecção crônica por *H. pylori*, que geralmente começa na juventude. Se o pt for > de 60 anos, 28% ocorrem devido ao uso de NSAIDs. Se o pt for < de 60 anos, o risco de ocorrer é de 10%, M/F= 4:1. Histórico familiar positivo promove 50% de chance em pts < de 30 anos e 20% nos pts > de 30 anos de idade no início da doença.
- Úlcera gástrica: 80% dos casos estão associados com a infecção crônica por *H. pylori* (Nejm 1989;321:1562), encontrado em 3% da população, F>M.
- Divertículo de Meckel ocorre em 1% da população e geralmente a ulceração ocorre na infância.

Observação: Apenas 15% – 20% dos pts infectados cronicamente apresentam úlceras gástricas ou duodenais.

Fisiopatologia:

Aumento da produção de ácido nos seguintes casos:
- Síndrome de Zollinger-Ellinson.
- Aumento da secreção por razões neurogênicas, eg, queimaduras ou pts com CVA.
- Usuários de nicotina.
- Pessoas que bebem café regularmente (mas não é devido à cafeína).
- Pts com TPN de aminoácidos intravenosos.
- Hipersecretores, que podem ser divididos em hipersecretores e pessoas que respondem muito à gastrina.
- Usuários de ASA, NSAID e etanol.

Redução da produção de ácido nos seguintes casos:
- 10% dos pts com fibrose cística, talvez os primeiros sintomas ocorram em heterozigoto.
- Talvez com nicotina.
- Talvez com uso de esteroides.

Defesas GI inibidas estão associadas aos seguintes casos:
- Infecção com *H. pylori*, que tolera ambientes extremamente ácidos.
- ASA e NSAIDs nos idosos, principalmente se houver o uso concomitante de esteroides.
- O uso constante de etanol aumenta a permeabilidade da mucosa ao H^+ e produz danos diretos na mucosa.
- O fumo inibe a secreção de HCO_3 duodenal.

Sintomas: Dor epigástrica principalmente 1 h – 2 h pc e 2 am; sangramento gi, oculto, melena ou hematemese.

Sinais: sensibilidade epigástrica; resultado do guáiaco positivo.

Curso:

- A *úlcera duodenal* pode ocorrer novamente em 10% dos pts, com exceção aos fumantes, pois 72% apresentam novamente a úlcera em 1 ano; se houver recorrência e o pt não for fumante, r/o a síndrome de Zollinger-Ellinson; a erradicação da *H. pylori* reduz a taxa da reincidência de sangramentos (Gastrointest Endoscop 1995;41:1).
- A *úlcera gástrica* é recorrente em 50% dos pts; com o tratamento leva 8 semanas para curar.
- A infecção por *H. pylori* pode ser crônica, recorrente e resistente à múltiplos tratamentos, mas 96% dos pacientes não sofrem reincidência se a bactéria for eliminada com o uso de antibióticos.

Complicações: Sangramento persistente, perfuração, obstrução, dor; possivelmente, adenocarcinoma e linfoma gástrico não Hodgkin nos pts com *H. pylori*.

Diff Dx: Esofagite de refluxo gastroesofágico (GERD); carcinoma gástrico, documentar a cicatrização; compressão/obstrução arterial no tronco celíaco produz dor pc: aka, angina abdominal.

Exames laboratoriais: Hemograma completo, LFTs, PT/PTT se houver sangramento; considerar analisar a amilase e a lipase; se houver a possibilidade de ser de etiologia genitourinária, considerar a UA; analisar os títulos de anticorpos contra o *H. pylori* se considerar um tratamento empírico com inibidores de bombas de próton, apesar de não ser um bom teste para úlcera (Aliment Pharmacol Ther 2000;14:615).

- *Raio-x:* série de 3 imagens de abdômen se suspeitar de perfuração para r/o entrada de ar.

Medidas de controle emergencial:

Se houver sangramento ativo, considerar uma endoscopia de imediato e a possibilidade de administrar octreotide iv (ver no Capítulo 6.12 Hemorragia Digestiva Alta).

Se não houver sangramento ativo, considerar as seguintes opções:

- Coquetel GI:

    Silver Slider: 10 cc de lidocaína viscosa com Milanta 20 cc.

    Green Goddess: 10 cc de lidocaína viscosa + 10 cc de Milanta e 10 cc de Donnatal.

- Opção de inibidor de H_2: cimetidina 300 – 400 mg po bid ou 800 mg po QHS, ranitidina 150 mg po bid ou 300 mg po QHS, famotidina 20 mg po bid ou 40 mg po QHS, ou nizatidina 150 mg po bid ou 300 mg po QHS.

- Se os inibidores de H_2 falharem, usar um dos inibidores de bomba de próton: lansoprazole 30 mg po qd (Nejm 2002;346:2033); omeprazole 20 mg po qd ou bid (Digestion 1990;47:64; Aliment Pharmacol Ther 1989;3:83); rabeprazole 20 mg po qd (Med Lett Drugs Ther 1999;41:110); ou pantoprazole 40 mg po qd para GERD (Med Lett Drugs Ther 2000;42:65) ou pantoprazole 40 mg iv para hemorragia digestiva alta.

- Os antiácidos são os mais rápidos, eg, Maalox ou Milanta (Nejm 1966;274:921); evitar os que contém $CaCO_3$, pois pode ocorrer um aumento de acidez observado 1 h após a ingestão. Licorice.

- Licor preto pode ajudar (Scand J Gastroenterol suppl 1979;55:117); propanteline (Pro-Bantine) 15 mg ac se apresenta como equívoca (Am J Gastroenterol 1967;47:124).

- Sucralfate (Carafate) 1 gm po qid 1h ac (Pharmacotherapy 1982;2:67) tão bom quanto a cimetidina.

- Mudanças comportamentais: parar de fumar, de beber álcool, de usar NSAIDs, e de tomar café (Nejm 1974;290:469).

- A radiografia do trato gi alto ou a endoscopia são importantes para considerar o tratamento da infecção por *H. pylori*.

6.11 Proctite

Gastroenterol Clin N Am 1987;16:157; Clin Infect Dis 1999;28:S84

Causas: É observada na doença inflamatória do intestino (colite ulcerativa) e como doença sexualmente transmissível (STD). É menos comum devido ao trauma (Sex Transm Dis 1979;6:75), iatrogênico pela terapia padrão (J Rhematol 1987;14:142) ou radiação (Am J Gastroenterol 1996;91:1309).

Epidemiologia: Não é precisa.

Fisiopatologia: Observada na colite ulcerativa como um fenômeno autoimune, o qual é geralmente refratário à terapia.

Como uma STD, ocorre devido ao sexo anal ou em consequência da dispersão da *Chlamydia trachomatis* (linfogranuloma venéreo) ou *Neisseria gonorrheae*. Os mesmos organismos implicados na STD comum são observados aqui: herpes tipo II, HIV, papiloma vírus e *Trepomena pallidum*.

Sintomas: Dor, coceira [prurido anal (Dis Colon Rectum 1994;37:670)] e descarga anal.

Sinais: Mucosa eritematosa, possivelmente descarga anal.

Complicações: Proctite ulcerativa pode evoluir para carcinoma, estenose, ou pode estar associada a qualquer outro fenômeno autoimune. STDs como discutido no Capítulo 8.6 sobre doenças sexualmente transmissíveis.

Diff Dx: Abscesso periretal, hemorroida, fissura, neoplasia, fístula, prurido anal (comumente devido ao oxiúrio: testar com fita à noite e tratar com mebendazole).

Exames laboratoriais: Se não for consistente com STD, hemograma completo.

Se uma STD for considerada, fazer uma anuscopia com a coloração de gram, cultura de micro-organismos; teste sérico para sífilis, eg, VDRL ou RPR; teste para HIV.

Medidas de controle emergencial:

Se for uma proctite ulcerativa, consultar um gi; o tempo adequado depende da quantidade de sintomas que o paciente apresenta.

Se for por uma DST, procurar no Capítulo 8.6 sobre doenças sexualmente transmissíveis para mulheres, e no Capítulo 27.1 para homens. Os parceiros também devem ser avaliados.

6.12 Hemorragia Digestiva Alta

Digestion 1999;60:47

Causas: Observado comumente nas varizes esofágicas (Capítulo 6.4), síndrome de Mallory-Weiss, doença ulcerosa péptica (Capítulo 6.10), esofagite erosiva e gastrite, e é menos comum na má formação arteriovenosa, carcinoma, ou hemorragia arterial pura (lesão de Dieulafoy). Os pacientes que passaram por um reparo aórtico anterior têm um risco de apresentar uma fístula aortoentérica. Raramente relacionada à TB (Am J Gastroenterol 1999;94:270).

Epidemiologia: Maior número de casos em pts > de 60 anos, geralmente com menor uso de álcool e maior chance de apresentar uma PUD; pts < de 60 anos têm mais chance de apresentar a síndrome de Mallory-Weiss e problemas com varizes (Am J Gastroenterol 1997;92:42).

Fisiopatologia: A síndrome de Mallory-Weiss é uma laceração parcial na junção GE, geralmente seguida de vômito. A esofagite erosiva é um problema na mucosa com hemorragia autolimitante observada em pts que usam tabaco, etanol e NSAIDs, e pode ou não ter uma hérnia hiatal coincidente. Parece ser uma variante da PUD/gastrite.

Sintomas: Hematemese, melena, dor abdominal.

Sinais: Sensibilidade epigástrica.

Curso: O prognóstico é pior quando o pt é mais velho, processo de doença comórbida, taquicardia ou hipotensão, ou hemorragia (Scand J Gastroenterol 1995;30:327).

Complicações: Secundária a hemorragia, infarto cardíaco/isquêmico (Chest 1998;114:1137; Mayo Clin Proc 1999;74:235) e/ou eventos neurológicos.

Diff Dx: Hemorragia faringeana alta.

Exames laboratoriais: Teste de fezes guáiaco positivo, hemocultura com emese positiva, hemograma completo, PT/PTT, perfil metabólico; verifique BUN/Cr > 23/1 (Am J Gastroenterol 1997;92:1796) apesar de não ser discriminatório; tipagem e reatividade; considerar também um ECG.

Medidas de controle emergencial:

- Fluido de ressuscitação iv se for preciso manter a BP > 100 mm Hg.
- Conteúdos do sangue se o fluido em bolus for ineficaz, considerar repor os vasopressores.
- FFP, se houver uma coagulopatia.
- Considerar usar a somatostatina 250 μg iv em bolus, e então 250 μg/h em gotejamento contínuo, e depois 50 μg/h em gotejamento.
- Os inibidores de H_2 não auxiliam na emergência (Scand J Gastroenterol 1984;19:885).
- Tubo Sengstaaken-Blakemore com tubo acessório NG até a endoscopia ser realizada (Gastrointest Endosc 1999;49:145) se o pt estiver com hemorragia.
- Se ocorrer devido a PUD, usar o inibidor da bomba de próton para prevenir a recorrência, apesar de não se saber qual a melhor forma de administração, iv ou po (Epidemiology 1999;10:228; Crit Care Med 2004;32:1277; Aliment Pharmacol Ther 2004;20:195).
- Hemorragia não relacionada às varizes, não é persistente e sem anemia significativa, não ocorre ortotase ou anormalidades dos sinais vitais basais, sem doenças hepáticas ou coagulopatias, e os pts jovens não debilitados (< de 60 anos) podem ser liberados do hospital e acompanhados com o tratamento adequado (Acad Emerg Med 1999;6:196).

Capítulo 7
Cirurgia Geral

7.1 Aneurisma da Aorta Abdominal

Causas: Doença arteroesclerótica ou causa genética (Ann IM 1999;130:637) muito provavelmente devido à síndrome de Marfan; é menos provável de ocorrer devido ao trauma ou infecção [sífilis, TB (Ped Radiol 1999;29:536)].

Epidemiologia: M/F = 10/1.

Fisiopatologia: É proposto que mudanças degenerativas no meio da parede arterial sejam responsáveis pela formação do aneurisma, sendo que uma ruptura causa a emergência cirúrgica.

Sintomas: Dor abdominal, radiando para/ou originada das costas, flanco ou área genital.

Sinais: A presença de massa pulsátil não é tão significativa quanto a largura, sendo que > de 5 cm a 5,5 cm é considerada significativa (Can Fam Physician 1999;45:2069; J Vasc Surg 1999;29:191); perda do pulso femoral. Verificar doenças vasculares sistêmicas por meio de sopros.

Curso: A ruptura espontânea do aneurisma aumenta com o tamanho, sendo que em alguns aneurismas que têm entre 4 cm a 7 cm de diâmetro há 25% de chance de ocorrer a ruptura (Circ 1977;56:II161). O reparo eletivo de aneurismas com menos de 5,5 cm de diâmetro não está associado ao aumento da sobrevivência a longo prazo (Nejm 2002;346:1437; 2002;346:1445), porém o reparo eletivo dos aneurismas com mais de 5 cm de diâmetro pode ter reduzido a mortalidade em 30 d (Nejm 2004;351:1607).

Complicações: O colapso vascular resulta na morte; isso ocorre com maior frequência nos reparos de AAA realizados de emergência após o início dos sintomas (Ann Vasc Surg 1999;13:613).

Diff Dx: MI, aortite (J Vasc Surg 1999;30:189), pneumonia, pancreatite, nefrolitíase, obstrução intestinal, diverticulite, crise da anemia falciforme, trombose mesentérica, porfíria, diabetes, colecistite, víscera perfurada, infarto do baço, hérnia encarcerada.

Exames laboratoriais Hemograma completo demonstrando valores anormais de plaquetas (Eur J Vasc Endovasc Surg 1999;17:434), PT/PTT, tipagem e reatividade, 10 unidades de PRBCs para reparo, na UA é possível encontrar hematúria (dissecção nas artérias renais, porém isso também pode ocorrer nos aneurismas infrarenais).

- *Estudos através do raio-x*: ver no raio-x lateral do abdômen, ou procurar posições mais horizontais da sombra do músculo psoas nos filmes AP como indicação de hemorragia retroperitoneal. Essa hemorragia pode ocorrer devido ao AAA ou ao aneurisma da artéria ilíaca; US é recomendada para uma varredura completa (Eur J Vasc Endovasc Surg 1999;17:472). A CT abdominal fornece maior informação (Am J Roentgenol 2000;174:181) e pode ser melhor do que a aortografia (J Endovasc Surg 1998;5:222). A MRI pode auxiliar (Magn Reson Imaging 1990;8:199).

Medidas de controle emergencial:

- 2 iv largas.
- Caso necessário, usar o fluido de ressuscitação e considerar repor vasopressores e produtos sanguíneos.
- Uso criterioso de meds para dor (devido à hipotensão): pode-se usar preferencialmente o fentanil [mínima liberação de histamina e baixa incidência de hipotensão causada pelo fentanil (Ann EM 1989;18:635)].
- Encaminhamento para a sala de cirurgia mesmo que a ressuscitação ainda esteja ocorrendo.

7.2 Apendicite

Emerg Med Clin N Am 1996;14:653; Am Fam Phys 1999;60:2027

Causas: Apêndice obstruído devido à fecaloma, hiperplasia linfoide devido à doença viral ou doença infiltrativa.

Epidemiologia: Risco de morte em 7% da população; M/F = 1,5/1; a incidência é de 23 casos por 10.000 pessoas/ano se estiverem entre a segunda e a terceira década de vida. Sugestão de proteger a colite ulcerativa se ocorrer antes dos 20 anos (Nejm 2001;344:808).

Fisiopatologia: Conforme descrito acima.

Sintomas: Náusea, anorexia; inicialmente uma dor periumbilical que se move para RLQ; duração > de 36 h (Am Surg 1999;65:453), mas < de 72 h; sensação de constipação e necessidade de defecar.

Sinais: Febre de 37,5 °C – 38,5 °C; < 38,5 °C (Am Surg 1999;65:453). Renitência no RLQ, descompressão, e tosse brusca; sensibilidade no lado direito do reto não auxilia (World J Surg 1999;23:133; Ann R Coll Surg Engl 2004;86:292). Iliopsoas, obturador interno e sinal da percussão do calcanhar também podem estar positivos.

Curso: 12 h – 24 h.

Complicações: Perfuração com peritonite (20% – 33% – pré-CT) (Peds 1979;63:36); a perfuração aumenta em 5 x o risco de infertilidade.

Diff Dx: UTI; urolitíase; hérnia inguinal encarcerada ou femoral; intussuscepção em crianças < de 4 anos de idade; massa no ceco (World J Surg 1999;23:713) incluindo neoplasia; tuberculose; esquistossomose; adenite mesentérica incluindo a síndrome da pseudoapendicite *Yersinia* spp.; diverticulite; apendagite epiploica; tiflite, uma colite no ceco observada com o tratamento quimioterápico agressivo contra leucemia; infecção por estreptococos na garganta de crianças.

Ginecológico: ruptura no cisto ovariano, gravidez ectópica, torção ovariana, abscesso no tubo ovariano, PID.

Obstétrico: diagnóstico dificultado durante a gravidez, sendo que marcadores séricos e clínicos não auxiliam muito no diagnóstico (Acta Obstet Gynecol Scand 1999;78:758).

Exames laboratoriais: Hemograma completo [WBC geralmente 10K – 13K, mas não é sensível ou específico; talvez a contagem baixa de WBC auxilie na exclusão de diagnóstico, ie, < 8K (World J Surg 1999;23:133)]; +/- CRP com elevação (faixa larga cinza entre 10 – 50) é indicativo de uma doença aguda complicada, eg, abscesso ou perfuração (Brit J Surg 1999;86:501); UA, a hematúria não necessariamente implica nefrolitíase com histórico para apendicite, ou AAA; as WBC podem ser observadas na UA na apendicite, mas não deve haver bactérias; se a pt tiver na idade fértil, faça um teste para gravidez.

- *Raio-x:* KUB não auxilia, mas a presença de apendicolite pode requerer uma cirurgia; CT helicoidal com contraste retal pode ajudar, sensibilidade de 98% e especificidade de 98% (Nejm 1998;338:141; Am J Roentgenol 1997;169:1275) ou não estimulada (Am J Roentgenol 1993;160:763), ou com contraste gastrografina iv ou oral (BMJ 2002;325:1387). A CT também auxilia no diagnóstico gyn (Obgyn 1999;93:417), +/- enema gastrografina. O US não auxilia (World J Surg 1999;23:141). Possível uso de anticorpo marcado com tecnécio, sulesomab [91% de sensibilidade e 92% de especificidade (Surgery 1999;125:288)].

Medidas de controle emergencial:

- Iv, administrar meds para dor e antieméticos; a cirurgia é curativa. Meds para dor não atrapalham no diagnóstico (J Am Coll Surg 2003;196:18; Ann R Coll Surg Engl 1986:209; Am J Emerg Med 2004;22:280).

7.3 Obstrução Intestinal

Causas: Impossibilidade de movimento dos conteúdos intraluminais intestinais por meio da peristalse.

Epidemiologia: As complicações e a morte vêm sendo reduzidas desde 1961, em consequência dos diagnósticos mais rápidos. Hoje representam menos de 10% se os pacientes forem < de 80 anos de idade (Ann Surg 2000;231:529).

Fisiopatologia: Pode ocorrer como consequência de cirurgias prévias, com defeito no desenvolvimento de adesão ou mesentério; desenvolvimento de hérnia por meio do canal femoral, da área inguinal ou parede abdominal anterior; doença inflamatória intestinal ou enterite de radiação com estenose luminal; volvulus devido aos meds ou perda de células ganglionares (J Surg Res 1996;60:385); neoplasia; ou, com menor probabilidade, um corpo estranho ou cálculo ou ascaris no íleo.

Sintomas: Dor abdominal, náusea, vômito, inchaço, constipação.

Sinais: Dor abdominal difusa com sinais peritoneais, aumento ou ausência de sons intestinais, abdômen distendido ou timpânico.

Curso: Pode passar naturalmente ou necessitar de cirurgia.

Complicações: Perfuração.

Diff Dx: Íleo, síndrome de Ogilvie (Arch Surg 1977;112:512), obstrução parcial do intestino delgado.

Peds: Intussuscepção, doença de Hirschprung, atresia ou estenose.

Exames laboratoriais Hemograma completo, perfil metabólico para excluir características do íleo, se a cirurgia for cogitada, fazer a tipagem e reatividade.

Raio-x:

- Considerar fazer uma radiografia se o pt apresentar ao menos duas das seguintes características (Eur J Surg 1998;164:777):

(1) abdômen distendido;

(2) sons intestinais aumentados;

(3) histórico de constipação;

(4) cirurgia abdominal prévia;

(5) idade superior a 50 anos;

(6) vômitos.

- Série abdominal pode revelar ausência de ar no reto (auxilia se o raio-x for anterior ao exame retal), intestino dilatado com escassez de gás no cólon distal, níveis de ar/fluido ficam no filme; a CT é melhor (Am J Surg 1999;177:375), algumas obstruções não têm dilatação óbvia nem níveis ar/fluido no filme secundários às regiões intraluminais sem ar; se a CT não for diagnóstica, faça o SBFT — não define o tratamento (Eur J Surg 2000;166:39).

Medidas de controle emergencial:

(J Pain Symptom Manage 2000;19:23)

- Acesso iv com hidratação e considere o tubo NG.
- Caso necessário, administrar antieméticos e narcóticos parenterais.

- Considerar administrar a dexametasona a 6 – 16 mg im para a obstrução intestinal maligna devido ao câncer gi ou gyn (Cochrane Database Syst Rev 2000;1).
- Consultar um cirurgião.

7.4 Hérnia Encarcerada (Abdominal)

Am J Surg 1967;114:888; Emerg Med Clin N Am 1996;14:739.

Causas: A evaginação de conteúdos intra-abdominais por meio de defeitos na parede produz a hérnia. Se houver um defeito sem a cobertura dos conteúdos, incluindo peritônio parietal, então isso é uma evisceração. Geralmente, ocorre devido aos defeitos genéticos, às regiões pós-cirurgia ou à diálise peritoneal aumentada (Surg Gynecol Obstet 1983;157:541).

- *Inguinal:* considerar uma hérnia femoral nessa região. Uma hérnia direta inguinal vai através do triângulo de Hesselbach, o qual é definido por uma área lateral à borda lateral do reto abdominal, superior ao ligamento inguinal, e médio/inferior da artéria epigástrica inferior. Uma hérnia indireta inguinal permanece na lateral da artéria epigástrica inferior e acima do ligamento inguinal. A hérnia femoral se encontra abaixo do ligamento inguinal no espaço vazio abaixo do canal inguinal e esse tipo de hérnia é mais comum nas mulheres. Uma hérnia inguinal em crianças requer ou uma laparoscopia ou uma inspeção direta do lado contralateral de acordo com alguns autores.
- *Umbilical:* como determinado pelo nome, pode ser congênito ou pós-cirúrgico. É mais comum nas mulheres e naqueles pts obesos, com ascite, ou mulheres grávidas. Apesar do incômodo em adultos, as crianças podem ficar em observação. Nos recém-nascidos considerar úraco e/ou omfalocele.
- *Ventral:* pode haver o envolvimento gástrico (Gastrointest Radiol 1984;9:311). Considerar a hérnia Spigelia, que é um defeito no qual a borda inferior do revestimento do reto posterior (*linea semicircularis*) e a borda lateral do músculo do reto abdominal intercepta. Normalmente observado nas regiões pós-operatórias. Em crian-

ças, considerar uma diástase do reto, uma condição em que a linha branca não forma um revestimento forte que deve ser observada.

Fisiopatologia: Encarcerar é a inabilidade de levar os conteúdos até as cavidades corretas, e isso pode ser agudo ou crônico. Estrangulação é cortar o suprimento de sangue. A hérnia Richter (escorrega) ocorre quando o saco da hérnia inclui uma parede da víscera e os conteúdos intraluminais continuam passando.

Sintomas: Massa apalpada no local da herniação, dor; náusea e vômito se for encarcerada, com ou sem obstrução.

Sinais: Massa palpável, pode ser eritematosa se for encarcerada aguda ou se houver estrangulação, sons intestinais podem estar presentes. Aumento da pressão intra-abdominal com a tosse, ou quando o pt levanta a cabeça do travesseiro, ou manobra de valsalva podem promover o reconhecimento de uma lesão e podem ser diagnósticos.

Curso: Se o intestino estiver envolvido, pode progredir para uma obstrução (Gastrointest Radiol 1984;9:311).

Complicações: A perfuração é possível se o intestino estiver envolvido e se estiver obstruído. Também podem ocorrer o abscesso e a peritonite. O estrangulamento pode induzir à isquemia, que pode causar a necrose do intestino.

Diff Dx: Problemas testiculares como a torção, tumor, hidrocele ou epididimite; linfoadenopatia na área inguinal.

Exames laboratoriais Diagnóstico clínico: hemograma completo pode ajudar a delinear o grau de inflamação, além de fornecer o valor de hgb/Hct para o pré-operatório.

- *Raio-x:* série de raio-x abdominal pode verificar uma obstrução. A CT pode auxiliar a delinear a anatomia se o diagnóstico estiver questionável (Br J Surg 1999;86:1243). US com plano tangencial é viável (Clin Radiol 1991;44:185) ou herniografia se o local for incerto (Radiographics 1995;15:315), apesar da CT ter suplantado esse teste.

Medidas de controle emergencial:
- Se o pt tiver um encarceração crônica e não estiver doente ou obstruído, pode ser realizado um acompanhamento do curso, para evitar atividades que aumentem a pressão intra-abdominal.

Caso contrário:
- IVF, tubo NG, antieméticos e narcóticos analgésicos parenterais, caso necessário.
- É viável tentar uma redução suave se não houver a peritonite. Nesse caso, sugerir o uso de midazolam iv. Direcionar a hérnia gentilmente ao local do defeito e retornar o conteúdo para a cavidade abdominal, começando pelos conteúdos ao lado do defeito.
- Se houver peritonite ou sepse, administrar antibióticos iv; considerar utilizar a ampicilina/sulbactam 1,5 – 3 gm iv ou cefoxitin 2 gm iv ou imipenem.
- Consultar um cirurgião.

7.5 Isquemia Intestinal

Dis Colon Rectum 1970;13:275; 1970;13:283; Radiol Clin N Am 1993;31:1197

Causas: Aterosclerótica ou outra doença arterial ou venosa com baixo fluxo sanguíneo; considerar também as embolias. Raramente ocorrem por consequência de um trauma (estenose isquêmica) (Arch Surg 1980;115:1039) ou relacionada a drogas, como a ergotamina (GE 1977;72:1336), os contraceptivos orais (Gastrointest Radiol 1977;2:221), ou a pitressina (Am J Roentgenol 1976;126:829).

Epidemiologia: Deve aumentar com o envelhecimento da população.

Fisiopatologia: Regiões do corpo que recebem suprimento sanguíneo duplo são mais suscetíveis se houver uma doença do intestino consequente à aterosclerose, por exemplo, a região ileocecal e a flexura esplênica do cólon. Pode ser observada com a oclusão da artéria celíaca, mesentérica superior ou inferior.

A isquemia mesentérica é uma doença diferente da isquemia do cólon, sendo que na isquemia mesentérica os pts têm uma idade média menor (aproximadamente 61 anos) e apresentam dor. Os pts com isquemia do cólon geralmente são mais velhos (aproximadamente 71 anos) e apresentam uma hemorragia digestiva baixa. A isquemia mesentérica muitas vezes acarreta uma hemorragia digestiva alta (J Emerg Med 2004;27:1).

Nos recém-nascidos a hipóxia sistêmica ou a formação incompleta do intestino podem acarretar problemas isquêmicos (Perspect Ped Pathol 1976;3:273).

Sintomas: Dor/câimbra abdominal, sangue nas fezes.

Sinais: Os exames abdominais geralmente são mal vistos (Can J Surg 1974;17:435); há uma suspeita maior se o pt for idoso.

Curso: Após o episódio inicial, há a evolução da cicatrização com uma consequente redução do lúmen como parte do processo de reparo.

Complicações: Estenose; pts com lesão na SMA apresentam piores condições.

Diff Dx: Hemorragia digestiva baixa (ver Capítulo 6.8 – Hemorragia digestiva baixa).

Exames laboratoriais: teste de Guaiac, hemograma completo, PT/PTT, perfil metabólico, tipagem e reatividade; ECG somente se uma doença isquêmica global for considerada.

- *Raio-x:* marcação nuclear de hemácias se não estiver confirmada a etiologia da hemorragia no trato gi; CT abd trará mais informações se o diagnóstico da isquemia intestinal for considerado (Radiology 1988;166:149), principalmente nos pts com SLE (Radiology 1999;211:203); o enema de bário pode apresentar "impressões digitais".

Medidas de controle emergencial:

- Acesso iv, caso necessário, utilizar o fluido de ressuscitação; antieméticos e fármacos analgésicos parenterais à medida que forem necessários.

- Consultar um gi se o pt estiver estável; considerar realizar uma endoscopia ou uma arteriografia/angioplastia (J Vasc Interv Radiol 1995;6:785).

- Se o pt estiver instável ou com hemorragia, consulte um cirurgião.

7.6 Perfuração de uma Víscera Abdominal

Surg Clin N Am 1972;52:231

Causas: Pode ser observada na doença péptica ulcerosa, principalmente no duodeno; trauma também ocorrido no duodeno e jejuno proximal; doença intestinal inflamatória, sendo mais comum na colite ulcerativa, comparada à doença de Crohn; diverticulite; apendicite; obstrução do intestino devido à qualquer causa com perfuração subsequente: é mais comum no ceco quando o diâmetro é maior do que 10 cm; isquemia intestinal; e neoplasia.

Epidemiologia: A perfuração não traumática do intestino delgado apresenta mortalidade de 29%, independentemente do tempo de diagnóstico (Am J Surg 1987;153:355).

Fisiopatologia: Erosão por meio da parede do intestino, resultando no extravasamento do conteúdo intraluminal para a cavidade peritoneal.

Sintomas: Dor abdominal difusa, náusea, vômitos.

Sinais: Sinais agudos no abdômen com redução dos sons intestinais, descompressão brusca, tosse, percussão brusca.

    Observação: Os sintomas e sinais agudos no abdômen podem não aparecer em pts diabéticos e/ou tratados com corticosteroides (Ann Surg 1980;192:581).

Curso: Suspeite de uma perfuração de víscera abdominal se o pt apresentar ferida devido a um tiro próximo à coluna (Spine 1989;14:808).

Complicações: Peritonite, sepse, formação de abscesso, falência múltipla dos órgãos que não esteja associada à etiologia da perfuração (Arch Surg 1996;131:37).

Diff Dx: Colecistite gangrenosa, aneurisma da aorta abdominal, obstrução do intestino, isquemia do intestino, pancreatite, nefrolitíase; mais raro síndrome de Ogilvie, dilatação do ceco não obstrutiva maciça (Arch Surg 1977;112:512), crise falciforme, porfiria.

Exames laboratoriais: Hemograma completo, perfil metabólico com LFTs, amilase, lipase, UA.

- *Raio-x:* série abdominal com ar livre abaixo do diafragma no lado direito superior ou ao longo do fígado no decúbito lateral esquerdo; é menos sensível nos pts com perfuração não traumática do intestino delgado (aproximadamente 17%); nos pts onde a presença de ar livre ou dilatação do intestino não for evidente, o íleo pode ser um sinal positivo se o pt tiver o resultado clínico de um abdômen agudo (Am J Roentgenol Radium Ther Nucl Med 1973;117:275); a CT do abd em pts estáveis também revela o ar livre, mesmo se não for visto no filme, e pode auxiliar na definição da etiologia (Gastrointest Radiol 1984;9:133); se for utilizar contraste oral, use a gastrografina.

Medidas de controle emergencial:

- Fluido iv, antiemético parenteral, narcótico parenteral quando necessário e considerar utilizar o tubo NG.
- Caso necessário, utilizar antieméticos ou narcóticos parenterais. Considerar a utilização de antibióticos iv, como a ampicilina/sulbactam 1,5 – 3 gm iv ou cefoxitina 2 gm iv pré-operatório.
- Consultar um cirurgião.

7.7 Abscesso Anorretal

Am J Surg 1973;126:765; Ann EM 1995;25:597

Causa: Infecção das glândulas anais com subsequente loculação,

formando um abscesso.

Epidemiologia: Associado a abscessos anteriores, doença inflamatória intestinal (Dis Colon Rectum 1990;33:933) e Diabetes *Mellitus*. A associação com a hemorroida pode estar ligada a um diagnóstico errado anterior.

Fisiopatologia: Inoculação com organismos entéricos e cutâneos, como o *Staphylococcus* spp., *Streptococcus* spp., *Escherichia coli*, *Bacteroides* spp., *Peptostreptococcus* spp., *Clostridium* spp., e semelhantes (Peds 1980;66:282).

Sintomas: Dor retal/anorretal, drenagem purulenta.

Sinais: Possível massa palpável, sensibilidade, eritema, calor; dor profunda no exame retal: o exame clínico pode diagnosticar o abscesso em 95% das vezes. Anuscopia.

Curso: I + D podem ser curativas se a apresentação ocorrer em um pt saudável.

Complicações: Pode progredir para uma celulite secundária, fascite ou até para a septicemia. Alguns pts podem desenvolver uma fístula no ânus.

Diff Dx: O abscesso anorretal é o mais fácil de diagnosticar e tratar. Se não for detectada nenhuma massa aparente no exame, considerar a possibilidade de ser um abscesso isquiorretal ou um abscesso entre os músculos do esfíncter interno e externo ou um abscesso acima do músculo levantador do ânus.

Considerar a possibilidade de ser uma fissura, hemorroida inflamada, doença intestinal inflamatória, um hematoma anorretal (Lancet 1982;2:467), uma proctite infecciosa, patologia uterina, endometriose, um corpo estranho no ânus [fonte po (Dis Colon Rectum 1975;18:407) ou pr], dor no plexo sacral, ou neoplasia (Arch Surg 1985;120:632).

Exames laboratoriais: Não é necessário nos abscessos anorretais descomplicados, caso contrário, faça o seguinte:

hemograma completo (não é sensível nem específico), cultura da amostra para detectar uma fascite e/ou septicemia e direcionar a antibioticoterapia.

Raio-x: CT da pélvis para delinear a anatomia se suspeitarem de um abscesso anorretal, que não pode ser definido no exame físico; é melhor do que o US.

Medidas de controle emergencial:

Para os abscesso anorretais:

- Pré-tratamento com antibióticos se o pt tiver uma doença cardíaca congênita ou valvular, o qual pode receber um pré-tratamento para causas dentárias e/ou outros procedimentos invasivos.

- Acesso iv se os narcóticos e/ou o midazolam forem necessários para realizar a sedação do pt, ou antibióticos iv somente se necessário.

- Preparar a região com betadine, e então cobrir o paciente.

- Anestesiar com lidocaína aerossol 1% ou 2% com bicarbonato.
- Fazer uma incisão cruzada sobre o abscesso, cortar todas as bordas para manter a ferida patente. Deve-se terminar com um buraco na pele seguindo diretamente o abscesso. Inserir um dreno: 1 – 2 dias de observação após a cirurgia.
- Considerar administrar antibióticos para os pts que necessitaram de pré-tratamento, para aqueles com celulite secundária, ou aqueles com comprometimento imunológico, eg: Diabetes *Mellitus*.
- Se o pt estiver com problemas generalizados, tiver um abscesso isquiorretal, ou não tolerar um procedimento de emergência, consultar um cirurgião.

7.8 Abscesso do Cisto Pilonidal

Brit J Surg 1990;77:123; J Wound Care 1998;7:481

Causa: Pelo encravado que se torna secundariamente infeccionado.

Epidemiologia: Na maioria das vezes, se torna um caso médico entre a segunda e a quarta década de vida.

Fisiopatologia: Bactérias anaeróbicas em todos os casos com coinfecção com bactérias aeróbias (*Escherichia coli*, estreptococos do grupo D, estreptococos alfa-hemolíticos, *Proteus*) em ~32% dos casos com espécies de *Bacteroides*, cocos anaeróbicos gram-positivos, e predominantemente *Fusobacterium* (Am J Dis Child 1980;134:679) — estudo pediátrico.

Sintomas: Dor na região do cóccix, piora quando o pt se senta. A dor se torna muito ruim quando o pt está dirigindo.

Sinais: Massa na região do cóccix que é macia, eritematosa, quente, e pode ter uma fístula com drenagem. No início, pode estar somente macia.

Curso: Se não for removido, podem ocorrer infecções recorrentes, indicação cirúrgica para remoção após a redução do episódio agudo.

Complicações: Casos raros de envolvimento do CSF com extravasamento e meningite (Clin Neurol Neurosurg 1985;87:131).

Diff Dx: Coccidinia; sinus coccigeano ou cisto com infecção secundária.

Exames laboratoriais: Nenhum.

Medidas de controle emergencial:

(J Emerg Med 1985;3:295)

- Acesso iv se for necessário sedar o pt para realizar o procedimento I + D; considerar a utilização de narcóticos e/ou modazolam.
- Preparar a área com betadine, cobrir e administrar o anestésico local como no Capítulo 19.2 Anestesia local e tópica.
- Fazer uma incisão cruzada sobre o abscesso, cortar as bordas para prevenir o fechamento da ferida.
- Se for profundo, colocar um dreno: pode ser usado o dreno de Penrose ou Nu-Gauze.
- Antibióticos não são necessários a não ser que ocorra celulite secundária significativa.
- Verificar a ferida dentro de 2 dias para garantir que esteja cicatrizando, e remover/mudar o dreno.
- Uma vez cicatrizado, a referência cirúrgica é eletiva.

7.9 Trombose Hemorroidária

Practitioner 1974;2:221

Causas: A hemorroida externa é equivocadamente associada com a constipação (Am J Gastroenterol 1994;89:1981), com a necessidade de fazer força na defecação e desidratação, no entanto, pode estar mais relacionada com o aumento do tônus do esfíncter (Dis Colon Rectum 1998;41:1534).

Hemorroidas internas geralmente apresentam sangramento, e só são discutidas aqui se uma cirurgia for requisitada devido ao sangramento persistente, se ocorrer um prolapso hemorroidal por meio do reto ou uma hemorroida interna encarcerada.

Epidemiologia: É comum.

Fisiopatologia: Algumas hemorroidas externas fazem trombose em consequência da estase, que desenvolve no tecido protruído.

Sintomas: Dor no momento de defecação e ao sentar, sangue nas fezes e massa palpável.

Sinais: Massa palpável com coágulo sólido no tecido hemorroidal.

Curso: A modificação do comportamento geralmente soluciona.

Diff Dx: Fissura, criptite, corpo estranho no reto, proctite infecciosa, fístula no ânus, abscesso, doença intestinal inflamatória, neoplasia.

Exames laboratoriais: Nenhum teste laboratorial é necessário se o diagnóstico for evidente no exame; H/H se a anemia for um problema. Não há razões para averiguar um estado hipercoagulante sistêmico (Dis Colon Rectum 1971;14:331).

Medidas de controle emergencial:

Se não houver trombose, fazer o seguinte:

- Usar laxantes, como o colace.
- Supositório com esteroides (Med Lett Drugs Ther 1968;10:105), como o Anusol HC — dados equívocos.
- Aumentar a quantidade de fibras na dieta alimentar.
- Beber líquido em excesso, ie, 6 – 8 oz de H_2O por dia.
- Lavar o local com H2O após a defecação.

Se houver trombose, fazer o seguinte:

- Acesso iv se o pt necessitar de narcóticos e/ou midazolam parenteral para um procedimento incisivo.
- Utilizar uma fita, caso necessário, para uma melhor exposição.
- Manter o pt na posição de decúbito lateral esquerdo, preparar, cobrir e aplicar um anestésico local (Capítulo 19.2 Anestesia local e tópica).
- Fazer uma incisão direta no topo da trombose hemorroidária no comprimento inteiro do tecido projetado e retirar o coágulo com fórceps Mosquito. Explorar todo o comprimento da hemorroida e, se o coágulo não estiver presente, pode ser necessário expor a mucosa e a hemorroida ainda precisará ser retirada (Dis Colon Rectum 1990;33:249).
- Colocar algodão na área do sangramento.
- Seguir as instruções descritas acima quando não houver trombose, e indicar meds para dor.

Capítulo 8
Ginecologia

8.1 Abscesso do Cisto de Bartholin

Brit J Clin Pract 1978;32:101

Epidemiologia: Oitenta por cento dos episódios agudos estão associados à *Neisseria gonorrheae*, e também podem estar associados à *Chlamydia trachomatis*, *Escherichia coli* ou a uma flora misturada. São observados predominantemente em hispânicas ou mulheres negras de 20 – 29 anos de idade, sendo que a multiparidade é protetora (South Med J 1994;87:26).

Fisiopatologia: Obstrução do duto da glândula de Bartholin com formação de abscesso.

Sintomas: Dor nos lábios vaginais e inchaço.

Sinais: Geralmente, ocorre inchaço unilateral do lábio inferior com eritema, calor e sensibilidade.

Curso: A recorrência pode ser tratada/prevenida com a marsupialização do cisto.

Complicações: Tratar como qualquer outra STD: ver Capítulo 8.6 Doenças sexualmente transmissíveis.

Exames laboratoriais: Coloração de Gram do conteúdo do abscesso, gc/clamídia do cérvice (pode ser considerada a análise da urina para verificar a presença de clamídia), teste para sífilis (RPR, VDRL etc.) e para HIV (este último também no parceiro sexual).

Medidas de controle emergencial:

- Acesso iv caso necessite sedar a pt com fármacos parenterais e/ou usar midazolam para um procedimento.
- Manter a pt na posição de litotomia e preparar com betadine.

- Anestesiar com lidocaína 1% – 2% aerossol com bicarbonato.
- Fazer uma incisão na superfície mucosa e colocar gaze ou um cateter Word (South Med J 1968;61:514). O cateter Word funciona desta forma: coloca-se uma agulha na seringa com 3 – 5 cc de salina através da borracha na ponta achatada do cateter para que a ponta da agulha fique posicionada dentro do "balão". Assim que é realizada a incisão cruzada, posiciona-se a ponta curva do "balão" do cateter na ferida e injeta-se aproximadamente 3 cc de salina dentro do "balão", para que o volume não saia e mantenha a ferida aberta, remove-se 1 cc q semana até que a ferida cicatrize de dentro para fora.
- Para realizar a marsupialização, fazer uma incisão cruzada na superfície mucosa até o cisto. Os quatro cantos da incisão serão suturados à superfície mucosa para que o cisto não seja novamente ocluído e cicatrize por 2ª intenção.
- Considerar usar o nitrato de prata para esclerose (Eur J Obstet Gynecol Reprod Biol 1995;63:61).
- Recomendar que a pt utilize o bidê ou o chuveiro para se limpar.
- Para tratamento de STD específica, procurar na seção de STD.

8.2 Cisto Ovariano Roto

Causas: Ruptura do cisto, a qual pode ser fisiológica, benigna ou maligna. Alguns exemplos são os cistos foliculares, cistoadenomas serosos ou mucosos, endometriomas, ou teratomas císticos, geralmente benignos.

Epidemiologia: 2% – 5% em mulheres antes de atingir a puberdade (Obgyn 1993;81:434).

Fisiopatologia: O tamanho do cisto que não está roto não se correlaciona com os sintomas físicos, e um cisto roto de qualquer tamanho provoca dor pélvica significativa.

Sintomas: Dor pélvica de início repentino, náusea.

Sinais: O exame abdominal pode ser inespecífico. O exame pélvico pode ajudar a localizar uma sensibilidade com ou sem a presença de massa. A sensibilidade no movimento pélvico (sinal de Chandelier) deve estar ausente, mas não em 100% dos casos.

Curso: Em alguns casos, as pts respondem ao tratamento da dor e o curso é autolimitante, em outros, pode ser recorrente. Cistos > que 5 cm ou complexos precisam ser avaliados; também será necessária uma avaliação maior se forem observados outros aspectos preocupantes durante a avaliação da PT, eg: dente ectópico.

Complicações: Hemoperitônio (hemorragia) (Abdom Imaging 1999;24:304), peritonite.

Diff Dx: Gravidez ectópica [gravidez pseudoectópica (W V Med J 1989;85:488)], apendicite, abscesso tubo-ovariano, torção ovariana, PID, nefrolitíase, UTI, endometriose ou Mittelschmerz.

É difícil de caracterizar se a endometriose é a única causa da dor pélvica. Pode ser encontrada de forma rudimentar ou ao microscópio em mulheres apresentando dor pélvica crônica ou pode ser encontrada acidentalmente durante outros procedimentos sem estar correlacionada ao hx de dor (Human Reprod 1996;11:387).

Exames laboratoriais: Teste de gravidez feito pela urina: se der positivo, fazer um teste sorológico quantitativo; UA, hemograma completo se suspeitar de uma etiologia infecciosa, fazer o teste gc/clamídia para todas as mulheres que estiverem na fase fértil se o cérvice estiver inflamado ou a pt apresentar o sinal de Chandelier.

- *Raio-x:* só pode ser realizado nas pts que não estiverem grávidas. Deve ser realizado se não houver certeza do diagnóstico de uma massa palpável. O US pode mostrar um cisto coincidente com o local da dor, ou a presença de fluido livre sem outra lesão, que pode indicar a ruptura do cisto. O US também pode diferenciar o cisto simples do complexo. Um cisto ovariano hemorrágico deve ser observado com mais cuidado por meio de um US transvaginal (Gynecol Endocrinol 1991;5:123). Pode ser difícil fazer um diagnóstico se houver líquido livre, mas nenhuma lesão for observada, isso também pode condizer com a apendicite.

Medidas de controle emergencial:

Se a pt estiver grávida, ver as instruções no Capítulo 14.2 sobre gravidez ectópica. Se a pt não estiver grávida, proceder desta forma:

- Se a pt não estiver febril e houver dor do lado esquerdo, é possível escolher tratar com NSAIDs e fármacos para aliviar a dor. US nas pts com recomendação de um clínico geral ou de um ginecologista.
- Se a dor for do lado direito, considerar a possibilidade de ser uma apendicite. Usando a razão de Bayseian, considerar o histórico e um exame físico e hemograma completo (UA e teste de gravidez pela urina devem ser rotineiros, apesar de algumas vezes ocorrer uma irritação no ureter) para decidir se o diagnóstico precisa ser realizado imediatamente ou se a pt pode retornar 6 h – 8 h mais tarde para um segunda análise. Fazer uma CT abdominal nas pts em que há a suspeita de ser apendicite. Não confiar no US para r/o a apendicite, apesar de poder incluí-lo como uma possibilidade (não é tão bom quanto a CT). Meds iv para o controle da dor (narcóticos) e náusea/vômito podem ser utilizados.
- Cistos > de 5 cm devem ser acompanhados por um gyn, para aspiração (Brit J Obstet Gynaecol 1989;96:1035), laparoscopia ou laparotomia.

8.3 Torção Ovariana

Ann EM 2001;38:156

Causas: Ovário aumentado (cisto) que se torce, geralmente, ocorre nas mulheres que estão na idade fértil; é possível que o uso de tamoxifen seja um fator de risco (Gynecol Obstet Invest 1999;48:200); raramente ocorre devido à leiomiomatose peritoneal disseminada (Abdom Imaging 1998;23:640).

Epidemiologia: A incidência é de aproximadamente 7%; é mais comum no ovário direito e durante as gestações (Int J Gynaecol Obstet 1989;28:21) e com h/o de cisto no ovário ou cirurgia pélvica.

Fisiopatologia: O ovário aumentado vai crescer assimetricamente em relação a sua posição no mesovário. Isso permite que o ovário torça no seu eixo, e põe em risco seu fornecimento de sangue, o que pode acarretar a necrose do ovário.

Sintomas: Dor pélvica, náusea, vômitos.

Sinais: Dor no momento que for palpada, massa palpável (80%).

Curso: Se o ovário não for recolocado em seu lugar, pode ocorrer a necrose do ovário, sendo que 50% apresentam gangrena.

Complicações: Perda do ovário.

Exames laboratoriais: Teste de gravidez realizado pela urina. Considerar fazer um hemograma completo e UA.

- *Raio-x:* US apresentando um ovário grande e excêntrico > que 5 cm, usar o Doppler para determinar a viabilidade (Ultrasound Obstet Gynecol 1995;5:129); também pode ser visto na CT (J Reprod Med 1998;43:827).

Medidas de controle emergencial:

- Caso necessário, viabilizar um acesso iv para administração de narcóticos e antieméticos parenterais.
- Consulte um ginecologista.

8.4 Doença Inflamatória Pélvica

Mmwr 1998;47:1

Causas: A clamídia causa mais da metade dos casos brandos (Ann IM 1981;95:685); a *Neisseria gonococcus* causa de 13% – 20% dos casos (Am J Obgyn 1980;138:909); anaeróbicos (Clin Infect Dis 1999;28:S29); citomegalovírus. Micoplasma. Todos os casos ocorrem pela relação sexual, principalmente quando há múltiplos parceiros. O uso de IUD era considerado anteriormente como um fator de risco, mas essa afirmação é controversa: a apresentação de PID febril provavelmente é maior nas pts com IUDs (Jama 1976;235:1851).

Epidemiologia: Ocorrem aproximadamente 1 milhão de casos/ano nos U.S.; associados à pts que realizaram abortos induzidos e apresentaram clamídia ou vaginose bacteriana (Am J Obgyn 1980;138:868), a profilaxia específica é benéfica (Am J Obgyn 1992;166:100; Infection 1994;22:242).

Fisiopatologia: Infecções do trato genital inferior ascendem para o canal cervical, geralmente logo antes ou durante a menstruação, com a infecção se espalhando para as trompas e os ovários.

Sintomas: Dor no abdômen inferior; náusea; vômitos; anorexia; dispareunia; disúria; tenesmo; dismenorreia.

Sinais: Massa anexial (20%) e sensibilidade; sensibilidade no movimento cervical: sinal de Chandelier; febre; descarga cervical. Nos casos brandos, não há critérios clínicos específicos para auxiliar no diagnóstico (Sex Transm Dis 1986;13:119).

Curso: A ligação bilateral das trompas não protege contra a patologia (Ann EM 1991;20:344), mas talvez suavize o curso (Am J Emerg Med 1997;15:271). A gravidez não acarreta proteção em adolescentes (J Ped Adolesc Gynecol 1996;9:129).

Complicações: Infertilidade: mais de 15% em cada episódio; gravidez ectópica; abscesso pélvico; tromboflebite séptica; excisão cirúrgica dos órgãos reprodutivos. Não há diferença na habilidade de reprodução entre as pts que apresentam a doença branda-moderada tratadas dentro e fora do hospital (Am J Obgyn 2002;186:929).

Diff Dx: Gravidez ectópica; apendicite: entrada no ER nas duas últimas semanas do ciclo menstrual (Am J Emerg Med 1993;11:569), dentro de 2 dias do início dos sintomas, e a presença de náusea e vômitos podem indicar a apendicite (Am J Surg 1985;150:90); aborto séptico; endometriose; adenomiose.

Exames laboratoriais: Hemograma completo, UA, teste de gravidez realizado por meio da urina, teste de gc/clamídia, teste para sífilis (Jacep 1978;1:93). Considerar fazer um teste para HIV. Considerar também testar a ESR ou CRP para averiguar a resolução (Arch Gynecol Obstet 1987;241:177).

- *Raio-x:* realizar um US pélvico ou uma CT para identificar a presença de um abscesso se sua presença for suspeitada.

Medidas de controle emergencial: Iniciar o tratamento baseado na dor e na sensibilidade.

Pacientes que não estão internados:

- Primeiro: cefoxitin 2 g im + probenecid 1 g po, ou ceftriaxona 250 mg im; depois usar tetraciclina 500 mg po qid ou doxiciclina 100 mg po bid por 14 dias.

- Segundo: ofloxacina 400 mg po bid + clindamicina 450 mg po qid ou metronidazol 500 mg po bid por 2 semanas.

Pacientes internados:

Internar a pt se:
- dx incerto, consultar um gyn para realizar uma laparoscopia (J Reprod Med 1993:53);
- houver uma massa;
- a pt não conseguir manter os meds po;
- houver sinais peritoneais;
- o tratamento na paciente não internada falhar;
- a complacência for pequena;
- primeiro: doxiciclina 100 mg iv + cefoxitina 2 g iv q 6 h, ou cefotetan 2 g iv q 12 h, ou metronadazole 1 g iv bid;
- segundo: gentamicina + clindamicina iv até a melhora, e depois f/u com clindamicina po por 14 dias.

Observação: É necessário tratar os parceiros.

8.5 Violência Sexual

Rev Infect Dis 1990;12:S682; Ann EM 1995;12:728; Emerg Med Clin N Am 1999;17:685

Recomenda-se que o exame seja feito com uma enfermeira delicada e um técnico forênsico (Ann EM 2000;353) presentes a todo momento, já que uma cadeia de evidência deve ser preservada. Kits de ferramentas para a violência sexual estão disponíveis para ajudar a preservar a cadeia de evidências e guiar os examinadores para os pontos chaves do exame. Na epidemiologia, a razão é F:M de aproximadamente 96%: 4%.

Averiguar:
- Histórico médico.
- Detalhe exato dos eventos, incluindo o tempo, os nomes, a memória da região, e se houve drogas, armas ou ameaças envolvidas.

- Perguntar especificamente se o agressor ejaculou no corpo, na garganta, vagina ou no reto da vítima e perguntar se uma camisinha foi utilizada.
- Avaliar e tratar as lesões físicas: trauma coincidente é comum (Ann EM 2000;35:358); a documentação das lesões gera melhores resultados no médico-legal (Ann EM 2002;39:639).

Alguns *exames* específicos (colocar todos os itens coletados em envelopes separados):

- usar a lâmpada de Wood para procurar por sêmen no corpo. Usar gaze estéril úmida com salina para colher qualquer amostra;
- todas as roupas usadas pela vítima devem ser coletadas e separadas em envelopes fechados;
- retirar 12 cabelos e pelos pubianos;
- esfregar as unhas num envelope, e então cortar as unhas dentro de cada envelope;
- fazer uma cultura da garganta para identificar gc;
- identificar o DNA de um *swab* passado na mucosa oral;
- pedir à pt para cuspir numa gaze e guardá-la num envelope;
- para o exame com o espéculo, usar somente salina e coletar o DNA com um *swab* passado na vagina e outro no reto, separadamente, bem como as culturas para gc e clamídia;
- tirar fotos de lesões específicas.

Exames laboratoriais: (Mmwr 1998;47:1) Considerar testar para sífilis, HIV, hepatite BsAg e Hep BsAb, gravidez, tipo sanguíneo. *O teste de STD para gc e clamídia não é benéfico à paciente, pois o resultado positivo pode resultar num trauma, e essas doenças serão sempre tratadas* (B. Covey, 2001).

A incidência é maior quando associada ao uso de drogas (J Anal Toxicol 1999;23:141). Dentre as drogas o álcool é o mais prevalente, mas também ocorrem com a maconha, cocaína, anfetaminas e gama hidroxi butirato (GHB = êxtase líquido) (Am Fam Phys 2000;62:2478). O GHB, junto com a ketamina e o roipnol estão sendo implicados como drogas usadas em estupros feitos por pessoas conhecidas. Considerar testar a presença dessas substâncias. O GHB é semelhante ao 1,4-butanediol, um solvente industrial (Nejm 2001;344:87).

Medidas de controle emergencial (Mmwr 1998;47:1):

Assim como mencionado acima, mas incluir também o seguinte:

- Pílula do dia seguinte: usar uma das duas: 2 de cada 50 µg de estradiol bcp, ou 35 µg de estradiol bcp po q 12 h X 2; ou levonorgestrel 0,75 mg (Plano B) po q 12 h x 2 (Lancet 1998;352:428; Med Lett Drugs Ther 2000;42:10; Am Fam Phys 2000;62:2287).

- Antibióticos profiláticos se forem indicados ou requisitados (Obstet Gynecol Surv 2000;51): ceftriaxona 125 – 250 mg im ou spectinomicina 2 g im; mais doxiciclina 100 mg po bid por 7 dias; ou dose única de azitromicina 1 g po + metronidazol 2 g po.

- Vacinar contra Hep B e HBIG, a não ser que seja contraindicado.

- Utilizar um antiemético de escolha para tirar a náusea.

- Conselho sobre HIV: usar AZT como profilaxia. É útil para casos de alto risco (Cmaj 2000;162:641).

- Requisitar um suporte psicológico, o relatório policial, e fazer f/u médico das primeiras 2 – 4 semanas.

8.6 Doenças Sexualmente Transmissíveis

Mmwr 1998;47:1
   Relativo às mulheres.

Causas:

- *Chlamydia trachomatis.*
- *Neisseria gonorrheae.*
- Papilomavírus humano: HPV ou verrugas venéreas, como nome popular.
- Herpes simples tipo I e II (Jama 2000;283:791; Nejm 2004;15:1970).
- Cancroide (J Am Acad Dermatol 1986:939): *Haemophilus ducreyi.*
- *Treponema pallidum* (sífilis): discutido no Capítulo 10.10.
- Vírus da Imunodeficiência Humana: discutido no Capítulo 10.2.

- *Trichomonas:* discutido no Capítulo 8.7.

Epidemiologia:

- Todos podem estar presentes mesmo na ausência de lesões ativas.
- A clamídia e a gc coincidem em 15% dos casos; a gc pode estar presente em meninas < de 12 anos de idade no estágio 1 Tanner sem histórico de abuso sexual, mas que apresentem corrimento vaginal (Peds 1999;104:e72).
- O cancroide está associado com a sífilis em 15% dos casos.
- As HSV tipo I e II podem ser espalhadas venereamente; as lesões ativas estão associadas com o aumento da transmissão de HIV (Arch Dermatol 1999;135:1393); a epidemia do tipo I entre lutadores foi designada *Herpes gladiatorum* (Jama 1965;194:993).
- O HPV tem maior prevalência nas mulheres HIV+ e causa papiloma na laringe de recém-nascidos devido à aspiração do vírus durante o parto.

Fisiopatologia:

- Gc infecta as membranas do trato genitourinário, com a possibilidade de acarretar septicemia e exantema secundários à disseminação sistêmica, e atralgias secundárias à doença do complexo imune, tap negativo.
- A clamídia e a gc são comumente assintomáticas e de difícil diagnóstico clínico (Acad Emerg Med 1997;962).
- O HPV pode estar presente na pele normal, bem como na verruga.
- A apresentação do HSV tipo I tende a ser orolabial com complicações como a encefalite, enquanto o tipo II tende a ser genital e em recém-nascidos com complicações como a meningite. No entanto, pode existir uma interseção clínica entre os tipos de HSV.

Sintomas:

- Pts com gc ou clamídia podem apresentar dor de garganta com *fellatio*, sensibilidade labial, corrimento vaginal, disúria, sangramento vaginal abdominal associado com endometrite, e/ou dor pélvica, ou a clamídia pode não causar sintomas.
- HPV pode causar dor na região, com 1 – 6 meses de incubação.

- O primeiro curso do HSV pode ser mais grave, com febre, dor de garganta e/ou lesões genitais.
- O cancroide acarreta úlceras dolorosas após 2 – 15 dias de incubação.

Sinais:

- Gc ou a clamídia podem promover faringite, dor abdominal, sensibilidade na movimentação cervical: sinal de Chandelier, ou pus no cérvix.
- O HPV com verrugas na genitália é mais bem observado após passar um *swab* com ácido acético.
- HSV com adenopatia, gengivoestomatite, faringite, cervicite, lesões genitais externas dolorosas; tipo recorrente tem feridas genitais clássicas.
- Cancroide com adenopatia, bubo; também com úlcera necrótica.

Curso:

- Gc tem curso de 2 – 7 dias ou períodos mais lentos.
- A infecção primária por HSV dura 10 dias; a recorrente ocorre 1 – 2 vezes ao ano, durando 4 dias.
- O cancroide tem um curso autolimitante.

Complicações:

- Gc e clamídia podem evoluir para PID, endometrite ou esterilidade: as chances de ocorrer esterilidade são maiores nas infecções por clamídia.
- Gc (BMJ 1970;3:420) e bacteremia com pústula vesicular ou púrpura na base eritematosa ou bolhas hemorrágicas; pts com endocardite terão 80% de chance de apresentar também artrite; inflamação na cápsula de Glisson, síndrome de Fitz-Hugh-Curtis; poliartrite; tenossinovite; e recém-nascidos podem adquirir conjuntivite por transmissão vertical.
- A clamídia pode progredir para perihepatite análoga à síndrome de Fitz-Hugh-Curtis.

- O HPV está associado à neoplasia intraepitelial cervical geralmente 2 anos após o contágio; também está associado ao câncer de vagina, de endométrio, da vulva, anal, de laringe e conjuntival.
- O HSV pode acarretar uma ceratite por meio da autoinoculação; colite; meningite asséptica ou, periodicamente, a meningite de Mollaret; dificuldade para urinar e parestesia sacral; formas disseminadas de encefalite.

Diff Dx: (Qualquer outra doença que não seja por gc, clamídia, sífilis, HSV, HPV ou HIV).

Gc e clamídia: tricomonas, cândida, síndrome de Reiter, apendicite.

HPV: *molusco contagioso.*

HSV: Eritema multiforme, doença da mão-pé-boca (base não é eritematosa); herpes de macacos em pessoas que têm contato direto com macacos.

Exames laboratoriais: Exames para STDs associadas se suspeitarem de uma STD [sífilis (Ann EM 1991;20:627)], mas os testes específicos serão citados abaixo. Alguns resultados podem demorar e deve haver um mecanismo para garantir o tratamento caso o resultado do teste seja positivo (Sex Transm Dis 1999;26:496).

- Gc (Cutis 1981;27:249): coloração de gram na D + C do cérvix para detectar > 3 PMNL/hpf com diplococos gram-neg intracelulares, tem uma sensibilidade de 67% e 98% de especificidade. Cultura ou teste para detectar o antígeno (Am J Clin Pathol 1985;83:613) ou sonda de DNA (J Clin Microbiol 1989;27:632) se o teste anterior der negativo.

- Clamídia: uma cultura da amostra colhida com *swab* tem 100% de especificidade e 66% de sensibilidade (Genitourin Med 1994;70:300). Na coloração de gram observa-se mais de 10 PMNL/hpf (aumento de 100x) com 17% de resultados falso-positivos e 10% falso-negativos (Am J Epidemiol 1988;128:298). A utilização de anticorpos monoclonais fluorescentes tem 93% de sensibilidade e 96% de especificidade (Nejm 1984;310:1146). O perfil de produção do exame citopatológico não é confiável (Obgyn 1986;68:691). O ELISA feito com secreções ou urina é 80% sensível e 98% específico (APMIS suppl 1988;3:35); o teste na urina de adolescentes sexualmente ativas auxilia no diagnóstico (todas as consultas) (Jama 2002;288:2846). O PCR é extremamente preciso, mas sua disponibilidade pode ser um problema.

- HSV (J Med Virol 1998;55:177): na herpes primária, a cultura tem 77% de sensibilidade. A biópsia da pele mostra inclusão e células gigantes; a preparação do teste de Tzanck em lesões da pele é sensível e específica. Kits rápidos de preparação de lâminas funcionam com resultados em menos de 1 h, mas se der negativo, fazer a cultura. O PCR é a técnica mais sensível.

- A cultura de cancroide é difícil e será melhor se for realizada com meio específico e a retirada da amostra for com uma alça de plástico estéril (J Med Microbiol 1998;47:1023). O PCR é a melhor técnica (J Clin Microbiol 1995;33:787).

Medidas de controle emergencial:

Med Lett Drugs Ther 1999;41:85

Todos os parceiros devem ser testados; métodos de controle de natalidade são recomendados; relatar o caso para a Secretaria Estadual de Saúde Pública, caso apropriado, e os tratamentos específicos são:

Gc:

- ceftriaxone 125 – 250 mg em dose única (Sex Transm Dis 1986;13:199) cobre a sífilis e as formas faringeana e resistente da gc, ou

- cefixitime 400 mg po dose única (Antimicrob Agents Chemother 1990;34:355), ou

- cefpodoxime 200 mg po dose única (Pathology 1995;27:64), ou

- ciprofloxacin 250 – 500 mg po dose única (Sex Transm Dis 1994;21:345) não é bom contra a sífilis e a resistência ao med está começando a aparecer, ou

- ofloxacin 400 mg po dose única; norfloxacin 800 mg po dose única (Scand J Infect Dis suppç 1988;56:49); ou

- tratamento de segunda linha com spectinomicina 2 g im dose única (Nejm 1977;296:889): é um bom tratamento se houver alergia à PCN, mas não é bom contra a sífilis ou contra a faringite devido

à gc. A resistência tem sido observada no exército, onde foi usado como fármaco de primeira linha na Guerra da Coreia.
- Se houver complicações, como a septicemia ou artrite, internar a pt e fazer a drenagem da articulação. Irrigar a articulação se o quadro piorar. Administrar 10 milhões de unidades de PCN aquosa iv por 24 h ou divida em bolus a cada 4 h até que não esteja mais febril X 3 dias, então administrar durante 7 dias cefoxitin 1 g qid iv ou spectinomicina 2 g bid im.
- A utilização de ceftriaxone e spectinomicina durante a gravidez é apropriada (Obgyn 1993;81:33).

Clamídia:
- tetraciclina 250 – 500 mg po qid por 7 d, ou doxiciclina 100 mg po bid por 7 d (Acta Derm Venereol 1981;61:273); ou azitromicina 1 g po dose única (Eur J Clin Microbiol Infect Dis 1992;11:693); ou ofloxacin 300 mg po bid por 7 d (Chemotherapy 1990;36:70); ou monociclina 100 mg po uma vez ou bid por 7 – 10 d (Med J Aust 1989;150:483);
- se a pt estiver grávida, administrar eritromicina 500 mg po qid por 7 d ou por 3 semanas. Se o tratamento mais curto falhar, os tipos que não são estolato podem ser usados durante a gravidez.

HPV:
Clin Infect Dis 1995;20:S91 — nenhuma terapia é excelente.
- podofilina em soln. Na primeira vez deixar por 8 h, após essa etapa deixar por 24 h; ou podofilotoxina creme 0,5% (Condylox) (Lancet 1989;1:831). Evitar utilizar na gravidez, pois pode causar dano e até a morte do feto com apenas 1 – 2 cc; nesse caso, usar a crioterapia;
- ácido tricloroacético uso tópico (Genitourin Med 1987;63:390);
- 5-fluorouracil, gel intravaginal 1% (Int J STD Aids 2000;11:371) ou unguento tópico 5% (Brit J Dermatol 1970;83:218);
- N2 líquido, apesar de as aplicações repetidas na mesma consulta gerarem uma reação local (Brit J Vener Dis 1977;53:49);

- imiquimod (Aldara) creme tópico 5% 3 x por semana durante a noite por 3 – 4 meses (Arch Dermatol 1998;134:25);
- interferon-μ tópico (Dermatology 1995;191:129) é melhor do que o creme de podofilotoxina;
- injeções de interferon tid por 3 semanas; cada d por 1 mês e então tid por 6 meses ajuda no papiloma respiratório (Am J Obgyn 1990;162:348); se for necessária uma cirurgia no papiloma, considerar fazer esse tratamento a cada 3 meses.

HSV:
- aciclovir 400 mg po tid ou 200 mg po 5 x ao dia (Lancet 1982;2:571) por 7 – 10 d na doença primária; ou por 5 d se for o episódio recorrente, então 400 mg po bid como profilaxia reduz as recorrências em 50% (Jama 1991;265:747). O tratamento tópico é inútil;
- famciclovir 125 – 250 mg po tid ou 250 mg po bid por 5 d no primeiro sintoma da recorrência reduz o aparecimento e a duração/gravidade (Jama 1998;280:887); ou 500 mg po tid por 7 d para a infecção primária ou para a infecção grave;
- penciclovir creme 1% 5 x ao d por 7 d acelera a cicatrização e finaliza a fase de disseminação em 1 d (Int J STD Aids 2000;11:568);
- valaciclovir 1 g po tid por 7 d ou bid por 5 d (Sex Transm Dis 1997;24:481); 500 mg po qd para suprimir a transmissão a longo prazo (Nejm 2004;350:11) ou a *Herpes gladiatorum* (Clin J Sport Med 1999;9:86).

Cancroide:
- primeira escolha: eritromicina 500 mg po qid por 7 d, ou ceftriaxone 250 mg im dose única, ou azitromicina 1 g po dose única (Clin Infect Dis 1995;21:409);
- segunda escolha: ciprofloxacina 500 mg po bid por 3 d (Sex Transm Dis 1998;25:293);
- estude as possibilidades de fazer a aspiração com uma agulha ou a I + D dos bubões flutuantes, sendo que a I + D pode ser melhor (Sex Transm Dis 1995;22:217).

8.7 Vaginite

Clin Obstet Gynaecol 1981;8:241; 1988;31:473; Obgyn 1998;92:757; Am Fam Phys 2004;70:2125

Causas: Infecção com a *Gardenerella vaginalis* e outra bactéria: aka vaginose bacteriana não específica; *Monilia* (*Candida albicans*); *Torulopsis glabrata*; *Trichomonas vaginalis*; ou corpo estranho, eg, tampões. Há também as causas não infecciosas, como a atrófica após a menopausa, irritantes químicos ou traumáticos. Etiologia atópica.

Epidemiologia: (Acta Obstet Gynecol Scand 1994;73:802):

Os mais comuns são com *Gardenerella* e outros co-habitantes, como as ureaplasmas e outros anaeróbicos. Todos são da flora endógena e não têm necessariamente uma etiologia venérea, já que causam vaginite em 15% das mulheres virgens.

Os fatores de risco para candidíase são: relações sexuais frequentes, bcp's orais, uso de espermicida, infecção anterior, e outras raças que não a branca (Am J Pub Hlth 1990;80:329; Epidem 1996;7:182). Está associada com o diabetes, uso de antibióticos, os esteroides, as discrasias do sangue, TPN, várias condições endócrinas: hipoparatireoidismo, hipotireoidismo e hipoadrenalismo.

A *T. glabrata* pode ser comumente encontrada nas mulheres assintomáticas, bem como em aproximadamente 30% das mulheres com sintomas de vaginite; pode ser uma coincidência (Obgyn 1990;90:651).

A tricomonas é considerada uma doença venérea, 10% – 25% das mulheres adultas possuem, mas são assintomáticas, e estão presentes em 30% – 40% dos parceiros das mulheres infectadas.

A gc pode estar presente em garotas < de 12 anos de idade que estão no estágio I de Tanner, sem histórico de abuso e que apresentam corrimento vaginal (Peds 1999;104:e72).

A coinfecção com mais de 1 patógeno não é rara.

Fisiopatologia: Vaginose bacteriana não específica que ocorre devido à redução da presença de lactobacilos com aumento correspondente de pH, acarretando um aumento da proliferação de *Gardenerella* e outros. As condições locais na vagina são influenciadas pelos bcp's e IUDs que podem fazer as anaeróbias predominarem; isso não é observado com o uso de barreiras e camisinhas (Am J Obgyn 1986;154:520). A cândida é oportunista.

Sintomas: Corrimento vaginal, dispareunia exceto em vaginose bacteriana não específica.

Sinais: Procurar um corpo estranho, eritema, evidência de trauma e as seguintes características:

- A infecção com cândida acarreta lesões com centros brancos, bases eritematosas e lesões satélites, além de um corrimento branco/amarelado.
- As vaginoses bacterianas não específicas apresentam um corrimento aquoso com cheiro de vinagre, o cheiro fica mais forte com o aumento do pH.
- As infecções por tricomonas apresentam um corrimento aquoso e um cérvice eritematoso (cérvice "morango" com eritema e hemorragias pontuais < 2% dos infectados).

Curso: O curso pode ser prolongado. Considerar outras etiologias, como *Sacchromyces cerevisiae* (um fungo) (Clin Infect Dis 1993;16:93), que requer uma terapia longa e diferenciada.

Complicações: Vaginose bacteriana não específica com aumento na incidência de partos prematuros e nascimento de crianças com peso baixo (J Clin Microbiol 1994;32:176).

Diff Dx: Considerar as etiologias mencionadas acima. Se suspeitar de tricomonas considerar também outras STDs.

Exames laboratoriais: (Clin Lab Med 1989;9:525):

- O *swab* deve ser passado no fórnix vaginal posterior, não na parede da vagina ou no cérvice (J Adolesc Hlth 1994;15:245).
- Vaginose bacteriana não específica: o exame colpocitológico demonstra mais de 15% – 20% de células chave, e é considerado 100%; pH > que 4,5 – 5,0; teste da amina positivo (Teste de Whiff), ie, D + C com cheiro de amônia (70% – 80%) (Brit J Vener Dis 1983;59:302); poucos PMNLs; cultura positiva em 40% das vezes.
- Na infecção por *cândida* pode-se observar a pseudo-hifa 20% das vezes nos exames com KOH 10% feitos com o corrimento vaginal

(J Fam Pract 1984;18:549). A cultura é mais sensível, mas é recomendado tratar a pt e rechecar a etiologia antes de fazer a cultura; pH vaginal 4 – 4,5.

- A tricomonas tem um flagelo móvel de 20-µ com membrana ondulante e axóstilo visto em preparação úmida com 50% – 70% de sensibilidade (Ann EM 1989;18:564); presente nos exames do papanicolau em 60% – 70%, mas também há falso-positivos; a cultura é viável, teste rápido de DNA e anticorpo monoclonal têm 90% de sens e 99,8% de specif; pH vaginal 5 – 6, com cheiro de amina no teste de Whiff (Brit J Vener Dis 1983;59:302).

Medidas de controle emergencial:

Vaginose bacteriana não específica:

- metronidazol 2 g po dose única promove 75% de cura (Lancet 1983;2:1379); ou 500 mg po bid por 7 d promovendo 95% de cura; há 30% de recorrência em 1 mês, principalmente se o parceiro não for tratado, apesar do tratamento do parceiro não ajudar de forma clara. Tentar o gel vaginal de metronidazol 5 g bid por 5 d (Obgyn 1993;81:963), provavelmente não oferece riscos a gestantes, mas deve-se evitar usar no primeiro trimestre, ou

- clindamicina 300 mg po bid por 7 d (Obgyn 1988;72:799); ou como creme vaginal 5 g qd por 7 d (South Med J 1992;85:1077): é o tratamento aconselhado se a pt estiver grávida;

- a sulfa e a ampicilina são ineficientes;

- nas gestantes, é recomendável tratar o coorte das mulheres com alto risco de parto prematuro, já que o tratamento reduz a incidência de 50% a 30%.

Cândida:

- creme intravaginal de miconidazole 2% bid (Chemotherapy 1982:73), ou

- óvulo vaginal de clotrimazol 100 mg qd por 7 d, 2 óvulos qd por 3 d ou 500 mg de uma única vez (J Fam Pract 1990;31:148), ou

- óvulo vaginal de terconazole 80 mg qd por 3 ou 7 d (J Fla Med Assoc 1992;79:693), ou

- nistatina tópica (eficácia de 50% na candidíase vaginal) ou 5 milhões de unidades po duas vezes na semana para prevenção crônica, implicando problemas no ambiente intestinal (Am J Obgyn 1986;155:651), ou
- fluconazol 150 mg po dose única (Am J Obgyn 1995;172:1263), ou
- cetoconazole 400 mg po bid por 5 d, ou qd por 14 d, e então 100 mg po qd como profilático;
- butoconazole (Femstat) (Mycoses 1993;136:379) e intraconazole (Sporonox) também podem ser opções de tratamento;
- para os casos recalcitrantes é possível usar o ácido bórico;
- uma abordagem etnobotânica com eficácia é o *Solanum nigrescens* (J Ethnopharmacol 1988;22:307).

Tricomonas:
- metronidazol 2 g po dose única para a pt e para o parceiro, 90% de cura (J Adolesc Hlth Care 1981;2:41); ou 500 mg po bid por 7 d, 85% – 90% de cura. O tratamento local não funciona (Sex Transm Dis 1998;25:176), ou
- tinidazol (Tindamax) 2 g po dose única (Med Lett Drugs Ther 2004;46:70; S Afr Med J 1985;67:455);
- nas gestantes: após o primeiro trimestre, pode ser usado o metronidazol; o clotrimazol 100 mg vaginal qd por 7 d tem 50% de eficácia (Minerva Ginecol 1975;27:348); a lavagem com betadine para controlar os sintomas não é mais utilizada devido à supressão da tireoide do feto.

Capítulo 9
Hematologia/Oncologia

9.1 Leucemia Aguda

Causas: Variedades linfocíticas e não linfocíticas. Este capítulo tem como foco a leucemia linfocítica aguda (blástica), ou ALL. Existem dois tipos, a ALL em crianças e em adultos. O tipo que ocorre nos adultos é provavelmente genético, ligado ao HLA, recessivo autossômico.

Epidemiologia: O tipo de ALL que ocorre em adultos representa 15% das leucemias em adultos. A incidência da ALL do tipo que ocorre em crianças é de 32 milhões por ano. Não há aumento da incidência próximo de linhas de energia. Um possível risco seria a exposição dos pais ao hidrocarboneto (Cancer Epidem Biomarkers Prev 1999;8:783).

Fisiopatologia: O envolvimento de CNS é mais comum (40%) que na AML (7%).

- 78% são células B; 17% são tipos de células T; 5% não têm marcadores como anticorpos monoclonais; alguns têm antígenos mieloides, o que os correlaciona ao pior prognóstico. Os fatores de prognóstico para as crianças não são os mesmos para as células B e T na ALL (Leukemia 1999;13:1696).
- Associada à perda do cromossomo 9, que carrega os genes para interferon α e interferon β.
- Também está associada com a translocação do cromossomo 11 em adultos (Blood 1999;94:2072).

Sintomas: Mal-estar, febre.

Sinais: Palidez, placa branca na lateral da língua (leucoplaquia pilosa oral) (Oral Dis 1999;5:76), hepatoesplenomegalia, equimoses, petéquias; e a rara leucemia cutis, esta se assemelha ao tipo de erupção de um exantema viral (J Dermatol 1999;26:216).

Curso: Nas crianças, a taxa de cura é hoje bem mais alta, com 70% de sobrevida nos 5 anos decorrentes. Nos adultos, o prognóstico é muito pior do que em crianças; os tipos de ALL de célula T têm o pior prognóstico, dependendo da susceptibilidade ao tratamento; frequentemente 20% – 30% são curados.

Complicações: Varicela-zoster com 7% de mortalidade; 6% de recorrência nos testículos: prevenir com irradiação, a qual posteriormente reduz o nível de testosterona; *Pneumocystis carinii*; CMV; leucoencefalopatia multifocal progressiva; AML após a quimioterapia ocorre em 4%; segunda neoplasia primária ocorre em 0,5% das crianças; esterilidade; infecções oportunistas.

Exames laboratoriais Hemograma completo; perfil metabólico incluindo função renal, função hepática, cálcio, magnésio, fósforo; UA e cultura da urina, CXR, e, se estiver procurando um foco infeccioso secundário, considerar fazer uma LP; considerar também fazer um PCR para infecções específicas (Ped Infect Dis J 1999;18:395).

Medidas de controle emergencial:

- Tratar as infecções secundárias.
- Caso necessário, requisitar/transfundir produtos sanguíneos.
- Consultar o médico do pt ou procurar um hematologista/oncologista (Med Ped Oncol 1999;32:1; J Clin Oncol 2000;18:547).

9.2 Neoplasia Primária do CNS e do Cordão Espinhal

Am J Med 1978;65:4; Nejm 2001;344:114

Causas: Meningioma, linfoma (Leuk Lymphoma 1995;19:223), meduloblastoma, gliomas, ependimoma, craniofaringioma.

Epidemiologia: Tendências recentes estáveis para os pts > de 85 anos de idade (J Natl Cancer Inst 1999;91:1382). Os fatores de risco ambientais não tiveram envolvimento comprovado (Cancer Epidem Biomarkers Prev 1994;3:197) que inclui o uso de aparelhos celulares (Nejm 2001;344:79). Foi relatado um aumento no linfoma do CNS nos pts com Aids (J Natl Cancer Inst 1996;88:675).

Adultos: 50% gliomas, 25% meningiomas.

Peds: 50% gliomas, 25% meduloblastoma, 10% ependimoma, 5% craniofaringioma.

Fisiopatologia: Os gliomas são compostos de 4 subtipos: (1) o grau 1 é o astrocitoma; (2) grau 2 é o glioma; (3) grau 3 é o astroblastoma, aka astrocitoma anaplásico; e (4) grau 4 é o glioblastoma. A classe de tumores glioma é mais comum no cerebelo e ponte na peds; e cordão espinhal, cérebro e cerebelo em adultos.

Sintomas: O meduloblastoma pode apresentar sinais cerebelares, como a ataxia; todos podem apresentar convulsões; menos frequentemente dores de cabeça, incluindo outros sinais de pressão intracraniana aumentada.

Os sintomas associados ao *cordão espinhal* podem estar confinados a um nervo ou incluir a anestesia em sela e/ou incontinência urinária ou do intestino.

Sinais: Depende do local; craniofaringiomas podem apresentar hemianopsia bitemporal, obesidade, Diabetes *Insipidus*, falha no crescimento em crianças.

Dados sobre o *cordão espinhal* incluem anestesia, dor e perda do reflexo patelar e no tendão de Aquiles; considerar a possibilidade de ser síndrome da cauda equina se houver a sensação de anestesia perineal, incontinência urinária, perda do tônus retal, dor grave e perda dos reflexos patelares e de Aquiles; ocorre gradualmente no início e pode ser assimétrico.

Curso: Os *meningiomas* são benignos, apesar de haver recorrências.

Os *meduloblastomas* são altamente malignos, sendo que 30% – 70% apresentam redução da intensidade em 5 anos, 92% sobrevivem nos 5 anos decorrentes e talvez 50% se curam.

O curso dos *tumores* da classe do glioma depende do grau; quanto maior o grau, pior é o prognóstico.

Os *craniofaringiomas* demoram a crescer e, se tratados, há pelo menos 15 anos de sobrevida.

Complicações: Panhipopituitarismo no pós-operatório dos pacientes com craniofaringiomas.

Tumores no *cordão espinhal* podem ocorrer no nervo isolado, mas também na cauda equina (L1 – S5) ou no cone medular (S2 – 5).

Exames laboratoriais: Neuroimagem com CT geralmente seguida de MRI. Verificar os eletrólitos, o nível de cortisol e TSH nos pts com localização na glândula pituitária.

> **Observação:** Se o processo da cauda equina ou cone medular forem considerados, o procedimento de escolha deve ser a MRI, e deve ser feito com urgência. A MRI também é o procedimento de escolha para o diagnóstico de glioma difuso no tronco cerebral (Neurosurgery 1993;33:1026,1029).

Medidas de controle emergencial:

- Tratar os sintomas secundários de náusea e dor.
- Considerar usar glicocorticoides, como a dexametasona 4 mg tid para um efeito em massa.
- Considerar a utilização de antiepiléticos profiláticos, como o fenitoin, se houver neoplasia no cérebro, com ou sem convulsões.
- Consultar um neurocirurgião para fazer o tratamento com radiação nos pts com cauda equina ou cone medular.

9.3 Coagulação Intravascular Disseminada

Emerg Med Clin N Am 1993;11:465; BMJ 1996;312:683

Causas: Dois requisitos: (1) bloqueio do sistema reticuloendotelial devido à gravidez, endotoxina, radiação, a esteroides, coloide, e (2) sistema de coagulação ativado por:

- estimulador da liberação de tromboplastina, eg, tecido congelado (hipotermia), placenta, tumores, tripsina, veneno de cobra, traumatismo craniano exposto, rejeição do transplante renal; ou
- agente desfibrinante, eg, líquido amniótico; ou
- liberação do fator plaquetário 3 (fosfolipídeo), eg, coágulo de plaquetas, hemólise, embolismo gordo, reação imunológica; ou

- ativação do fator XII, eg, através da endotoxina.

Epidemiologia: Mais comum do que a TTP. Incidência é maior em pts da OB principalmente com Ab séptico, descolamento da placenta, eclampsia, mola hidatidiforme, êmbolo de líquido amniótico, Ab desaparecido, feto morto retido, fígado gordo da gravidez; leucemia, câncer e todos os casos de dano tecidual grave; afogamento em água doce; sepse de bactérias gram-negativas (Jpn J Surg 1977;7:82).

Fisiopatologia: O fibrinogênio é reduzido devido ao consumo e rápida lise; dano tecidual principalmente no CNS, pulmões e rins devido à isquemia trombótica.

Sintomas: Sangramento, coma; a febre ocorre somente se houver uma causa secundária como TTP.

Sinais: Exantema palpável púrpura; hipotensão; sangramento difuso em todas as regiões; choque.

Curso: Prognóstico pior com as anormalidades no PT, PTT, contagem de plaqueta, e/ou tempo de trombina (Thromb Haemost 1978;39:122); geralmente, o curso é agudo e fulminante, raramente é crônico.

Complicações: Necrose renal cortical, ATN, síndrome de Sheedan, cor pulmonale agudo, insuficiência adrenal.

Diff Dx: Vasculite; infecções implicadas incluem viroses "benignas", como a varicela (Infection 1998;26:306); coagulopatia induzida pelo frio.

Exames laboratoriais Hemograma completo (anemia microangiopática apresentando hemácias com formato de capacete e outros fragmentos); perfil metabólico incluindo marcadores renais e hepáticos; ESR = 0 secundário à afibrinogenemia; PT/PTT (PT é muito sensível); d-dímero e FDP bastante elevados; fibrinogênio < que 40 mg% (Am J Hematol 1998;59:65); AT III elevado; UA. Baixo nível dos fatores II, VII e V (< 50% é diagnóstico). Fibrina solúvel como marcador de pré-DIC (Acta Anaesthesiol Scand 1993;37:125).

Medidas de controle emergencial:
- Tratar a causa básica.
- Substituir fatores; considerar FFP e plaquetas.

- É viável utilizar a heparina para quebrar o ciclo de consumo, LMWH tem proponentes vs heparina não fracionada (Thromb Res 1993;72:475; 1990;59:37); nunca utilizar em face de uma doença hepática, e somente como última alternativa se a causa for crônica e houver sangramento incontrolável. Não é recomendado como terapia preventiva (J Emerg Med 1988;6:277).
- Uso potencial de sulfato de dermatan (Thromb Res 1994;74:65).

9.4 Neutropenia Febril

Cancer Control 1996;3:366

Causas: Agranulocitose (contagem absoluta de neutrófilos < que 500/mm^3) devido a:

- Diretamente alérgico, como com cloranfenicol ou via lupus, eg, de procainamida.
- Anticorpo autoimune, e talvez ocasionalmente, células T killer; geralmente idiopático; induzido por ibuprofeno é reversível.
- Efeito tóxico direto de drogas da quimioterapia, cloranfenicol.

Epidemiologia: Tipo de patógeno oportunista mudando de organismo gram-neg para gram-positivo (Clin Infect Dis 1999;29:495); tipo autoimune associado à síndrome de Felty reumatoide.

Fisiopatologia:

- *Tipo alérgico:* hipersensibilidade retardada com morte de células T na medula óssea; drogas podem agir como hapteno para induzir.
- *Tipo autoimune:* anticorpos específicos para antígeno de superfície HLA.

Sintomas: Febre, calafrios, mal-estar, dor de garganta e tosse.

Sinais: T > que 38,3 °C ou 101 °F (não é a temperatura retal), faringite, exantema, achados pulmonares ou outros achados clínicos de infecção (ou infecção recorrente).

Curso: O tipo idiopático autoimune é benigno, raramente evolui para sepse.

Complicações: Sepse.

Diff Dx: Febre resultada de uma reação a um fármaco, embolia pulmonar; neutropenia cíclica genética.

Exames laboratoriais Hemograma completo; perfil metabólico incluindo marcadores hepáticos; hemocultura 2 x com uma da linha central, se presente; UA e cultura da urina; CXR: os pts com infecção no trato respiratório inferior ficam piores (Infection 1998;26:349); PT/PTT se suspeitarem de sepse; considerar fazer uma LP; cultura de qualquer ferida.

Medidas de controle emergencial:

- Isolamento.
- Acesso iv.
- Tratar a febre, e se houver disfunção hepática, tomar cuidado com o uso de acetaminofeno ou NSAIDs.
- Antibióticos: imipenem-cilastina 500 mg iv q 6 h, cefepime 1 – 2 g iv 12 h, ou somente meropenem 0,5 – 1 g q 8 h, ou com aminoglicosídeo [peds (Ped Hematol Oncol 2000;17:93)], eg, gentamicina; terapia combinada de ceftriaxona 80 mg/kg qd até um máximo de 4 g ou levofloxacina 750 mg iv; se houver alergia ao β-Lactam, com gentamicina a 5 mg/kg, a não ser que ocorra o clearance da creatinina < 20 mL/min (ver Capítulo 12.1), nesse caso, administrar 2 mg/kg (Arch Dis Child 1999;80:125); ou azetreonam 1 – 2 g iv q 6 h – 8 h + vancomicina 15 mg/kg iv q 12 h ou 30 mg/kg iv qd; pts de baixo risco podem usar ciprofloxacina 500 mg bid e amoxicilina-clavunato 875 mg bid (Nejm 1999;341:305). O uso da ceftazidima foi reduzido após a elucidação das diferentes lactamases.
- Crianças de baixo risco podem ser tratadas em casa com ciprofloxacina oral (20 mg/kg qd dividido bid) (Cancer 2000;88:1710).
- Para pts de alto risco, é cabível administrar GM-CSF para as etiologias persistentes ou fúngicas (Eur J Cancer 1999;35:S4).
- Consultar um hematologista/oncologista, ou especialistas em ID.

9.5 Hemofilia e Guia da Reposição de Fatores

Emerg Med Clin N Am 1993;11:337; Nejm 2001;344:1773

Causas: A hemofilia A é o fator de deficiência VIII e é genética recessiva ligada ao sexo. A hemofilia B é o fator de deficiência IX e pode ser genética ligada ao sexo ou adquirida em nefróticos ou em pts com amiloidose. Não será discutida aqui a pseudo-hemofilia (fator de deficiência de Von Willebrand), ou outros fatores de deficiência mais raros, como dos fatores I, II, V, VII, X, XI e XIII.

Epidemiologia: Os pts com hemofilia A constituem 80% de todos os pts com diátese hemorrágica por toda a vida; 1:7.000 – 10.000 dos meninos que nascem, apenas ⅓ tem a deficiência completa do fator VIII. A prevalência da hemofilia B é de 1:10.000, e representa 16% dos pts com diátese hemorrágica por toda a vida. A deficiência do fator XI é comum nos judeus Ashkenazi, com 1:190 pessoas afetadas em Israel, < 1/milhão entre outras pessoas.

Fisiopatologia: Ambas as hemofilias têm defeito intrínseco no sistema. A hemofilia A é secundária ao defeito na proteína fator VIII, presente imunologicamente no plasma.

Sintomas: Podem ocorrer hematomas crônicos, hematúria, mas não ocorrem sangramentos significativos consequentes de pequenos cortes.

Sinais: Sangramento após um trauma e hemartrose são possíveis.

Curso: Por toda a vida, a sobrevida é comparável a da população normal se os pacientes não adquirirem HIV, hep B ou hep C.

Complicações: Hemofilia A com contratura em flexão da articulação e sangramento intracraniano causam a morte em 25%; proteólise do fator VIII pelo anticorpo IgG durante a reposição (Nejm 2002;346:662).

Diff Dx: Doença de Von Willebrand ou outra deficiência de fatores (Nejm 2004;351:683); hemofilia adquirida (Haematologica 1994;79:550); inibidores de anticorpos circulantes devido a SLE ou mieloma múltiplo.

Exames laboratoriais: Hemograma completo, PT/PTT. Considerar repor o fibrinogênio e os produtos da divisão da fibrina. Verificar o tempo de sangramento e o tempo de coagulação, e fazer o teste do torniquete: BP a 100 mm Hg por 5 min com resposta normal e ausência de petéquias (testa os vasos e as plaquetas). Verificar os níveis dos fatores de coagulação e anticorpos específicos, como previsto pelo trabalho de varredura.

- Nível do fator VIII: não detectável = doença grave; 1% – 4% = doença moderada; 5% – 25% = doença branda.

Medidas de controle emergencial: *Se o diagnóstico for novo e a doença sintomática*, consultar um hematologista. Evitar o uso de ASA e NSAIDs.

- Se a hemofilia for conhecida, determinar o nível dos fatores necessários:
- Para o sangramento da cabeça, garganta, do pescoço, olho, abdômen (gi), na região inferior das costas, virilha, ou no quadril: o nível do fator requisitado para os pts com deficiência no fator VIII é de 80% – 100%, e para os pts com deficiência no fator IX é de 60% – 80%.
- Sangramentos nas articulações ou nos músculos de braços e pernas: os níveis requisitados dos fatores VIII e IX são de 40%.
- Para sangramentos de menor abrasão, hematomas, lacerações pequenas, epistaxe pequena, e pequenos sangramentos da boca ou gengiva, a reposição de fatores pode não ser necessária.
- Se houver dúvida no tratamento, consultar um hematologista e considerar a realização de uma infusão.
- É possível usar o fator VII recombinante ativado (Haemostasis 1998;28:93) nos pts com hemofilia A ou B que têm inibidores no período perioperatório.

  Se o diagnóstico comprovar deficiência no fator VIII:

- considerar fazer a administração da desmopressina (DDAVP) (Med Lett Drugs Ther 1984;26:82) 0,3 µg/kg por 30 min iv ou via nasal com spray (Thromb Res 1979;16:775; J Peds 1983;102:228). Esse procedimento aumenta transitoriamente o nível do fator VIII e é usado no pós-trauma ou perioperatório; provavelmente, ocorre a indução da liberação dos fatores do endotélio, ajuste em 80%;
- determinar o fator anterior desejado e calcular as unidades do fator VIII (The Hemophilia Handbook 1992;59): Peso (lbs) ÷ 4,4 x nível do fator desejado (eg, 80 para 80%) = n° de unidades de fator VIII desejado. Usar todos os fatores dos tubos abertos, é melhor infundir muito que pouco;

- o tratamento de pts não hospitalizados pode consistir no DNA VIII recombinante. O objetivo é manter o nível > de 15%;
- acompanhar o pt nas próximas 24 h – 36 h se o sx persistir.

Se o diagnóstico comprovar deficiência no fator IX:

- determinar o fator anterior desejado e calcular as unidades necessárias do fator IX (The Hemophilia Handbook 1992;61): Peso (lbs) ÷ 2,2 x nível do fator desejado = n° de unidades de fator IX desejado. Com relação a esse fator, não administrar mais do que a dose máxima calculada;
- o tratamento de pts não hospitalizados pode consistir em alphanine; danazol 600 mg qd, o qual aumenta a produção endógena; o objetivo é manter o níveis em 5% – 15% a todo momento e > de 40% para uma cirurgia;
- acompanhar o pt nas próximas 24 h – 36 h se ele ainda estiver sintomático.

Observação: *Se o sangramento persistir ou se houver uma deficiência/disfunção plaquetária conhecida,* considerar a ITP, a doença de von Willebrand etc.

- considerar administrar o ácido aminocaproico na dose de 50 – 60 mg/kg q 4 h – 6 h ou ácido tranexâmico 10 – 15 mg/kg q 8 h – 12 h tanto tópico como po, ou iv. Não é aceito universalmente (Nejm 1998;339:245).

9.6 Anemia Falciforme/Crise de Falcização

Emerg Med Clin N Am 1993;11:365; BMJ 1997;315:656

Causa: A anemia falciforme é genética, autossômica.

Epidemiologia: Nos afro-americanos 7% têm traço falciforme e 0,5% são homozigotos. A distribuição genética no mundo está relacionada à história, geografia e à presença de malária.

Fisiopatologia: (Am J Epidem 2000;151:839) a Val é substituída pela Glut na cadeia β levando a Hgb S, à qual é instável em baixo O_2, acarretando a precipitação das hemácias que estão se tornando falciformes. As hemácias falciformes aderem às paredes dos vasos causando coágulo e infartos. Nos infartos esplênicos a quantidade de anticorpos produzida é reduzida, o que leva ao aumento de infecções. A Hgb C ($\alpha 2 \gamma 2$) pode persistir como mecanismo de sobrevivência na vida adulta. As células heterozigotas se tornam falciformes apenas na hipóxia grave ou se a Hgb C ou D estiverem presentes. Lesões na medula renal acarretam a redução da habilidade de concentração, perda de K+, necrose papilar, e doença renal existente. A α-talassemia protege e vice-versa.

Sintomas: Crises dolorosas ocorrem em 60% dos casos; a frequência está correlacionada ao pior prognóstico.

Sinais: Crescimento e maturação sexual retardados; fronte ampla; úlceras na pele, principalmente na região inferior da perna; estria angioide do fundo de olho indica neovascularização. Pode ocorrer dor em qualquer região; pericardite com irritação; pleurisia com irritação da pleura; peritonite com sinais peritoniais.

Curso: 50% vivem até os 45 anos, ou até mais se a Hgb fetal > de 8,6%; doença mais grave nos pts com dactilite, leucocitose e anemia < 7 g/dL (Nejm 2000;342:83).

Complicações:

- Crise aplástica com dor grave normalmente secundária à infecção pelo parvovírus humano B19.
- Infecções: infecção pneumocócica nos mais novos; infecção por *Salmonella*, principalmente osteomielite, que pode ser difícil de diferenciar do infarto/necrose do osso (J Ped Orthop 1996;16:540); aumento de infecções devido essencialmente à autoesplenectomia aos 3 – 4 anos de idade.
- CVAs (Ann IM 1972;76:643), que pode ser previsível pelos estudos intracranianos com Doppler.
- 25% têm proteinúria, que pode progredir para uma insuficiência renal.
- Gota.
- Cálculos vesiculares.
- Taxa de morte repentina com grande aumento do esforço: aumentou para 32:10.000 em heterozigotos em contraste com 1:100.000 nos brancos.

- Mionecrose e miofibrose.
- Priapismo; impotência.

Exames laboratoriais: A maioria dos laboratórios não auxilia os pts com anemia falciforme que têm crises como episódios reminiscentes; os outros pts podem considerar realizar os seguintes testes: hemograma completo, contagem de reticulócito, baixo ESR, células falciformes no esfregaço; eletroforese de Hgb mostra Hgb S + Hgb F aumentada.

- *Raio-x:* infarto/necrose de ossos longos; crânio com extensões para fora, semelhantes a cabelos em pé; fraturas da vértebra; síndrome torácica aguda (infiltrado pulmonar novo) não pode ser detectada em exame físico e CXR é recomendado para todos que apresentam essa doença e têm febre (Ann EM 1999;34:64).

    US pode auxiliar na diferenciação de osteomielites dos infartos ósseos (J Ped Orthop 1998;18:552).

    CT abdominal para os pts com peritonite.

Medidas de controle emergencial:

- Acesso iv; reidratação; O_2 (Nejm 1984;311:291).
- Narcóticos parenterais e/ou benzodiazepínicos; evitar usar o óxido nítrico [neuropatia potencial talvez secundária à deficiência em B12 (J Intern Med 1995;237:551)] (Clin Lab Haematol 1999;21:409).
- Possivelmente esteroides (Nejm 1994;330:733).
- Considerar o uso de antibióticos. É possível usar a ceftriaxone em crianças com baixo risco (Nejm 1993;329:472) e adultos.
- Transfusões, mas o tratamento é limitado pela sensibilização, menor nos doadores negros.
- A prevenção com a vit E 450 IU todo dia é potencialmente benéfica (Am J Hematol 1992;41:227); hidroxiureia 10 – 25 mg/kg qd, gradualmente aumentando até começar a suprimir os PMNLs: estimula a produção de Hgb F, mas se for usada com a eritropoietina, não há benefício (Nejm 1990;323:366); eritropoietina (Blood 1993;81:9; Nejm 1993;328:73).

9.7 Guia de Transfusão

Transfus Med 1994;4:63; 1997;7:153

Causas: Necessidade de repor o sangue total, as hemácias, plaquetas, o FFP ou crioprecipitado devido ao consumo ou perda externa.

A terapia com componentes sanguíneos (lista anteriormente apresentada com exceção do sangue total) é preferível para maximizar os recursos.

Epidemiologia: O uso da transfusão é comum.

Fisiopatologia: A ausência ou a anormalidade de componentes hematológicos pode proporcionar a necessidade de reposição emergencial; as etiologias são variadas. Nenhum desses componentes do sangue fica completamente puro, e principalmente as plaquetas podem estar propensas à contaminação bacteriana, pois são armazenadas em temperatura ambiente.

Sintomas: Sangramento; choque.

Sinais: Fonte de sangramento nítida; choque; com exceção do trauma, a terapia é guiada pelos testes laboratoriais.

Curso: O uso da terapia de reposição dos componentes listados acima geralmente requer a internação do pt.

Complicações: Reações alérgicas e febris podem ocorrer com o uso desses agentes, bem como CMV e outras transmissões virais.

Exames laboratoriais: Hemograma completo; perfil metabólico; PT/PTT; tubos do banco de sangue para reposição do agente apropriado.

Medidas de controle emergencial com a terapia de reposição dos componentes:

- *Plasma fresco congelado* (J Emerg Med 1998;16:239): um mL de FFP contém uma unidade da atividade de fator de coagulação. Use o FFP nos pts que precisam repor múltiplos fatores devido à deficiência; conforme observado na DIC, falência hepática, reposição maciça de sangue ou volume devido a sangramentos sintomáticos ou a procedimentos invasivos. A utilização de uma INR de 1,6 ou maior pode auxiliar a guiar a decisão naqueles que venham a precisar de FFP. A dose usual é 10 – 20 cc/kg, o que é aproximadamente

4 U no adulto (220 cc/U). Uma dose menor pode ser usada, 2 U, se estiver suplementando a reposição de vit K.

- *Plaquetas* (Transfus Med 1992;2:311): composto de > 5,5 x 1010/U com algumas hemácias, leucócitos e plasma, a não ser que o nº de leucócitos esteja reduzido, com quantidade final de WBC < 5 x 106: menos reações febris e transmissão de CMV com a redução da quantidade de leucócitos; pode haver a compatibilidade de HLA, que é um concentrado de plaquetas obtido por aférese. Uma unidade aumenta a contagem de plaquetas em ~5.000/μL numa pessoa de 70 kgs, o pedido comum é de 6 unidades. Transfundir plaquetas se o paciente estiver com sangramento devido à trombocitopenia ou à anormalidade nas plaquetas, ou considerar empírico para as contagens de plaqueta < que 10.000/μL. Considerar o uso de argatroban (inibidor direto da trombina) se induzida por heparina (2 μg/kg/min) ou lepirudin (Refludan), que é um derivado de hirudin recombinante, ou a danaparoide sódica (Orgaran), que é um heparinoide (Med Lett Drugs Ther 2001;43:11).

- *Hemácias concentradas* (J Emerg Med 1998;16:129): compostas de hemácias com o hematócrito de aproximadamente 75% com algum plasma, WBCs e plaquetas. Podem vir preparadas de formas diferentes para reduzir as reações alérgicas, reações febris e a transmissão de CMV (Transfus Med 1998;8:59). Usar em pts normovolêmicos com anemia crônica que podem precisar aumentar a capacidade de carreamento do oxigênio, como pts com isquemia sintomática de algum órgão. Usar no trauma se o pt não responder ao bolus de fluido cristaloide de 20 cc/kg. Em sequência, procurar repor os produtos sanguíneos se suspeitarem de causa hemorrágica. O sangue total também pode ser usado, mas a hipervolemia causada pela rápida infusão e outras infusões de fluido tornou as hemácias concentradas o agente de reposição preferido. A infusão de uma U de hemácias concentradas no adulto aumenta o hematócrito em aproximadamente 3%.

- *Crioprecipitado* (Ann IM 1983;98:484): contém o fator VIII, fibrinogênio, fator de von Willebrand e o fator XIII. Quando não houver concentrados disponíveis para a hemofilia A e doença de von Willebrand, o crioprecipitado pode ser utilizado. O fibrinogênio vai aumentar em aproximadamente 5 mg/dL para cada U, e um adulto precisa de um nível > que 100 mg/dL para estar hemostático. Para a reposição do fator VIII, o n° total de pacotes requisitados é o n° de U de fator VIII necessários dividido por 80: há pelo menos 80 IU em cada pacote (ver Capítulo 9.5 Hemofilia e Guia da Reposição de Fatores, para calcular o n° de unidades de fator VIII necessários).

9.8 Tromboembolismo Venoso

Arch IM 1998;158:2315; Nejm 2001;344:1222; 2004;351:268

Causas: Estase venosa como observada em viagens longas de avião ou de carro, imobilização após fratura ou pós-cirúrgica; lesão íntima; anormalidade na coagulação, eg, como visto em alguns cânceres; ivs são causas ocasionais: ⅔ devido a partículas na iv, ⅓ devido à irritação química ou pela agulha, < que 1% bacteriana; pts com trauma têm uma incidência de 69%; 18% são DVT proximal. Geralmente, ocorre nas extremidades inferiores, apesar da ocorrência de DVT nas extremidades superiores estar se tornando mais comum e com causas similares (Contraception 1998;57:211).

- *Deficiências proteicas hereditárias:* uma das 4 deficiências está presente em 31% de pts não hospitalizados com DVT na extremidade inferior e 9% na superior; um h/o de DVT na família ou em indivíduos novos não aumenta a probabilidade de ocorrência.

- Deficiência ou resistência à proteína C; dominante autossômica, dependente da vit K. Mutação do fator V (Leiden) ocorre em 25% – 40% dos pts com DVT, uma mutação pontual heterozigota, causando resistência à proteína C é uma condição herdada separadamente: possivelmente conferindo mais risco para CVA. O estudo da população assintomática não tem bom custo/benefício já que a incidência anual de DVT é < 1%.

- A deficiência da proteína S é autossômica dominante e dependente da vit K. A proteína S é um cofator da proteína C e está associada com a síndrome nefrótica. Também pode ocorrer como uma deficiência autoimune adquirida.

- Deficiência de antitrombina III; autossômica dominante.

- Anticorpos antifosfolípedo, anticardiolipina, lupus anticoagulante. Observados no SLE, ITP ou na síndrome antifosfolípedo primária. Procurar por PTT elevado, manifestado pelo trombo arterial ou DVT em algum órgão (Ann EM 1992;21:207).

Epidemiologia: Associado a grandes cirurgias, principalmente no quadril (Am J Roentgenol 1996;166:659) ou cirurgia abdominal (Brit J Surg 1977;64:709) e com tromboembolismo anterior (Arch IM 2000;160:769). Também está associado com a aterosclerose, mas a conexão exata (se a aterosclerose induz a trombose venosa ou se simplesmente têm fatores de risco em comum) não está clara (Nejm 2003;348:1435). O uso de estrogênio + progesterona dobra o risco de ocorrer a trombose venosa (Jama 2004;292:1573), sendo observado um risco ainda maior em mulheres mais velhas, mulheres obesas ou com fator V de Leiden. O tromboembolismo venoso está fortemente associado com pts internados numa ICU (33%), que podem ser assintomáticos e apresentarem a patologia mesmo que 60% dos pts recebam o tratamento profilático (Jama 1995;274:335). A associação com um câncer oculto após um episódio é equívoca (Arch IM 1987;147:1907), mesmo se o câncer for diagnosticado dentro de 1 ano após a DVT, o prognóstico não é bom (Nejm 2000;343:1846). Crianças (J Vasc Surg 1996;24:46) e grupos étnicos da Ásia/Ilhas do Pacífico (Ann IM 1998;128:737, Am J Cardiol 2000;85:1334) parecem ter características protetoras que evitam a DVT.

Fisiopatologia: Assim como descrito nas causas.

Sintomas: Dor na panturrilha; edema unilateral.

Sinais: Nenhum; ou sinal de Homan, circunferência ou sensação de calor aumentada na panturrilha que pode ser um dado ambíguo (Arch Surg 1976;111:34).

Curso: 75% de sobrevida nos 5 anos decorrentes; 25% de recorrência nos 5 anos decorrentes.

Complicações:

- Embolia pulmonar (14%), mas a incidência é reduzida para menos de 0,4% com o tratamento.

- Síndrome pós-flebítica crônica (edema, dor, dermatite de estase e úlceras) (Int J Dermatol 1987;26:14) em 30% após 5 anos; a incidência pode reduzir à metade com o uso de compressas por 2 – 3 semanas. Tratar os sintomas com venastat herbal 1 po bid, evitar o uso em pts grávidas.

- Necrose da pele trombótica, principalmente no pênis de pts com deficiência de proteína C e tratamento com warfarina. Tratar com vit K, evitar por meio do uso de heparina.

Diff Dx:
- *Flebite superficial:* tratar com aquecimento local, ASA, NSAIDs [talvez o mesmo para DVT na extremidade superior, apesar de alguns recomendarem o mesmo tratamento de DVT na extremidade inferior (J Vasc Surg 1997;26:853)].

Sistema de pontuação (*Score*): Uma contagem do risco, inicialmente proposto por Wells, com critérios mínimos e máximos no índice multifatorial de risco (Lancet 1995;345:1326). Ele foi aprimorado para uma escala de pontos que, quando usados com d-dímero negativo pode excluir as pessoas com baixo risco nos demais testes, se o seu pré-teste de probabilidade resultar em baixo risco [esse estudo divide o grupo com risco moderado (Nejm 2003;349:1227)]. Na realidade, as funções do d-dímero não são melhores que uma pontuação clínica de baixo risco, que mesmo assim tem riscos de 2% – 3% de ocorrer DVT. Para reduzir o risco para < de 2% nos pts com baixo risco, um estudo de imagens é necessário (mas não deve heparinizar à espera de um estudo com d-dímero negativo).

Tabela 9.1 Critério de Well

Câncer ativo (Rx ou paliação dentro de 6 meses)	+1
Paralisia, paresia ou imobilidade recente (4 sem) de extremidade.	+1
Pts recentemente acamados por mais de 3 d e/ou cirurgia em 4 sem.	+1
Sensibilidade localizada ao longo da distribuição do sistema venoso profundo.	+1
Inchaço da coxa e panturrilha.	+1
Inchaço da panturrilha em 3 cm, > no lado assintomático medindo 10 cm abaixo da tuberosidade tibial	+1
Edema depressível somente na perna sintomática	+1
Veias superficiais dilatadas (não varicosa) somente na perna sintomática	+1
Diagnóstico alternativo semelhante ou mais provável do que DVT	-2

Cálculo do risco

Maior ou igual a 3 pontos	Alto risco
1 ou 2 pontos	Risco moderado
0 pontos ou menos	Baixo risco

Exames laboratoriais: Hemograma completo; PT/PTT; d-dímero (ELISA); produtos da divisão da fibrina.

O exame do d-dímero realizado 5 min à beira do leito tem 90% – 93% de sensibilidade e 80% – 90% de especificidade para DVT proximal comparado ao ELISA (Thromb Res 1997;86:93). Se esse exame for negativo, pode auxiliar a identificar as pessoas que não precisam de um estudo de imagens agudo e/ou heparinização profilática, que têm baixo risco, apesar de o risco estratificar da mesma forma que a pontuação de baixo risco, aumentando então o n° de falso-pos (Thromb Haemost 2000;83:191) vs (Ann EM 2000;349:121). Provavelmente esse exame é mais importante nos pts com risco moderado para verificar se os demais exames serão necessários (Nejm 2003;1227); ie, d-dímero negativo nos pacientes com risco moderado descarta a necessidade de um estudo agudo de imagem e de heparinização profilática. O teste de hipercoagulabilidade do sangue pode precisar de aperfeiçoamento se houver a preocupação com coágulos e/ou heparina nos resultados, apesar do fator V de Leiden ser um teste de DNA. Há também uma preocupação com o aumento da hipercoagulabilidade acarretada pelo uso de warfarina em pts com deficiência do fator C ou do fator S que pararam de usar heparina por alguns dias, portanto esses devem ser os testes agudos apropriados.

Teste não invasivo:

- US: compressão simples ou dupla: sem compressão com sonda há 91% de sensibilidade e 99% de especificidade ou mais (J Clin Ultrasound 1999;27:415); 6% – 10% dos pts positivos podem ser erroneamente avaliados com um único teste, mas não há dados na literatura demonstrando que uma semana de acompanhamento do pt com a repetição do teste de US seja uma estratégia eficiente para identificar os pts que foram avaliados anteriormente como negativos. Os médicos do ER poderiam fazer esse procedimento se fossem treinados para isso, usando um estudo que esteja de acordo com a avaliação laboratorial não invasiva (Acad Emerg Med 2000;7:120).

- A pletismografia de impedância (IPG) não é tão boa ou tão usada quanto o US; é válido utilizar esse teste nas pts grávidas se elas ficarem em posição de decúbito.

Teste invasivoa: Venografia é usada, porém causa DVT em 2%: o teste negativo é confiável (Circ 1981;64:622). Teste do fibrinogênio pode diagnosticar as raras falhas na venografia (Jama 1977;237:2195).

Medidas de controle emergencial:

- Heparina de baixo peso molecular (LMWH) (Ann IM 1998;129:299) é tão eficiente quanto a heparina não fracionada iv (Haemostasis 1996;26 suppl 4:189): enoxaparina (Lovenox) 1 mg/kg sc q 12 h ou 1,5 mg/kg sc q 24 h (Ann IM 2001;134:191; Thromb Res 1997;86:349); as LMWH não são todas iguais. Começar a administrar a warfarina no 1° d a 5 – 10 mg po por d. As heparinas orais estão sendo estudadas (Circ 2000;101:2658).

- Heparina não fracionada dose iv durante 5 d + warfarina começando no 1° dia.

- A sobreposição do uso de heparina e warfarina com INR terapêutica de 2 – 3 vezes por pelo menos 2 d evita a hipercoagulabilidade induzida pela warfarina: não há dados clínicos sobre essa teoria.

- Continuar a utilizar warfarina por 6 meses se a causa não for específica; por 1 – 2 meses se for uma causa específica e transitória. Por 4 semanas usar a enoxaparina após uma cirurgia de câncer (ainda não foi testado com a warfarina) (Nejm 2002;346:975); usar a vida toda se for do tipo idiopático recorrente ou se for devido ao estado de hipercoagulabilidade, mas pode reduzir o INR para 1,5 – 2 (Nejm 2003;348:1425). O risco de ocorrer trombos e novamente não muda se o tratamento for de 3 meses ou 1 ano (Nejm 2001;345:165).

- Dalteparina de baixo peso molecular 200 IU/kg sc qd por 6 meses foi melhor que o tratamento com a utilização inicial de dalteparina (5 d – 7 d) seguido de warfarina usada por 6 meses nos pts com câncer; o uso da dalteparina sozinha por 6 meses promove menor recorrência de VTE e não aumenta o risco de sangramento (Nejm 2003;349:146).

- O inibidor direto da trombina, ximelagatrana (Exanta), 36 mg bid usado após cirurgias para prevenção de VTE é melhor do que a warfarina (Nejm 2003;349:1703); e a ximelagatrana (Exanta) 24 mg bid usada como tratamento estendido para prevenir VTE é melhor que o placebo (Nejm 2003;349:1713). A ximelagatrana na dose de 36 mg bid para tratar VTE é tão eficaz quanto o tratamento inicial com enoxaparina seguido de warfarina, mas pode aumentar o teste funcional hepático (em aproximadamente 9,6% das vezes) (Jama 2005;293:681).

- Risco de trombólise sistêmica ou complicações no procedimento se o uso de cateter direcionado não for melhor que o tratamento conservativo com anticoagulantes, apesar de haver dados na literatura (Can J Surg 1993;36:359).

- Filtro IVC para reduzir a taxa de embolia pulmonar de 4% para 1,5%, mas a recorrência subsequente de DVT é de 20% vs 11%, e a mortalidade a longo e curto prazo é a mesma.

Capítulo 10

Doenças Infecciosas

Med Lett Drugs Ther 2001;43:69; 2002;44:9

10.1 Gangrena de Fournier

Causa: Infecção polimicrobiana na pele nas regiões escrotal, uretral ou nicho perianal.

Epidemiologia: Não é comum; a taxa de mortalidade é de 20% – 42% em adultos; o risco é maior nas pessoas mais velhas e nos alcoólatras crônicos (Eur Urol 1998;34:411).

Fisiopatologia: Normalmente observado nos pts com Diabetes *Mellitus* ou outros estados imunocomprometedores, a região escrotal tem risco de apresentar infecção secundária ou progressiva rápida.

Sintomas: Dor escrotal, dor retal, disúria.

Sinais: Escroto eritematoso e duro, sensibilidade difusa, febre.

Curso: Pode ser prolongado e acarretar a morte; o curso é menos ameaçador em crianças (Urology 1990;35:439).

Complicações: Pode progredir para a formação de um abscesso ou uma fascite necrosante; insuficiência renal aguda; síndrome do desconforto respiratório em adultos (Brit J Urol 1989;64:310).

Diff Dx: Pode se originar de um processo intra-abdominal (Urology 1994;44:779).

Exames laboratoriais: Glucoscan da glicose sérica se estiver elevada, HgbA1C se o diabetes não for diagnosticado, UA, perfil metabólico: anormalidades metabólicas se correlacionam com a gravidade da doença (J Urol 1995;154:89).

- *Raio-x:* considerar realizar um US para r/o abscesso ou para delinear a extensão da doença (Radiology 1988;169:387).

Medidas de controle emergencial:

- IVF e antieméticos parenterais e/ou meds para dor, caso necessário.
- Ampicilina/sulbactam iv, cefalosporina de segunda geração ou uma combinação de antibiótico para combater as gram-pos, gram-neg, e os anaeróbicos.
- Tratar as doenças metabólicas vigentes, como a hiperglicemia.
- Mel não processado tópico (Surgery 1993;113:200).
- O uso de oxigênio hiperbárico é controverso (J Urol 1984;132:918).
- Consultar um urologista.

10.2 HIV

Observação: Esse é um campo dinâmico; identifique especialistas locais e fontes.

Adv IM 2000;45:1; Aids Read 2000;10:133 e a edição inteira do The Aids Reader, Ped Clin N Am 2000;47:155

Causas: Vírus da imunodeficiência humana (HIV) tipo 1; o tipo 2 raramente ocorre nos U.S., mas é muito comumente encontrado na África; um retrovírus.

Epidemiologia: Transmissão ocorre por via sexual, agulhas compartilhadas, produtos sanguíneos. Eg: risco na transfusão de sangue em 1996 = 1:500.000, fator VIII concentrado, e provavelmente pela amamentação. Raramente por meio de contato casual ou familiar não sexual, inoculação percutânea em profissionais da área de saúde: 0,3% de incidência, que aumenta com o volume do sangue inoculado e títulos de HIV no sangue. A transmissão aumenta na presença de cancroide ou outras úlceras genitais.

A prevalência é maior nos homens que praticam sexo com homens, nos usuários de drogas, hemofílicos, mulheres que se relacionam com homens infectados.

90% das pessoas que recebem sangue HIV positivo se convertem em soropositivas; 30% dos bebês de mães HIV positivas que não são tratados também se convertem em soropositivos no sexto mês de idade.

Fisiopatologia: A Aids é definida pela infecção com HIV e contagem de T4 < que 200 (Semin Thorac Cardiovasc Surg 2000;12:130).

Aumento das supressoras T8 e redução das células auxiliares T4 (CD4); produção deficiente de interferon γ. A taxa de conversão do HIV positivo para Aids é de aproximadamente 2% por ano em hemofílicos, porém essa taxa é dependente da idade. Assim, 7% de hemofílicos jovens pós-HIV se convertem para Aids após 8 anos, mas 50% dos pts de 35 – 70 anos terão Aids após 8 anos, e esse padrão é semelhante nos homossexuais.

Bilhões de vírions produzidos diariamente na infecção com alta taxa de mutação no RNA viral permitem a rápida seleção de organismos resistentes aos tratamentos. Além disso, ocorre o sequestro dos vírus nos tecidos linfoides (J Infect Dis 2000;181:354). O estresse oxidativo na doença parece ser revertido com terapias efetivas (J Acquir Immune Defic Syndr 2000;23:321).

Sintomas: Infecção primária pelo HIV: síndrome semelhante à mononucleose apresenta-se em 5 d – 30 d após a exposição, durando aproximadamente 2 semanas. Febre (95%), dor de garganta (70%), perda de peso (70%), mialgias (60%), dor de cabeça (60%), adenopatia cervical (50%).

Aids: diarreia (60%), mal-estar, perda de peso, febre, adenopatia, dispneia.

Sinais: Inicial: linfoadenopatia; moniliase oral/sapinhos (exudativo, quelose ou tipo exantema difuso eritematoso) algumas vezes precedem a descoberta da doença; dermatose incluindo verrugas e herpes-zoster; síndrome da fadiga crônica.

Tardia: síndrome de emaciação; diarreia crônica, sarcoma de Kaposi, corrugações em leucoplaquia pilosa na lateral da língua devido à reativação do EBV.

Curso: Cargas variáveis de RNA viral nos primeiros 4 meses. O pior curso é previsto pelos níveis de infecção nos primeiros 5 – 12 meses e também pela gravidade dos sintomas da infecção primária.

Na infecção pelo HIV: evolução para Aids ocorre 10 anos após a soroconversão e varia de 0% – 72% inversamente proporcional às cópias de RNA viral (carga viral) nos 12 – 18 meses após a soroconversão.

Sobre a Aids: a mortalidade observada em 1997 está reduzindo com o tratamento multidrogas agressivo baseado na carga viral, eg: de 29 para 9:100 pessoas ao ano dos pts com contagens de CD4 < 100. Nos dados mais antigos, 50% morriam em ano, 15% tinham sobrevida de 5 anos, 5% tinham sobrevida de 10 anos devido a uma patogenicidade viral reduzida; os pts com Aids que tratam com AZT têm 50% de sobrevida em 1 ano se a contagem de CD4 < $50/mm^3$; aumento do tempo para Aids clínica e infecções oportunistas (Aids 2000;14:561). O prognóstico (sobrevida) piora com o aumento da idade, mas não está associado ao sexo do pt, uso de drogas, à raça ou ao status socioeconômico.

Complicações:

- Infecções com patógenos bacterianos comuns, bem como com organismos oportunistas, principalmente quando a contagem de CD4 < que 50 inclui [reduz desde que se utilize uma terapia antirretroviral muito ativa (J Acquir Immune Defic Syndr 2000;23:145)]:

    Pneumocistose ou outras pneumonias (J Infect Dis 2000;181:158), TB, e como um marcador para o risco de HIV baseado na razão de CD4 e CD8 (Aids Patient Care STDS 2000;14:79).

    Micobactérias atípicas, principalmente *M. avium, M. intracellulare*, raramente *M. haemophilum* ou *M. fortuitum* (Am J Med Sci 1998;315:50).

    Infecções com herpes, incluindo fissuras na língua: CMV; *Candida; Aspergillosis; Strongyloides.*

    Hepatite B e C (Sex Transm Dis 1993;20:220).

    Nocardia.

    Mucor.

    Cryptococcus, principalmente meningite.

    Toxoplasma.

    Legionella.

    Chlamydia, Gonorrhea talvez como marcadores do risco de HIV (Aids 2000;14:189), e outras STDs (Sex Transm Dis 2000;27:259).

Monilíase e *Torulopsis*.

Criptosporidiose (Nejm 2002;346:1723).

Isospora belli.

Listeria.

Arranhadura de gato por *Bartonella (Rochalimaea) henselae* ou *B. quintana* causando angiomatose bacilar e peliose hepática.

Sífilis com rápida (< 4 anos) apresentação de manifestações de neurosífilis por derrames, meningite e paralisia de nervo craniano, e isso é suprimido apenas transitoriamente pela penicilina.

- Tumores incluindo (Jama 2001;285:1736):

Sarcoma de Kaposi: coinfecção com HHV-8, disseminado venereamente entre homens homossexuais.

    Sx/Sinais: crupções violáceas na pele, úlceras nas pernas.

    Curso: 80% de mortalidade.

    Diff Dx: angiomatose bacilar.

    Medidas de controle emergencial: referência de um especialista em ID ou HIV, para considerar HCG intralesional, interferon, vinblastine.

    Linfoma não-Hodgkin em 15% dos pts após 3 anos de tratamento com AZT.

    Linfoma de Burkitt associado com EBV, em adultos.

    Leiomiosarcomas associado com EBV, em crianças.

    Câncer cervical devido à alta prevalência de infecção por HPV: Pap q 6 meses.

- Gastrintestinal: hemorragia gi alta, inibidores de proteases auxiliam (Am J Gastroenterol 1999;94:358).
- Hematológicas: ITP e anemia aplástica: ambas devido à infecção por parvovírus e meia-vida reduzida e infecção de megacariócitos.

- Metabólicas: resistência à insulina, com terapia usando inibidores de protease (J Biol Chem 2000), e níveis lipídicos aumentados (aids Read 2000;10:162,171).
- Miocardiopatia.
- Complicações neurológicas incluem:

  Degeneração do CNS acarretando demência.

  Leucoencefalopatia progressiva multifocal (J Neurol 2000;247:134) associada com o papovavírus, também observado em pts transplantados.

  Lesões no cordão.

  Meningite (Arch IM 1995;155:2231): o risco é reduzido com o uso de fluconazol.

  Neuropatia periférica.
- Toxoplasmose cerebral.
- Linfoma cerebral.
- Nefropatia.
- Cmplc reumatológicas incluindo síndrome de Reiter sem conjuntivite, e psoríase com artrite.
- Psiquiátricas incluem depressão e suicídio.
- O tratamento pode induzir hiperglicemia e/ou hiperlipidemia, mas isso não limita a utilidade do tratamento com preocupações com o aumento da doença vascular (CVA/ACS), como observado em estudos preliminares (Nejm 2003;348:702).

Diff Dx:

- Infecção com HTLV1 associada com paraparesia.
- Infecção com HTLV2 sem doenças associadas.
- Síndrome da linfopenia CD4: uma doença rara e idiopática.

Exames laboratoriais: *Imunologia:*

- O teste para quantificação da carga viral é o mais importante; RNA por meio do PCR, os níveis de mRNA virais em células mononucleares periféricas predizem o prognóstico e as chances de sucesso com o tratamento; indica a rapidez da progressão da doença; < 10.000/cc, bom; 10.000 – 100.000/cc, moderadamente bom; > 100.000/cc, ruim. Considerar fazer uma avaliação do genótipo/resistência da cepa para guiar a terapia.

- T4 (CD4) < 200/cc define a Aids hoje e prediz a possibilidade de ocorrerem pneumonias oportunistas; 200 – 500 = risco intermediário; uma forma de acompanhar a progressão da doença.

- ELISA com ensaios de Western Blot, somente 1,5% de falso-positivos em uma população militar de baixo risco; se não for possível determinar, repetir o teste em 1 mês e provavelmente ficarão positivos se realmente for HIV; se o resultado continuar duvidoso, fazer o PCR e a cultura viral. Testes podem dar neg por um período de 4 meses de incubação. Na peds há maior variabilidade (Ped Clin N Am 2000;47:39). Consultar um peds.

- Teste de HIV-1 OraSure feito com um *swab* colocado entre a bochecha e a gengiva; é tão específico quanto o ELISA/Western Blot do soro.

- Detecção do antígeno nuclear p24 livre ou da forma dissociada do complexo antígeno-anticorpo IgG, geralmente é pos no início da doença ou na infecção primária quando o ELISA ainda estiver 50% neg.

Testes de rotina: Se diagnosticado recentemente, hemograma completo, perfil metabólico, *status* da hepatite B, sorologia para sífilis, títulos da toxoplasmose e do CMV, controles do PPD, UA já que 10% apresentam a síndrome nefrótica. Se for sabidamente HIV pos, fazer outros testes para avaliar problemas secundários. Pedir um CXR se o pt estiver hipóxico ou tiver contatos com TB (J Epidem Community Hlth 2000;54:64).

Medidas de controle emergencial: Acionar imediatamente a Saúde Pública, o Serviço Social (Am J Publ Hlth 2000;90:699) e médicos especializados em Aids se o diagnóstico comprovar a presença da Aids.

Se o diagnóstico for recente, considerar:

- Prevenção: uso de camisinhas, possivelmente AZT com nevirapina (Nejm 2004;351:217) se a pt estiver grávida: o uso antes e depois do parto reduz em ⅓ a positividade do HIV em infantes. Inibidores de protease podem predispor do parto de crianças de baixo peso (Inf Dis Ob/Gyn 2000;8:94); esse é um campo dinâmico.

- Vacina para *Haemophilus influenzae*, Pneumovax, vacina para gripe.
- VZIG, se o pt for exposto à catapora.
- Fluconazol 200 mg po q semana se houver infecção com cândida sistêmica ou mucosa local.

Observação: O tratamento da doença é um campo dinâmico (sendo assim, o guia é atualizado rotineiramente) e salva vidas (Lancet 2000;355:1131): artigo de revisão com informações sobre HIV, testes e referências médicas (Am Fam Phys 2004;70:295). A maioria trata o pt quando CD4 está < que 200 ou sintomático. Se o CD4 é > que 350 e a carga viral < que 55, a maioria monitora o pt. Região de "zona cinza" significativa. Nos U.S. há fontes de consulta para o tratamento, como a "linha quente" das 8h às 20h no horário padrão do Pacífico, em 1-800-933-3413 (na Universidade da Califórnia, São Francisco). Um guia de procedimentos profiláticos após a exposição ao HIV pode ser encontrado no telefone (somente nos U.S.) 1-800-448-4911.

As classes de fármacos que devem ser consideradas são:

- Inibidores da transcriptase reversa de nucleosídeo: Zidovudina (AZT, ZDV; Retrovir), didanosina (ddI; Videx, Vdex EC), zalcitabina (ddC; Hivid), stavudina (d4T; Zerit, Serit XR), lamivudina (3TC; Epivir), AZT/3TC (Combivir), abacavir (1592, ABC; Ziagen), AZT/3TC/ABC (Trizivir), emtricitabina (FTC; Emtriva).
- Inibidor da transcriptase reversa de nucleotídeo: tenofovir (TFV, TDF, PMPA; Viread).
- Inibidores da transcriptase reversa não nucleosídeos: nevirapina (NVP; Viramune), delaviridina (DLV; Rescriptor), efavirenz (EFV; Sustiva).
- Inibidores de protease: HCG-saquinavir (SQV; Invirase), SGC-saquinavir (SQV; Fortovase), indinavir (IDV; Crixivan), ritonavir (RTV; Norvir), nelfinavir (NFV; Viracept), amprenavir (APV; Agenerase), lopinavir/ritonavir (ABT-378, LPV/r; Kaletra), atazanavir (ATV, Reyataz), fosamprenavir (f-APV; Lexiva).
- Inibidor de fusão: enfvirtide (T-20; Fuzeon).

Uma lista dos meds disponíveis está relatada em *The Medical Letter: Drugs for HIV Infection* (Med Lett Drugs Ther 2001;43:103).

Observação: Evitar combinar d4T + AZT; ou ddC com ddI, d4T, ou 3TC. A ineficiência do tratamento geralmente ocorre devido à complacência e à potência da terapia (Jama 2000;283:205).

Prevenções específicas:

- As multivitaminas atrasam a progressão da doença (Nejm 2004;351:23).

- Profilaxia da pneumocistose se a contagem de CD4 for entre 100 – 200, os três meds são igualmente bons, então uma vez ao mês é melhor usar a pentamidina, já que é o menos tóxico. Se a contagem de CD4 for < que 100, o TPM/SMX é melhor que o dapsone, o qual é melhor que a pentamidina.

- Prevenção da TB para os pos para tuberculina tratando com isoniazida por 1 ano ou rifampina/pirazinamida por 2 meses (Jama 2000;283:1445).

- Profilaxia para *M. avium* (MAI) se a contagem de CD4 for < que 100 com claritromicina, azitromicina ou rifabutin.

- Tratar a toxoplasmose após a encefalite com sulfadiazina e pirimetamina folato po qd ou 3 vezes por semana (Eur J Clin Microbiol Infect Dis 2000;19:89); ou se o título for pos e CD4 estiver < que 100 com TMP/SMX DS qd.

- Tratar infecções pelo CMV com ganciclovir 1 g po tid. Se o CD4 for < que 50 – 100, reduz a taxa pela metade.

- Tratar o criptococos com fluconazol, mas isso não prolonga a sobrevida.

- Tratar a estomatite aftosa com partes iguais de elixir de Mylanta: benadril: tetraciclina: nistatina 1 colher de chá qid, bochechar e cuspir. Em casos persistentes, usar talidomida 50 – 200 mg po qd x 2 – 4 semanas (Clin Infect Dis 1995;20:250); ou o fator estimulador de colônia de granulócitos-macrófagos tópico (Br J Dermatol 2000;142:171).

- A síndrome de emaciação pode ser tratada com megestrol (Megace) 40 mg po qid, ou maconha, hormônios de crescimento andrógenos ou talidomida.
- A diarreia deve ser tratada pela causa primária, considerando: octreotide 50 mg sc q 8 h, opiatos, loperamide (Imodium) ou difenoxilato-atropina (Lomotil). A endoscopia é indicada nos casos de refratariedade com coprocultura negativa (Gastrointest Endosc 2000;51:427).
- Os pts que respondem bem à terapia antirretroviral altamente ativa podem considerar descontinuar a profilaxia secundária para infecções oportunistas (aids 2000;14:383; Nejm 2001;344:472).
- Vacinação para influenza. Pode ser necessário repetir a sensibilização ou usar a profilaxia com terapia antiviral (Ann IM 1988;109:383).

10.3 Gripe (Influenza)

Nejm 2000;343:1778; Emerg Med Clin N Am 2003;21:353; Hlth Technol Assess 2003;7:iii,xi,1

Causa: Um ortomixovírus; infecção viral com tipos A, B e C (raro); as glicoproteínas de superfície incluem aquelas que contém a hemaglutinina (H) ou a neuraminidase (N); as diferenças entre a H e a N são responsáveis pelas diferentes cepas de influenza.

Epidemiologia: Infecção que ocorre no mundo todo, geralmente no inverno; as taxas de acometimento são de 20% – 50%; o curso é variado nas crianças, com fatores determinantes como imunocompetência e a idade.

Fisiopatologia: Disseminação pelas gotículas eliminadas na respiração (Nejm 1978;298:587); incubação de 2 d com excreção viral começando 1 d antes dos sintomas e durando aproximadamente 1 semana.

Sintomas: Calafrios, febre, suor, tosse, congestão nasal, inabilidade de fazer as atividades diárias, confinamento na cama (J Am Board Fam Pract 2004;17:1).

Sinais: Febre, adenopatia, sibilos ou ronco, sensibilidade muscular.

Curso: A febre ocorre até o 4° d, a recuperação da mialgia e da fadiga pode levar semanas.

Complicações: Artigo de revisão (BMJ 1966;5481:217): anosmia, exacerbação da COPD, encefalite, síndrome de Guillian-Barre, miocardite, pericardite, parotite (Nejm 1977;296:1391); síndrome de Reye, pneumonite, pneumonia [sinergismo entre o vírus influenza e *Streptococcus pneumoniae* (J Infect Dis 2003;187:1000)].

Diff Dx: Rinovírus, vírus parainfluenza, adenovírus, vírus sincicial respiratório, *Mycoplasma pneumoniae* (Am Rv Respir Dis 1963;88:73); essa síndrome respiratória superior também pode ser vista nos pts que inalam metais e polímeros (Jama 1965;191:375).

Exames laboratoriais: (Med Lett Drugs Ther 1999;41:121) Considerar fazer testes laboratoriais remotos, como o teste Flu A Directigen com uma sensibilidade de 70% e 92% de especificidade (J Clin Microbiol 2000;38:1161); Teste para Flu A + B com 96% de sensibilidade para o tipo A, 88% para o tipo B, e 99% de especificidade para o tipo A e 97% para o tipo B (J Clin Microbiol 2002;74:1675); ou ZstatFlu com 65% – 77% de sensibilidade e 77% – 98% de especificidade (J Med Virol 2004;74:127). Artigo de revisão sobre testes rápidos (Curr Opin Peds 2003;15:77). Os testes confirmatórios, caso sejam necessários, podem ser testes de inibição da aglutinação (não são comuns hoje) (Public Hlth Rep 1951;66:1195), cultura, imunofluorescência direta, e/ou PCR. Uma vez que se saiba que o influenza está presente na comunidade, o tratamento empírico dos pts não hospitalizados baseado nos sintomas é adequado (Ann IM 2003;139:321). Pode ser necessário testar os pts em que a terapia é considerada de alguma forma difícil, ou se o pt for internado.

Medidas de controle emergencial:

- A vacinação pode beneficiar a todos, incluindo adultos trabalhadores saudáveis (Nejm 1995;333:889). Como regra, a vacinação reduz as cmplcs após a infecção por influenza e pode reduzir na metade a incidência nos idosos (Jama 1994;272:1661, J Infect Dis 1997;175:1); também pode reduzir o risco de hospitalização de idosos devido a doenças cardíacas, cerebrovasculares e pneumonia e reduz o risco total de morte (Nejm 2003;348:1322). A vacinação intranasal com o tipo A atenuado vivo pode ser considerada; pode ser realizada na peds (Nejm 1998;338:1405); ou a vacina intranasal com o tipo A e B atenuados vivos (FluMist) nos pts de 5 – 49 anos de idade (Med Lett Drugs Ther 2003;45:65).

- Inibidores de neuraminidase (ativos contra o tipo A e B) (Curr Drug Targets 2004;5:119; Drug Saf 2003;26:787; Jama 1999;282:1240) (Med Lett Drugs Ther 2004;46:85): revisão (J Clin Virol 2004;30:115). Começar o tratamento o mais rápido possível e certamente dentro de 48 h se planejar usar como tratamento; Zanamivir (Relenza) duas inalações orais de 5 mg q 12 h por 5 d (Jama 1999;282:31) ou Oseltamivir (Tamiflu) cápsula de 75 mg q 12 h por 5 d (Jama 2000;283:1016; Nejm 1999;341:1336): é possível utilizar em crianças na dose de 2 mg/kg bid (Eur J Clin Pharmacol 2003;59:411; Ped Drugs 2003;5:125); é notável que eles se assemelhem aos flavonoides, como visto nas sementes de *Aesculus chinensis* (J Nat Prod 2004;67:650); também é possível usar esses meds a longo prazo como profilaxia em temporada com muitos casos de gripe. Esses meds também funcionam como uma profilaxia após a exposição para reduzir a disseminação entre familiares (quando o contato inicial é tratado) (J Infect Dis 2004;189:440). O Osteltamivir parece seguro nos pts com outras doenças respiratórias.

- Adamantanes (bloqueadores de M2), bem como a amantidina e rimantadina (Med Lett Drugs Ther 2004;46:85; Clin Pharmacol Ther 1966;7:38): eficientes somente contra o tipo A, e são usados para profilaxia ou tratamento inicial. Amantadina (Symmetrel) cápsula de 100 mg bid x 1 semana (pode ser prolongado) (Nejm 1990;322:443) ou rimantadina (Flumadina) cápsula de 150 mg bid x 1 semana (pode ser prolongado) (Med Lett Drugs Ther 1993;35:109), e a rimantidina tem menos efeitos colaterais no CNS do que a amantadina (Nejm 1982;307:580). Esses dois também podem ser usados como profilaxia durante uma temporada com muitos casos de gripe, apesar de que os efeitos colaterais podem não ser tolerados.

- Tratar os sintomas secundários de desidratação (IVF), náusea/vômitos (antieméticos) e broncoespasmo (β2-agonistas nebulizados).

10.4 Doença de Lyme

Ann EM 1999;33:680; Nejm 2001;345:115

Causa: Disseminação da *Borrelia burgdorferi* pela picada do carrapato *Ixodes dammini:* a mesma picada também dissemina a babesiose.

Epidemiologia: Esse carrapato também infesta o camundongo de patas brancas *Peromyscus maniculatus*. No nordeste e noroeste dos U.S. os alótipos de célula B HLA DR4 e DRw2 estão associados ao aumento do envolvimento do CNS cardíaco e artrítico. É a doença causada por espiroquetas e transmitida por carrapatos mais comum dos U.S.; a taxa de acometimento é de 66% das pessoas que vivem em áreas extremamente endêmicas por 7 anos; incidência anual = 20 – 100 (ou mais):100.000 por ano, dependendo da localização geográfica (Jama 1997;278:112); também é comum no norte da Europa.

Fisiopatologia: Algumas vezes é uma doença do complexo imune, mas na maioria das vezes os organismos são identificados nas articulações. As síndromes clínicas são muito semelhantes à sífilis primária, secundária e terciária; mas há muita sobreposição entre os estágios 1 e 2 dos sintomas complexos.

Sintomas: Picada de carrapato em 80% dos casos; a doença raramente aparece se a picada ocorreu há menos de 24 h, geralmente leva 72 h e a maioria dos carrapatos associados com a doença permaneceram no indivíduo por 1 semana.

- *Estágio 1*: artralgias (98%), mal-estar (80%), dor de cabeça (64%), febre (60%), rigidez no pescoço; exantema (77%).
- *Estágio 2*: sintomas neurológicos e cardíacos.
- *Estágio 3*: artrite; alterações neurológicas crônicas.

Sinais:

- *Estágio 1*: febre, linfoadenopatia, eritema migratório: calor ao redor da picada com diâmetro médio de 15 cm presente em 60% – 80%.
- *Estágio 2*: neurológico: meningite linfocítica (15%), e meningoencefalite, neuropatias sensórias ou motoras periféricas, paralisias do nervo facial incluindo a paralisia de Bell. E/ou cardíaco: miocardite (8%), como a febre reumática com bloqueio cardíaco, a doença

valvar, no entanto, é rara; algumas vezes, o bloqueio cardíaco é o único sintoma, sem febre ou mal-estar; geralmente, é transitório, aproximadamente 6 semanas após a infecção primária.

- *Estágio 3*: primeiramente, a artrite recorrente, seguida de 1 – 2 articulações largas; o início ocorre até o 4° – 6° mês após a erupção na pele com redução da recorrência com o passar dos anos. Ceratite tardia.

Peds: a apresentação é variável, e geralmente o diagnóstico é feito com os achados dos estágios mais tardios (Ped Emerg Care 1998;14:356).

Curso: O estágio 1 dura de 3 – 4 semanas. Os sintomas e sinais dos estágios 2 e 3 podem ser crônicos e recorrentes de meses a anos. Mesmo após o tratamento, principalmente se este for realizado mais de 3 meses após os sintomas, as artralgias, a fadiga e os problemas de memória podem persistir. O curso nas crianças é benigno.

Complicações: Miocardiopatia crônica. Neurológica: encefalopatia crônica em 90% dos pts que têm sintomas neurológicos do estágio 2; vasculite cerebral (Ann EM 1990;19:572); polineuropatia e leucoencefalite. O tratamento e os testes para essas complicações não têm convergido para um critério clínico (Jama 1993;269:979; 1998;279:206).

Diff Dx: Erlichiose, babesiose como infecções separadas ou concomitantes.

Exames laboratoriais: Hemograma completo e ESR com WBC < que 10.000 (92%), hematócrito > que 37% (88%), e ESR > 20 mm/h (53%) nos que apresentam doença. IgG e IgM séricos aumentados são observados pela ELISA e positividade no Western Blot; falso-positivos são raros com a maioria ocorrendo nas populações de baixa prevalência, em sífilis, e SBE; ≤ 5% de falso-neg principalmente em estágios tardios, observado se tratado inicialmente com antibiótico po ou prematuro no curso ou em alguns laboratórios que obtêm 10% – 50% de falso-neg e até 25% de falso-pos. Detecção de organismos no fluido sinovial pelo PCR.

- Escolha: coloração positiva com prata ou cultura da erupção em 86%.

Medidas de controle emergencial:

Med Lett Drugs Ther 2000;42:37.

Prevenção da picada do carapato: Tratamento com permetrin (NIX), tratamento da roupa e DEET na concentração de 23,8% com tempo de proteção de aproximadamente 301,5 min, sendo superior aos outros produtos não DEET (Nejm 2002;347:13) e

- verificar a presença de carrapatos e remover os presentes a cada 24 h;
- a profilaxia após a picada do carrapato é duvidosa, talvez ocorra com 2 semanas de utilização de doxiciclina em áreas de alta prevalência (Nejm 1992;327:534);
- considerar a vacinação com LYMErix (Med Lett Drugs Ther 1999;41:29) nas áreas extremamente endêmicas, uma série com três injeções nos meses 0,1 e 12; a segurança a longo prazo e a eficácia são desconhecidas (Nejm 1998;339:209; Med Lett Drugs Ther 1999;29).

Profilaxia após a picada do carrapato:

- Após a picada do *Ixodes scapularis*, o uso de doxiciclina 200 mg po uma vez dentro de 72 h altera o risco de eritema migratório de 3,2% para 0,4% (Nejm 2001;345:79).

Estágio 1: Reduz após a artrite, eritema e o mal-estar.

- Tetraciclina 250 mg po qid ou doxiciclina 100 mg po bid por 21 d; ou amoxicilina 250 – 500 mg tid por 21 d; ou
- Segunda linha com eritromicina 250 mg po qid por 10 d; ou 20 milhões de U de penicilina iv todo dia por 10 d; ou cefuroxime 500 mg po bid por 21 d.

Estágios 2 e 3:

- Doxiciclina 200 mg po bid ou amoxicilina como acima, mas por 4 – 6 semanas, ou ceftriaxone 2 g iv/im por 14 d – 21 d, principalmente se estiver com artrite ou achados cardíacos/neurológicos, apenas 1 em 13 falha; ou penicilina G 20 milhões de U qd iv por 10% – 21 d para as anormalidades cardíacas ou neurológicas (incluindo meningite), cura 55% das artrites.

Observação: Evitar os esteroides intra-articulares.

Para doença aguda disseminada que não seja meningite:
- Doxiciclina 100 mg po bid por 21 d é tão eficiente quanto o ceftriaxone 2 g im qd por 14 d.

Para bloqueios cardíacos: Antibióticos e marcapasso temporário.

Para encefalopatia crônica: 60% – 85% de melhora com o tratamento com ceftriaxone, mesmo se tratado após muitos anos.

Observação: Se o resultado der pos e houver fadiga crônica ou síndrome da fasciíte, não tratar.

10.5 Meningite

Causas: Diferentes infecções causam meningite em recém-nascidos, crianças, jovens adultos e idosos.

Recém-nascidos: 1°: *Streptococcus* grupo B; 2°: *Listeria;* 3°: *Pneumococcus*; 4°: *E. coli*, flora vaginal e *Staphylococcus epidermidis*.

Crianças de 2 – 24 meses de idade (se vacinadas contra *Haemophilus influenzae*): 1°: *Pneumococcus*; 2°: *Neisseria meningitidis* (sorotipo Y > C > B > A); 3°: *Streptococcus* grupo B; 4°: *Haemophilus influenzae*.

Crianças de 2 – 18 anos de idade (se vacinados): 1°: *Meningococcus*; 2°: *Pneumococcus*; 3°: *Haemophilus influenzae*.

Adultos entre 20 – 60 anos de idade: 1°: *Pneumococcus*; 2°: *Meningococcus*, 3°: *Haemophilus influenzae;* 4°: *Listeria*.

Idade > 60 anos: 1°: *Pneumococcus*; 2°: *Listeria;* 3°: todos os outros.

Epidemiologia: A prevalência da meningite meningocócica aumenta após uma infecção com influenza. Crianças com implante coclear, principalmente se tiverem um posicionador, têm maiores riscos (Nejm 2003;349:435).

Fisiopatologia: Infecção primária com bacteremia acarretando uma alteração/problema na barreira hematoencefálica. Também pode ocorrer como consequência direta da mastoidite ou da otite média, por exemplo, ou como uma região secundária de uma infecção focalizada distante, como a pielonefrite.

Ademais, fatores do sistema imunológico do hospedeiro podem ter algum papel, o que explica o fato de pessoas de idades diferentes serem infectadas por diferentes grupos de patógenos. A imunodeficiência associada com problemas no sistema complemento ou na função imunológica reduzida devido a doenças crônicas ou problemas esplênicos também pode predispor à meningite. Nesses casos, os patógenos podem ser oportunistas (Lancet 2000;1426).

A vacina para HIB (*Haemophilus influenzae* tipo B) mudou a classificação dos patógenos mais envolvidos com a meningite pediátrica (Lancet 1992;340:592).

Sintomas: Dor de cabeça, febre, alteração no estado mental, rigidez nos movimentos do pescoço; geralmente presente com 2 ou mais dos sintomas (Nejm 2004;351:1849).

Sinais: Febre; rigidez nucal (30% de sensibilidade), sinal de Brudzinski (5% sensibilidade): flexão do quadril gerado pela flexão de pescoço ativa, sinal de Kerning (5% de sensibilidade): dor no pescoço resultada da extensão do joelho (Clin Infect Dis 2002;35:46); déficits neurológicos focalizados, convulsões; petéquias com *Haemophilus influenzae* e meningococo; dores nas articulações e eritema também são observados na doença meningocócica. O exame físico não ajuda nas crianças < 1 ano de idade (Ann EM 1992;21:910).

Curso: Se a meningite bacteriana não for tratada o pt morre. Há um risco alto de mortalidade no tratamento de pts com doença pneumocócica, principalmente se houver redução do nível de consciência (Nejm 2004;351:1849). O prognóstico é pior quando há alteração do estado mental, hipotensão, ou convulsão (Ann IM 1998;129:862). As crianças com meningite parcialmente tratada (antibióticos usados anteriormente) podem não ter febre, não ter alterações no estado mental, e apresentar mais si/sx de URI (Ann EM 1992;21:146).

Complicações: Tromboflebite do CNS com convulsões focalizadas e déficits, neuropatias do nervo craniano, hidrocefalia comunicante, problemas de desenvolvimento.

Diff Dx: Meningite asséptica [linfócitos predominantes no CSF; se houver PMNLs na primeira LP, refazer a LP em 6 h – 12 h para procurar alterações nos linfócitos (Nejm 1973;289:571):

- **Tratável:** TB, SBE, fúngica (criptococose), tumor, *Listeria*, *H. simplex*, NSAIDs (Ann Pharmacother 1992;26:813), sífilis, abscesso subdural ou epidural, cisticercose (*T. solium*), leptospirose, bactériana parcialmente tratada, RA, rickettsia, doença de lyme, HIV, febre da arranhadura de gato, *Borrelia* (febre recorrente), tratamento com altas doses de imunoglobulina.

- **Não tratável:** sarcoide, viral incluindo enterovírus (pólio, coxsackie, echo), caxumba, mono, raiva, arbovírus, meningite asséptica recorrente raramente é benigna (meningite de Mollaret) (Arch Neurol 1979;36:657), raramente CMV (crianças), eosinofílica [como a acarretada pelo *Angiostrongylus cantonensis* (Nejm 2002;346:668)].

A meningite anaeróbica raramente ocorre (na infância) acarretada pelo abscesso do cisto pilonidal (Clin Neurol Neurosurg 1985;87:131).

Exames laboratoriais: Hemograma completo, apesar de geralmente não ajudar muito (J Emerg Med 1988;6:33), CRP > 1 em crianças (Ann EM 1991;20:36), nível de procalcitonina sérica > 0,2 ηg/ml em adultos com meningite bacteriana (Clin Infect Dis 1999;28:1313), perfil metabólico, culturas de sangue, UA e cultura de urina, CXR se suspeitarem de componente pulmonar.

- *LP:* CSF com mais de 10 leucócitos/mm^3, apesar de as crianças > de 6 meses de idade geralmente terem menor risco se houver menos de 30 leucócitos/mm^3 (Arch Ped Adolesc Med 2001;155:1301), geralmente mais de, sendo a maioria PMNLs (87%); glicose < que 40 mg% (50%); proteína > que 45mg% (96%), geralmente > que 100 mg%. *Haemophilus influenzae* pode acarretar poucas anormalidades aparentes (Ped Emerg Care 1990;6:191); coloração de gram do CSF pode revelar o patógeno: cocos gram-pos em pares pode revelar pneumococos, diplococos intracelulares gram-neg revela meningococos, cocobacilo na infecção por *Haemophilus influenzae*. Fazer a cultura do líquor, considerar uma varredura de antígeno bacteriano. Se houver um tampão no sangue, fazer contagens em tubos 1 e 3 para retirar as hemácias [xantocromia é controversa (Acad Emerg Med 2004;11:131)]. Talvez fazer um PCR para detectar a meningite por enterovírus (J Peds 1997;131:393). As crianças de 1 – 3 anos de idade podem ser examinadas somente com < 6 WBC/mm^3 requerendo apenas uma cultura bacteriana [98% de sensibilidade, 75% de especificidade (J Peds 1991;119:363)]. A avaliação do nível de lactato do CSF não ajuda muito (J Infect 1983;6:231).

- *Raio-x:* CT da cabeça antes da LP se houver sinais focalizados, incluindo convulsões, mas não atrasar o tratamento com antibiótico. Se não houver déficit neurofocal e capacidade mental normal, a CT de cabeça não é necessária nos adultos saudáveis (Nejm 2001;345:1727).

Medidas de controle emergencial:
- Administrar a primeira dose de antibióticos iv no ER (Ann EM 1986:544; 1989;18:856).
- Recém-nascidos: ceftriaxone 100 mg/kg e ampicilina; considerar administrar gentamicina ou cefotaxime.
- De 6 meses a 6 anos de idade: ceftriaxone e ampicilina.
- Crianças mais velhas e adultos: ceftriaxone 2 g iv q 12 h. Adicionar ampicilina se considerar a presença de *Haemophilus influenzae* ou *Listeria*. Cefotaxime, cefoperazone (Antimicrob Agents Chemother 1982;21:262), ou o cloranfenicol (raramente utilizado); se suspeitar a resistência, o melhor é usar a vancomicina.
- Se considerar a presença de pseudomonas, adicionar ceftazidime, gentamicina ou ciprofloxacin.
- A terapia pode ser alterada dependendo dos resultados da cultura.
- O uso de dexametasona é controverso (J Emerg Med 1996;14:165). Alguns estudos demonstraram que as crianças têm melhores resultados auditivos [usando o nível de TNF-α do CSF > 1000 pg/ml como o nível para iniciar o tratamento com dexametasona (J Infect 1999;39:55)] vs (Eur J Peds 1999;158:230; J Antimicrob Chemother 2000;45:315). A dose usada é de 0,15 mg/kg iv 20 min antes do antibiótico, seguida de q 6 h 4 vezes. Não há benefícios na maioria dos adultos (Intensive Care Med 1999;25:475), mas pode auxiliá-los se: o micro-organismo for o pneumococos (então a a dose será administrada com o antibiótico); o pt não estiver séptico (pode ser melhor não usar a dexametasona se for uma cepa de pneumococos resistentes à penicilina/cefalosporina); a dose é de 10 mg iv q 6 h x 4 d.

Observação: a indicação é muito limitada com ressalvas importantes (Nejm 2002;347:1549).

A dexametasona também pode ser considerada se o microorganismo for o da tuberculose e o GCS for normal com déficit neurofocal ou GCS anormal, isso melhora a sobrevida, mas não prevê o comprometimento funcional; dose iv de 0,4 mg/kg/d por 1 semana; seguida de 0,3 mg/kg/d na 2ª semana; e, após, 0,2 mg/kg/d na 3ª semana; e 0,1 mg/kg/d na 4ª semana; e finalmente mudar para tratamento oral (Nejm 2004;351:1741).

- O uso de ketorolac para prevenir a perda de audição é controverso (J Infect Dis 1999;179:264).

Prevenção: Tratar as pessoas da família e do hospital que entraram em contato com o pt com meningococos ou *Haemophilus influenzae*, usando rifampina ou ciprofloxacina.

- Para infecção por meningococos usar a rifampina 600 mg qid por 2 d ou ciprofloxacina 500 mg bid por 2 d se o pt for adulto. Nas crianças, usar rifampina 10 mg/kg bid por 2 d.

- Para o *Haemophilus influenzae* usar rifampina 600 mg po qid por 4 d ou ciprofloxacina 500 mg bid por 4 d, se for adulto. Para crianças, usar rifampina 20 mg/kg qd por 4 d.

10.6 Celulite Periorbitária

Head Neck Surg 1987;9:227

Causas: *Staphylococcus aureus, Pneumococcus,* e *Haemophilus influenzae*, sendo o *Haemophilus influenzae* mais raro nos dias de hoje devido à vacina (Ann EM 1996;28:617). Raramente, ocorre devido à mucormicose (Clin Exp Neurol 1994;31:68).

Epidemiologia: Crianças mais novas ou indivíduos imunossuprimidos têm maiores riscos de desenvolver a doença periorbital (J Rheumatol 1988;15:840).

Fisiopatologia: Extensão de uma sinusite para a região periorbital, ocorre também devido à disseminação hematogênica ou ao trauma externo, como após um corte na sobrancelha (Am J Ophthalmol 1986;102:534).

Sintomas: Dor facial, febre.

Sinais: Sensibilidade periorbital, eritema, sensibilidade no seio facial.

Complicações: Formação de abscesso ou meningite.

Diff Dx: Reação alérgica, trauma, celulite orbital (pode se apresentar da mesma forma, mas com dor no movimento ocular e/ou diplopia), conjuntivite, picada de mosquito, a sarna pode estar presente em crianças menores de 1 ano de idade.

Exames laboratoriais: Hemograma completo, hemocultura, ESR se o diagnóstico estiver confuso. TSH se houver proptose bilateral em adolescentes ou pts mais velhos. A LP deve ser considerada nos pts < de 6 meses de idade, ou em qualquer um com sintomas de uma doença na meninge, mas não é necessária em uma avaliação de rotina (J Peds 1993;22:355).

- *Raio-x:* CT da órbita e dos seios faciais se houver proptose unilateral ou déficit no nervo craniano ou do campo visual/medida de acuidade para r/o abscessos, osteomielite ou tumor.

Medidas de controle emergencial:

- Acesso iv, se o pt estiver com doença sistêmica ou celulite orbital. Considerar o uso de ceftriaxone 2 g iv ou ampicilina/sulfabactam 3 g iv.

- Tratamento de pt não hospitalizado com dicloxacilina ou cefalexina, com acompanhamento no dia seguinte.

10.7 Peritonite (Bacteriana)

Causa: Inflamação na cavidade peritoneal; as bactérias mais comuns nesse quadro são as da flora intestinal e os *Streptococcus spp.*, mas muitos outros patógenos já foram encontrados associados com essa patologia.

Epidemiologia: Desconhecida, não se distingue a localizada da peritonite "real", e a definição da inflamação localizada com culturas negativas (se realizadas) não é bem caracterizada.

Fisiopatologia: Inflamação das superfícies peritoneais, especificamente do peritônio parietal tanto devido ao sangue como de causas infecciosas, ácido gástrico, enzimas digestivas ou liberação de enzimas pancreáticas. Deve-se suspeitar de sangue na cavidade peritoneal se houver si peritoneais numa condição traumática ou de um possível aneurisma. Causas infecciosas podem ser espontâneas, como observado na peritonite bacteriana espontânea (SBP) nos pts com doenças hepáticas terminais, ou como uma cmplc secundária da diálise peritoneal, na quimioterapia intraperitoneal (Am J Med 1985;78:49), na perfuração do intestino, como a ruptura do apêndice (Peds 1979;63:36), ou em abscesso intra-abdominal prévio não reconhecido. Raramente ocorre devido a anormalidades congênitas, como os cistos de úraco infectados (Arch Surg 1984;119:1269).

- A pancreatite pode causar a liberação de enzimas para o peritônio, resultando na degradação tecidual.
- A peritonite nos pts com diálise peritoneal ambulatória contínua (CAPD) é comumente acarretada por outros processos de intervenção (Ann R Coll Surg Engl 1998;80:36).

Sintomas: Dor abdominal, febres, calafrios, espasmo de músculos abdominais, impossibilitando que o pt se levante.

Sinais: Dor quando apalpado; tosse forte (dor ao tossir) (BMJ 1994;308:1336); sinais peritoneais, como descompressão brusca, percussão ou sensibilidade no calcanhar ferido, bem como espasmo involuntário ou a rigidez do abdômen.

Curso: A peritonite bacteriana espontânea e a peritonite consequente da pancreatite têm altas taxas de morbidade e mortalidade. As causas hemorrágicas têm curso variado dependendo do grau da hemorragia e da resposta fisiológica individual dos pts.

Diff Dx: Peritonite esclerosante nos pts com CAPD (Am J Kidney Dis 1994;24:819); colite ou colite pseudomembranosa como o *C. difficile* (Arch Surg 1985;120:1321); AAA com ruptura; MI; DKA; hemoperitônio consequente de qualquer causa, como a gravidez ectópica rota ou cisto ovariano hemorrágico.

Exames laboratoriais: Hemograma completo; perfil metabólico; amilase; lipase; hemoculturas 2 x.

Líquido peritoneal para contagem de células, coloração de gram, cultura, e análise de: proteína, glicose e LDH, apesar da turbidez ser o achado mais consistente secundário à diálise peritoneal ambulatória crônica (Perit Dial Int 1989;9:179). Se o problema não for hemorrágico ou alguma malignidade, combine 2 dos 3 achados para decidir se é uma SBP: pH do líquido peritoneal < que 7,40, > 1.000/mm^3

WBC no líquido peritoneal ou PMN > 500/mm³, e lactato > 25 mg/dL (Hepatology 1985;5:85), no entanto, o pH menor do que 7,31 já é consistente com uma SBP (Hepatology 1982;2:408). A presença de cândida no esfregaço do líquido ascítico num pt sem CAPD que tenha feito uma cirurgia abdominal recente ou que apresente uma candidíase disseminada sugestiva pelo hx médico está associada à perfuração do intestino (Am J Gastroenterol 1980;73:305).

- *Raio-x:* considerar fazer um CXR para efusão simpática ou pneumonia do lóbulo inferior; nos filmes, raramente se observa ar livre na SBP (Jama 1983;249:921), mas pode ser observada a perfuração do intestino ocasionada por qualquer motivo; CT abdominal pode ajudar a delinear a anatomia em busca de um abscesso, ou talvez diferenciar um carcinoma de uma etiologia infecciosa (Am J Roentgenol 1996;167:743).

Medidas de controle emergencial:

- Acesso iv.
- Narcóticos e/ou antieméticos parenterais, caso necessários.
- Se a etiologia for infecciosa, considerar paracentese, antibióticos iv; considerar o uso de cefalosporina de terceira geração.
- Se a causa for hemorrágica e o pt estiver estável, consultar um cirurgião e uma CT abdominal; se o pt não estiver estável, ressuscitar o pt e considerar um US na maca.
- Se a peritonite for decorrente de uma pancreatite, considerar realizar um US da vesícula biliar e consulte um gi.
- Se a causa for desconhecida e o pt estiver estável, considerar realizar uma CT para elucidar a causa.

10.8 Raiva

Ann EM 1983;12:217; Am J Emerg Med 1993;11:279; Nejm 2004;351:2626

Causa: O vírus da raiva é um rabdovírus.

Epidemiologia: Transmitida pela saliva de animais infectados, inalação de guano infectado ou transplante de córnea. Os morcegos podem ser considerados reservatórios, já que não morrem com a raiva. É incomum nos camundongos e esquilos, visto que eles morrem rapidamente. O animal doméstico comumente afetado é o gato. Os animais selvagens mais afetados são as raposas, os gambás, o quati; e espécies que são presas, como marmotas. Possivelmente, outros animais domésticos como bodes, cavalos e bois também são afetados.

Fisiopatologia: Dissemina pelos nervos até o CNS.

Sintomas: H/o de mordida de animal, com exceção da raiva transmitida por morcego, na qual geralmente não há mordidas ou contato. Dor/parestesia no local; dificuldade de ingerir; febre; priapismo; náusea; vômitos.

Sinais: Síndrome semelhante à Guillain-Barré; contrações tônicas com o mínimo estímulo, principalmente na garganta, por isso presume-se que há a hidrofobia.

Curso: O período de incubação é de 15 d – 60 d, raramente ocorre até 6 anos depois, dependendo da distância do nervo ao CNS. Geralmente, é fatal se não for tratada antes dos sx, apesar de alguns casos graves terem recuperado com o tratamento intensivo. Os animais domésticos que estão com a vacina atrasada podem ficar em quarentena por 10 d para determinar se vítima mordida precisará da profilaxia para raiva; um ataque inesperado de um animal doméstico não imunizado com uma mordida na cabeça da vítima é mais obscuro, visto que a distância do CNS é pequena: colocar o animal em quarentena por 10 d.

Complicações: As complicações decorrentes da doença são mais comuns nos países subdesenvolvidos; nos U.S. há uma tendência em oscilar entre cenários de falta ou excesso de tratamento após a exposição (J Emerg Med 1006;14:287; Public Hlth Rep 1998;113:247).

Diff Dx: Guillain-Barré.

Exames laboratoriais: CSF mostra proteína elevada após 1 semana: células são compostas por linfócitos e PMNLs, 6 – 300/mm^3. A sorologia é metade pos após 1 semana de sx, ⅔ após 1 semana e ½, e totalmente pos após 2 semanas de sx. A patologia cerebral apresenta corpos de Negri.

Medidas de controle emergencial:

Para prevenção (Ann EM 1999;33:590): Vacinação com a vacina em célula diploide humana: HDCV (Imovax); é possível ser usada em crianças com HIV (Clin Infect Dis 2000;30:218):

- Primeira série após exposição: HDCV 1 mL no deltoide ou coxa nas crianças pequenas no dia do evento, com repetições nos dias 3, 7, 14 e 28.
- Antes da exposição: d 1, 7, 28.
- O reforço da sensibilização deve ser realizada a cada 2 anos nos veterinários ou outros grupos de risco; a profilaxia para malária com cloroquina pode prevenir a imunização adequada.

Para única exposição aguda: HDCV (como acima) + HRIG (imunoglobulina) 20 IU/kg, metade da dose na ferida e a outra metade im no deltoide, não pode ser no glúteo. No futuro, talvez esteja disponível a vacina purificada em embrião de galinha (Bull World Hlth Organ 2000;78:693). A HRIG não foi estudada em crianças.

Observação: usar em qualquer exposição aos morcegos, mesmo que não haja mordidas.

10.9 Sepse

Crit Care Med 2004;32:858; Nejm 2003;348:138; 2001;345:588; Ann EM 1993;22:1871; Emerg Med Clin N Am 1996;14:185

Causas: A mais comum é pelo choque gram-neg, mas muitas vezes ocorre após a infecção de qualquer etiologia (vírus, fungo etc.). Pessoas esplenectomizadas correm risco devido aos organismos encapsulados (eg, Pneumococos) (Brit J Surg 1989;76:1074). Os usuários de drogas injetáveis podem ter nichos com tecido mais macio na ordem decrescente de frequência: pulso/antebraço, fossa antecúbita, dedos/mão e coxa/virilha (Brit J Addict 1990;85:1495).

Epidemiologia: Nos U.S. a sepse é mais comum em homens do que em mulheres e é menos comum na população branca; enquanto a incidência aumentou de 1979 para 2000, a mortalidade caiu de 27,8% para 17,9% dos pts hospitalizados (Nejm 2003;348:1546). Os micro-organismos mais comuns eram os cocos gram-pos. O choque séptico ocorre em 25% dos pts que apresentam sepse; a mortalidade pelo choque séptico é de 34% no 28° d e 45% no 5° mês (Jama 1997;278:234). O carreamento nasal de *S. aureus* proporciona um risco para bacteremia (Nejm 2001;344:11).

Fisiopatologia: É importante diferenciar os diversos níveis de infecção e suas respostas (Chest 1992;101:1644). A bacteremia pode acarretar uma resposta inflamatória sistêmica, que é definida pelos seguintes parâmetros: P > 90, RR > 20, T > 36 °C – 38 °C (96 °F – 99 °F), pCO_2 < 32, WBC > 12.000 ou < 4.000. A síndrome séptica é a resposta inflamatória sistêmica que ocorre devido a uma infecção. Pode progredir para a sepse grave, que é evidenciada laboratorialmente pela disfunção de um órgão. Quando a hipotensão resulta na perfusão inadequada de um órgão, esse processo é descrito como choque séptico. A produção de citocinas e de óxido nítrico pode ser revertida com inibidores, o exato papel na sepse é controverso (Ann EM 2000;35:26).

Sintomas: Febre, desconforto localizado, dispneia, alterações do estado mental.

Sinais: Febre, exantema é possível [eg, celulite (Nejm 2004;350:904)] ou outros achados localizados.

Curso: A sepse grave identificada no ER é difícil de prognosticar e não representa a mortalidade observada nos pts hospitalizados com sepse grave (Acad Emerg Med 1998;5:1169); a terapia agressiva precoce com fluido de ressuscitação, manutenção de CVP > 8 mm Hg, $SCVO_2$ ≥ 70%, e MAP ≥ 65 mm Hg está associada à redução da mortalidade (Nejm 2001;345:1368). Não é influenciado pelo antisséptico no cateter central, ie, não previne a sepse relacionada ao cateter (Arch Surg 1996;131:986); antibióticos pré-operatórios e preparação com antissépticos previne a sepse relacionada à ferida em cirurgias abdominais que têm alto risco de evoluir para peritonite (Arch Surg 1984;119:909).

Regride para infecções simples requerendo uso de antibiótico por pouco tempo, como a levofloxacina 500 mg qd por 5 d para celulite simples (Arch IM 2004;164:1669) ou levofloxacina 750 mg qd por 5 d para pneumonia simples adquirida na comunidade (Clin Infect Dis 2003;37:752). Outras terapias de primeira linha, como a cefalexina para a celulite ou a eritromicina para a pneumonia, requerem cursos mais longos de tratamento. Regimes com doses mais baixas oferecem risco de adquirir resistência.

Complicações: Encefalopatia se correlaciona com a gravidade da sepse e com a escala de coma de Glasgow; insuficiência renal (Nejm 2004;351:159); ARDS; edema sistêmico.

Diff Dx: Intoxicação aguda/overdose, como com salicilato ou anticolinérgicos; derrame pelo calor; NMS; AMI; choque espinhal.

Exames laboratoriais: ABG; hemograma completo; lactato sérico – encaminha o prognóstico (Crit Care Med 1983;11:449; Circ 1970:989); perfil metabólico; ESR se suspeitarem de origem óssea; hemoculturas; UA e cultura da urina; se houver evidência de dano ao órgão, considerar verificar o perfil DIC; fator de necrose tumoral-alfa (TNF-α) (Crit Care Med 1999;27:1303) e níveis de procalcitonina (Crit Care Med 2000;28:950) persistentemente elevados indicam os pts que terão pior crs. Considerar uma LP para avaliação de CSF; pode ser realizada uma timpanocentese pelos ouvidos, nariz e garganta nas crianças com sepse e organismo desconhecido (Laryngoscope 1989;99:1048). Considerar realizar um ECG se o pt for hipotenso ou se houver hx cardíaco ou se a idade for > de 60 anos.

- *Raio-x:* CXR; raio-x específico de um osso se for considerada a osteomielite (Am Fam Phys 2001;63:2413); MRI espinhal se suspeitar de discite; CT abdominal se um processo intra-abdominal for considerado.

Medidas de controle emergencial:

- Manutenção das vias aéreas, oxigenação, intubação endotraqueal se for necessário ressuscitar o pt.

- Acesso iv com bolus de fluido deve ressuscitar aproximadaente 50% dos pts que apresentam sepse (Surg Forum 1971;22:3): o objetivo da ressuscitação é 20 – 40 cc/kg, urgente e agressiva com PRBC se o Hct < 30% (Nejm 2001;345:1368) ou Hgb < 8 g/dL. Tentar usar sangue Rh neg nas mulheres em idade gestacional. Se forem aplicados mais de um volume de produtos sanguíneos, administrar FFP para repor os fatores (Am J Surg 1996;171:399). A salina é tão benéfica quanto a albumina quando observado o resultado no 28° d (Nejm 2004;350:2247).

- Antibióticos: imipenem-cilastina 500 mg iv q 6 h; cefepime 1 – 2 g iv q 12 h; meropenem 0,5 – 1 g iv q 8 h; ou fluoroquinolona (como a levofloxacina 750 mg iv) junto com aminoglicosídeo imediatamente (o ideal é ser administrado dentro de 1 h, mas pode ser feito em até 3 h após a chegada no ER) para impedir os estafilococos e a pseudomonas. A dose de gentamicina deve ser 5 mg/kg, a não ser que o clearance de creatinina seja < 20 ml/min (Capítulo 12.1 Falência Renal Aguda), sendo esse o caso, administrar 2 mg/kg. O uso de ceftazidime tem reduzido após a elucidação de diferentes lactamases.

- Cateter central para medida de CVP (pressão venosa central) (ver Tabela 10.1) se a pressão sanguínea retornar ao normal. Se o cateter Swan-Ganz for inserido baseado na necessidade clínica (Crit Care Med 2003;31:2734), os seguintes indicadores podem ser aferidos para ajudar a definir o tipo de choque. CVP, LVEDP, MAP e PCWP estão em unidades de mm Hg. CO está em L/min. CI está em L/min/m^2. SVR está em dina/cm^2. Cardio, sepse e neuro referem-se ao tipo de choque. Lembrar-se de que os pts com sepse podem apresentar febre e os com choque neurogênico estarão paralisados.

- Cateter de Foley liberando a urina > 0,5 cc/kg/h.

- Considerar usar vasopressores e ionótropos se MAP < 65 mm Hg. Considere começar com a dopamina 5 – 20 µg/kg/min ou comece com norepinefrina a 2 – 20 µg/min se a frequência cardíaca não estiver bradicárdica (Crit Care Med 1999;27:639); a norepinefrina pode funcionar melhor no choque séptico (Chest 1993;103:1826). Adicione dobutamina 2 – 20 µg/kg/min se a saturação de oxigênio venoso central (SCVO$_2$) < 70%, pois isso indica uma dificuldade na ressuscitação de pts hipotensos (Chest 1991;99:1403) ou se houver choque cardiogênico. Adicione outros vasopressores, caso necessário; considere a fenilefrina 0,5 – 8 µg/kg/min ou 50 – 180 µg/min iv; é viável administrar 50 mg em bolus iv (Crit Care Med 2003;31:1659); e/ou vasopressina 0,01 – 0,08 IU/min gotejamento (Anesthesiology 2002;96:576).

Tabela 10.1 Medidas Centrais de Monitoramento

Indicador	Normal	Cardio	Sepse
CVP	2 a 8	> 8	< 8
LVEDP	5 a 10	var*	< 5
MAP	70 a 110	var*	< 70
CO	4 a 7	< 4	> 7
CI	2,5 a 4,5	< 2,1	> 4,5
SVR	900 a 1200	var**	< 900
PCWP*	8 a 12	> 18	< 12

*PCWP é maior do que a LVEDP se houver estenose mitral, mixoma atrial esquerdo, obstrução venosa pulmonar ou alta pressão intra-alveolar, como observado na ventilação com pressão positiva contínua; de modo oposto, a PCWP pode ser menor que a LVEDP se o ventrículo esquerdo estiver enrijecido ou se a LVDEP estiver mais alta do que 25 mm Hg.

**A variabilidade observada na LVEDP, MAP e SVR no choque cardiogênico está relacionada à gravidade da patologia do pt. Inicialmente, a LVEDP, MAP e SVR estão altas e a terapia é iniciada para retornar esses valores ao normal. Nos estágios tardios, os valores de LVEDP, MAP e SVR reduzem, sendo necessários então o suporte inotrópico, a pressão de suporte e pré-carga.

- NSAIDs reduzem a febre, mas não trazem vantagens relacionadas à sobrevida.
- Esteroides são indicados para os pts com supressão adrenal. Considerar a hidrocortisona 100 mg iv q 6 h (Mill Med 1996;161:624) ou se estiverem usando vasopressores coincidentes e a resposta fisiológica for incompleta (Crit Care Med 1998;26:645). Esteroides empíricos podem ser considerados controversos, mas se forem utilizados, o ideal é fazê-lo em doses fisiológicas e não em doses supraterapêuticas (Ann IM 2004;141:47).
- Talvez o uso da forma recombinante da proteína C ativada humana reduza a mortalidade, mas aumenta significativamente o sangramento (Nejm 2001;344:699).
- Isoproterenol (Isuprel) 2 – 10 μg/min iv (J Oslo City Hosp 1989;39:23); raramente é usado.
- Os anticorpos monoclonais antiendotoxinas experimentais não auxiliam.
- O tratamento com receptor do fator de necrose tumoral não auxilia.

10.10 Sífilis

Clin Microbiol Rv 1999;12:187

Causa: *Treponema pallidum.*

Epidemiologia: Incidência = 20+:100.000 nos U.S., e vem aumentando desde 1985; transmissão por contato direto (venéreo) com a lesão primária ou secundária; a análise de todos os jovens adultos que passam pelo ER por qualquer razão durante a epidemia irá diagnosticar aproximadamente 4% de casos a mais (Ann EM 1993;22:1286). Está fortemente associada com a positividade para o HIV (Sex Transm Dis 1990;17:190).

Fisiopatologia: Na lesão secundária, há uma intensa bacteremia. Terciária (Acta Derm Venereol 1969;49:336): provavelmente representa uma reação de hipersensibilidade, já que estão presentes poucos micro-organismos. Gomas sifilíticas devido à endarterite obliterante, que causa necrose, eg, na camada média da aorta. Três tipos de neurosífilis:

- *Tabes dorsalis.*
- Meningovascular.
- Paralisia generalizada do insano; envolvimento do parênquima primário.
- Todas as cmplcs terciárias estão agravadas na Aids (Genitourin Med 1996;72:176).

Sintomas:

   Primária: cancro indolor.

   Secundária: crupção arredondada com centro pigmentado; febre; dor de cabeça, alopecia, dor nos olhos devido à irite.

Sinais:

   Primária:

- Cancro com edema (assemelha-se a um carcinoma de células escamosas).
- Linfadenite não supurativa.

Secundária:
- Exantema macular/papular/pustular com pústulas, aparência anelar ao envelhecer, nas palmas e solas e pápulas nos cantos da boca e em outras áreas úmidas do corpo (condiloma lata) (Brit J Dermatol 1975;93:53).
- Linfadenopatia difusa.
- Meningite.

Terciária:
- Neurosífilis: pupilas Argyll-Robertson (pequenas, desiguais, reativas à acomodação e não à luz); demência paralítica; meningovascular, derrames, meningite, e paralisia do nervo craniano observada geralmente dentro de 3 – 4 anos da infecção primária, principalmente nos pts com Aids, *tabes dorsalis* com extensão motora longa e perdas sensoriais nas extremidades inferiores.
- Vascular incluindo aortite com AI e aneurismas em 10%.
- Gomas sifilíticas em 15%; 75% são cutâneas.

Congênita: início a partir da 14ª semana de idade, mesmo sendo soronegativo no parto. Procurar erupções, febre, hepatoesplenomegalia, rinite, linfoadenopatia, LFTs elevadas, células CSF e proteína; ponto no dente permanente (Huntchinson) em 25%; ceratite intersticial em 50%, nariz em forma de sela.

Curso:
Primária: 9 d – 90 d; 20% – 30% desenvolvem a sífilis secundária.

Secundária: meses, se não houver tratamento.

Complicações:
Secundária: hepatite com padrão obstrutivo; nefrose acarretada pela doença do complexo imune.

Terciária: cirrose.

Diff Dx: Herpes e cancroide: ambos com úlceras dolorosas. A erupção pode assemelhar-se com uma reação alérgica, pitiríase rósea, psoríase gutata ou eczema numular. A meningite/encefalite pode se assemelhar às revisões apresentadas para meningite (Capítulo 10.5 Meningite) e encefalites (Capítulo 12.5 Infecção do Trato Urinário).

- Bejel (Brit J Vener Dis 1984;60:293)/pinta (J Am Acad Dermatol 1993;29:519, 536) causadas pelo *Treponema carateum*, transmitida pelo contato pele-pele com lesões, assim como pelo contato de moscas com a pinta. Bejel na Arábia, pinta na América do Sul e Central. A doença primária consiste numa pápula não ulcerosa; na secundária, ocorre pigmentação da pele com lesão, mais tarde se tornando não pigmentada e hiperqueratótica; na terciária, ocorre o envolvimento do sistema nervoso e cardiovascular. Tratar com PCN.
- Framboesia (J Am Dermatol 1993;29:519,536) causado pelo *Treponema pertenue*, transmissão pelo contato pele-pele ocorrendo em muitas regiões tropicais, afetando principalmente as crianças. Pápulas ulcerosas com cicatriz em forma de morango. Tratar com PCN.

Exames laboratoriais: (J Emerg Med 2000;18:361): Pos para VDRL ou RPR em 76% dos casos primários (se neg, campo escuro ainda é pos), 100% dos casos secundários, e 75% dos casos terciários; falso-pos (> 1/16) em mononucleose, malária, doença vascular do colágeno, sarcoide, hanseníase, framboesia, pinta. TPI é pos em 50% dos casos primários, 98% nos secundários e 90% nos casos terciários. FTA é pos em 90% dos primários, 98% dos secundários e 98% dos terciários; falso-pos apenas em 30% dos pts pos para VDRL, alguns com framboesia, pinta ou em 10% dos pts com lupus, mas isso é atípico; permanece pos por toda a vida.

- Na bacteriologia pode-se observar 8 – 14 bactérias espirais no exame com campo escuro, de aproximadamente 7 μm de comprimento: falso-pos na boca devido à treponema presente normalmente na flora.
- CSF: fazer uma LP 1 ano após o tratamento dos tipos primários e secundários de VDRL ou FTA ainda pos; na sífilis meningovascular estão presentes células e elevada quantidade de proteína; VDRL é pos em 50%, mas podem ser neg mesmo se a bacteremia estiver presente, no entanto a FTA é melhor (J Neurol Sci 1988;88:229). Se for assintomático, é provável que o melhor seja tratar por 3 – 4

semanas sem fazer a LP, com exceção dos pts com Aids (nesse caso, faça LP) (Genitourin Med 1996;22:176).
- *Raio-x:* tipo congênito tem áreas líticas (mordida) nos ossos longos, subperiosteal (J Bone Joint Surg [Br] 1989;71:752).

Medidas de controle emergencial:

Mmwr 1998;47:1

- Notificar o parceiro e a saúde pública.
- Da doença prematura (primária, secundária ou latente < 1 ano): primeiro, benzatina PCN (Bicillin) 2,4 milhões de U im em dose única; ou, em segundo lugar, a doxiciclina 100 mg po bid x 14 d; ou em terceiro, eritromicina 500 mg po qid x 14 d.
- No início da neurosífilis: primeiro, benzatina PCN 2,4 milhões U im semanalmente x 3; ou, em segundo lugar, a doxiciclina 100 mg po bid por 4 semanas.
- Na neurosífilis: PCN G 2 – 4 milhões de U iv q por 10 d – 14 d, ou procaína PCN 2,4 milhões U im + probenecid (Benemid) 500 mg po qid por 10 d – 14 d.
- Na congênita: PCN G 50.000 U/kg im/iv q 8 h – 12 h por 10 d – 14 d; ou procaína PCN 50.000 U/kg im qd por 10 d – 14 d.
- Se houver alergia a PCN: ceftriaxone im qd por 10 d, ou tetraciclina 2 g qd ou doxiciclina 100 mg po bid x 15 d ou eritromicina 2 g qd por 10 d (30 d para terciário): taxa de falência de 12% tanto para eritro quanto para doxiciclina. Tratar por 28 d se a doença for tardia latente. A resistência para macrolídeos foi observada nos U.S. e na Irlanda (Nejm 2004;351:154).
- Menos de 1% de recorrência; acompanhar a VDRL que negativa em 3 – 6 meses; se houver sífilis do CNS, acompanhar os resultados do CSF; reação de Jarisch-Herxheimer (sintomas de endotoxina com febre) dentro de horas após a PCN. O tratamento é mais longo nos pts com Aids, em que a neurosífilis prematura se desenvolve e o tratamento com PCN tem uma eficácia somente transitória, visto que a cura a longo prazo normalmente depende da imunidade do pt.

10.11 Tétano

Ann EM 1986;15:1111; 1987;16:1181; Am J Surg 1974;128:616; Bull Am Coll Surg 1992;77:22)

Causa: *Clostridium tetani*, por meio da contaminação de feridas com sujeira.

Epidemiologia: Presente na maioria dos solos; < 120 casos/ano nos U.S. (Mmwr CDC Surveill Summ 1992;41:1); geralmente, ocorre nos estados mais quentes, apresentando 56% dos casos; maior incidência nas pessoas com imunização inadequada, como os nascidos fora dos U.S., idade maior (Ann EM 1990;19:1377), poucos anos de educação formal e sexo feminino: o hx não é confiável (Am J Emerg Med 1989;7:563); incidência aumentada nos viciados em drogas injetáveis.

Fisiopatologia: Produção e transporte de exotoxina ambos via circulação para o CNS (provavelmente mais significativo nos humanos), e ao longo dos nervos motores para o CNS (mas não se pode correlacionar a distância da ferida ao CNS com a morbidade e mortalidade nos humanos). O cuidado meticuloso da ferida ajuda a prevenir a produção de exotoxina.

Sintomas: Ferida com perfuração ou laceração, ou pós-parto, pós-cirurgia ou úlceras na pele.

Sinais: Paralisia espástica; contrações tônicas convulsivas precipitadas pelo movimento muscular intrínseco ou extrínseco: mandíbula trancada; músculos faciais puxando na forma de um sorriso: *rhesus sardonicus;* raramente ocorre febre.

Curso: Período de incubação de 1 d – 54 d, mediana de 8 d com 88% ocorrendo no 14° d; período curto de incubação em pts abaixo de 50 anos é um sinal prognóstico ruim. Sessenta por cento de mortalidade.

Complicações: Os ERs tendem a imunizar excessivamente, o que pode acarretar uma reação toxoide (Ann EM 1985;14:573).

Diff Dx:

(1) Síndrome neuroléptica maligna.

(2) Síndrome do homem rígido: anticorpos autoimunes contra neurônios produtores de GABA induzindo espasmos musculares durante anos, observado no hipopituitarismo, IDDM grave e outras

endocrinopatias; ocasionalmente, é uma síndrome paraneoplásica autoimune no câncer de mama.

Exames laboratoriais: Um diagnóstico clínico com exames laboratoriais geralmente é inútil (J Emerg Med 1998;16:705).

Os estudos bacteriológicos demonstram a presença de bacilos gram-pos nos esfregaços; na cultura, observa-se anaeróbios fastidiosos, pos em 32% dos casos comprovados.

Nível de anticorpo protetor no soro é 0,01 IU/ml.

Medidas de controle emergencial:

Prevenir com a série primária da vacina toxoide: após 4 ou mais injeções, a proteção dura por, no mínimo, 12 anos após a última injeção, e injeções em excesso podem causar a reação toxoide (Nejm 1969;280:575). Algumas pessoas discutem que o reforço da sensibilização rotineira de dT é desnecessária em adultos; o reforço de dT é suficiente se + de 5 anos se passaram após a última injeção para feridas sujas (talvez ainda seja muito frequente [Arch EM 1988;5:4]) e + de 10 anos para feridas limpas.

Para feridas sujas sem a série primária completa: imunoglobulina humana para tétano 250 U im (J Hyg (Lond) 1978;80:267) com administração de vacina concomitante em região diferente.

Para feridas limpas sem a série primária completa: DPT ou dT nos pts < 7 anos de idade e Td nos outros.

Se o tétano estiver ativo:

- metronidazol 500 mg iv q 6 h (J Appl Bacteriol 1968;31:443, BMJ (Clin Res Ed) 1985;291:648);
- imunoglobulina humana contra o tétano;
- intubar e colocar no ventilador se houver respiração/ventilação inadequada.

Capítulo 11
Distúrbios do Metabolismo

11.1 Acidose

Am J Med Sci 1999;317:38; Post Grad Med J 2000;102:249,253,257

Causas: Cetose devido a DKA; envenenamento com álcool isopropílico; acidose lática (Am J Med 1994;97:47); intoxicação com álcool (Hum Exp Toxicol 1996;15:482), choque séptico, tratamento com metformina, hipotensão, insuficiência respiratória, insuficiência hepática, ou crescimento extrapolado de Lactobacilos no intestino delgado; salicilato; acetaminofen (Ann EM 1999;33:452); envenenamento com etilenoglicol, metanol, álcool isopropílico, paraldeído ou tolueno; diarreia grave, D-lactato produzido pela flora intestinal, fístulas pancreáticas; uremia, RTA; conduto ileal. Sem intervalo aniônico nos pts com asma secundária a hipocapnia prolongada, não é acidose lática (Crit Care Med 1987;15:1098).

Curso: No trauma, a gravidade da acidose metabólica é correlacionada com o desenvolvimento da lesão pulmonar aguda (Crit Care Med 2000;28:125).

Exames laboratoriais: Perfil metabólico, ABG (verificar o pH venoso se houver pequena suspeita, faça ABG se o pH < 7,3), salicilatos, acetaminofeno, cetonas, nível de etanol, mensurado vs calculado em osmoles, nível de lactato; o teste da lâmpada de Wood da urina para verificar o etilenoglicol é de utilidade variável.

Medidas de controle emergencial:

- Tratar a doença primária.

- Tratamento com qualquer alcális, paradoxalmente até o bicarbonato de sódio pode piorar a fisiologia (Metabolism 1966;15:1011) mesmo se o pH for < que 7,2, apesar de ajudar na acidose com baixo (normal) intervalo iônico [principalmente se não estiver associado com a hipóxia do tecido (Brit J Anaesth 1991;67:165)].
- O dicloroacetato não auxilia na acidose lática (Am J Med 1994;97:47).
- O tampão com Tris (Resuscitation 1998;37:161) não ajuda na acidose, mesmo durante CPR.

11.2 Distúrbios da Regulação do Cálcio

Nejm 2000;343:1863; Emerg Med Clin N Am 1989;7:795
Causas:
- **Hipocalcemia** (J Clin Endocrinol Metab 1995;80:1473) observada no hipoparatireoidismo que ocorre em decorrência da tireoidectomia (Arch Surg 2000;135:142) verificada nas primeiras 48 h; espontânea/esporádica (Am J Med Sci 1989;297:247); adquirida por meio da insuficiência renal; pancreatite; hipomagnesemia, observada após a tireoidectomia (World J Surg 2000;24:722); alcoolismo, através da hipomagnesemia ou pela supressão direta da PTH; cirurgia abdominal maior/menor (J Clin Endocrinol Metab 1999;84:2654); sepse (Crit Care Med 2000;28:93); e consumação de refrigerantes com ácido fosfórico, F > M, no entanto, isso provavelmente tem um efeito clínico negligenciado (J Clin Epidem 1999;52:1007).
- **Hipercalcemia** (J Clin Endocrinol Metab 1993;77:1445) observada no hiperparatireoidismo através da produção renal de calcitriol (Am Fam Phys 2004;69:333); cânceres (Nejm 2005;352:373; Int J Oncol 2000:197), principalmente no pulmão, mama, hepatoma; doenças granulomatosas: sarcoide, granulomas do talco (Chest 2000;117:1195), TB crônico, coccidioidomicose; linfoma

de Hodgkin; linfoma não-Hodgkin; doença pela arranhadura de gato; intoxicação com vitamina D, incluindo a síndrome do leite alcalino (Yale J Biol Med 1996;69:517); imobilização (Clin Orthop 1976:124); tirotoxicose; tiazidas, mais raras; intoxicação de vitamina A; hipercalcemia hipocalciúrica familiar benigna, dominante autossômica; e insuficiência adrenal.

Epidemiologia: Hipoparatireoidismo associado com a doença de Addison, anemia perniciosa, tireoidite de Hashimoto, síndrome DiGeorge (3ª e 4ª bolsas faringeanas).

Fisiopatologia: Na fisiologia da paratireoide, o PTH é necessário para uma resposta osteoclástica ao baixo cálcio, reabsorção tubular renal de cálcio, excreção tubular renal de potássio e ativação de vitamina D. Há ausência das glândulas paratireoides ou de resultados de PTH na hipocalcemia e hiperfosfatemia. Uma alcalose é resultante do bloqueio de estimulação do PTH, responsável pela produção de ácido orgânico nos ossos dos pts com hipoparatireoidismo.

A hipercalcemia pode ser acarretada pelo excesso de PTH ou proteínas semelhantes ao PTH, como observado em leucemias/linfomas de células T, secreção de outras substâncias que reabsorvem o osso, conversão de tumor da vit D 25-OH para vit D 1,25-OH (calcitriol), met osteolítica local, e outras causas como descrito acima.

Sintomas:

- Hipocalcemia: parestesia circumoral, espasmos carpopedal, estridor, convulsões — rápidas e brandas, broncoespasmo, câimbras gi, ansiedade, cataratas.

- Hipercalcemia: fadiga, fraqueza, sonolência, náusea/anorexia, constipação, poliúria/polidipsia e depleção de volume.

Sinais:

- Hipocalcemia: semelhante ao tétano (espasmo carpopedal, sinal de Chvostek, uma contração do músculo facial depois de bater sem força no nervo facial, e sinal de Trousseau, um espasmo carpal após inflar a pressão sanguínea no punho), hiperreflexia, cataratas, oftalmoplegia (Am J Emerg Med 1999;17:105), opacidade da córnea vascular, alterações psiquiátricas, distonias e discinesias.

- hipercalcemia: confusão, delírios, tonteiras, coma.

Complicações: Pts com hipoparatireoidismo podem apresentar psoríase pustular e dermatite herpetiforme. Pts com hipercalcemia têm risco maior de apresentar pancreatite e toxicidade à digoxina, comumente não tratado em pts com câncer (J Intern Med 2001;250:73).

Exames laboratoriais: Perfil metabólico incluindo o cálcio, albumina, magnésio e fosfato, TSH, amilase, lipase; considerar ABG; ECG — atenção especial ao intervalo QT (J Peds 2000;136:404; J Clin Psychopharmacol 2000;20:260); urina para verificar o cálcio na hipocalcemia.

Medidas de controle emergencial:

Hipocalcemia:

1. Vitamina D3 50.000 – 100.000 + U por dia; ou 1,25-(OH)2 vitamina D (Rocaltrol), que é caro; há margens estreitas de segurança na hipercalcemia.

2. Cálcio po ou iv; gliconato de cálcio 10% 10 cc iv ou cloreto de cálcio 10% 5 cc iv; repetir PRN a cada 5 min.

3. Clortalidona 50 mg po qd ou outra tiazida, com uma dieta pobre em sal, evacua cálculos renais formados devido ao tratamento com vitamina D.

4. Uso experimental de PTH sintético.

Hipercalcemia:

Tratamento agudo para Ca > que 13 mg%:

- salina normal 2,5 – 4 L/24 h iv para garantir a reposição de volume intravascular adequada (CVP ou monitoramento Swann-Ganz), evitar o uso de furosemida inicialmente, embora ela seja necessária algumas vezes após a reposição de volume para prevenir a sobrecarga de volume e acelerar o clearance renal;

- pamidronato (Aredia) 60 – 90 mg iv por 24 h ou 4 – 8 mg/h;
- tratamento crônico;
- bifosfonatos, eg, pamidronato (Aredia) 60 – 90 mg de infusão iv por 8 h – 24 h ou 1200 mg po qd x 5 d;
- os esteroides são primeiramente usados para pts com sarcoide, eg, prednisona 20 mg po tid ou iv 3 d – 4 d;
- calcitonina 4 U/kg q 6 h sc ou im, é um agente relativamente fraco se usado sozinho;
- indometacina (raramente ajuda se a hipercalcemia ocorrer devido ao câncer);
- infusão iv de nitrato de gálio, experimental 200 mg/M^2 em 1 L de infusão contínua qd x 5 d.

11.3 Distúrbios da Regulação do Magnésio

Emerg Med Clin N Am 1989;7:795; Can Med Assoc J 1985;132:360

Causas:

- Hipomagnesemia observada com o fluido gi e perda de eletrólito, tratados com fluidos livres de magnésio; malnutrição; Diabetes *Mellitus* (Arch IM 1996;156:1143); fístula; queimaduras; diuréticos; doença renal induzida por cisplatino; uso de ciclosporina nos transplantados (J Am Coll Cardiol 1992;20:806), e comumente associada com a hipocalemia (Clin Chem 1983;29:178), hipofosfatemia, hiponatremia e hipocalcemia (Arch IM 1984;144:1794).

- Hipermagnesemia observada na insuficiência renal e muitas vezes se assemelha à calemia; uso de laxantes e antiácidos contendo magnésio crônico (Ann Emerg Med 1996;28:552). Enemas, principalmente no megacólon, com sabonetes contendo magnésio.

Epidemiologia:

- A hipomagnesemia está associada a grandes perdas de fluido gi e malnutrição, eg, colite ulcerativa, enterite local, alcoólatras crônicos, toxemia da gravidez, hipo/hiperparatireoidismo primário, hiperaldosteronismo primário, tirotoxicose, RTA, fase diurética da ATN.
- A hipermagnesemia não é muito comum.

Fisiopatologia: Incorporação média diária de magnésio é de 20 – 40 mEq. O estoque corporal total é de 2000 mEq, metade nos ossos, metade intracelular. O nível baixo de magnésio inibe a secreção de PTH, que em troca causa si/sx hipocalcêmicos. O etanol também inibe a secreção de PTH.

Sintomas:

- A hipomagnesemia causa câimbras.
- A hipermagnesemia causa dificuldades na defecação e urinação; náusea; tonteiras somente nas doses farmacológicas.

Sinais:

- A hipomagnesemia causa espasmos carpopedal, sinal de Chvostek, sinal de Trousseau (Capítulo 11.2 Distúrbios da Regulação do Cálcio); delírios, tremor muscular e movimentos bizarros, convulsões, hipotensão.
- A hipermagnesemia causa DTRs deprimidos e hipotensão.

Curso: Arritmias ventriculares podem ser abolidas com a suplementação de magnésio nos pts com hipomagnesemia (J Intern Med 2000;247:78). As ataxias na hipomagnesemia demoram meses para desaparecer. Não há correlação entre a hipomagnesemia e o grau de angústia cardíaca nos pts com dor no tórax. (Arch IM 1991;151:2185).

Complicações:

- Com a hipomagnesemia pode ocorrer a hipocalcemia; e/ou hipocalemia no tipo cisplatina.
- A hipermagnesemia pode evoluir para bloqueio cardíaco e paralisia respiratória, e hipocalcemia também (Nejm 1984;310:1221).

Exames laboratoriais: Perfil metabólico para incluir magnésio, cálcio, albumina e fosfato; ECG.

Medidas de controle emergencial:

- Hipomagnesemia requer 40 – 80 mEq de $MgSO_4$ (10 cc de uma soln 50% hidratada, 1 g = 8 mEq) iv em 1 L D_5NS ou D_5W por 3 h.
- Hipermagnesemia requer gliconato de cálcio 5 – 10 mEq (10 – 20 cc de soln 10% iv) (Nejm 1984;310:1221).

11.4 Distúrbios da Regulação do Fósforo

Crit Care Clin 1991;7:201; Endocrinol Metab Clin N Am 1993;22:397

Causas: Hipofosfatemia observada na sepse (Am J Med 1998;104:40); subnutrição (J Peds 1998;133:789) ou com uso de antiácidos ligantes de alumínio, glicose iv, catecolaminas, β-agonistas, $NaHCO_3$, ou acetazolamida (Ann Pharmacother 1994;28:626), possivelmente COPD (Chest 1994;105:1392); lesão tubular renal devido à hipocalemia; diurese osmótica; ou raramente com a anemia de Fanconi ou hiperfosfatúria devido à intoxicação com vitamina D (Ann IM 1966;64:1066). Nos tipos sem dano celular como DKA aguda, hiperalimentação ou alcalose respiratória aguda, não há consequências ruins visto que o PO4 corporal total não é esgotado.

A *hiperfosfatemia* pode ser observada na insuficiência renal (Clin Neprol 1977;7:138), hipoparatireoidismo, carregamento com fosfato exógeno via po ou enema; cetoacidose, rabdomiólise, e casos mais raros como a síndrome de lise tumoral.

Epidemiologia: A hiperfosfatemia é muito mais incomum do que a hipofosfatemia.

Fisiopatologia: A hipofosfatemia pode ser classificada como: branda com 2,3 – 3 mg/dL, moderada com 1,6 – 2,2 mg/dL e grave com < 1,5 mg/dL (Crit Care Med 1995;23:1504).

Sintomas: Hipo: confusão, fraqueza.

Sinais: Ambas: nada específico.

Complicações:

- Hipo: sangramento (função plaquetária prejudicada) e infecções (função granulocítica prejudicada) (J Lab Clin Med 1974;84:643); rabdomiólise (Am J Med 1992;92:458).
- Hiper: cmplcs secundárias à indução da hipocalcemia (Capítulo 11.2 Distúrbios da Regulação do Cálcio).

Exames laboratoriais: Perfil metabólico com fósforo, cálcio e magnésio.

Medidas de controle emergencial:

Hipofosfatemia:

- 2,5 mg do elemento fósforo/kg na NS por 12 h via iv ou po com NeutraPhos®.

Hiperfosfatemia:

- Ligantes de fosfato oral para reduzir a absorção de fosfato no trato gi.

11.5 Distúrbios da Regulação do Potássio

Hipocalemia

J Am Soc Nephrol 1997;8:1179

Causas: Diuréticos de alça, mais comum; perdas gi com vômitos persistentes, diarreia ou outra drenagem; meds β-agonistas (Ped Emerg Care 1998;114:145; Ped Pulmonol 1999:27), como os meds nebulizados;

acidose renal tubular tipo I; hiperaldosteronismo; troca de íon com NaHCO3 ou insulina e administração iv de glicose; subnutrição; hipercalcemia; e hipomagnesemia. Raramente causada pela paralisia periódica tirotóxica (Am J Emerg Med 1989;7:584), overdose de teofilina (já que hoje essa overdose é mais incomum) (Am J Emerg Med 1988;6:214), ou leucemia aguda; nas crianças ressuscitação com IVF (Ped Emerg Care 1990;6:13) ou trauma craniano (J Ped Surg 1997;32:88).

Epidemiologia: É comum nas pessoas que usam diuréticos de alça.

Fisiopatologia: Nível de K+ < que 2,5 mEq/L é considerado grave; < que 2 mEq/L pode induzir à paralisia respiratória.

- Acidúria paradoxal.
- DI nefrogênica com desidratação grave.
- Glicosúria.
- Produção aumentada de amônia.

Sintomas: Fadiga; não-específico.

Sinais: Fadiga; não-específico.

Curso: O quadro é pior quando acompanhado de ectopia ventricular coincidente.

Complicações: Digitalis coincidente; uso necessita de basal maior para o normal, com K+ preferencialmente > 4 mEq/L.

Diff Dx: Síndrome de Bartter; síndrome de Liddle (pseudo-hiperaldosteronismo).

Exames laboratoriais: Perfil metabólico com cálcio, magnésio; ECG: voltagem baixa, ondas T chatas, alargamento de QRS, ondas U proeminentes. Níveis de K+ na urina < que 20 mEq/L sugerem etiologia crônica.

Medidas de controle emergencial:

- Monitoramento contínuo.

- KCl iv com no máximo 40 mEq/h, colocar em bolsa de 250 cc iv.
- KCl 20 mEq po se possível.
- Considerar fazer a correção também do magnésio com 2 g iv, principalmente se houver arritmias.
- Internação se houver necessidade de reposição iv, nível sérico grave/crítico ou sintomático.

Hipercalemia

Semin Nephrol 1998;18:46.

Causas: Insuficiência renal, hemólise, rabdmiólise, afogamento em água doce, doença de Addison, uso do inibidor de ACE (Nejm 2004;351:585), uso de NSAIDs (Am J Kidney Dis 1994;24:578), uso de TMP/SMX principalmente nos pts com Aids.

Epidemiologia: Dados desconhecidos.

Fisiopatologia: Redução ou inabilidade de excretar K+ pelos rins vs lise celular exacerbada, como observada na hemólise ou afogamento em água doce.

Sintomas: Palpitações ou reclamações não específicas.

Sinais: Não específicos.

Curso: Variável.

Complicações: Arritmias letais podem se manifestar.

Diff Dx: Pseudo-hipercalemia devido à trombocitemia, aumento de leucócitos, punho cerrado (causando hemólise) com retirada de sangue ou atraso no processamento de amostra de sangue.

Exames laboratoriais: Perfil metabólico.

- ECG demonstra ondas T com picos elevados, que podem evoluir para QRS largas, e depois para ondas seno ao aumentar o K+. Não basear o diagnóstico nos resultados do ECG (PPV 65% e NPV 69%) (Ann EM 1991;20:1229).

Medidas de controle emergencial:

Conn Med 1999;63:131.

- Acesso iv.
- Gliconato de cálcio 10% 10 cc iv ou cloreto de cálcio 10% 5 cc iv; repetir prn em 5 min para obter efeitos cardioprotetores.
- Observação: não use cálcio se suspeitar de toxicidade da digitalis.
- $NaHCO_3$ 1 – 2 amps iv, reduzir o H^+ do plasma irá forçar H^+ para fora das células com a troca de K^+ para dentro das células.
- Insulina regular 10 – 30 U iv, administrar junto com amp (50 cc, que é 25 g) de D50 se o açúcar estiver normal, baixo ou se essa informação for desconhecida; isso irá direcionar o K^+ para dentro das células.
- Nebulizar com albuterol 10 – 20 mg por 30 min (cada dose U é 2,5 mg) (J Intern Med 1990;228:35).
- Nas crianças, pode ser considerado o uso de salbutamol 5 μg/kg iv D_5W por 15 min (Clin Nephrol 1996;46:67); pode ser nebulizado se o acesso iv for um problema.
- Ligante em resina de K^+ po como o Kayexalate, pode ser usado junto com o sorbitol.
- Considerar a realização da diálise ou hemofiltração (Child Nephrol Urol 1988;9:236).

11.6 Distúrbios da Regulação do Sódio

Emerg Med Clin N Am 1989;7:749; Clin Lab Med 1993;13:135; Peds (Ped Ann 1995;24:23)

Hiponatremia

Am J Emerg Med 2000;18:264.

Causas: Hormônio antidiurético elevado (ADH) devido: (1) SIADH ou tumor; (2) drogas como vincristina, citoxan, clofibrato, narcóticos, nicotina, isoproterenol ou antidepressivos tricíclicos; ou (3) hipovolemia.

- Aumento da sensibilidade renal ao ADH devido: (1) 1ª mas não 2ª geração de hipoglicêmicos; (2) NSAIDs; (3) tiazidas; ou (4) carbamazepina.
- Erro laboratorial (pseudo-hiponatremia) devido aos triglicerídeos, proteínas, glicose, manitol ou glicina pós-TURP elevados.
- Reposição de água para emese isotônica, diarreia, sangue, soro; ou observado na causa idiopática pós-operatória.
- Desidratação de atletas (Clin J Sport Med 2000;10:52) ou exposição prolongada ao calor durante o exercício (Am J Emerg Med 1999;17:532).
- Hipotireoidismo, doença de Addison.
- Pts psiquiátricos com polidipsia, SIADH e excreção renal de água livre reduzida.
- Alcoólatras, principalmente se a única nutrição for o álcool (Ann EM 1986;15:745).
- Pós-operatório por 1 d – 3 d, razão entre sexos é igual: 1% de incidência; causado pelos altos níveis de ADH e fluidos iv hipotônicos e algumas vezes até isotônicos; a parada respiratória e a mortalidade são maiores nas mulheres na fase da menstruação.

Epidemiologia: F > M.

Fisiopatologia: Reposição/conservação de água livre sem a preocupação com o sódio.

Sintomas: Confusão.

Sinais: Estado mental alterado; convulsões [principalmente em crianças < 6 meses de idade (Ann EM 1995;26:42)].

Curso: Variável baseado na causa: morbidade/mortalidade geralmente baseados nas respectivas causas, com a hiponatremia geralmente sendo um péssimo sinal para o prognóstico.

Complicações: A mortalidade aumenta 60 x nos pts hospitalizados quando o Na < que 130.

Exames laboratoriais: Hemograma completo; perfil metabólico com Na < que 125; ácido úrico < que 5 mg% com tumor produtor de ADH ou SIADH: se houver febre, verificar ID nas culturas de sangue, de urina e considerar fazer uma LP e CXR.

Medidas de controle emergencial:

Para casos agudos:

- Parar qualquer med.
- NS iv e furosemida, se desenvolvido lentamente, corrigir a que estiver < que 2,5 mEq/h, e não mais do que 10 mEq/d. Não administrar mais que 20 mEq/d com salina isotônica ou talvez hipertônica (3% NaCl). Possivelmente, administrar furosemida iv e fazer o procedimento devagar para evitar a desmielinização da pontina. Ou fazer o procedimento devagar durante dias; não há benefícios em acelerar ou usar o dobro de salina, mesmo quando Na^+ < que 110, a não ser que seja sintomático ou muito agudo (Am J Med 1985;78:897). O uso de salina hipertônica deve ser considerado excepcional.
- Considerar fazer a diálise com solução hipertônica e intraperitoneal como primeira escolha.

Para casos crônicos:

- Restringir a água e recomendar dieta liberada em sal ou tabletes de sal.
- Considerar administrar os tabletes de sal mais os diuréticos de alça.
- Considerar usar a demeclociclina (Declomicina, uma tetraciclina) 0,6 – 1,2 g qd.

- Considerar usar lítio 300 mg po tid ou qid.
- Possivelmente, uso futuro de antagonista de vasopressina.

Hipernatremia

Endocrinol Metab Clin N Am 1993;22:411.

Causas:

- diabetes *Insipidus* (DI) central ou nefrogênica; (ver Capítulo 4.3 Estados Hiperosmolares).
- desidratação pela inabilidade de beber, tratamento de queimados com betadina ou concentração reduzida de urina e sede reduzida nos idosos, principalmente na presença do Diabetes *Mellitus* durante a fase adulta; isso pode acarretar o estado hiperosmolar não cetótico.

Epidemiologia: A gestação pode desvendar a DI.

Fisiopatologia: (ver Capítulo 4.3 Estados Hiperosmolares). Desidratação pela etiologia.

Sintomas: Sede e urinação excessiva, confusão.

Sinais: Alteração do estado mental; hipotensão; desidratação.

Curso: Desidratação de crianças pode acarretar o retardamento mental.

Complicações: Mortalidade > que 40% nos idosos; infantil.

Diff Dx: Doença psicogênica que concentra parcialmente a urina com fluido de restrição.

Exames laboratoriais: Hemograma completo; perfil metabólico; osmoles séricos; UA; osmoles na urina: verifique Na > que 150.

Medidas de controle emergencial:

- Substituição imediata de água, mas não > que 12 mEq/24 h secundário ao edema cerebral.
- Calcular o déficit de água e o tratamento para DI (Capítulo 4.3 Estados Hiperosmolares).

Capítulo 12
Nefrologia

12.1 Falência Renal Aguda

Am Fam Phys 2000;61:2077; Jama 2003;289:747

Causas:

- *Pré-renal:* hipovolemia, anemia.
- *Renal:* toxicidade de fármacos [eg, NSAIDs (Am J Epidem 2000;151:488), mesmo tópica (BMJ 2000;320:93)] e salicilatos e acetaminofeno possivelmente implicados na falência renal crônica (CRF) (Nejm 2001;345:1801); necrose tubular aguda (ATN), como observada no choque, nas lesões por batidas, na hipotermia, na toxicidade de metais pesados, toxicidade do veneno de cobra, toxicidade de solvente orgânico, hemólise intravascular; rabdomiólise devido ao abuso de drogas, como o etanol, a heroína iv, e mais recentemente o temazepam iv (Qjm 2000;93:29) ou intoxicação com cogumelos selvagens (Nejm 2001;345:798); reação à coloração iv nos pts com insuficiência renal preexistente; mieloma múltiplo (Nephron 2000;85:96); HIV com muitas etiologias, como a nefrite intersticial (Am J Kidney Dis 2000;35:557).
- *Pós-renal:* obstrução.

Epidemiologia: A aquisição na comunidade é muito mais comum (3x) na população negra do que nos brancos (Arch IM 2000;160:1309), com possível aumento da taxa de mortalidade.

Fisiopatologia: Muitos efeitos fisiológicos consequentes da morte celular e do esgotamento de ATP; há muitas teorias sobre o mecanismo mais significativo (Semin Nephrol 2000;20:4). Acidose decorrente, desbalanço de cálcio e fósforo, hipercalemia, anemia, HT, neuropatia periférica e autonômica devido ao PTH; supressão imunológica da hipersensibilidade retardada, prurido provavelmente decorrente da histamina.

- A uremia pode acarretar a pele amarelada, efusão pericárdica.

Sintomas: Lassitude, prurido, náusea/vômitos, anorexia, câibras musculares, perturbação do sono.

Sinais: Hálito urêmico, aumento da pigmentação, hipotensão ou hipertensão postural, reflexos do tendão ausentes e outras neuropatias periféricas: reversíveis.

Curso: Variável, mesmo os casos diretos (eg, hipovolemia) podem progredir para processos crônicos; prognósticos piores com o aumento da idade, MI recente, CHF, pts que requerem suporte respiratório, ou disfunção hepática (Clin Nephrol 2000;53:10).

Complicações: Falência renal crônica; infecção secundária (Nephrol Dial Transplant 2000;15:212).

Exames laboratoriais: Hemograma completo; perfil metabólico incluindo cálcio, magnésio, fósforo; UA; cultura de urina; pH venoso/ABG; tipagem e reatividade; ECG. O rastreamento da disfunção renal antes do contraste iv com creatinina sérica tem sido recomendado e pode até ser considerado usar as tiras reagentes para a análise de proteína na urina (Emerg Radiol 2004;319); obviamente, a decisão da utilidade e risco-benefício desse estudo vs o tempo de rastreamento da disfunção renal devem ser pesados.

- *Raio-x:* US renal.
- Cálculo do clearance da creatinina (CrCl ou CCr) (Nephron 1976;16:31).

CrCl = [(140 - idade) X peso (kg)/ (72 X creatinina sérica)] X (0,85 para mulheres)

Medidas de controle emergencial:
- Interromper qualquer med que possa prejudicar; posicionar o cateter permanente.
- Para a hipovolemia, considerar administrar fluido iv em bolus (Drugs 2000;59:79), correção da anemia.
- Teste com o bloqueador-α Alfuzosin 10 mg/d por 3 d com remoção do cateter após duas doses, e uma dose adicional após a remoção do cateter com uma razão de possibilidades para sucesso de quase 2, sendo que os fracassos são mais observados nos mais idosos (> 65 anos) e volume mais alto de retenção inicial (> 1000 ml); estudado em pts com BPH (J Urol 2004;171:2316).
- Tratar arritmias/hipercalemia vigentes como garantia.
- A tiroxina não ajuda nos pts eutiroideos (Kidney Int 2000;57:293).
- Diálise para prevenir cmplcs e morte (Kidney Int 1972;1:190); melhor com tratamento diário (Nejm 2002;346:305).

Prevenção:
- Hidratação com 154 mEq/L de bicarbonato de sódio com um bolus de 3 cc/kg 1 h antes do procedimento. Seguir com 1 cc/kg por h durante 6 h após o procedimento para reduzir a incidência de nefropatias induzidas pelo contraste de 13,6% para 1,7%, quando comparado com a NS (mesmo volume) (Jama 2004;291:2328). Se isso funciona como tratamento da doença existente, é questionável.
- Acetilcisteína 600 mg po bid x 2 d antes do procedimento com coloração iv nos pts com CRF moderada (Jama 2003;289:553). Também é questionável se isso previne a doença clínica.
- É possível utilizar contraste não iônico iso-osmolar dimérico (iodixanol) nos que precisam de coloração iv (Nejm 2003;348:491).

12.2 Problemas Relacionados à Diálise

J Emerg Med 1992;10:317

Causas: Pts recebendo diálise peritoneal ou hemodiálise têm um comprometimento de tempo intensivo, mas os pts com hemodiálise têm menos flexibilidade e mais efeitos colaterais.

Fisiopatologia: Diálise peritoneal ambulatorial contínua (CAPD) com resultados bioquímicos semelhantes aos da hemodiálise (HD) (Arch IM 1986;146:1138).

Efeitos colaterais: São similares nos dois tipos de diálise:

- deficiência de folato (BMJ 1969;2:18);
- artefatos no ECG da fístula/cânula no braço;
- pericardite (Am J Med 1977;63:874);
- pneumonia, atelectasia e efusão pleural da CAPD (Lancet 1966;2:75);
- mortalidade = 10% – 20% ao ano, 5% por ano devido à peritonite nos pts com CAPD (Perit Dial Int 1997;17:S15);
- deficiência de zinco (Am J Clin Pathol 1971;56:17) causa dano gonadal primário, reversível com 2,5 mg po qd;
- amiloidose (Kidney Int Suppl 1993;41:S78);
- intoxicação rara com antiácido com magnésio;
- intoxicação rara com Cu devido à intubação (Nejm 1967;276:1209);
- deficiência de ferro;
- ASHD aumentada (Lancet 1980;1:276);
- ginecomastia (Plast Reconstr Surg 1982;69:41);
- hepatite C (Nephron 1993;65:40);
- deposição de $CaPO_4$ nas articulações (Contrib Nephrol 1984;84:58);

- deslocamento do cateter nos pts com CAPD (Clin Nephrol 1999;52:124);
- CVA (Stroke 1974;5:725).
- hiperparatireoidismo secundário com alterações na estrutura óssea (Kidney Int suppl 1993;41:S116);
- sangramentos secundários à disfunção plaquetária e talvez sejam exacerbado pelo uso de heparina nos pts com hemodiálise (J Am Soc Nephrol 1991;2:961);
- infecção no cateter central ou na região de desvio da hemodiálise; infecção do túnel e peritonite na diálise peritoneal (Arch Surg 1984;119:1325);
- inchaço escrotal se estiver patente o processo vaginal nos pts recebendo diálise peritoneal (Brit J Surg 1984;71:477);
- aplasia pura das hemácias com eritropoietina recombinante (Nejm 2002;346:469).

12.3 Cálculo Renal

Nejm 2004;350:684; Am Fam Phys 2001;63:1329; Emerg Med Clin N Am 1988;6:617

Causas: Oxalato de cálcio (75%) do hiperparatireoidismo (aproximadamente 10%), mas provavelmente a maioria por hipercalciúria idiopática (raramente sarcoide), que é genética e na maioria dos casos com herança autossômica dominante; struvite (10% – 15%), devido a UTIs com micro-organismos produtores de urease; urato (5%); hidroxiapatita ou bruxita (5%); cistina (1%). Inibidor de protease (Indinavir), possíveis pedras (Urology 1997;50:508), essas são radioluscentes.

Epidemiologia: Incidência = 100:100.000 nos homens, 36:100.000 nas mulheres; 3% – 5% da população dos U.S. contrairão em algum momento da vida; a incidência é maior no sudeste dos U.S. O risco aumenta com a vasectomia (Am J Kidney Dis 1997;29:207) e está associado com o rim esponjoso medular (Clin Radiol 1982;33:435).

Fisiopatologia: Oitenta por cento das pedras são de cálcio, associadas à hemácia, e provavelmente com um defeito na excreção renal tubular de oxalato ou um déficit na bomba de cálcio/magnésio; outros 10% estão associados com o hiperparatireoidismo.

- O aumento da absorção de cálcio também pode ter um papel tanto primário quanto levantando déficits como os descritos anteriormente, eg, no sarcoide. As pedras de ácido úrico também podem precipitar cálcio nelas.

- As pedras de oxalato de cálcio são aumentadas com a colectomia, síndrome da alça cega, e pts com desvio intestinal devido ao aumento bacteriano dos sais da bile, acarretando a absorção de ácido glicolítico.

- Pedras de struvite são causadas pela amônia de *Proteus,* que divide a ureia em pts com UTIs crônicas devido ao Foley habitante e/ou quadriplegia.

Sintomas: Dor radiando para a virilha; a urina pode ter coloração normal, com cor de chá ou avermelhada (sangue).

Sinais: Sensibilidade CVA; geralmente não há sensibilidade no abdômen, apesar da dor grave.

Curso: A recorrência após a primeira pedra é de 15% no 1° ano; 35% em 5 anos e 50% em 10 anos.

Complicações: Infecção secundária; insuficiência renal.

Diff Dx: AAA nos pts idosos, que também podem apresentar evidência microscópica laboratorial de hematúria; dor devido à embolia da artéria renal; raramente hiperoxalúria com oxalosis à medida que a insuficiência renal se desenvolve.

Exames laboratoriais: Coletar urina para verificar se há sangue; considerar fazer uma UA se o diagnóstico for novo ou se houver preocupação com uma infecção secundária; BUN/Cr. Considerar também fazer um hemograma completo, uma cultura de urina e um teste de sensibilidade se o pt estiver febril ou se houver outras preocupações com uma UTI complicada. Análise do cálculo; análise da urina do pt não hospitalizado 3 semanas após a passagem do cálculo realizado nos pts com cálculos recorrentes ou cálculos de cisteína (teste para o volume, pH, cálcio, oxalato, ácido úrico, fosfato, sódio, citrato/creatinina e sulfato; para os pts com cálculos de cisteína verificar o volume, pH, a creatinina e a medida quantitativa de cisteína).

- A CT sem contraste é melhor que uma IVP (Urol Radiol 1992;14:139; Radiology 1998;207:308), além de ser melhor que o US e a radiografia (Am J Roentgenol 2002;178:379).

Medidas de controle emergencial:

- Controlar a dor, geralmente com a necessidade de utilizar narcóticos/antieméticos iv.
- Considerar usar NSAIDs iv, como o ketorolac 30 mg iv ou 60 mg im, com possíveis benefícios para o alívio da dor aguda (BMJ 2004;328:1401, Brit J Urol 1990;66:602; Am J Emerg Med 1999;17:6).
- O bolus com IVF pode aumentar a dor.
- Verificar, antes da internação, se há infecção secundária ou problemas no controle da dor.

Tratamento de pacientes não hospitalizados:

- Controlar a dor com NSAIDs po (todos equivalentes) e narcóticos po; considerar usar antieméticos po ou pr para obter, com o narcótico, um efeito sinérgico no controle da dor e também para melhorar a tolerância ao narcótico.
- Acompanhamento; consultar um urologista se houver uma grande obstrução.
- Coletar toda a urina.

- Aumentar a ingestão de fluido pode prevenir, mas também pode piorar a dor. Reduzir a ingestão de sal e proteína, mantendo a ingestão normal de cálcio se os cálculos forem de oxalato de cálcio e hipercalciúria (Nejm 2002;346:77); evitar refrigerantes que contenham ácido fosfórico (resultados controversos).

- Evitar suplementos de cálcio, porém a restrição não auxilia, visto que o cálcio reduz a absorção de oxalato e urato.

- Regime dos fármacos empregados: dependem da urina 24 h, da avaliação metabólica ou dos tipos de pedra nas crianças (Ped Nephrol 1992;6:54) e nos adultos (J Urol 1989;141:760); diuréticos tiazida, allopurinol, polycitra K, fosfato de sódio celulósico, ácido acetohidroxâmico, piridoxina ou colestiramina podem ser prescritos.

- Há benefícios potenciais na ingestão modesta de etanol (cerveja), dietas com pouca gordura ou redução do peso para reduzir o risco da nefrolitíase (Am J Kidney Dis 1996;28:195).

- Retirada do cálculo com citoscopia, litotripsia ou remoção cirúrgica podem ser necessárias se o cálculo estiver causando problemas persistentes.

12.4 Retenção Urinária

Emerg Med Clin N Am 1988;6:419; Ped Emerg Care 1993;9:205

Causas: Meds (agonistas simpaticomiméticos); pessoas com obstruções que evitam urinar em viagens de carro demoradas, por exemplo; obstrução mecânica devido a uma massa ou estenose como observado na hipertrofia prostática, carcinoma de bexiga ou urolitíase; bloqueio de cateter permanente; pós-operatório devido à liberação de catecolamina ou talvez devido à anestesia colunal/epidural; infecção; doença sistêmica, como o hipotireoidismo; ou etiologias neurológicas, como o trauma, a spina bifida ou a esclerose múltipla.

Epidemiologia: Ocorre em aproximadamente 5% dos pts no pós-operatório, em mais de 50% dos pts que realizaram uma cirurgia genitourinária; acredita-se que tenha maior incidência nos homens, coincidindo com o ciclo lunar (na lua nova) (BMJ 1989;299:1560).

Fisiopatologia: Conforme descrito acima, ocorre devido a uma lesão que impede a passagem da urina ou devido à inabilidade de controlar os músculos do colo da bexiga.

Sintomas: Dor abdominal baixa.

Sinais: Bexiga palpável; acesso de um problema mecânico óbvio, como a abertura da uretra estenótica ou hímen imperfurado (J Accid Emerg Med 1999;16:232); incontinência urinária.

Curso: A drenagem é terapêutica e diagnóstica.

Complicações: Diurese pós-obstrutiva; infecção secundária (se houver pus, piocisto).

Diff Dx: Raramente devido a processos abdominais agudos, como a gravidez ectópica (Am J Emerg Med 1999;17:44) ou o abscesso do apêndice (Ann EM 1993;22:857); fisiopatologia incerta.

Exames laboratoriais: Urina para cultura se suspeitarem de infecção.

- *Raio-x:* varredura da bexiga ou US com > 500 cc após a excreção residual.

Medidas de controle emergencial:

- Acesso com cateter de Foley 16F; cateter de Coudé, caso necessário.
- Se não for possível ter acesso ou se houver estenose uretral, usar dilatadores ureterais filiformes ou consulte um urologista.
- Se necessitar de cateterização intermitente no pós-operatório ou secundário ao processo crônico, é possível remover o cateter após a drenagem se a urina clarear após a irrigação.
- Acesso iv com analgésicos narcóticos se a dor estiver incontrolável e não for possível acessar a bexiga rapidamente. A fenazopiridina (Piridium) 200 mg po tid por 2 d – 3 d PRN para a dor na uretra ou

bexiga; a urina fica laranja escura e o uso prolongado pode acarretar a metemoglobinemia (Acta Urol Belg 1967;35:465).

- Se houver um novo problema agudo, doença crônica com nova manifestação ou a urina não clarear com a irrigação, deixar o cateter no local e aplicar uma sonda. O pt deve ser acompanhado por um urologista em 2 d – 3 d, se não antes.
- Se suspeitar de uma infecção secundária, administrar antibióticos.
- Consultar um urologista para a admissão do pt se for necessária a irrigação contínua secundária a piocito ou a obstrução do cateter recorrente secundário a coágulos de sangue.
- Considerar também a admissão do pt se houver diurese pós-obstrutiva sintomática (Brit J Urol 1989;64:559): alteração da passagem da urina, hipotensão, tonteira ou taquicardia.

12.5 Infecção do Trato Urinário

Nejm 2003;349:259; Emerg Med Cli N Am 1988;6:403; Inf Dis Clin N Am 1997;11:551; Ped Clin N Am 1999;46:1111

Causas: Cistite/uretrite infecciosa nas mulheres 70% das vezes devido aos coliformes, com outros patógenos, como o *Staphylococcus saprophyticus, Proteus* ou STDs, como a *Chlamydia trachomatis, Gonorrhea* ou herpes simples.

Epidemiologia: A incidência é de 20% das mulheres a cada ano e é aumentada com a presença de cateteres, atividade sexual (Epidemiology 1995;6:162), capuz cervical ou uso do diafragma e UTI prévias (Am J Epidem 1986;124:977; Nejm 1996;335:468). Não é possível prevenir-se com vários hábitos de higiene, com exceção da excreção da urina após o sexo. A taxa é desconhecida em < de 2 anos de idade, mas há a hipótese de que seja mais comum nas pessoas do sexo feminino, principalmente naquelas com febre sem origem específica. A URI e a OM não excluem esse diagnóstico (Peds 1998;102:e16).

Riscos nosocomiais incluem o cateter, que muitas vezes pode ser inserido em pts idosos hospitalizados sem indicação claramente definida (Am J Infect Control 2004;32:196), Diabetes *Mellitus*, infecção coincidente; cateteres livres não aumentam o risco e insuficiência renal (Am J Epidem 1986;124:977).

A recorrência em 6 meses está associada com a infecção inicial com *E. coli* (Am J Epidem 2000;151:1194).

Fisiopatologia: Doença provavelmente ascendente; portanto, as mulheres estão mais suscetíveis devido à curta uretra. A doença recorrente ocorre devido a um possível defeito inerente à membrana da célula epitelial, acarretando maior facilidade de aderência das bactérias.

Sintomas: Disúria, urgência, frequência e sangue na urina; início após muitos dias com a clamídia; cistite com dor interna (Arch IM 1978;138:1069) ou dor no fim da urinação. Um ou mais sintomas tornam a probabilidade da infecção de ao menos 50% (Jama 2002;287:2701).

Sinais: A dor é superior à sínfise púbica com cistite; sensibilidade no ângulo costovertebral com pielonefrite, dor na próstata com prostatite.

Curso: Pode ser resolvido sem tratamento; UTIs induzidas por cateter promovem 2 – 4 x mais mortalidade que as não induzidas por cateter (a suspeita pode ser secundária à saúde geral dos pts que requerem cateteres permanentes) e apenas ⅓ é solucionado após a remoção do cateter sem tratamento.

Complicações:

- Pielonefrite: possivelmente secundária à infecção ascendente, também pode ocorrer devido à disseminação hematogênea. Incidência aumentada em recém-nascidos, crianças até 18 meses, mulheres na idade fértil e aqueles que realizaram instrumentação gu. Maior número de casos associados com a necrose papilar, como observada na anemia falciforme e no diabetes. Verificar a presença de febre, dor nas pernas e sensibilidade CVA.

- Avaliar a presença de refluxo nas crianças com o primeiro caso com um US e VCUG; estudar pts não hospitalizados (Am J Roentgenol 1994;162:1393).
- Cistite enfisematosa, geralmente observada nos pts com Diabetes *Mellitus*.

Diff Dx: Urolitíase, vaginite (Peds 1982;70:299), herpes e cistite crônica intersticial (idiopática) (Curr Opin Obgyn 1990;2:605).

Exames laboratoriais: UA: tiras reagentes para nitrito com altos índices de falso pos. No entanto, o nitrito e a esterase de leucócito são parâmetros sensíveis se houver a suspeita do pt apresentar a doença e se o teste for pos, de outra forma, esses testes são menos confiáveis (Ann IM 1992;117:135); teste rápido da catalase presente na urina (Uriscreen) com 100% de sensibilidade e, portanto, alto valor preditivo neg, além disso, pode ser usado para detectar os pts que não têm UTI (Peds 1999;104:e41); número de WBCs/hpf é de utilidade somente se houver um pré-teste de probabilidade: sintomático e > 5 – 6 WBCs/hpf como limiar com 10% de falso neg e 50% de falso pos; coloração de gram da amostra da urina não centrifugada aponta firmemente para uma UTI (Ann EM 1995;25:31; J Clin Microbiol 1982;15:468); hematúria pode estar presente.

- Cultura de urina de recém-nascidos, infantes (Peds 1998;101:E1), criança ou pessoas com UTI potencialmente complicada (isso inclui a gravidez): 105 micro-organismos somente em 50% das mulheres infectadas; 102 é um critério melhor quando é sintomático. Considerar fazer um hemograma completo e hemocultura se encontrar possibilidade de haver pielonefrite, apesar de esses dados não ajudarem muito (Acad Emerg Med 1997;4:797; Am J Emerg Med 1997;15:137). É preciso um cateter para urina em crianças < de 2 anos de idade, e as primeiras gotas da amostra devem ser desprezadas (Ped Emerg Care 2000;16:88). O PSA pode ser usado nos homens com doença oculta com o acometimento de febre de origem desconhecida (Prostate 2004;60:282).

- IVP e citoscopia não têm valor na detecção de UTIs recorrentes em mulheres adultas.

Medidas de controle emergencial:

UTI simples:

Observação: [*Na peds é difícil distinguir a infecção do trato superior da infecção do trato inferior, portanto, tratar ambas por 7 d – 14 d (Peds 2002;109:E70)*].

- Sulfasoxazole 500 mg po qid, TMP/SMX bid força simples ou dupla (peds - 4 TMP/20 SMX por kg por dose bid para um máximo de 160 TMP/800 SMX), ciprofloxacina 100 mg po bid, ofloxacina 200 mg po bid (Am J Med 1999;106:292) ou amoxicilina 250 – 500 mg po tid para 3 d – 5 d; mas, considerar um tratamento com nitrofurantoína (Macrobid) 1 bid (J Antimicrob Chemother 1999;43:67).

- Tratamentos com dose única (Ann EM 1984;13:432): TMP/SMX DS 1 – 2 comprimidos (Rev Infect Dis 1982;4:444), amoxicilina 2 – 3 g po, sulfasoxazole 1 – 2 g po ou ciprofloxacina 500 mg po; recorrências mais frequentes.

- Fenazopiridina (Piridium) 200 mg po tid por 2 d – 3 d PRN para dor na uretra e bexiga; a urina fica laranja escura e o uso prolongado pode acarretar a metemoglobinemia (Acta Urol Belg 1967;35:465).

- Recomendar a ingestão de líquido, principalmente suco de cranberry para mulheres (Epidemiology 1995;6:162; BMJ 2001;322:1571; Can J Urol 2002;9:1558), se complexa com a *E. coli*, impedindo a bactéria de aderir ao epitélio da bexiga.

- Bacteriúria assintomática não é uma indicação para tratamento (J Am Ger Soc 1996;44:293), e geralmente não melhora com o tratamento.

- Os infantes devem ser tratados se houver alguma suspeita e o acompanhamento deve ser baseado na cultura de urina.

UTI relacionada ao cateter:

- Remover o cateter se possível, tratar se for sintomático: a UTI não melhora se houver um cateter permanente.

Profilaxia:

- Mulheres após a menopausa podem se beneficiar com o uso de estriol 0,5 mg creme (Ovestin) qd por 2 semanas, ou então duas vezes na semana se não houver contraindicação.
- TMP/SMX metade de um comprimido a cada noite ou após o coito é eficiente se ≥ 3 UTIs/ano.

UTI complicada (inclui a UTI durante a gestação, infecção do trato superior, crianças pequenas, prostatite etc.):

- Considerar a primeira dose de antibiótico iv/im, como a ceftriaxone 1 – 2 g iv; ciprofloxacina 500 mg po tão conveniente e eficiente quanto o med iv (Can Med Assoc J 1994;150:669). Cefazolin 1 – 2 g iv e ampicilina 1 g iv são seguros na gravidez.
- Controle da dor, vômitos e desidratação.
- Se o pt não estiver hospitalizado, curso do tratamento de 10 d – 14 d com TMP/SMX DS bid ou ciprofloxacina 250 – 500 mg po bid; se o pt for alérgico ao primeiro, usar amoxicilina 500 mg po tid ou cefalexina 500 mg tid.
- Na gravidez (Ann Pharmacother 1994;28:248): bacteriúria simples com dose única de amoxicilina ou cefalexina; UTI sintomática tratada com amoxicilina e cefalexina por 3 d nas doses mencionadas anteriormente; a infecção do trato superior é tratada com amoxicilina ou cefalexina 10 d – 14 d. Todas as pts devem repetir a cultura 1 semana após o fim da terapia.
- Se o pt estiver séptico ou não puder controlar os sintomas secundários (como vômitos), cogite a possibilidade de uma internação.

Capítulo 13
Neurologia/Neurocirurgia

13.1 Síndrome da Serotonina Aguda

Nejm 2005;352:1112; J Psychopharm 1999;13:100

Causas: Inibidores de MAO (*Hypericum perforatum*, aka erva de São João, é um inibidor fraco de MAO), SSRIs (inibidores seletivo da recaptação de serotonina), e agonista/antagonista não seletivo do receptor de 5-HT, como uma das principais causas especificamente a meta-clorofenilpiperazina (m-CPP) (Psychiatry Res 1998;79:207), com aumento da probabilidade quando combinada com meperidina (Acad Emerg Med 1999;6:156), dextrometorfano, venlafaxine (Neurol 1998;51:274), bromocriptina, levodopa, buspirona, lítio, cocaína, anfetaminas, êxtase (Ann EM 1998;32:377), tramadol (J R Soc Med 1999;92:474), ou outras drogas serotoninérgicas (Med J Aust 1998;169:523). Dados controversos sobre a combinação com sumatriptan (Ann Pharmacother 1998;32:33).

Epidemiologia: Não é incomum, com os sintomas ocorrendo dentro de horas ou dias, quando é aumentada a dose ou adicionado um fármaco serotoninérgico; ocorre em aproximadamente 14% – 16% dos pts que sofrem overdose de SSRI (J Toxicol Clin Toxicol 2004;42:277).

Fisiopatologia: Atividade aumentada dos receptores de serotonina póssinápticos no cérebro (Ped Emerg Care 1999;15:440).

Sintomas: Agitação, ansiedade, tremores, náusea.

Sinais: Alterações do estado mental; tremores; convulsões; instabilidade autonômica com taquicardia ou disrritmias, diaforese, hipertermia, HT, diarreia, salivação, rigidez, disartria, ataxia, mioclonus, hiperreflexia ou sinais ou déficits neuro localizados.

Curso: A maioria se recupera em 24 h; esse diagnóstico pode ser difícil quando confundido com abuso de drogas; há grande probabilidade.

Complicações: Rabdomiólise com mioglobinúria subsequente; as fatalidades são raras, porém possíveis.

Diff Dx: NMS, abuso de drogas ou abstinência (incluindo a síndrome da retirada de serotonina), hipertermia maligna, meningite, encefalite, derrame pelo calor, interações do inibidor de MAO, catatonia letal aguda, crise central anticolinérgica que responde à fisostigmina iv, choque tireotóxico.

Exames laboratoriais: Diagnóstico clínico quando outras etiologias são excluídas; hemograma completo; perfil metabólico com cálcio e magnésio; UA com mioglobina; CPK; aldolase; se uma etiologia infecciosa for suspeita, fazer uma cultura para diversos micro-organismos; se uma fonte endócrina for suspeita, fazer TSH; considerar realizar uma LP.

- **Raio-x**: CT da cabeça ou MRI se houver um sangramento suspeito, déficit focal ou outras preocupações com o CNS.

Medidas de controle emergencial:

- Suspender todos os meds, principalmente os agonistas serotoninérgicos, mencionados acima. Evitar também a codeína.

- Fluidos iv; gotejamento com bicarbonato de sódio, se houver rabdomiólise (Capítulo 26.3 Síndrome Compartimental). Se houver hipotensão persistente, considerar a norepinefrina (Capítulo 2.12 Choque).

- Considerar usar um antagonista de serotonina como a ciproheptadina 0,5 mg/kg por dia, dividido em doses máximas de 32 mg/d com intervalos de 4 h – 6 h, geralmente 4 – 8 mg po cada dose (Ped Emerg Care 1999;15:325; J Emerg Med 1998;16:615); é possível eleger o tratamento com olanzapina 10 mg sl (J Toxicol Clin Toxicol 2004:725) ou clorpromazina 50 – 100 mg im (J Psychopharm 1999;100).

- As benzodiazepinas podem ser usadas para reduzir o desconforto ou para hipertermia branda; antagonistas não-seletivos de serotonina. A hipertermia grave pode requisitar uma paralisia não despolarizante (como com vecuronium ou rocuronium).

13.2 Acidente Vascular Cerebral

Nejm 2001;344:1450; Ann EM 2001;37:202; 1999;34:244; Am J Epidem 1999;150:1266; Stroke 1996;27:1711

Causas: Acidente vascular classificado de acordo com 3 grupos, todos os tipos estão associados com HT e cigarro (Jama 1999;281:1112).

1. CVA trombótico devido à aterosclerose (Cerebrovasc Dis 2000;10:102), no qual provavelmente há os mesmos fatores de risco para aterosclerose do que os observados com a doença arterial coronariana (os riscos estão descritos no Capítulo 2.1 Síndrome Coronariana Aguda); hipotensão; pode ser transitória e fisiológica como observado durante o sono; homocistinúria, abuso de crack ou cocaína; enxaqueca; bcp's com altas doses de estrogênio; arterite causada pela radiação, doenças vasculares do colágeno (Lupus 1997;6:420; Arthritis Rheum 1998;41:1497), uso de drogas, incluindo álcool nos homens (Alcohol 1999;19:119); infecção acarretando uma trombose venosa ou oclusão da carótida; trauma na carótida ou cabeça, que pode causar espasmo associado com hx de enxaquecas; causas hematológicas como a policitemia, anemia falciforme (Blood 1998;91:288), TTP, DIC, disproteinemias, associado com a homocistinúria, uso de cocaína ou crack, esteroides anabólicos (Neurology 1994;44:2405) e período imediatamente após o parto.

2. CVA embólico é acarretado pela placa aterosclerótica arterial proximal; lesão cardíaca do lado esquerdo como a observada na SBE, mixoma atrial esquerdo ou coágulo (estenose mitral ou aumento da valva mitral, válvula prostética, fibrilação atrial intermitente ou sustentada (J Am Coll Cardiol 2000;35:183), trombo mural pós-MI); êmbolo paradoxal no coração direito, embolia gorda ou sistema

venoso se ficar patente um desvio direito-esquerdo intracardíaco, associado com a homocistinúria.

3. CVA hemorrágico é subdividido em intraparenquimal e subaracnoide:

Os *CVAs subaracnoides* são acarretadas pelo aneurisma ou má-formação AV; nas mulheres estão associados com o uso de álcool (Alcohol 1999;19:119).

Os *CVAs intraparenquimais* são acarretados pela HT em 50% das vezes, 17% ocorrem devido à angiopatia amiloide, 10% devido ao tratamento com anticoagulante; 5% – 10% causado por tumores, 5% pelo cigarro e 5% pelo uso de cocaína ou crack.

Epidemiologia:

- CVAs trombóticos abrangem 34% de todos os CVAs do tipo do vaso largo e 19% de todos os CVAs lacunares; 3% abrangem pts < de 40 anos de idade.

- CVAs embólicos constituem 31% de todos os CVAs, com aumento de 5 x na incidência na Afib aterosclerótica, e aumento de 17 x na Afib reumática. 35% de aumento na incidência durante a vida na Afib. Para os pts que apresentam Afib não valvular, usar a warfarina com INR de 2 ou mais, que acarreta benefício no impacto sobre a frequência do CVA isquêmico e na morbidade e mortalidade associada com episódios CVA isquêmicos (Nejm 2003;349:1019).

- Hemorragias subaracnoides abrangem 7% de todos os CVAs e 1% de todos os aneurismas em adultos. 2% de todos os CVAs apresentam sangramento subaracnoide e aneurisma; têm rins policísticos, associado com o uso iv de cocaína; muitas vezes familiar; algumas vezes com síndrome de Ehler-Danlos, síndrome de Marfan e neurofibromatose tipo I.

- Sangramentos intraparenquimais abrangem 9% de todos os CVAs.

- Risco aumentado de CVA hemorrágico (ambos os tipos: subaracnoide e intraparenquimal) com o uso de fenilpropanolamina (Nejm 2000;343:1826).

- Risco aumentado se houver um CVA prévio, principalmente se estiver patente um forame oval ou um aneurisma no septo atrial (Nejm 2001;345:1740).

- Aumento do risco de ocorrer um CVA com lesões brancas observadas na MRI, e risco ainda maior se houver coincidentemente a retinopatia (Jama 2002;288:67).

- Os afro-americanos têm risco dobrado para hemorragia intracerebral comparados aos brancos (Neurol 1999;52:1617).

- Síncopes neurológicas por qualquer causa estão associadas com um aumento de risco de aproximadamente 3 x para CVA (Nejm 2002;347:878).

- Nos U.S. é possível que existam mais casos de derrame na região sudeste (Am J Med Sci 1999;317:160).

- Risco aumentado com cirurgia ou radioterapia do adenoma pituitário (Int J Radiat Oncol Biol Phys 1999;45:693).

- *Livedo reticularis* pode ser notado no exame físico nos pts com CVA que têm síndrome dos anticorpos antifosfolipídeos (Síndrome de Sneddon) (J Eur Acad Dermatol Venereol 1999;12:157).

- Infecções respiratórias sistêmicas associadas com um aumento nos eventos vasculares nos primeiros 3 d de doença; isso não é observado com as imunizações (Nejm 2004;351:2611).

Fisiopatologia: CVAs trombóticos geralmente afetam uma região de suprimento sobreposto de sangue na circulação anterior ou síndrome vértebro-basilar. A hipertensão é um marcador para o risco do derrame, mas os CVAs nesses pts são multifatoriais, determinados geneticamente (Cadiologia 1999;44:433). A hiperglicemia está ligada ao atraso na recuperação de cálcio no derrame isquêmico (J Cereb Blood

Flow Metab 1992;12:469), e o grau da hiperglicemia está ligado ao tamanho do infarto (Schweiz Arch Neurol Psychiatr 1993;144:233) e ao agravamento do quadro (Stroke 1993;24:1129). Há aumento da superóxido dismutase (Life Sci 1994;54:711) no derrame isquêmico, talvez secundário aos problemas causados pelos radicais de oxigênio.

Sintomas:

Trombótico: Hx de TIA em 80%; início noturno em 60%.

Embólico: Início repentino; ocasionalmente ocorrem convulsões.

Hemorragia subaracnoide: Dor de cabeça grave, de início súbito, que é frequentemente precedida por uma dor mais branda sentinela, náusea, vômitos, possível perda de consciência, possível dor nas costas e pescoço.

Hemorragia intraparenquimal:

- Cerebelar com ataxia, dor de cabeça, vômitos e náusea.
- Cerebral com grau de consciência reduzido, dor de cabeça de início repentino, náusea e vômitos.

Sinais: Achados neurológicos laterais (ver Tabela 13.1).

Oclusão da carótida ou estenose significativa pode ser elucidada com o fluxo reverso por meio do sentimento da artéria supraorbital, a seguir, ocluindo a artéria facial enquanto ela engloba as bordas anteriores até as inferiores da mandíbula justamente anterior ao ângulo do maxilar, se perder o pulso, o fluxo é revertido.

Trombótico e embólico com padrões de oclusão específicos:

- Cérebro médio: face e braço motor; afasia expressiva (Broca).
- Carótida dividida: afasia parietal, braço fraco > face > perna.
- Cerebral posterior: hemianópsia homônima, perda hemissensorial, perda de memória.
- Síndrome medular lateral: artéria cerebelar posterior inferior: dor ipsilateral e perda de temperatura na face, contralateral no resto do

corpo, rouquidão, disfunção na deglutição, síndrome de Horner, soluços, sinais cerebelares ipsilaterais.

Hemorragia subaracnoide: HT, pescoço enrijecido, sinal de Parinaud; paralisia do olhar vertical para cima; hemorragia retinal sub-hialoide.

Hemorragia intraparenquimal:

- Cerebelar: acordado, alerta mesmo com oftalmoplegias; hipotonia aguda; paralisia do olhar conjugada, desvio inclinado.
- Cerebral: motor e sempre há déficits sensoriais; 13% têm convulsões em 48 h.
- Tronco cerebral: perda prematura da consciência; sinais do tronco cerebral incluindo o envolvimento dos nervos cranianos V, VII, VIII, IX, X, XI, XII; quadriplegia.

Curso: CVAs não hemorrágicos com 15% de mortalidade em 30 d; CVAs hemorrágicos com prognósticos piores se houver grande sangramento talâmico e putaminal com HT, enquanto os sangramentos subcorticais, cerebelares e na pontina não têm correlação com a pressão sanguínea (Stroke 1997;28:1185). Fatores de risco separados para os pts tratados com TPA para o derrame isquêmico, com maior mortalidade dentro de hospitais, correlacionando-se com o aumento da idade e o estado mental alterado (Jama 2004;292:1831). Também há um aumento no risco de resultados piores nos pts com: glicose sanguínea elevada, atraso na administração de trombolíticos com uma janela de 3 h, e nos pts em que há envolvimento cortical (Jama 2004;292:1839).

Complicações: Embolia pulmonar, pneumonia pela aspiração, UTIs, depressão após o derrame, possível conversão do CVA não hemorrágico para o hemorrágico; ICP elevada.

Diff Dx:

- Ataque isquêmico transitório (TIA) (Ann EM 2004;43:592): sintomas do CVA que duram menos que 24 h, com sintomas da circulação anterior incluindo a amaurose fugaz; e sintomas da circulação posterior incluindo a cegueira bilateral, diplopia e quadriplegia. Sopros na carótida têm pequena correlação com a doença sintomática. O risco de ocorrer uma CVA subsequente é de 8% no primeiro mês, 5% por ano durante 3 anos, 3% por ano após 3 anos. 41% morrem de MI. Fatores de risco são: (1) idade do pt > de 60 anos; (2) Diabetes *Mellitus*; (3) duração do episódio > que 10 min; (4) fraqueza durante o episódio; e (5) impedimento na fala durante o episódio implica o prognóstico com risco de ocorrer CVA dentro de 90 d com a seguinte conversão (Jama 2000;284:2901):

0 fator de risco com 0% de risco;

1 fator de risco com 3% de risco;

2 fatores de risco com 7% de risco;

3 fatores de risco com 11% de risco;

4 fatores de risco com 15% de risco;

todos os 5 fatores de risco com 34% de risco.

- Déficit neurológico isquêmico reversível (RIND); dura mais do que 24 h, porém menos do que 72 h.
- Enxaqueca.
- Anormalidade metabólica, como a hipoglicemia.
- Convulsões com paralisia de Todd.
- Esclerose múltipla.
- Vertigem benigna.
- Tumor.
- Dissecção da artéria carótida ou da artéria vertebral (Nejm 2001;344:898).
- Arteriopatia segmental mediolítica em jovens pts com CVA (Cardiovasc Surg 1994;2:350).

Tabela 13.1 Sistema de Classificação NIHSS

Item	Nome	Resposta
1a	Nível de consciência	0 = Alerta
		1 = Não está alerta, desperto
		2 = Não está alerta, obtuso
		3 = Não responsivo
1b	Perguntas	0 = Responde a ambas corretamente
		1 = Responde a uma corretamente
		2 = Não responde a nenhuma corretamente
1c	Comandos	0 = Executa ambas as tarefas corretamente
		1 = Executa uma tarefa corretamente
		2 = Não executa nenhuma tarefa
2	Olhar	0 = Normal
		1 = Paralisia parcial do olhar
		2 = Paralisia total do olhar
3	Campo visual	0 = Não há perda
		1 = Hemianópsia parcial
		2 = Hemianópsia completa
		3 = Hemianópsia bilateral
4	Paralisia facial	0 = Normal
		1 = Paralisia pequena
		2 = Paralisia parcial
		3 = Paralisia completa
5a	Braço motor esquerdo	0 = Sem tração
		1 = Tração antes de 10 sec
		2 = Cai antes de 10 sec
		3 = Sem esforço contra a gravidade
		4 = Sem movimentação
5b	Braço motor direito	0 = Sem tração
		1 = Tração antes de 10 sec
		2 = Cai antes de 10 sec
		3 = Sem esforço contra a gravidade
		4 = Sem movimentação
6a	Perna motora esquerda	0 = Sem tração
		1 = Tração antes de 5 sec
		2 = Cai antes de 5 sec
		3 = Sem esforço contra a gravidade
		4 = Sem movimentação

Tabela 13.1 Sistema de Classificação NIHSS *(continuação)*

Item	Nome	Resposta
6b	Perna motora direita	0 = Sem tração
		1 = Tração antes de 5 sec
		2 = Cai antes de 5 sec
		3 = Sem esforço contra a gravidade
		4 = Sem movimentação
7	Ataxia	0 = Ausente
		1 = Um membro
		2 = Dois membros
8	Sensorial	0 = Normal
		1 = Perda branda
		2 = Perda grave
		2 = Grave
9	Linguagem	0 = Normal
		1 = Afasia branda
		2 = Afasia grave
		3 = Afasia global ou mudez
10	Disartria	0 = Normal
		1 = Branda
		2 = Grave
11	Extinção/falta de atenção	0 = Normal
		1 = Branda
		2 = Grave

Lyden, P; Lu, M; Jackson, C; Marler, J; Kothari, R; Brott, T; Zivin, J; Underlying Structure of The National Institutes of Health Stroke Scale: results of a factor analysis, Stroke, November 1999;30(11):2347-54. Reimpresso com a permissão de Lippincott Williams & Wilkins.

Sistema de classificação:

Classificação média dos pts tratados no experimento de NINDS foi 14, com o mínimo = 1 e o máximo = 37; é sugerido tratar os pts com déficits moderados (classificação de 10 – 20), e não os pts com déficits brandos ou graves, baseado nesse método.

Exames laboratoriais: Hemograma completo; PT/PTT; perfil metabólico incluindo análise de glicose imediata; ECG; marcadores cardíacos se houver resultado anormal:

- *Raio-x:* considerar um CXR; CT da cabeça sem contraste: o contraste ocorre quando uma lesão é evidenciada, no entanto, se for observado um sangramento, a angiografia pode ser o método escolhido; a CT angiográfica pode ser realizada para observar dados prognósticos do fluxo sanguíneo regional e assim determinar o risco de aumentar o infarto (Stroke 2002;33:2426). A CT tem tradicionalmente proporcionado melhores resultados para sangramentos agudos, mas a MRI é quase tão boa quanto a CT; a MRI é melhor para os sangramentos crônicos ou derrames que estão se transformando em hemorrágicos, mas pode perder uma SAH (Jama 2004;292:1823). A leitura e habilidade da CT direcionam para a área delineada e o tamanho da isquemia para correlacionar trombótica vs embólica, ainda se desenvolvendo (Stroke 1992;23:1748) e talvez alterações isquêmicas iniciais não significantes: uso TPA (Jama 2001;1:2830). As MRIs vão determinar os CVAs isquêmicos dentro de horas, enquanto uma CT determina em alguns dias. MRI ou MRA para avaliação de AVM.

- **US**: considerar estudos emergenciais da carótida. Ecocardiograma se houver suspeita de uma fonte embólica. Estudos na perna, se suspeitarem de êmbolo paradoxal.

- **LP**: realizar uma LP se não estiver anticoagulado e se houver alta suspeita de sangramento subaracnoide, a CT pode não detectar de 3% – 10% desses casos (Acad Emerg Med 1996;3:16: Ann EM 1998;32:297).

Medidas de controle emergencial:

- Via aérea; O_2, somente se estiver hipóxico; é muito usado sem necessidade (Arch IM 2002;162:49).

- Controle da pressão sanguínea (Stroke 1998;29:1504); isso é controverso e é uma "faca de dois gumes"; se o pt estiver hipertenso, a pressão sistólica deve ser de aproximadamente 180 mm Hg, visto que a resposta hipertensa é manter o fluxo no cérebro, que pode ter um edema local, mas mesmo a hipotensão relativa pode reduzir a

perfusão cerebral; se o pt estiver hipotenso, a pressão sistólica deve ficar > 110 mm Hg para manter o fluxo no cérebro.
- Meds iv para dor/náusea/vômitos.

CVAs não-hemorrágicos (Drugs Aging 1999;14:11). Considerar o uso de ASA, heparina e trombolíticos.

- Para os bebês, usar ASA mastigável (Stroke 2000;31:1240); não há vantagens no uso da warfarina, comparada à ASA (Nejm 2001;345:1444).
- Heparina não fracionada iv com protocolo baseado no peso ou heparina de baixo peso molecular (LMWH) sc não ajuda no CVA em progresso, mas talvez auxilie na sobrevida nos próximos 6 meses, quando anticoagular for a decisão difícil (Cochrane Database Syst Rv 2000;2) vs (Cochrane Database Syst Rv 2000;2). Com Afib, controvérsia entre ASA e LMWH (Lancet 2000;355:1205).
- Se considerar um CVA trombolítico, limitar a retirada de sangue, se possível (Nejm 1995;333:1581). Escala de derrame NIHSS completo como descrito no "Sistema de Classificação" desse capítulo (Stroke 1999;30:2347).
- A decisão de executar a trombólise deve ser feita dentro de 3 h do início dos sintomas, BP < 185/110 com auxílio farmacológico mínimo, sem déficits brandos ou densos; déficits moderados não devem melhorar. O pt não deve ter passado recentemente por uma grande cirurgia nem por um procedimento dentário nas 2 últimas semanas. Deve estar sem traumas recentes, sem sangramento gi e sem histórico de câncer. Contraindicações relativas são aquelas associadas com fenômenos embólicos, como a Afib, estenose da carótida, válvula prostética, DVT com suspeita de forame oval etc. Usar TPA e não outros agentes; TPA 0,9 mg/kg administrado como bolus a 10% e 90% nos próximos 60 min, há aproximadamente 6% de chance de hemorragia no CVA (Stroke 1997;28:2109).
- Se suspeitar do aumento da ICP devido ao grande CVA, a posição supino é a mais indicada para o fluxo sanguíneo cerebral, sabendo que isso aumenta a ICP (Stroke 2002;33:497).
- Dados controversos sobre glicose-insulina e potássio (GIK) nos pts com hiperglicemia branda ou moderada (Stroke 1999;30:793).

- Hipotermia permissiva é frequentemente investigada (Stroke 1998;29:2461; Neurol 1997;48:762; Lancet 1996;347:422; J Neurosurg 2000;92:91) e traz numerosos efeitos colaterais (Int J Dev Neurosci 2003;21:353). Ver Capítulo 13.6 sobre traumatismo craniano.
- Doppler US transcraniano aumentado com o uso de TPA para os pts com derrames isquêmicos está sendo investigado (Nejm 2004;351:2170).
- O tratamento da hiperhomocisteinemia com ácido fólico, piridoxina (vitamina B6) e cobalamina (vitamina B12) (Jama 2004;291:565) e a varredura de síndromes antifosfolipídicas não auxiliam no prognóstico nesse momento (incluindo a resposta à ASA ou warfarina) (Jama 2004;291:576).
- O magnésio não muda a morbidade/mortalidade (Lancet 2004;363:439), estudo EMS FAST-MAG positivo com muitas limitações (Stroke 2004;35:e106).
- Consultar um médico/neurologista.

CVAs hemorrágicos:

- Consulte um neurocirurgião.
- O controle da HT sistêmica não influencia no fluxo cerebral a não ser que o pt se torne hipotensivo (Crit Care Med 1999;27:965), mas o controle melhorado da BP está associado ao melhoramento na morbidade e mortalidade (Stroke 1995;26:21). Considerar o uso de nitroprussida, clonidina, labetol ou inibidores de ACE.
- Considerar usar o fator VII recombinante ativado (rFVIIa) nas doses de 40 μg/kg, 80 μg/kg ou 160 μg/kg, administrados dentro de 4 h do início do sangramento intracerebral, pode reduzir a morbidade/mortalidade de 69% para 50% nas primeiras 24 h e após 90 d reduz a mortalidade de 29% para 18%; isso ocorre às custas do aumento da taxa (de 2% para 7%) da doença tromboembólica (Nejm 2005;352:777).
- Considerar administrar nimodipina 60 mg po q 4 h por 21 d para prevenir o espasmo arterial.

- A salina hipertônica é tão efetiva quanto o manitol, e nenhum dos dois influencia o fluxo sanguíneo cerebral (Neurosurgery 1999;44:1055, 1063).
- EACA (ácido ε-aminocaproico) é controverso, mas pode reverter o TPA.
- A dexametasona não auxilia, no entanto, ainda tentam usá-la.
- A hemodiluição do hematócrito para 32% com coloide após A flebotomia auxilia a limitar o dano no espasmo. Isso é controverso.

TIA:

- Melhoramento da neuroimagem no ER e ECG para a arritmia.
- Internar para fazer a heparinização se houver fatores de alto-risco como TIA recorrente, enquanto estiver com tratamento anti-plaqueta, que é maximizado, fonte embólica do coração presumida (Afib ou Aflut que é um novo início ou pt não está anticoagulado). Sintomas estão crescendo e reduzindo, mas piorando a cada apresentação ou ocorrendo com mais freqüência.
- Melhoramento vascular dos vasos do pescoço em pts no ER ou não internados com US duplex, CT angiograma ou MRA. Iniciar ou maximizar a terapia antiplaquetas se não houver hemorragia na neuroimagem.
- Talvez 3 ou mais fatores de risco, como os mencionados anteriormente, com 11% de risco de ocorrer CVA dentro de 90 d sejam um limite adequado para admitir pts para uma avaliação agressiva.
- Se os estudos anteriores e fatores de risco estiverem bons, o pt pode ir para casa. Caso necessário, iniciar o uso de ASA ou clopidogrel (Plavix) (Lancet 2004;364:331; Cerebrovasc Dis 2004;17:253; Stroke 2000;31:1779) e propiciar um acompanhamento médico. É recomendado que esses pts consultem um neurologista.

13.3 Paralisia de Bell

Nejm 2004;351:1323

Causas: Diversas etiologias foram propostas, sendo algumas controversas: paralisia do sétimo nervo craniano periférico idiopático (CN VII) é típico na paralisia de Bell; diagnóstico de exclusão após considerar o diagnóstico diferencial.

Epidemiologia: Possivelmente aumentado nos diabéticos ou possivelmente devido ao infarto do nervo diabético. É observado em todas as idades com apresentações congênitas em crianças (J Otolaryngol 1997;26:80), sarcoide é a causa mais comum da paralisia do sétimo nervo craniano nos jovens adultos (Sarcoidosis Vasc Diffuse Lung Dis 1997;14:115), e diversas etiologias ocorrem com o aumento da idade. Risco isolado para as pessoas na Suíça que usaram uma vacina intranasal para influenza, e que hoje não se encontra mais disponível (Nejm 2004;350:896).

Fisiopatologia: Disfunção do VII nervo craniano periférico com salivação e inabilidade de fechar os olhos completamente como consequências possíveis.

Sintomas: Fraqueza facial; dor; aumento da sensibilidade ao barulho devido à ausência do tônus do músculo estapédio.

Sinais: Fraqueza no VII nervo craniano (poupando a testa nas lesões do VII CN central, visto que as fibras nervosas cruzam do lado contralateral); se a lesão for próxima à corda do tímpano, há ausência de paladar no ⅔ anterior da língua.

Curso: Noventa por cento dos casos com recuperação completa. Se houver movimento residual no lado afetado, o pt sempre recupera.

Complicações: Ulceração na córnea: o tratamento é tampar o olho. Erros na regeneração do nervo: 1) mandíbula retraída; 2) orbicular do olho com ori e vice versa; 3) problemas no nervo parassimpático provocando lágrimas quando uma boa comida é saboreada, aka "Lágrimas de crocodilo".

Paralisia de Bell bilateral é considerada uma encefalite, como a encefalite de Lyme.

Diff Dx (Otolaryngol Clin N Am 1991;24:613): Herpes zoster (síndrome de Ramsay-Hunt), somente 50% se recupera; EBV; sarcoide; doença de Lyme; tumor; fratura basilar do crânio; otite média; nascimento; sífilis; HIV, mas muito provavelmente ocorre paralisia de múltiplos nervos cranianos; paralisia central (supra-nuclear) poupando relativamente a região frontal e o orbicular do olho.

Exames laboratoriais: Considerar titular Lyme; EMG na 2ª semana, se presente a fibrilação muscular; MRI na 6ª semana, se não estiver solucionado.

Medidas de controle emergencial:

- Proteger os olhos com gotas de Lacrilube e com um protetor mecânico, principalmente hs.

- Considerar o uso de prednisona 60 mg por 10 d, dados equívocos (Ped Neurol 1999;21:814). É viável usar altas doses de esteroides nos pts com paralisia completa (J Accid Emerg Med 1999;16:445).

- Considerar o tratamento para doença de Lyme, se estiver numa área endêmica ou se o teste der pos.

- Considerar usar o aciclovir (Ann Otol Rhinol Laryngol 1996;105:371) vs (J Neurol Sci 1999;170:19).

- A cirurgia inicialmente não ajuda. Considerar a cirurgia se o EMG estiver nivelado na 2ª semana, se houver um padrão eletroneurográfico anormal persistente (Otolaryngol Head Neck Surg 2000;122:290), ou se MRI na 6ª semana apresentar lesões: consequências raras (Am J Otol 2000;21:139) vs (Arch Otolaryngol Head Neck Surg 1998;124:824).

13.4 Encefalite

Adv Neurol 1978;19:197; Neuroimaging Clin N Am 2000;10:333; Flaviviruses Nejm 2004;351:370

Causas:

Arbovírus:

(1) St. Louis (Arch Neurol 2000;57:114). (2) Equina do Leste, (3) Equina do Oeste, (4) La Crosse (Ped Infect Dis J 2000;19:77), (5) Oeste do Nilo (Emerg Infect Dis 2000;6:370).

Herpes vírus:

(a) HSV tipo I, (b) HSV tipo II, (c) Varicela, (d) EBV (Mononucleose), (e) Citomegalovírus (CMV).

Paramixovírus:

Rubéola (sarampo); vírus da rubéla (sarampo alemão); *Mycoplasma pneumoniae* (Ann EM 1994;23:1375); raramente paramixovírus (Am J Neuroradiol 2000;21:455).

Epidemiologia: Encefalite transmitida por carrapato geralmente é uma doença mais branda nas crianças vs adultos (Infection 2000;28:74). Epidemias regionais podem ser previstas ao estimar o derretimento da neve e, consequentemente, a descida da água, já que isso tem uma relação com a população de mosquitos (J Am Mosq Control Assoc 2000;16:22). Uma infecção prévia com o vírus da dengue fornece proteção contra a encefalite causada pelo St. Louis e pelo Oeste do Nilo (Proc Soc Exp Biol Med 1970;135:573).

St. Louis: mosquito culex urbano de invertebrados e pássaros [incluindo pássaros que podem ser domésticos (J Wildl Dis 2000;36:13)]. A incidência é aumentada nos adultos > de 40 anos de idade, muitos casos não são aparentes.

Equina do Leste: mosquitos [incluindo o *Aedes albopictus* (Science 1992;257:526)] ou carrapatos de pássaros selvagens e possivelmente cobras. No leste dos U.S., a incidência sobe após um inverno chuvoso; menos de 100 casos na literatura; mata milhares de cavalos e também crianças em idade < de 10 anos.

Equina do Oeste: mosquito culex rural de pássaros e reservatórios de cobras. Incidência nas crianças e adultos > de 50 anos de idade é de 3000 casos em 1959; endêmico na Bacia do Rio Colúmbia; muitos casos não são aparentes.

La Crosse: transmitida pelos mosquitos *Aedes triseriatus*, geralmente causa doença branda em crianças, apesar de a doença grave ter ocorrido algumas vezes (Nejm 2001;344:801).

Oeste do Nilo: ocorreu uma epidemia nos U.S. em 1999. A transmissão exata não foi identificada apesar de as hipóteses sobre pássaros, mosquitos e carrapatos (Mmwr 1999;48:845). Também foi originada em Israel (Science 1999;286:2333); houve uma epidemia em 1996 na Europa (Lancet 1998;352:767).

Herpes simples tipos I e II: ocorre em bebês com menos de 3 meses de idade nascidos de mães com a doença ativa ou assintomática, mas durante a fase de transmissão do vírus; ou naqueles que são imunossuprimidos ou atópicos, como os que apresentam eczema.

Varicela: uma complicação da catapora ou Zoster. Crianças com catapora, após 14 d de incubação, podem retornar à creche/colégio quando as lesões estiverem cicatrizadas. O Zoster é mais comum na terceira idade ou em pts com HIV ou câncer, mas não é um sinal de malignidade oculta.

EBV: dezoito por cento dos adultos são assintomáticos; é transmitido pelo contato íntimo com o carreador.

CMV: congênita, aquisição pela via transplacentária; recém-nascidos por meio da infecção da via vaginal no nascimento; produtos sanguíneos; transplante de órgãos; aumentado nos homens homossexuais.

Rubéola: transmissão via contato direto com pt a partir do 2° dia de incubação, sendo o período de incubação de 12 d – 14 d. É comum em todo mundo, maior nos pts deficientes em vitamina A. A encefalite ocorre em 0,1%, sendo que 65% desses apresentam resíduos neurológicos subclínicos em 15% – 20%.

Rubéla: o carreador é o recém-nascido.

Fisiopatologia:

Arbovírus: homens e cavalos não desenvolvem a viremia suficientemente para transmitir essas doenças.

HSV tipos I e II: ver Capítulo 8.6 Doenças Sexualmente Transmissíveis.

Varicela: mesmo micro-organismo da catapora, e depois Zoster.

EBV: vive somente em linfócitos B e em células epiteliais orais, replica-se apenas nas células epiteliais da boca.

CMV: ubiquitário, pode ser congênita ou adquirida e é encontrada em todos os fluidos corporais, se o indivíduo for portador.

Rubéola: o trato respiratório está envolvido, a viremia ocorre 2 d após o contato; manchas de Koplik e lesões na pele são regiões de replicação viral intracelular. A encefalite é uma reação de hipersensibilidade, não é infecciosa.

Rubéla: um vírus brando, danos ocorrem sem matar o feto.

Sintomas: febre, dor de cabeça grave, náusea, vômitos.

Podem ocorrer também exantemas herpéticos e gengivoestomatites com o herpes vírus.

Exantema maculopapular pode ocorrer na rubéola, rubéla e oeste do Nilo.

Sinais: Alterações no estado mental, meningismo, adenopatia, liberação de sinais do lóbulo frontal, paralisia do nervo craniano, convulsões. Pode assemelhar-se à crise anticolinérgica (J Toxicol Clin Toxicol 1997;35:627).

Varicela: catapora com exantema herpético de várias idades, Zoster (Hepeszoster) com erupção dermatomal.

EBV: tonsilite, adenopatia posterior.

CMV: hepatite branda e esplenomegalia.

Rubéola: manchas de Koplik na mucosa bucal: branco na base vermelha dos molares opostos; conjuntivite palpebral; aranhas vasculares no palato mole; o exantema é marrom na cabeça e pescoço, começa ao redor das orelhas e pode estar nas palmas e solas quando grave.

Rubéla: conjuntivite, esplenomegalia e gengiva machucada; o exantema aparece primeiro no rosto e se dissemina em 3 d.

Curso:

Todos os pts com encefalite pelos arbovírus têm risco de morbidade neurológica moderada a alta, seguindo os riscos de mortalidade: St. Louis apresenta 16% de mortalidade, 66% se acometido; Equina do Leste tem 36% de mortalidade; Equina do Oeste tem 10% de mortalidade.

Encefalite herpética apresenta cerca de 70% de mortalidade.

Rubéola apresenta mortalidade de 2% – 10% nos países em desenvolvimento.

Rubéla acarreta sequelas neurológicas graves, incluindo o retardamento mental e surdez.

Complicações: Diversos problemas são possíveis, incluindo infecções secundárias em múltiplos órgãos ou algum grau de falência.

Diff Dx: Meningite, erlichiose granulocítica humana (J Infect 2000;40:55), sífilis, crise anti-colinérgica.

Outros exantemas da infância: roséola, escarlatina, eritema infeccioso (Quinta doença).

Exames laboratoriais: Hemograma completo; hemocultura; perfil metabólico; UA e cultura da urina; CSF com sorologias virais específicas e verificar aumento de proteína, leucócitos, hemácias, PCR pode auxiliar (J Neurol Sci 1993;118:213; J Clin Microbiol 2000;38:1527; J Clin Virol 2000;17:31). Se houver déficit neurológico, fazer uma CT primeiro para identificar lesões maciças ou sangramento. MRI pode mostrar anormalidades consistentes com a encefalite (J Neurol Sci 2000;174:3). EEG pode ajudar na encefalite sub-aguda (Clin Electroencephalogr 1989;20:1).

Medidas de controle emergencial: Fazer o tratamento coincidente para meningite enquanto o diagnóstico específico é realizado, e prosseguir especificamente como descrito abaixo:

- As infecções por *arbovírus* requerem suporte médico.
- Infecções por *herpes vírus*, usar Aciclovir 5 mg/kg q 8 h iv por 5 d – 7 d (Brain Inj 1999;13:935), Foscarnet ou Vidarabina. Os corticosteroides têm eficácia controversa, mas não pioram o quadro (J Neurovirol 2000;6:25).
- As pessoas que entraram em contato com um pt com rubéola devem ser imunizadas e os títulos virais devem ser avaliados, se o estado de imunização não estiver atualizado.
- O uso de vitamina A 200.000 IU x 2 nos pts com rubéola aumenta a sobrevida nos países em desenvolvimento.

Prevenção:

- Vacinas disponíveis estão listadas no Banco de Dados Cochrane (Cochrane Database Syst Rv 2000;2).

13.5 Abscesso Epidural

Neuroimaging Clin N Am 2000;10:333; Rev Inf Dis 1987;9:265

Causas: Infecção do espaço epidural após cirurgia ou procedimento invasivo como o cateter epidural inserido para administrar analgésicos ou infusão de outros meds (J Neurol 1999;246:815), de locais primários remotos ou contíguos com extensão, ou espontâneo. Patógenos da pele como *Staphylococcus spp. ou Streptococcus spp.* são mais prováveis, mas também pode ocorrer devido ao *E. coli* ou TB. Intracraniano é menos provável.

Epidemiologia: Não é comum, aproximadamente 0,2 – 1,2:10.000 admissões aos centros hospitalares terciários (Nejm 1975;293:463).

Fisiopatologia: Causa compressão no cordão com sinais longos no trato abaixo do nível da lesão.

Sintomas: Febre, dor, parestesias.

Sinais: Hiperreflexia, incontinência na bexiga e esfíncter retal, paraplegia ou quadriplegia, dor à percussão.

Curso: Geralmente apresenta progressão da dor na coluna, seguido pela dor neurológica, seguida de déficit neurológico.

Complicações: Paralisia.

Diff Dx: Hematoma epidural, síndrome da cauda equina, síndrome do cone medular, se não houver déficit neurológico, possivelmente meningite ou osteomielite vertebral.

Exames laboratoriais: Hemograma completo; ESR; hemocultura.

- *Raio-x:* CT, MRI é melhor (Scand J Infect Dis 1988;20:323; Arch Neurol 1992;49:743), de nível suspeito; se o mielograma for executado, não violar a área infectada.
- Medidas de controle emergencial:
- Remoção do cateter, caso necessário.
- Amostra de CSF. Se possível, não através do local inflamado.
- Antibióticos iv, considerar empregar a terceira geração cefalosporina com vancomicina.
- Consultar imediatamente um neurocirurgião (Neurosurgery 1990;27:185).
- O uso de esteroides é controverso.

13.6 Traumatismo Craniano

Curr Opin Peds 1998;10:350; Emerg Med Clin N Am 1999;17:9

Causas: Diversas causas nos adultos. Nos infantes, considerar a síndrome do bebê sacudido.

Epidemiologia: Os capacetes previnem a morbidade do cérebro e a mortalidade no geral, e o risco de ocorrer dano na coluna cervical não aumenta (Eur J Emerg Med 1998;5:207). A metade das mortes ocasionadas pelo trauma ocorre pelo traumatismo craniano em pessoas com menos de 44 anos de idade, nas quais o trauma é o principal motivo da morte, como em acidentes de carro, assaltos, acidentes com bicicletas ou motocicletas. A altura > de 1 metro é significativa nos < de 2 anos de idade (Arch Ped Adolesc Med 1999;153:15). A queda nos idosos, mesmo da altura da pessoa em pé, pode causar danos significativos, apesar de serem mais significativos se caírem de uma escada (J Emerg Med 1998;16:709).

Fisiopatologia: A preocupação deve ser com as fraturas cranianas e os danos intracranianos, apesar de lacerações no couro cabeludo significativas e o trauma facial também causarem preocupação. Dano cerebral primário ocorre quando há dano neuronal e axonal no momento da injúria, e o dano cerebral secundário ocorre devido às alterações fisiológicas atrasadas que podem ser tratadas: hipóxia, edema cerebral, hemorragia intracraniana, hipercarbia etc.

O traumatismo craniano pequeno pode ser classificado como aqueles com exame neurológico normal, nenhuma evidência de penetração no CNS no exame físico, sem ou pequena perda de consciência, e um resultado normal de CT, caso tenha sido executado.

Uma concussão é um dano à cabeça fechada na qual pode ter ocorrido a perda da consciência. O exame neurológico é normal, a CT da cabeça não demonstra nenhum sangramento subaracnoide ou outro sangramento, mas um sangramento subaracnoide clinicamente insignificante provavelmente já ocorreu, principalmente naqueles que evoluem para a síndrome pós-concussiva, em que as dores de cabeça podem durar por semanas ou meses. Existem diferentes escalas de graduação, mas uma útil é estabelecida por Cantu (Sports Med 1992;14:64), e é delineada como: Branda (Grau 1): sem LOC, e amnésia de menos de 30 min;

Moderada (Grau 2): < 5 min LOC ou amnésia por > 30 min; Grave (Grau 3): LOC por > 5 min ou amnésia por > de 24 h.

Danos cranianos graves podem ser observados com fraturas cranianas devido ao trauma penetrante ou abrupto, contusões cerebrais, sangramentos subaracnoides, sangramentos intraparenquimais, hematomas epidurais (sangramento arterial, geralmente da artéria meningea média), e hematomas subdurais. Os hematomas subdurais podem ser agudos ou crônicos, e são de natureza venosa devido ao rompimento de vasos que ligam o espaço subarcanoide ao seio dural. Esses são mais comuns nos idosos e alguns dados demonstram que há aumento do risco com o uso de anticoagulantes (warfarina), mesmo no trauma que parece menor — (J Trauma 2004;56:802; 2002;53:668; Am Surg 2001;67:1098; Lancet 2001;357:771; J Accid Emerg Med 1998;15:159) vs (Acad Emerg Me 1999;6:121).

Sintomas: Alteração do estado mental; náusea; vômitos; dor de cabeça; dor no pescoço.

Sinais: Trauma no crânio óbvio; equimose periorbitária (olhos de guaxinim); equimose pós-auricular (sinal de Battle); déficit neurológico focal; convulsão; estado mental reduzido; reflexo de Cushing: HT e bradicardia.

Curso: Trauma craniano grave com somente cerca de 40% de recuperação funcional. Adultos e peds > de 2 anos de idade com trauma craniano pequeno, exame neurológico normal, sem convulsões, estado mental normal, GCS de 15 e ausência de dor de cabeça, náusea, vômitos e fratura craniana deprimida não requerem uma CT da cabeça (J Emerg Med 1997;15:453); nas crianças que sofreram trauma não trivial, incluir a análise do coro se forem < de 2 anos de idade, junto com qualquer resultado positivo para determinar quais precisarão de uma CT da cabeça (Ann EM 2003;42:492). Perda da consciência é um resultado ambíguo para prever um resultado pos na CT (Am Surg 1994;533). Avaliar os pts que estão intoxicados é difícil, e o hx clínico, GCS e o critério do exame neuro não vão revelar os que têm patologia intracraniana, que apresentaram trauma craniano pequeno (Acad Emerg Med 1994;1:227).

Complicações: Traumatismo craniano grave com mortalidade de 35%. Inabilidade psicológica por um longo período nos adultos (Ann EM 1989;18:9).

As crianças com traumatismo craniano pequeno raramente têm inabilidade psicológica por longos períodos; a confiança dos pais é a resposta (Peds 1986;78:497).

As crianças com traumatismo craniano grave apresentam dificuldades na avaliação do abdômen: CT OK e útil (J Ped Surg 1987;22:1117).

Adultos com traumatismo craniano grave podem fazer CT abdominal ou lavado peritoneal diagnóstico (Lancet 1980;2:759) como opções para avaliar os danos intra-abdominais.

Exames laboratoriais: Hemograma completo; PT/PTT; perfil metabólico: hipocalemia transitória e branda nas crianças (J Ped Surg 1997;32:88); ABG; etanol e estudo toxicológico da urina para ajudar a compreender se há outro motivo que explique o estado mental alterado; nível sérico de τC maior que 0, que é uma proteína estrutural do CNS (Ann EM 2002;39:254); ECG para procurar danos agudos ou arritmias como contribuintes para a perfusão reduzida do CNS.

- *Raio-x:* verificar a coluna cervical se houver dano na cabeça/pescoço grave ou se houver suspeita clínica no pt adulto consciente e alerta baseado no exame, já que nessas circunstâncias raramente ocorre dano oculto, filmes básicos são historicamente usados (Am J Surg 1986;152:643), mas a CT é melhor (Ann EM 1985;14:973); raio-x do tórax e da pélvis são recomendados no trauma grave; a CT da cabeça sem contraste pode ser usada em todos os casos, com exceção dos traumas cranianos pequenos; existem muitas regras para decidir e elas estão sendo testadas, mas não há benefícios convincentes relacionados à segurança do pt, habilidade de afetar a seleção de pré-testes dos pts com doença CNS significativa ou habilidade de influenciar alocação de fonte. Considerar uma CT da coluna cervical se for necessária uma imagem da coluna cervical, se houver intenção de fazer uma CT da cabeça, já que a última seria mais efetiva (J Trauma 2004;56:1022). Raio-x simples do crânio não apresenta benefícios, mas não perde lesões intracranianas nos pts com baixo risco, já que eles provavelmente não precisam de nenhuma imagem

(Nejm 1987;316:84). As fraturas faciais são comuns nos traumas cranianos pequenos (Injury 1994;25:47).

Medidas de controle emergencial:

Os pacientes que sofreram **traumatismo craniano pequeno** podem ir para casa após um período de observação, caso seja apropriado, e com observadores confiáveis. Pessoas que sofreram concussão pela primeira vez dos Graus 1 ou 2 podem voltar a fazer esportes após 1 semana sem sintomas. Todos os outros devem ser acompanhados pelos médicos que os atenderam até 1 semana antes de retornarem aos esportes.

No **traumatismo craniano moderado** é necessário um tempo mais prolongado de observação e deve ser considerada uma consulta com um neurocirurgião para observação/admissão hospitalar.

No **traumatismo craniano grave** as seguintes medidas devem ser tomadas:

- Manter via aérea livre, considerar uma intubação sequencial rápida (ver Capítulo 20.1 Intubação) (Arch Surg 1997;132:592; Crit Care Med 1994;22:1471). Evitar a hipóxia (J Trauma 1996;40:764).

- Hiperventilar com $PaCO_2$ de 34 – 38 (cerca de 20 respirações por minuto); evitar a hiperventilação muito agressiva, visto que isso reduz a oxigenação cerebral (Neurol Res 1997;19:233; J Neurosurg 1992;76:212; Neurosurgery 1991;29:743). Isso é aperfeiçoado se forem notados marcadores de edema cerebral, como a redução da classificação neurológica (como GCS), sinais de herniação (uncal ou outro) e postura decorticada ou descerebrada. Essas recomendações são baseadas num consenso, tentando evitar uma convulsão alcalótica. O consenso nacional para danos devido ao traumatismo craniano não recomenda o uso de GCS como um marcador, mas um estudo crítico ainda será realizado: o estudo sobre GCS teve enfoque na porção motora da escala e os valores de hiperventilação do $PaCO_2$ foram 25 + 2 mm Hg, enquanto o objetivo hoje é aproximadamente 35 mm HG (J Neurosurg 1991;75:731). Novamente, evitar a hiperventilação agressiva.

- Se houver outras condições co-mórbidas, deve-se tratá-las primeiro, antes mesmo da CT da cabeça. As condições/danos co-mórbidas [geralmente hemorragia intra-abdominal (J Trauma 1993;34:40)] são mais significativas do que os problemas intracranianos (J Trauma 1995;176:154; Surg Gynecol Obstet 1993;38:327).

- Evitar a hipotensão: manter fluidos iv para o choque (Brit J Neurosurg 1993;7:267; J Ped Surg 1993;28:310); salina hipertônica testada como bolus de 250 cc sem nenhuma alteração apreciável no resultado final; não é recomendado nessa situação (Jama 2004;291:1350).

- Considerar o manitol 1 g/kg, apesar de ser tão eficaz quanto a salina hipertônica, não altera o fluxo sanguíneo cerebral nos pts com hemorragia intracerebral (Neurosurgery 1999;44:1055; Acta Neurochir suppl (Wien) 1990;51:320).

- Fenitoína (ou fosfenitoína em equivalentes de fenitoína) 20 mg/kg iv bolus para convulsões; a fosfenitoína é mais rápida, se isso for uma consideração. Tentar fazer um controle primário com Lorazepam (Ativan) a 0,03 mg/kg iv, com a dose usual de adultos sendo 2 – 4 mg iv (Nejm 2001;345:631) ou midazolam (Versed) (J Paediatr Child Health 2002;38:582) com a dose de 0,2 mg/kg iv ou im (Ped Emerg Care 1997;13:92), uma dose limite é recomendada, que vem a ser a mesma dose de um adulto de 2 – 4 mg iv, que pode ser repetida. Os meds de controle de convulsão não foram desenhados para serem profiláticos.

- Hipotermia permissiva de 32 ºC – 34 ºC é experimental (J Neurotrauma 1995;12:923) vs (Nejm 2001;344:556); a utilização do capacete resfriante como uma terapia apropriada necessita de maiores estudos (J Neurosurg 2004;100:272).

- A meningite pode acontecer apesar do uso de antibióticos profiláticos na fratura basilar do crânio (Am J Emerg Med 1983;1:295).

- Consultar um neurocirurgião para pts com fraturas e para aqueles com trauma craniano moderado ou grave; e também para aqueles pts com danos brandos, mas que não podem ser monitorados com segurança em casa.

13.7 Pressão Intracerebral Aumentada

Causas: Tumor (Capítulo 9.2 Neoplasia Primária do CNS), infecção (Capítulo 13.4 Encefalite), hemorragia (Capítulo 13.6 Traumatismo Craniano), trombose do seio venoso cerebral (Lancet 1996;248:1623) ou idiopática: *Pseudotumor cerebri* (Am J Emerg Med 1999;17:517).

Epidemiologia: *Pseudotumor cerebri* associado com a anemia; deficiências vitamínicas e intoxicações, principalmente vitamina A; hipóxia crônica; estado pós-concussivo; pós-otite média; hipoparatireoidismo; início da reposição de hormônios da tireoide nos pts mixedematosos; reposição de hormônios da tireoide e retirada (Addison); trombose do seio lateral. Na maioria das vezes, ocorre em mulheres jovens com sobrepeso e associado com o uso de bcp's.

Fisiopatologia: Desconhecida.

Sintomas: Dor de cabeça; náusea; vômitos; perda de campo de visão; não há alteração da consciência.

Sinais: Ponto-cego aumentado; perda da visão central; constrições tardias no campo visual quadrântico inferior. Papiledema sem hemorragia ou exudatos.

Curso: Variável, mas a preocupação com a HT intracraniana precisa de monitoramento da ICP (Surg Neurol 1978;10:371); o prognóstico é pior quando ocorre: a ausência de consciência no início, um sangramento subaracnoide, troca de estruturas medianas, BP elevada, glicose sérica elevada e vômitos (Stroke 1997;28:1396).

Complicações: Perda da visão, monitorado com perímetro visual quantitativo.

Exames laboratoriais: LP é diagnóstica: pressão alta de > de 20 cm, caso contrário CSF normal, neuroimagem para r/o lesão, observados ventrículos pequenos ou normais.

Medidas de controle emergencial:

Pseudotumor Cerebri:

- Acesso iv para controle da dor e náusea, caso necessário.
- Retirar CSF para levar a pressão aos 20 cm. Pode ser necessário repetir o procedimento em aproximadamente 1 semana.
- Considerar um tratamento com 2 – 6 semanas de esteroides.
- Considerar usar diuréticos, acetazolamida (Diamox) costumava ser o preferido, mas os diuréticos de alça, como a furosemida, são bons.

- Desvio cirúrgico raramente é necessário.

Pressão intracraniana aumentada com efeito de massa (neuroimagem anormal):

- Manter a cabeça elevada da cama.
- Evitar a supercarga de fluido iv, mas evitar também a hipotensão. Manter os fluidos iv para o choque (Brit J Neurosurg 1993;7:267; J Ped Surg 1993;28:310).
- Manter a via aérea livre, considerar a intubação sequencial rápida (p400) (Arch Surg 1997;132:592; Crit Care Med 1994;22:1471). Evitar a hipóxia (J Trauma 1996;40:764).
- Hiperventilar a $PaCO_2$ de 34 – 38 (cerca de 20 respirações por min); evitar a hiperventilação super agressiva, visto que isso reduz a oxigenação cerebral (Neurol Res 1997;19:233; J Neurosurg 1992;76:212; Neurosurgery 1991;29:743). O resultado é melhor se forem notados marcadores de edema cerebral, como a redução da classificação neurológica (como GCS), sinais de herniação (uncal ou outro) e postura decorticada ou descerebrada. Essas recomendações são baseadas num consenso, tentando evitar uma convulsão alcalótica. O consenso nacional para danos devido ao traumatismo craniano não recomenda o uso de GCS como um marcador, mas um estudo crítico ainda será realizado; o estudo sobre GCS teve enfoque na porção motora da escala e os valores de hiperventilação do $PaCO_2$ foram 25 + 2 mm Hg, enquanto o objetivo hoje é aproximadamente 35 mm HG (J Neurosurg 1991;75:731). Novamente, evitar a hiperventilação agressiva.
- Considerar o manitol 1 g/kg, apesar de ser tão eficaz quanto a salina hipertônica, não altera o fluxo sanguíneo cerebral nos pts com hemorragia intracerebral (Neurosurgery 1999;44:1055; Acta Neurochir suppl (Wien) 1990;51:320).
- Considerar usar altas doses de esteroides como a dexametasona 1 mg/kg ou metilprednisolona 10 mg/kg; a eficácia é controversa (Neurol 1972;22:56).
- É possível tratar a HT com labetalol 20 mg iv a cada 10 – 20 min, PRN; ou nitroprussida em gotejamento 5 – 20 µg/kg/min; evite o super-tratamento, já que a HT sistêmica é uma resposta para man-

ter o fluxo sanguíneo cerebral, a hipotensão relativa vai inadvertidamente afetar isso (Neurol Res 1997;19:169).
- Consultar um neurocirurgião para considerar o monitoramento ou o desvio.

13.8 Dor Lombar

Nejm 2001;344:363; Spine 1997;22:2128; Ann EM 1996;27:454; Emerg Med Clin N Am 1999;17:877; Curr Opin Rheumatol 1999;11:151

Causas: Rompimento do disco intervertebral herniado; trauma/força no músculo, ligamento; osteoartrite da articulação facetada; talvez ocorra devido a discrepâncias nos tamanhos das pernas; nos idosos, fraturas devido às compressões das vértebras (Pain 1984;19:105) ou mieloma múltiplo se não houver trauma.

Epidemiologia: Sessenta e cinco por cento da população têm sintomas de dores lombares em algum momento da vida.

Fisiopatologia: Compressão miofascial, esquelética ou do disco da condução do nervo ou do fluxo vascular; isso pode acarretar edema secundário, espasmo e contratura, hipersensibilidade ou parestesias.

Sintomas: Dor segmental com irradiação distal de dor pontiaguda ou sensação de queimação, ou talvez parestesias; redução da capacidade de movimentação devido à dor ou restrição muscular.

Sinais: As anormalidades a seguir determinam nível aproximado: reflexo patelar é na raiz do L4; reflexo de Aquiles é na raiz S1; extensor *hallucis longus* e sensação de primeira rede é na raiz L5.

Discrepância entre o comprimento das pernas ≥ 5 mm é significativo na literatura, a maioria usa 1 cm.

Curso: Mais de 90% melhora com a terapia conservadora em alguns dias ou semanas, e nenhum exercício é necessário, a não ser que ocorra perda motora e não haja melhora ou até que haja uma piora do quadro. Dois terços sofrem recorrência dentro de 1 ano e a dor dura em média 2 meses.

Complicações: Compensação de trabalhadores: aqueles que apresentam isso como parte do hx têm curso estendido (Spine 1997;22:2016).

Diff Dx: AAA na terceira idade; estenose colunal: dor, pseudoclaudicação, insensibilidade pioram com o quadril estendido, como ao descer uma ladeira, bilateral em ⅔; fibromialgia; síndromes miofasciais; abscesso ano-retal (Ann EM 1994;23:132); úlcera duodenal (Arch Phys Med Rehab 1998;79:1137); hemorragia retroperitoneal (Arch Phys Med Rehab 1997;78:664).

Exames laboratoriais: Hemograma completo para identificar uma anemia, e perfil metabólico e UA para verificar se há insuficiência renal se for considerado um mieloma múltiplo.

- *Raio-x:* considerar o uso de filmes simples empiricamente nos pts ≤ de 18 anos ou ≥ de 50 anos de idade, se não houver h/o de trauma pequeno; a maioria não requer a avaliação pelo raio-x (Ann EM 1986;15:245; Spine 1995;20:1839).

    CT/MRI é válido quando observadas anormalidades que se correlacionam ao exame clínico, mas de ⅓ das CTs têm achados anormais, e em pessoas normais e assintomáticas o MRI revela protuberâncias (50%) e protrusões (25%).

    Escanogramas para o comprimento das pernas são apenas medidas precisas, raramente necessários. A medida com fita métrica é imprecisa.

Medidas de controle emergencial:

- Manutenção adequada do nível da dor com acetaminofeno, NSAIDs e narcóticos, conforme programado (não conforme a necessidade) e com limite de tempo (Drugs 1994;48:189; Spine 1996;21:2840); antieméticos prn. O ibuprofeno po é tão eficaz quanto o ketorolac im (Ann Pharmacother 1994;28:309; Acad Emerg Med 1998;5:118).

- Considerar um relaxante muscular se houver câimbras ou espasmos no hx (Spine 1989;14:438). Pode não ser apropriado se a sedação for um problema.

- Considerar o uso de calcitonina se houver fratura devido à compressão na osteoporose.

- Liberar o pt às atividades normais quando a dor cessar; manter cautela ao levantar objetos (Nejm 1995;332:351).

- Considerar usar uma terapia manipuladora por meio de osteopatas (Nejm 1999;341:1426), terapia física ou quiropatas: terapia física (Phys Ther 1988;68:199) e os dados fornecidos pelos quiropatas mostram aumento da satisfação do pt sem diferença no resultado clínico.
- Cama/colchão duro.
- Descanso na cama prolongado não beneficia (Nejm 1986;315:1064); esteroides também não auxiliam.
- O exercício não é bom para a dor lombar aguda, mas pode auxiliar na dor crônica.
- Considerar realizar MRI se persistir mais de 2 semanas. Consultar um neurocirurgião se o MRI ou o exame apresentarem resultados anormais.

13.9 Enxaqueca

Nejm 2002;346:257; Ann EM 1996;27:448

Causa: Possivelmente genética.

Epidemiologia: Nos U.S., 17,6% das mulheres e 5,7% dos homens com enxaqueca a cada ano, associada com piores rendimentos domésticos nas mulheres (Jama 1992;267:64).

É possível que seja autossômico dominante com penetrância incompleta; 80% têm hx familiar pos. Aumento da incidência nos obsessivos/compulsivos, pts com histórico familiar de epilepsia, após trauma psicológico e pts que sofreram de cinetose quando crianças.

Comum e clássica: razão F:M = 3-4:1; mulheres que usam contraceptivos orais tem incidência aumentada 9 x, 10% têm todo ano, 15% têm risco por toda vida.

Agrupada: razão M:F = 10:1.

Fisiopatologia: Constrição cerebrovascular angiograficamente documentada, desvio; talvez devido às alterações vasculares induzidas pela 5-HT, deposição acarreta a isquemia cerebral, que causa vasodilatação e dor especialmente na distribuição externa da carótida.

Sintomas:

Comum (80%): início demorado de até 4 h, não há escotoma ou outra aura; pródromo de bocejo, euforia, depressão; geralmente bilateral; dura de 4 h – 72 h.

Clássica (10%): iniciada por uma luz clara, som ou idiopática; geralmente uma dor de cabeça unilateral segue 20 – 30 min escotoma, a qual se dissemina e depois retrocede, ou outro sensor, fala, ou aura motora. A dor de cabeça dura de 4 h – 72 h; associada com náusea, vômitos, diarreia, poliúria e hemiplegias: as hemiplegias são todas no lado oposto ao da dor de cabeça e escotoma. Ocorre consistentemente em um lado em 90% das vezes.

Agrupada (10%): "uma enxaqueca que ocorre durante 1 hora". Grupos de ocorrência de diversas semanas, aproximadamente 1 mês; iniciado por vasodilatadores, como o álcool, a nitroglicerina, somente durante o momento do agrupamento; transpiração, choro, enrubescimento, salivação, rinorreia; noturno; episódios graves podem levar ao suicídio.

Sinais: Experimentos com ergotamina parecem auxiliar mais, mas não em todos os casos.

Comum: lágrimas nos olhos, enrijecimento dos músculos da face e do pescoço.

Clássica: no lado afetado, pupila pequena, dor na carótida externa; pressão do seio da carótida alivia temporariamente a dor de cabeça.

Agrupada: síndrome de Horner.

Curso:

Clássica: após o episódio, há aproximadamente 1 semana de imunidade contra a recorrência.

Complicações: CVA.

Diff Dx: Dor de cabeça com tensão (pode imitar os sinais da enxaqueca comum) (Am Fam Phys 2002;66:797); hemorragia na subaracnoide; meningite/encefalite; glaucoma, distinguido pelos discos; epilepsia: escotoma dura mais na enxaqueca; trauma/tumor; na enxaqueca não há escotoma permanente, com exceção nos mais velhos, varia ao lado oposto em 10% das vezes; a dor de cabeça não é pior com valsalva; dissecção da artéria carótida (dor na face) ou na artéria vertebral (dor no pescoço).

Exames laboratoriais: Testes séricos não são necessários se for considerada a dor de cabeça de fisiologia da enxaqueca ou de tensão; CT/MRI não é necessária se os sintomas forem clássicos, apesar de algumas anormalidades na CT terem sido descritas em trabalhos anteriores (Headache 1987;27:578); EEG mostra padrões com picos (Clin Electroecephalogr 2000;31:76).

Medidas de controle emergencial:

Comum ou clássica:

- Descansar num local tranquilo e escuro.
- Proclorperazina (Compazina) 5 – 10 mg iv, ou droperidol 0,625 mg iv ou 2,5 mg im (Am J Emerg Med 1999;17:398), ou clorpromazina 25 mg iv (Ann EM 1989;18:360; 1990;19:1079); metoclopramida 10 mg iv é a terapia de segunda linha (Acad Emerg Med 1995;2:597; Ann EM 1995;26:541).
- Difenidramina iv (eg, 25 mg) para prevenir a acatisia (Ann EM 2001;37:125).
- ASA 900 mg + metoclopramida 10 mg po é tão eficiente quanto sumatriptan po.
- Cafeína/ergotamina 1 mg po ou 2 mg pr até 6 mg/24 h ou 10 mg/semana; a overdose pode causar a oclusão vascular, principalmente quando o pt usa eritromicina ou β-bloqueadores.
- Dihidroergotamina 0,5 – 1,0 mg iv/im/sc (Ann EM 1998;32:129); spray nasal (Novartis) 1 inalação em cada narina que pode ser repetida em 15 min.
- Sumatriptan (Imitrex — análogo 5HT) 6 mg sc x 1 auxilia 90% em 2 h; ou 100 mg po x 1 ajuda 50% em 2 h; ou como spray nasal 5 – 20 mg/dose ajuda dentro de 15 min como a dose sc (Cephalalgia 1998;18:532); pode acarretar a doença arterial coronariana. De forma similar, é possível usar o zolmitriptan (Zomig) 2,5 mg po, podendo repetir em 1 h; rizatriptan (Maxalt); e naratriptan (Amerge) 1 – 2,5 mg, podendo repetir 1 x após 4 h e leva 4 h para agir. Almotriptan 6,25 – 12,5 mg po somente bid ou frovatriptan 2,5 mg po somente 3 vezes ao dia (Med Lett Drugs Ther 2002;44:19).

Cuidado com a interação medicamentosa de todos esses meds com inibidores MAO, SSRIs, ergots, bcp's e cimetidina.

- Narcóticos para "quebrar o ciclo", sendo que esses meds não podem ser considerados tabus, visto que os pts podem ter tentado muitas das terapias mencionadas anteriormente antes de ir para o ER (Ann EM 1998;32:129).
- Butorfanol (Stadol) 1 spray nasal, podendo repetir 1 x em 4 h (Am J Emerg Med 1997;15:57).
- Lidocaína 4% intranasal reduz em 50% a dor de cabeça em 50% dos pts em 15 min (Jama 1996;276:319).
- Todos os NSAIDs são iguais, não há benefícios no uso de cetorolac parenteral (Ann Pharmacother 1994;28:309; Acad Emerg Med 1998;276:118).
- Óxido nítrico, 50:50 por 20 min (Am J Emerg Med 1999;17:252).
- Dexametasona 10 mg iv, dados são duvidosos (Headache 1994;34:366).

Agrupadas:

- Prednisona 40 – 60 mg po qd por 7 d; clorpromazina 100 – 700 mg qd; indometacina; sumatriptan, como acima.

Prevenção de ataques frequentes:

- Pts com comum e clássica devem descontinuar as bcp's, e podem ter profilaxia com 1 ASA qd, β-bloqueadores, metisergida, inibidores de canal de cálcio, valproato ou riboflavina (Headache 2000;40:30).
- Pts que apresentam enxaquecas agrupadas devem evitar os vasodilatadores e podem manter o uso de lítio.

13.10 Síndrome Neuroléptica Maligna

J Clin Psych 1980;41:79; 1987;48:328

Causas: Uso de drogas neurolépticas (tranquilizantes), incluindo fenotiazinas, butirofenonas, tioxantanas, loxapine e raramente clozapine; ou retirada do agonista de dopamina, como o bromocriptina ou levodopa.

Epidemiologia: Aproximadamente 0,5% dos pts que usam essas drogas vão desenvolver NMS não relacionado à dose; 96% dos casos ocorrem dentro de um mês após início do uso dessas drogas. A incidência é aumentada com a desidratação, exaustão e síndrome orgânica do cérebro.

Fisiopatologia: Dopamina reduzida no CNS.

Sintomas: Início em 1 d – 3 d, até 5 d – 10 d, após a descontinuação da droga, ou 10 d – 30 d após doses depositadas im. Agitação, confusão, desorganização e catatonia são fatores de risco para a evolução de NMS (Biol Psych 1998;44:748).

Sinais: Febre em 87%; rigidez; hipertonia; alterações no estado mental; instabilidade autonômica, como a palidez, diaforese, hipotensão, HT, taquicardia, arritmia; acinesia; tremor; movimentos do tipo coreoatetoide.

Curso: Dez por cento de mortalidade em 3 d – 30 d.

Complicações: Insuficiência respiratória, falência mioglobinúrica renal, colapso cardiovascular, arritmias, embolia pulmonar.

Diff Dx: Derrame pelo calor, hipertermia maligna, síndrome da serotonina aguda, indução de bloqueio neuromuscular por antibiótico (aminoglicosídeo); geralmente no pós-operatório, catatonia idiopática aguda letal (Am J Psych 1989;146:324), interação medicamentosa com inibidores de MAO, crise anticolinérgica central que responde à fisostigmina iv, tétano, paralisia do carrapato, síndrome do homem rígido, miotonia, meningite, encefalite, choque tireotóxico.

Exames laboratoriais: Hemograma completo; perfil metabólico incluindo cálcio, magnésio e fóforo; CPK; aldolase; UA com mioglobina: 67% têm mioglobinúria; se a etiologia for infecciosa, fazer uma cultura de diversos micro-organismos e uma LP se for considerada a meningite ou a encefalite.

- **Raio-x**: CT da cabeça ou MRI se suspeitar de sangramento, déficit focal ou outras preocupações com o CNS.

Medidas de controle emergencial:

Am J Emerg Med 1991;9:360

- Descontinue todos os neurolépticos.

- Dantrolene (Dantrium) dose inicial 1 – 2 mg/kg iv, então até 10 mg/kg qd iv ou po dividido em doses q 6 h; cuidado com o uso concomitante de inibidores do canal de cálcio. Controverso (Brit J Psych 1991;159:709), como a bromocriptina.
- Bromocriptina 2,5 – 10 mg po tid (J Clin Psych 1987;48:69) ou amantidina 100 mg po bid.
- Considere L-dopa.
- Nitroprussiato iv (Ann IM 1986;104:56) e minoxidil po é um sucesso relatado.
- O mais importante é tratar a mioglobinúria com fluidos iv (Ren Fail 1997;19:283); NaHCO3 iv pode prevenir o dano pela mioglobina (J Biol Chem 1998;273:31731), então considerar gotejamento (ver Capítulo 26. 3 Síndrome Compartimental); o manitol tem eficácia duvidosa.

13.11 Choque Convulsivante/Estado Epiléptico

Emerg Med Clin N Am 1994;12:1027; 1999;17:203

Causas: Vinte por cento idiopática; 80% ocorrem devido à doença orgânica; trauma (subdural, cicatriz), infecção, neoplasia, vascular (má formação AV, CVA), doença degenerativa (MS, Alzheimer), metabólica [intoxicações incluindo cocaína (Ann EM 1989;18:774), anoxia, hipoglicemia, febre, hiponatremia, alcalose, hipomagnesemia, hipocalcemia]. Recém-nascidos/crianças com má formação congênita e retirada de droga. Gestação inclui a eclampsia (Emerg Med Clin N Am 1994;12:1013). Falta de medicação antiepiléptica.

Epidemiologia: Não é uma causa significativa de acidentes de carro, mas é mais sério clinicamente se ocorrer como resultado de lesão na cabeça (Ann EM 1983;12:543).

Fisiopatologia: Cruza a média; transeção funcional do cérebro no mesencéfalo (decerebrado), no entanto, o conhecimento sobre a epilepsia hoje é pequeno (Nejm 2003;340:1257).

Sintomas: Aura ou pródrome (96% de especificidade), molhar a cama (96% de especificidade), cor azul observada pelas testemunhas (94% de especificidade) (J Am Coll Cardiol 2002;40:142); progressão jacksoniana, e paralisia de Todd pós-ictal, todos indicam início/origem focal.

Sinais: Postura descerebrada tônica evoluindo para fase clônica após 1 – 2 min; língua cortada (97% de especificidade), cabeça virada (97% de especificidade), postura incomum (97% de especificidade) amnésia pós-ictal, confusão pós-ictal (94% de sensibilidade, 69% de especificidade) (J Am Coll Cardiol 2002;40:142); algumas vezes paralisia de Todd.

Curso: Não há redução do IQ devido às convulsões, a não ser que seja complicado pelo estado epiléptico.

Complicações: Estado epiléptico: convulsões > que 10 – 20 min de duração ou impossibilidade de acordar de convulsões tônicas-clônicas causam dano cerebral após 1 h, mesmo se os sinais vitais forem normais; há a hipótese de que a morte ocorra como um evento terminal devido às arritmias cardíacas (Epilepsia 1984;25:84).

Diff Dx: Etiologia cardíaca com síncope: arritmias incluindo síndrome do Q-T prolongado (Ann EM 1996;28:556).

Convulsões febris: idade de 6 meses aos 6 anos; fatores de risco para a recorrência incluem uma primeira convulsão em jovens, hx de convulsão febril em parente de primeiro grau, febre de baixo grau no ER, e curto tempo de intervalo entre o início da febre e a convulsão (Arch Ped Adolesc Med 1997;151:371); não há risco aumentado para bacteremia ou UTIs, e é raro haver uma meningite bacteriana se não houver evidências nos testes laboratoriais iniciais (resultados LP) (Ped Emerg Care 1999;15:9).

Convulsões histéricas: início mais longo e menos preciso, mais movimentação pélvica, movimento da cabeça de um lado para o outro, olhos bem fechados, e movimentos alternantes dos membros; síndrome Lennox-Gastaut nas crianças.

Exames laboratoriais: Glucoscan imediato; hemograma completo; perfil metabólico, incluindo magnésio e cálcio, raramente ajuda na pediatria (Ped Emerg Care 1992;8:65; 1992;8:13) ou pts adultos (Ann EM 1985;14:416), a não ser que haja uma suspeita clínica de anormalidades metabólicas; PT/PTT se for possível um sangramento intracraniano. Verificar o nível de etanol, fazer teste toxicológico da urina; EEG anormal em 30% – 50%, aumentando para 60% – 90% com estudos repetidos.

- *Raio-x:* CT da cabeça para verificar em emergência a presença de sangramento, considerar fazer a CT também em pts com convulsões ocasionadas por outras causas como intoxicação/retirada de álcool (Epilepsia 1980;21:459) ou uso de cocaína (Ann EM 1992;21:772) se o pt não se recuperar das convulsões ou se houver evidências de exame neurológico anormal; MRI é usado para verificar causas orgânicas.

Crianças com convulsões febris simples ou febre com novo início de convulsão que não se encaixa na definição de convulsão febril simples raramente têm lesões significativas observadas pelas CT da cabeça se a convulsão não focal e o exame neuro não focal ocorrerem após o estado pós-ictal (J Peds 1998;133:664); as crianças < de 6 meses de idade têm maior risco de apresentar lesão intracraniana, convulsão > que 15 min de duração, h/o com malignidade, síndrome neurocutânea, lesão na cabeça recentemente cicatrizado, cirurgia de desvio recente ou exame neuro anormal após a recuperação (Ann EM 1997;29:518).

Medidas de controle emergencial:

Se estiver no momento da convulsão/estado epiléptico:

Epilepsia 1989;30:S33; J Child Neurol 1998;13:S23, S30

- Proteger o pt para evitar que se machuque.
- Manter via aérea livre, intubar se for necessário. Sucção.
- Benzodiazepina empírica, tiamina 100 mg iv, e bolus de glicose se o Glucoscan não estiver disponível de imediato.
- Bose de benzodiazepina intravenosa: lorazepam a 0,03 mg/kg iv com a dose usual em adultos de 2 – 4 mg iv (Nejm 2001;345:631); midazolam com menor depressão respiratória (J Paediatr Child Hlth 2002;38:582) e dose de 0,2 mg/kg iv ou im (Ped Emerg Care 1997;13:92), mas é indicada uma dose limite, o que seria a mesma dose para adultos de 2 – 4 mg iv; e a terceira escolha nesse caso seria o diazepam 0,1 mg/kg iv, com dose usual em adultos de 5 – 10 mg iv. Essa med pode ser repetida.
- Rotas de administração de benzodiazepina alternadas: lorazeopam 0,04 mg/kg im até uma dose máxima de 4 mg ou lorazepam 0,05 – 0,15 mg/kg oral; midazolam 0,2 mg/kg im até uma dose máxima de 10 mg [midazolam im é tão eficiente com relação ao tempo de

término da convulsão quanto o diazepam iv, já que não é necessária a manutenção iv (Ped Emerg Care 1997;13:92)] ou midazolam 10 mg oral (5 mg de midazolam oral pode ser considerado se o pt tiver < 20 kg); ou midazolam intranasal 0,2 – 0,3 mg/kg (J Paediatr Child Hlth 2004;40:556; J Child Neurol 2002;17:123; 2000;15:833) ou midazolam 0,3 mg/kg pr com a dose máxima de 10 mg pr; diazepam 0,2 mg/kg pr ou simplesmente 10 mg pr (Lancet 1999;353:623).

- Primeira escolha: fenitoína carga iv de 20 mg/kg com uma frequência de 50 mg/min. Segunda escolha: fosfenitoína 20 mg/kg de equivalentes de fenitoína iv a 150 mg/min; o pequeno tempo diferencial na carga que é documentada aqui não demonstrou significância clínica. Se o pt ainda estiver em convulsão, repetir o tratamento de escolha no bolus de 10 mg/kg. Não é eficaz nas convulsões relacionadas com etanol (Ann EM 1994;23:513).

- Se o pt não estiver mais em convulsão e for preciso administrar a fenitoína: fenitoína oral 400 mg q 2 h até completar 20 mg/kg, os resultados são caros e com efeitos colaterais comparados com a administração iv (mas o pt fica mais tempo no ER) (Ann EM 2004;43:386).

- Fenobarbital (primeira linha para crianças) 10 mg/kg a 100 mg/min com dose adulta usual de 0,7 – 1,5 g iv; pode ser administrada uma dose adicional de 10 mg/kg se não houver sucesso anteriormente. Esteja preparado para intubar o pt após a depressão respiratória.

- Considerar coma barbitúrico, do mesmo modo que o Pentobarbital bolus de 100 mg iv PRN. O pt deve ser intubado para fazer esse procedimento.

Paciente com Aids:

- Neuroimagem e punção lombar no ER ou quando o pt internado estiver entrando em convulsão (Acad Emerg Med 1998;5:905).

Se o pt tiver uma convulsão autolimitada/facilmente controlada:

- Considerar o tratamento de pts não internados com fenitoína: 300 – 400 mg po qd após a dose de carga; carbamazepina: 400 – 1200 mg po qd; ou ácido valproico: 1 – 3 g po qd em doses divididas.

- É mais provável tratar adultos do que crianças após a primeira convulsão, principalmente se a criança apresentar uma convulsão febril simples ou sem causas determinadas.
- A fenitoína é geralmente a primeira linha para adultos e o fenobarbital, 0,6 mg/kg po qd, primeira linha para crianças.

13.12 Lesão na Medula Espinhal

Surg Neurol 1978;10:71; 1978;10:60; 1978;10:64; Brit Med J 1990;301:34; 1990;301:110; J Neurotrauma 1992:S385; Am Fam Phys 2001;64:631

Causas: Geralmente traumáticas, podem ocorrer devido ao choque transitório medular, isquemia prolongada, contusão na medula ou trauma direto.

Epidemiologia: Mais comum em homens na terceira década de vida; mecanismo usual de MVA, quedas e armas de fogo em ordem decrescente de frequência.

Fisiopatologia: Lesões na medula espinhal podem ser transitórias ou permanentes, bem como as síndromes da medula completa ou parcial (J Neurosurg 1991;75:15). Lesões na medula espinhal de crianças podem ocorrer sem a fratura óbvia de um osso, observada em radiografias simples (SCIWORA — ver Capítulo 26.2 sobre coluna cervical) (J Trauma 1989;29:654) ou outros com debilidade da coluna vertebral (Spine 1990;15:466).

- *O choque espinhal* é um problema neuro motor inferior (areflexia) em que uma quadriplegia flácida pode durar de horas até meses. Se for transitório, geralmente se transforma em uma paralisia espástica com retorno dos reflexos em aproximadamente 24 h. Também manifesta com instabilidade autonômica (ileus paralítico e retenção urinária, eg) e hipotensão com bradicardia em face da excreção adequada de urina. É importante verificar eventos cardíacos e hipovolêmicos significativos.

- *Síndrome da medula espinhal anterior* é um problema com a função motora (paralisia) e sensorial com aumento de temperatura e algum grau de ausência de dor longe da lesão: a temperatura é coluna lateral, enquanto a dor é coluna lateral e coluna posterior. A perda motora deve apresentar areflexia no nível da lesão e hiperreflexia/

espaticidade (lesão neuro motora superior) longe da lesão devido ao dano ou oclusão da artéria espinhal anterior ou na própria medula espinhal.

- *Síndrome medular central* é uma outra síndrome parcial da medula espinhal onde a porção envolvida afeta primeiramente as mãos, a extremidade superior, e então as pernas: esse é o posicionamento anatômico exato do centro da medula para fora. Geralmente, é uma lesão hiperestendida com possível predisposição (estenose congênita, eg); a isquemia do centro da medula é implicada.
- *Síndrome de Brown-Séquard* é uma hemissecção da medula com perda motora e do senso de vibração, propriocepção grosseira e alguma perda de sensibilidade à dor no lado ipsilateral no nível da lesão, e perda sensorial de temperatura e um pouco de perda da sensibilidade à dor dois níveis abaixo no lado contralateral. As colunas laterais carregam fibras até dois níveis antes de decussar e se dirigir novamente ao cérebro, enquanto as colunas posteriores e as fibras motoras decussam antes da medula espinhal.

Sintomas: Dor lombar; fraqueza localizada; trauma externo óbvio.

Sinais: Crepitação no exame espinhal, equimose, curvatura anormal; paralisia; déficit sensorial; perda do tônus do esfíncter; espacidade.

Curso: Variável, "o tempo dirá". As crianças geralmente têm melhor recuperação independente se há fratura ou subluxação (J Neurosurg 1988;68:18).

Complicações: Disfunção permanente; siringomielia.

Diff Dx: Mielite transversa.

Exames laboratoriais: *raio-x* com filmes simples para detectar fraturas óbvias: faça de toda a coluna; MRI, se disponível; a CT é uma opção, mas é menos definitiva para lesões da medula espinhal. Se o pt estiver em choque, fazer uma avaliação completa do trauma antes de focar na coluna: hemograma completo; PT/PTT; tipagem e reatividade; perfil metabólico; nível de etanol; testes da função hepática; UA; exame toxicológico da urina; ECG; filmes simples do tórax e pélvis também; considerar fazer também uma CT da cabeça e abdominal.

Medidas de controle emergencial:
- Tratar o choque: vias aéreas, ressuscitação iv, controlar o sangramento, manter o pt aquecido.
- Manter a estabilidade da coluna, a melhor forma de se fazer isso ainda não está bem elucidada. Se mantiver uma tração na linha, acarretará benefício comparado ao uso do colar cervical; imobilização da cabeça com coxim ainda não está claro.
- Fluidos iv a 20 cc/kg bolus x 2 caso necessário. Considerar fazer uma avaliação cardíaca.
- Vasopressores (eg, dopamina 5 – 20 µg/kg/min, ou norepinefrina 2 – 20 µg/min), se o pt ainda estiver em choque, proceder como descrito no Capítulo 2.12.
- Metilprednisolona 30 mg/kg iv bolus por 15 min seguido de gotejamento com 5,4 mg/kg/hr se houver lesão na medula espinhal; os dados sugerem que o risco não pese mais que o benefício (Nejm 1990;322:1405; Vet Surg 1995;24:128; J Trauma 1998;45:1088); e isso é manifestado pelo aumento da infecção e da hospitalização (CJEM 2003;5:9; Ann Surg 1993;2:419). Nesse caso, esse tratamento não é frequentemente indicado, mas seria diferente se o cirurgião/neurocirurgião acompanhasse o pt.
- Muitas terapias experimentais, como com U-50488H, um agonista do receptor kappa de opioide (Brain Res 1993;626:45).
- Consultar um neurocirurgião.

Capítulo 14
Obstetrícia

14.1 Trauma Abdominal/Ruptura Uterina

Clin Obgyn 1990;33:432; Obgyn Cl N Am 1999;26:419; Am Fam Phys 2002;66:823

Causas: Causas múltiplas, mas normalmente ocorre devido aos acidentes de carro; a ruptura uterina pode ser espontânea nas pts em parto normal; como resultado de uma cirurgia uterina prévia como a miomectomia (Hum Reprod 1995;10:1475) ou cesariana (Am J Obgyn 1991;165:996), risco alto se for uma cesariana clássica; devido ao abuso de cocaína (Am J Obgyn 1995;173:243); pts com a síndrome de Asherman (Obgyn 1986;67:864); anormalidades uterinas; cirurgia anterior invasiva do molar; h/o de acretismo placentário; apresentação anormal do feto; ou anomalia no feto.

Epidemiologia: A maioria dos traumas maternos é pequena e a saúde do feto está diretamente relacionada ao bem-estar da mãe. Mesmo as pts que sofrem pequenos traumas podem ter problemas graves, como lesão ou morte do feto. Cintos de três pontas, cinto baixo preso também no ombro, fornecem a melhor proteção para a mãe e para o feto, se eles estiverem em um acidente de carro.

Fisiopatologia: Apesar da ruptura uterina poder ocorrer em decorrência do trauma abdominal, ela ocorre < que 1% das vezes, sendo que é mais comum ocorrer a hemorragia retroperitoneal, laceração esplênica, laceração hepática ou do rim após o trauma abdominal numa pt gestante. O descolamento da placenta também pode ser um fator em aproximadamente 4% dos traumas pequenos e até 50% dos traumas grandes.

Sintomas: A ruptura uterina apresenta-se com uma sensibilidade difusa do abdômen.

Sinais: Choque, impossibilidade de determinar o fundo uterino ou a posição do feto.

Curso: O diagnóstico oportuno de uma cirurgia do abdômen é predominante.

Cmplc: Hemorragia materna causando choque, angústia do feto ou a morte.

Exames laboratoriais: Hemograma completo; PT/PTT; tipo sanguíneo médico para considerar o Rhogam; o teste Kleihauer-Berke é de uso limitado apesar das considerações teóricas nas mulheres com baixo risco (Am J Obgyn 2004;190:1461). Considerar fazer a tipagem e reatividade, além do perfil DIC, se for suspeita a necessidade de uma transfusão materna/fetal significativa.

- *Raio-x:* US para obter imagem do útero e do feto (Am J Perinatol 1996;13:177) avaliação do líquido livre intra-abdominal e imagem dos rins, fígado, baço e retroperitôneo, se for possível.
- Coração do feto: se a gestação for < de 20 semanas, 10 min com Doppler e 20 min de monitoramento com o monitor de contração se a gestação for > de 20 semanas e a pt estiver estável. Períodos maiores de monitoramento são requisitados para pts com lesões mais graves, sendo 4 h o tempo padrão se a pt apresentar lesões significativas.

Medidas de controle emergencial:

- Fluido iv e O_2.
- Doppler para ouvir o batimento cardíaco do feto.
- Se houver angústia do feto a pt deve ficar no lado esquerdo.
- Não limite a avaliação materna durante o trauma devido ao estado da gestação; a avaliação padrão é a mesma para pacientes não gestantes.
- Consulta imediata na OB e com um cirurgião geral, se julgar apropriado.

14.2 Gravidez Ectópica

Acad Emerg Med 1995;2:1081; 1995;2:1090

Causa: Implantação do embrião em outro local que não o útero.

Epidemiologia: Aproximadamente 2% de todas as gestações têm incidência aumentada; 95% são nas trompas, mas também podem ser ovarianas, cervicais, intra-abdominais (0,5%). A taxa é de 1:1.000 após 10 anos da ligação das trompas, e de 30:1.000 se realizada a eletrocoagulação das trompas. A frequência é maior na população urbana devido à PID, cirurgia pélvica anterior devido a uma gestação ectópica anterior, IUD e por outros motivos (Ann EM 1999;33:283); as pessoas da população rural tendem a não apresentar fatores de risco (Fam Med 1996;28:111).

Fisiopatologia: Trompas cicatrizadas têm uma taxa de transferência lenta e os implantes de blastocistos onde quer que estejam no 6°d; notavelmente, a eficácia do uso de contraceptivos não é afetada pelo uso de antibióticos, com exceção da rifampicina; dados antigos relatam evidências parciais controversas (J Am Acad Dermatol 2002;46:917).

Sintomas: Quase todos ocorrem no primeiro trimestre; há relatos de ausência da menstruação, porém um sangramento devido à retração pode mascarar isso. Desconforto abdominal/pélvico semelhante às dores menstruais, a dor no ombro relatada pode ser um sinal de irritação no diafragma devido ao sangramento intraperitoneal.

Sinais: Não específicos (Ann EM 1999;33:283), dor palpável ou sensibilidade cervical ao movimento podem não estar presentes; verificar abertura cervical, a qual pode ser verificada pelo exame bimanual ou exame com especulo, se houver incertezas (EMJ 2004;21:461); pode ocorrer hipotensão.

Curso: Sem cirurgia ocorre morte em 2:1.000 da população.

Cmplc: Choque, esterilidade após a cirurgia.

Diff Dx: PID, aborto espontâneo (ameaças), com risco aumentado no primeiro trimestre com o uso de cafeína (Nejm 2000;343:1839), aborto séptico, apendicite, ruptura ovariana corpo lúteo ou cisto folicular, cisto no endométrio.

Exames laboratoriais: Hemograma completo; β-HCG sérico, com nível < 1.000 mIU/ml com risco quadruplicado (Ann EM 1996;28:10); tipagem e varredura (considerar fazer tipagem e reatividade se a pt estiver em choque); níveis de progesterona não são totalmente confiáveis, mas deve ser < que 20 – 25 nanogramas/ml nas gestações ectópicas (Am J Obgyn 1989;160:1425); sub unidade do β-HCG, o fragmento do cerne, pode indicar gestação ectópica se < 100 μg/L na urina, dados dragados (J Clin Endocrinol Metab 1994;78:497). O teste da urina é positivo quando o nível sérico é > que 50 U. No entanto, 90 +% pos no primeiro período perdido. CK sérico não ajuda (Brit J Obgyn 1995;6:233). Amilase sérica também não ajuda (Am J Emerg Med 1988;327).

- *Raio-x:* US transvaginal é o exame padrão na radiologia (Fertil Steril 1998:62) e combinado com o β-HCG sérico tem uma sensibilidade de 100% e especificidade de 99,9% para o diagnóstico da gravidez ectópica (Obgyn 1994;84:1010); a gravidez intrauterina (IUP) com um gêmeo ectópico é um fenômeno raro. US realizado por médicos do ER treinados em US tem sensibilidade de 90% e especificidade de 88% para detectar o diagnóstico pos (Ann EM 1997;29:338), mas a zona discriminatória do β-HCG sérico é de 2.000 mIU/ml, enquanto outros sonógrafos têm zona discriminatória de 1.000 mIU/ml ou menos (J Emerg Med 1998;16:699). Procurar uma faixa endometriana fina (Fertil Steril 1996;66:474); é melhor quando o β-HCG sérico é < que 1.000 (Acad Emerg Med 1999;6:602), e até varreduras intermediárias devem ser classificadas como de baixo, intermediário ou alto-risco (Acad Emerg Med 1998;5:313).

Medidas de controle emergencial:

- *Se o dado não estiver claro*, repetir o β-HCG sérico em 48 h; riscos mais altos de gravidez ectópica ocorrem quando se observa um útero vazio e níveis de β-HCG sérico < que 66%, seguido de um útero vazio e β-HCG reduzindo menos de 50%; seguido de útero vazio e β-HCG crescendo mais que 66%. Se o β-HCG reduzir mais que 50% há baixo risco de haver gravidez ectópica independentemente do resultado do US (Ann EM 1999;34:703). Discutir os resultados com um obstetra.

- *Se o resultado for pos e a pt estiver estável*, consultar um OB. Considerar administrar o metotrexato se o tecido do feto < 4 cm de diâmetro, e não houver batimento cardíaco fetal (Fertil Steril 1989;51:435; Nejm 2000;343:1325) e β-HCG sérico < 5.000 mIU/ml (Am J Obstet Gynecol 1996;174:1840) ou salpingostomia laparoscópica.

- Se o resultado for positivo e a pt estiver instável, são feitos 2 ivs largos, tipagem e reatividade; consultar um OB para a laparotomia.

- Culdocentese não é comumente realizada, mas pode revelar sangue não coagulado do hemoperitônio com β-HCG sérico pos e 99,2% se a gravidez ectópica for rompida (Obgyn 1985;65:519). A laparoscopia (diagnóstico e terapia) também substituiu a paracentese nesses casos.

14.3 Parto Pós-morte

Causas: Trauma, condições cardíacas ou pulmonares crônicas, embolia pulmonar, abuso de substâncias [eg, tolueno (Obgyn 1991;77:504)] ou outras etiologias que podem causar a morte materna.

Epidemiologia: Raro, mas aumenta a frequência com o aumento da idade da mãe (Obgyn 1983;61:210) e previamente a frequência maior era em adolescentes (Clin Obgyn 1978;21:1191).

Fisiopatologia: Feto corre risco com a ressuscitação da mãe, estratificação emergencial como descrito a seguir:

- idade gestacional;
- tempo e qualidade da ressuscitação;
- saúde materna;
- problemas pré-natais, como oligohidramnios, três marcadores anormais ou US nível II etc.

Sx/Sinais: Choque; raciocínio reduzido, hipotensão, hipóxia, redução da excreção de urina, exame cardíaco anormal (taquicardia ou bradicardia com ectopia ou sopro).

Curso: Mais de 20 min de ressuscitação acarreta, na maioria das vezes, resultados ruins, com incremento a cada 5 min de 0 a 20 estendendo de prognóstico bom ao ruim.

Cmplc: Morte fetal.

Exames laboratoriais: Não há testes específicos, visto que isso é uma decisão clínica: testes lab regularmente feitos na mãe. Lembrar-se de fazer hemograma completo e teste de glicose na criança.

Medidas de controle emergencial:

- Ressuscitar a mãe.

- Fazer uma cesariana imediatamente.
- Consultar imediatamente um obstetra e um neonatologista.

14.4 Descolamento da Placenta

J Perinatol 1988;8:174

Causas: Hx anterior, HT, espontâneo, trauma e uso de drogas [cigarro (Am J Epidem 1996;144:881), etanol, cocaína, anfetamina] são as principais causas.

Epidemiologia: Aproximadamente 1% das gestações; taxa de recorrência é de aproximadamente 10%; associado com o aumento da idade materna.

Fisiopatologia: Descolamento da placenta antes do parto, com menos de 100 cc de perda sanguínea sem outros problemas é considerado brando; 100 – 500 cc de perda sanguínea com angústia do feto e contrações uterinas, considerado moderado, e choque hemorrágico com morte fetal iminente, considerado como grave.

Sintomas: Sangramento dolorido no periparto, terceiro trimestre.

Sinais: Útero grande e sensível; contrações uterinas; sinais de choque; angústia do feto.

Curso: Variável.

Cmplc: Hemorragia materna, choque, angústia do feto.

Diff Dx: Sangramento cervical, sangramento no seio marginal, ruptura uterina, trauma vaginal, demonstração hemorrágica, hematúria.

Exames Laboratoriais: Hemograma completo; tipagem e reatividade; PT/PTT.

Medidas de controle emergencial:

- Fluidos iv, O_2, pt apoiada no lado esquerdo se houver angústia do feto.
- Produtos sanguíneos administrados, quando apropriado, para anemias significativas ou coagulopatias (ver Capítulo 9.7 Guia de Transfusão).

- Parto, consultar um OB com emergência, se houver qualquer evento a mais que um sangramento.

14.5 Placenta Prévia

J Perinatol 1988;8:174

Causa: Placenta baixa localizando-se ao redor da abertura cervical.

Epidemiologia: 1:150 partos; aumenta com o aumento da idade da mãe, h/o prévio, e com cicatriz uterina prévia.

Fisiopatologia: Vasos da placenta serão expostos e propensos a sangrar se houver uma tentativa de se implantar na região cervical.

Sintomas: Sangramento dolorido no periparto, terceiro trimestre.

Sinais: US antes do exame digital; manipulação da região da abertura cervical pode causar hemorragia; sinais de choque; exame do espéculo cauteloso com espéculo claro (observe enquanto avança o espéculo) provavelmente é bom, contanto que seja removido uma vez que se confirme o sangramento na região da abertura cervical.

Curso: A maioria das placentas baixas observadas durante a gravidez migra da abertura cervical no terceiro trimestre.

Cmplc: Hemorragia materna.

Diff Dx: Descolamento da placenta.

Exames laboratoriais: Hemograma completo; considerar fazer a tipagem e a reatividade.

- *Raio-x:* US e transvaginal são bons exames.

Medidas de controle emergencial:

- Fluido iv, O_2, se houver angústia do feto a pt deve ficar no lado esquerdo.
- Consultar um OB para fazer uma cesariana.

14.6 Parto Prematuro

Causa/Epidemiologia: Incerto.

Fisiopatologia: O parto ocorre dentro de 3 h do início do parto original.

Sintomas: Contrações a cada 2 – 3 min, necessidade de defecar, ruptura espontânea das membranas.

Sinais: Contrações uterinas, cérvice muito dilatado com extinção completa, coroação.

Curso: Parto rápido e iminente.

Cmplc: Atonia uterina com hemorragia pós-parto.

Exames laboratoriais: O monitoramento do coração do feto geralmente detecta as desacelerações variáveis profundas, tônus vagal aumentado devido à compressão da cabeça; observar/ouvir acelerações na frequência cardíaca fetal que são apropriadamente taquicárdicas (150 – 160 bpm) assim que a contração diminuir.

Medidas de controle emergencial:

- Acesso iv; consultar um OB.
- Fazer o parto (habilidade desenvolvida com monitoramento 1:1), mas lembrar-se de colocar as mãos nos dois lados da cabeça do recém-nascido com os polegares na direção do nariz, fazer sucção da boca e das fossas; retirar o ombro anterior por meio de uma leve pressão para baixo, seguida de uma pressão para cima, retirando o ombro posterior; deslizar a mão pelas costas e gentilmente puxar a coxa para que o bebê não escorregue.
- Levar o bebê para ser aquecido, secado e estimulado.
- Antecipar-se à hemorragia pós-parto (Int J Gynaecol Obstet 1998;61:79): (1) fazer massagem uterina ou amamentação, se houver atonia uterina; (2) verificar produtos da concepção retidos e removê-los, caso necessário; (3) examinar o cérvice, vagina e períneo para reparos; (4) oxitocina 20 – 30 U em 1 L IVF e fazer a 100 cc/h, se não houver sucesso; (5) metergina 0,2 mg im, se não houver sucesso; (6) prostaglandina 15-metil PGF_{2a} 0,25 mg im ou injeção intrauterina (Obgyn 1980;55:665); (7) misoprostol 1000 μg pr (Obgyn 1998;92:212); (8) gemeprost (análogo de PGE1) pesário 1

mg intrauterino (Brit J Obgyn 1993;100:691), intravaginal ou pr (J Perinat Med 1999;27:231).

14.7 Posicionamento Anormal do Feto

J Perinatol 1991;11:297

Causas: A posição preferida para apresentação da porção fetal no períneo é o occiput anterior. Occiput posterior, transverso, apresentação da testa, apresentação da face e asinclitismo (apresentando o osso parietal) são variações que provavelmente ocorrem quando o feto passa pelo canal de nascimento. Apresentação pélvica e apresentação deitada transversa são mais comuns em pts com parto prematuro ou anomalias uterinas (eg, fibroides) (Obgyn 1976;47:427).

Medidas de controle emergencial:

- Todos os partos devem ser realizados em maternidades de hospitais. As pts que sabem ou suspeitam de problemas devem ser encorajadas a verificar seu estado no início do parto.

- Se o pessoal adequado para fazer o parto não estiver disponível, pode ser necessário executar um parto no quadro de um parto precipitado ou após a morte da mãe. Este livro não é um substituto do monitoramento e treinamento apropriado, mas é um guia para relembrar os procedimentos. Para apresentação pélvica, podálica ou prolapso do cordão umbilical, por favor, ler adiante.

14.8 Apresentação Pélvica

Curr Opin Obgyn 1992;4:807

Causas: Gestação prematura (feto ainda não "virou"); congênita [eg, associado com torcicolo (J Ped Surg 2000;35:1091)] ou anomalias uterinas (eg, bicornuate).

Epidemiologia: Aproximadamente 3% dos partos.

Sinais: Manobras de Leopoldo para acertar a posição do feto e localizar o pé; exame vaginal para o mesmo motivo. A apresentação das nádegas com os pés perto da cabeça é a Apresentação pélvica verdadeira (*Frank*), a apresentação das nádegas com os pés próximos às nádegas é a apresentação pélvica completa, e a apresentação da perna é a apresentação pélvica incompleta.

Curso: Se for detectada a apresentação pélvica, pode ser executada uma rotação externa anterior ao início do parto; esse procedimento é realizado após a 37a semana de gestação nas maternidades hospitalares.

Cmplc: Impedimento da passagem da cabeça do feto, lesão na medula espinhal, lesão no plexo braquial, asfixia, hemorragia intracraniana, com consequentes menores APGAR, e traumas ortopédicos ou de órgãos internos também são possíveis.

Exames laboratoriais: US se for possível definir a posição fetal.

Medidas de controle emergencial:

- OB e anestesista disponíveis para realizar o parto, se possível, e eles podem escolher executar uma cesariana (Obgyn 1987;69:965). Os médicos devem ser alertados da possibilidade de um parto prematuro.

- *Se o parto for iminente,* permitir que as nádegas e o tronco sejam retirados para a região do meio do abdômen, com as costas do feto viradas para a pélvis anterior da mãe. Na apresentação pélvica verdadeira pode ser necessário ajudar a retirar a perna do bebê: colocando o dedo na região poplíteal atrás do joelho do feto, flexionar totalmente o quadril para que o joelho saia seguido da perna e do pé. Nas apresentações pélvicas completas e incompletas, tentar retirar as pernas do feto primeiro; gentilmente direcionar os pés para fora. Puxar o cordão umbilical com delicadeza para ter uma extensão extra, enrolar o corpo num cobertor e, quando a escápula for vista, colocar os dedos pelo tórax para retirar os braços, um de cada vez, tentar enganchar o cotovelo para facilitar o parto do braço. Então, gentilmente levantar para que a região do meio da escápula fique na direção da região superior da sínfise púbica da mãe; esse levantamento gentil deve ser realizado em conjunto com um assistente. Enquanto direcionar o corpo como descrito anteriormente, usar uma mão e posicionar um dedo no maxilar da face do feto. Evitar a hiperextensão do pescoço e usar a pressão no abdômen para ajudar a fazer o parto da cabeça.

- Estar preparado para: 1) recuperação do feto; 2) executar uma episiotomia eletiva se o parto tiver que ocorrer no ER; 3) se a cabeça ficar presa no cérvice e este for romper, poder realizar a incisão de Dursin para facilitar o parto da cabeça. Após esse procedimento, é importante saber onde estão as lacerações (que estão direcionadas longe da uretra). Incisão de Dursin: se o cérvice mais perto da uretra estiver a 12 h, as incisões são feitas a 2 h, 6 h e 10 h; e 4) chame um OB e um anestesista assim que parecer que o parto prematuro com apresentação incompleta estiver ocorrendo.

14.9 Apresentação Podálica

Causas: Observada com apresentações em vértice, pélvica e posição transversa.

Sinais: Mão ou perna apresentada.

Curso: A apresentação da mão e cabeça é boa se o vértice preceder o membro durante o parto.

Cmplc: Perna como na apresentação incompleta; posição transversa com risco de prolapso do cordão umbilical.

Exames laboratoriais: se for possível, delinear a anatomia.

Medidas de controle emergencial:

- Levar a pt ao hospital, consultar um OB e um anestesista, se for possível.
- Na apresentação da mão antes do vértice e na apresentação com posição transversa, é necessária uma cesariana e o parto não ocorre precipitadamente.
- Apresentação pélvica incompleta prematura: prossiga como descrito anteriormente.

14.10 Prolapso do Cordão Umbilical

Lancet 1966;2:1443

Causa: Não há nenhuma região do corpo do feto aplicada no cérvice permitindo a extrusão do cordão com ruptura das membranas.

Epidemiologia: Incidência de 0,1% – 0,6%; é mais comum na apresentação pélvica, polihidramnios e posição transversa. Aproximadamente 47% dos casos ocorre devido à intervenção obstétrica (Am J Perinatol 1999;16:479), sem aumento da morbidade/mortalidade neonatal nesses pts.

Sintomas: Ruptura das membranas.

Sinais: O cordão umbilical é sentido no canal vaginal; verificar o pulso.

Curso: Resultado perinatal ruim, mesmo com a cesariana realizada em emergência (J Reprod Med 1998;43:129).

Cmplc: Anoxia fetal.

Exames laboratoriais: Nenhum.

Medidas de controle emergencial:

- Trendeleburg; O_2; acesso iv; consultar um OB imediatamente.
- Posicionar a mão na vagina e segurar a parte apresentada do feto, evitando a compressão do cordão entre o feto e o cérvice.

14.11 Distócia de Ombros

Am Fam Phys 2004;69:1707; Obgyn Cl N Am 1995;22:247; Asia Oceania J Obgyn 1994;20:195

Causa: Feto grande/pélvis pequeno, mas a macrossomia com distócia de ombros subsequente não é previsível (Surg Gynecol Obstet 1992;175:515).

Epidemiologia: Baseada no peso do feto, com aumento da incidência associado ao aumento do peso do feto: > que 5% de incidência em fetos que pesam mais de 4 kg e > que 14% de incidência em fetos que pesam mais de 4,5 kg; esses números são maiores nas mães que têm diabetes (Am J Obgyn 1998;179:476).

Fisiopatologia: Um problema mecânico em que o ombro anterior do feto fica preso atrás da sínfise púbica ou menos comum quando o ombro posterior do feto é incapaz de passar facilmente pelo sacro/cóccix.

Sintomas: "Cabeça de tartaruga": a cabeça do feto emerge parcialmente e então retrai com o relaxamento, sem ocorrer nenhum progresso.

Sinais: Conforme os sintomas.

Curso: Variável.

Cmplc: Lesão ao feto como numa fratura ou lesão no plexo braquial (Paralisia de Erb) (Am J Perinatol 1995;12:44); morte do feto.

Exames laboratoriais: Não há exames específicos.

Medidas de controle emergencial:

- O_2; fluido iv; episiotomia.
- Pernas para cima e para fora: manobra de McRobert (intervenção mais efetiva) (Am J Obgyn 1997;176:656).
- Pressão no abdômen, empurrar a coluna para frente com a mão logo abaixo da sínfise púbica.
- Fazer a manobra de Woods ou tentar empurrar o ombro anterior de trás da sínfise púbica através da rotação do ombro para qualquer um dos lados.
- Retirar primeiramente o ombro posterior; fraturar a clavícula.
- Manobra de Zavenelli: empurrar a cabeça do feto para dentro da vagina e segurá-la enquanto a cesariana é executada; 92% de sucesso (Obgyn 1999;312).

14.12 Pré-eclampsia e Eclampsia (Toxemia)

Clin Obgyn 1984;27:836; Am Fam Phys 2004;70:2317

Causas: Desconhecida, há alguma associação com o Diabetes *Mellitus* gestacional (Diabetes 1991;40:79; J Reproduct Med 1998;43:372) e/ou lupus anticoagulante (Nejm 1985;313:1322).

Epidemiologia: Incidência de 1,5% em pts de OB privados, enquanto que nos hospitais-escola a incidência é de 12%; 20% nos pobres urbanos, a aproximadamente 5% nas primíparas, que representam 85% de todas as pts com PIH/eclampsia; 25% das pts com HT crônica. Essa é a segunda causa mais comum de morte materna; a embolia pulmonar é a causa número 1. O risco de desenvolver a eclampsia aumenta enquanto a gravidez progride; se o pai ou a mãe tiveram a pré-eclampsia associada com seus nascimentos, há o dobro de risco de apresentar gravidez com pré-eclampsia (Nejm 2001;344:867).

Por outro lado, foi demonstrado que o risco de ocorrer a pré-eclampsia diminui com subsequentes gestações, mas isso é transitório. Com o tempo, a proteção a multíparas reduz (Nejm 2002;346:33).

Fisiopatologia: A pré-eclampsia é a HT na gestação associada com edema e/ou proteinúria. Se esse processo evoluir para convulsões e/ou coma, então a pt desenvolveu a eclampsia. As pts que apresentam HT isolada (excluindo também a proteinúria) na gestação, provavelmente têm uma forma branda do espectro da pré-eclampsia (Clin Exp Hypertens [A]1989;11:1565).

Vasoconstrição simpática que diminui com o parto; isso contrasta com a redução na resistência vascular periférica na gravidez normal mediada por uma resistência aumentada à angiotensina; de alguma forma esse efeito é perdido por meio de um processo dependente de trofoblasto com disfunção plaquetária, papel potencial da hiperagregação. Alterações no CNS associadas com edema cerebral reversível e leucoencefalopatia.

A pré-eclampsia ocorre com alguma disfunção endotelial que é reversível com ácido ascórbico 1 g iv (Jama 2001;285:1607).

Sintomas: Rápido ganho de peso; edema; dor de cabeça; alterações visuais; dor epigástrica abdominal.

Sinais: HT começando após 20 semanas de gestação; antes desse tempo ocorre provavelmente devido à HT crônica; verificar a sistólica > que 140, ou diastólica > que 90, com a diastólica > que 110 pressentindo a eclampsia; edema; proteinúria; hiperreflexia; papiledema se for eclampsia: o exame fundoscópico é um pouco controverso se a eclampsia for suspeita, já que estimulações leves podem induzir a convulsões.

Curso: Todos os sintomas desaparecem em 72 h pós-parto e 95% das pessoas. Se os si/sx ocorrerem no primeiro trimestre, considerar os tumores trofoblásticos ou mola.

Cmplc: Pré-eclampsia pode ser grave e esses casos são associados com 1% de mortalidade materna e 10% de mortalidade infantil pré-natal, sem tratamento, 25% – 50% dos casos graves evoluem para eclampsia.

Eclampsia (toxemia): Inclui convulsões e pode ser prevista pelo mesmo critério que a pré-eclampsia, bem como a falência renal, CHF, sangramento do CNS; DIC; síndrome de Sheehan; angústia ou morte do feto; hemorragia e ruptura hepática; síndrome HELLP (hemólise, perfil hepático elevado, plaquetas baixas); neutropenia em recém-nascidos, que é transitória em 50%, mas também associada com sepse.

Diff Dx: HT transitória da gestaçao; HT crônica na gravidez; feocromocitoma.

Exames laboratoriais: Hemograma completo, verificar se há trombocitopenia (Am J Perinatol 1989;32); perfil metabólico; testes da função hepática (Am J Perinatol 1988;5:146); ácido úrico; considerar o nível de magnésio e o nível de cálcio; UA; avaliar a urina 24 h para verificar o cálcio, procurando pela hipocalciúria; considerar o perfil DIC.

Níveis aumentados de forma solúvel da tirosina quinase 1 semelhante a fms (sFlt-1) pré-datam a síndrome clínica da pré-eclampsia e os níveis reduzidos de fator de crescimento placentário (PIGF) também pré-datam a síndrome clínica da pré-eclampsia; esses dados conferem risco antes do desenvolvimento da pré-eclampsia (Nejm 2004;350:672).

Medidas de controle emergencial:

Eclampsia:

- estabilizar a pt, proteger a via aérea, O_2, acesso iv;
- $MgSO_4$ 4 g iv bolus, então 2 g por h gotejamento; pode ser usado im 10 g, depois 5 g a cada 4 h (J Reprod Med 1979;23:107). $MgSO_4$ é superior à fenitoína (Nejm 1995;333:201) e nimodipina (Nejm 2003;348:304);
- consultar imediatamente um OB, o tratamento definitivo é o parto.

Pré-eclampsia:

- consultar um OB para todas as decisões sobre tratamento e opções das pts não-hospitalizadas;
- a hidralazina 5 – 10 mg iv ou o labetalol 10 – 20 mg iv podem ser usados para tratar agudamente a HT; a nifedipina 10 mg sl não é recomendada nessa situação;

- para o tratamento da HT de pts não hospitalizadas, usar α-metil-dopa (Aldomet), hidralazina, propranolol ou clonidina. Não usar os inbidores de ACE: são teratogênicos;
- a prevenção em pts não hospitalizadas pode incluir o uso de baixas doses de aspirina (Obgyn 1990;76:742); dados são equívocos;
- o tratamento da HT oferece benefício à mãe, mas não muito ao feto. O tratamento definitivo é o parto.

Capítulo 15

Oftalmologia

15.1 Glaucoma Agudo (Fechamento angular)

Aust N Z J Ophthalm 1999;27:358

Causas: Predisposição genética, hiperopia (hipermetropia); após o procedimento LASIK (J Cataract Refract Surg 2000;26:620); cocaína intranasal (J Laryngol Otol 1999;113:250).

Epidemiologia: Ocorre em aproximadamente 0,2% da população; especialmente na meia-idade e na terceira idade (> de 50 anos de idade).

Fisiopatologia: Olho menor com câmara anterior rasa que impede o fluxo de humor aquoso normal, aprisionando o fluido posteriormente. A pressão é aumentada comprimindo o nervo óptico.

Sintomas: Halo como arco-íris; dor nos olhos que é repentina e bilateral; dor de cabeça; náusea e vômitos; escotomas na região nasal; precipitado por midriáticos, antiácidos, anestesia e escuridão.

Sinais: Olho vermelho, principalmente circuncorneal; pupila fixa parcialmente dilatada; edema na córnea com bolhas e nebulosidade; defeitos no campo visual (Graefes Arch Clin Exp Ophthalm 1999;237:908); pressão da córnea > que 30 mm Hg; pressões > 18 mm Hg têm 65% de sensibilidade e especificidade.

Curso: 3 ½ % de todos os pts com leituras de tonometria de 20 – 30 mm Hg vão evoluir para glaucoma em 5 anos.

Complicações: Cegueira; o outro olho é afetado dentro de 5 – 10 anos em 40% – 80% dos casos, e o uso de pilocarpina não confere proteção.

Exames laboratoriais: Tonometria.

Observação: As gotas de anestésico usadas para facilitar a tonometria não reduzem o desconforto.

Medidas de controle emergencial:

- Consultar um oftalmologista, com considerações sobre a pilocarpina 1% – 2% em gotas a cada 5 – 10 min até aliviar e o inibidor sistêmico de anidrase carbônica (acetazolamida 1 g iv ou 0,5 g po imediatamente) para reduzir a pressão.
- O tratamento definitivo é iridotomia cirúrgica a laser (Eye 1999;13:613) ou iridoplastia com laser se for realizada dentro de 48 h (Eye 1999;13:26).

15.2 Conjuntivite

Am J Ophthalm 1991;12:2S

Causas: Bacterianas 50% – 80% das vezes, em geral o pneumococos no clima frio, considerar os *Estafilococos, Corynebacteria, Haemophilus* (incluindo o bacilo Koch-Weeks), clamídia no clima quente (Arch Ophthalm 1966;75:639); 20% das vezes é viral, principalmente causada por adenovírus; alérgica, como a conjuntivite papilar gigante, que está associada com o uso de lentes de contato gelatinosa, trauma e corpo estranho, mas é realmente alérgica (Acta Ophthalm Scand suppl 1999;228:17).

Epidemiologia: Segunda razão mais comum para olhos vermelhos; se excluir corpos estranhos é 95% da razão para olhos vermelhos.

Fisiopatologia: Óbvia: inflamação da conjuntiva.

Sintomas: Sensação de areia dentro no olho; corrimento ocular.

Sinais: Injeção conjuntival; PERRLA e com visão normal; tipos alérgicos com predomínio de coceira.

Curso: Geralmente clareia em 3 d – 4 d, raramente é prolongada, a não ser que ocorram problemas secundários (corpo estranho) ou se for alérgica e estiver tratando como infecciosa.

Complicações: Curso prolongado.

Diff Dx: Conjuntivite associada com a síndrome paraneoplásica ou doença inflamatória da pele, conjuntivite cicatrizante (Am J Ophthalm 2000;129:98); conjuntivite hemorrágica com enterovírus 70 (Am J Epidem 1975;102:533).

Exames laboratoriais: Nenhum, apesar das culturas bacterianas e virais serem importantes nos casos atípicos ou graves.

Medidas de controle emergencial: Recomendar fluoresceína com teste da lâmpada de Wood para todos os olhos vermelhos com dor verificando possível abrasão na córnea; considerar também a irite.

Conjuntivite infecciosa: Com tratamento tópico qid: solução ou unguento de sulfacetamida 10%; gotas de TMP/SMX (politrim) são mais bactericidas do que bacteriostáticas, é melhor que a sulfa; unguento de bacitracin/polimixina; unguento de bacitracina/neomicina/polimixina; solução de gramicidina/neomicina/polimixina; unguento de eritromicina 0,5%; solução ou unguento de gentamicina 0,3%; solução ou unguento de tobramicina 0,3%; não usar solução de cloranfenicol 0,02% ou unguento 1%, que podem acarretar anemia aplástica, apesar de ser tão eficaz quanto os outros (J Antimicrob Chemother 1989;23:261); é possível tentar usar as fluoroquinolonas (que são mais caras) que inclui unguento ou solução de ciprofloxacina 0,3%, solução de gatifloxacina 0,3%, solução de levofloxacina 0,5%, solução de moxifloxacina 0,5% ou solução de ofloxacina 0,3% (Med Lett Drugs Ther 2004;46:25).

Conjuntivite alérgica: (Drugs 1992;43:154; Med Lett Drugs Ther 2004;46:35): Considerar as seguintes opções terapêuticas de uso tópico para ambos os olhos: NSAID ketorolac (Açular) 1 gota qid 0,5%; ou anti-histamínico levocabastine (Livostin) 1 gota qid 0.05% ou emedastina (Emadine) 1 gota qid 0,05%; ou estabilizadores de mastócitos, como o cromolin (Crolom) 1 – 2 gotas 4% em OU qid ou lodoxamide (Alomide) 1 – 2 gotas qid 0,1%; ou nedocromil (Alocril) 1 – 2 gotas bid 2%; ou pemirolast (Alamast) 1 – 2 gotas qid 0,1%; ou estabilizador de mastócito/anti-histamínico H1 olopatadina (Patanol) 1 – 2 gotas bid 0,1%; ou azelastina (Optivar) 1 gota bid 0,05%; ou epinastina (Elestat) 1 gota bid 0,05%; ou ketotifeno (Zaditor) 1 gota q 6 h – 12 h 0,1%.

15.3 Abrasão da Córnea/Corpo Estranho

Optom Clin 1991;1:119; Am Fam Phys 2004;70:123

Causas: Trauma; uso estendido de lentes de contato (Optom Clin 1991;1:123).

Epidemiologia: Razão mais comum que acarreta a vermelhidão dos olhos.

Fisiopatologia: Trauma direto ou trauma ocasionado pela fricção na córnea causando uma abrasão.

Sintomas: Olhos vermelhos e lacrimejando.

Sinais: Geralmente injeção conjuntival unilateral, verificar a presença de corpo estranho sobre as pálpebras superior e inferior. Corpos estranhos metálicos provocam maior injeção dos olhos.

Curso: Ordinário se o corpo estranho for removido e a intervenção for feita a tempo.

Complicações: Úlcera na córnea, com notificação de pseudomonas após usar um curativo (Clao J 1987;13:161); conjuntivite.

Diff Dx: Ruptura oculta do globo ocular, se o trauma for significativo.

Exames laboratoriais: Nenhum.

Medidas de controle emergencial:

- Anestésico local (colírio de proparacaína ou tetracaína); isso geralmente alivia todo o desconforto; se o pt ainda se sentir desconfortável, repensar o diagnóstico. Se houver um corpo estranho embaixo da pálpebra, é viável reter o anestésico local para que a remoção seja confirmada pela resposta do pt à remoção.
- Fluoresceína com o exame da lâmpada de Wood/biomicroscopia; pode ser necessário enxaguar o excesso de fluoresceína para visualizar as abrasões pequenas.

Corpo estranho:

- Remover o corpo estranho com um aplicador de algodão macio úmido; tocar e levantar, não friccionar; 25-G agulha; ou instrumento especial para remoção de corpos estranhos dos olhos (Eye spud); remover o anel de ferrugem, se presente, com o instrumento disponível. Essa habilidade pode ser ensinada. Após a remoção do corpo estranho, prosseguir como descrito nas instruções para abrasões da córnea.

Abrasão da córnea:

- Unguento de antibiótico para o olho (como com a eritromicina) tid para 3 d.

- Solução de ketorolac local 0,5% qid por 5 d (Ophthalm 1997;104:1353) ou 1 gota de colírio com diclofenaco 0,1% a cada 6 h durante 36 h (Eye 1997;11:79; Ann EM 2000;35:131) para aliviar a dor.

- Considerar colírio midríaco, como fenilefrina 2,5%/ tropicamida 1% (Ophthalm 1995;102:1936).

- O uso de curativos é controverso (Ophthalm 1995;1936; Ann EM 2001;138:129). Pode prover algum conforto.

- Consultar um oftalmologista (possivelmente no dia seguinte) se não for possível remover o corpo estranho por completo ou se o pt não melhorar em 3 d.

- Prescrever meds narcóticos para a dor; a manipulação do olho acarreta desconforto significativo.

- Evitar o uso de lentes de contato, apesar do uso do diclofenaco local com as lentes de contato gelatinosas (J Refract Corneal Surg 1994;10:640) e da lente de contato curativa (Brit J Ophthalm 1987;71:285). Tentativas foram realizadas com ambas, mas não são indicadas como um procedimento do ER secundário ao agravamento de possíveis úlceras e ceratites.

15.4 Ceratite Herpética

Optom Clin 1991;1:45

Causas: Geralmente causada pelo *H. simplex*, mas também é possível ser causada por *H. zoster*, adenovírus e outros vírus.

Epidemiologia: Constitui 1% das causas de olhos vermelhos, com exceção da entrada de corpo estranho.

Fisiopatologia: Inflamação da córnea.

Sintomas: Fotofobia; sensação da presença de um corpo estranho.

Sinais: Úlcera na córnea; PERRLA. Verificar sobre as pálpebras.

Curso: Geralmente está associada com a irite. Verificar a injeção conjuntival.

Complicações: Úlceras crônicas; presença viral persistente (Arch Ophthalm 1993;111:522); hipópio (células brancas na câmara anterior); determinado grau de opacidade da córnea prolongada (Acta Ophthalm 1970;48:214).

Diff Dx: Uso da lente de contato durante a noite causando ceratite infecciosa (Brit J Ophthalm 1998;82:1271); exposição à luz ultravioleta (Optom Vis Sci 1994;71:125) e o colírio protetor contra UV não ajuda (Ophthalmic Res 1998;30:286); exantemas; bacteriana (Acad Emerg Med 1994;1:391); uso crônico de anestésico local; ceratite bacteriana ou fúngica após um transplante de córnea (Ophthalm 1988;95:1450).

Exames laboratoriais: Considerar fazer culturas bacterianas e virais; talvez PCR para identificar o DNA do HSV (Can J Ophthalm 2000;35:134).

Medidas de controle emergencial:

- Anestésicos locais não aliviam totalmente o desconforto.
- A biomicroscopia com fluoresceína pode detectar dendritos: consistente com a ceratite herpética.
- Não fazer curativos no olho nem instile esteroides.
- Consultar imediatamente um oftalmologista para considerar os seguintes tratamentos: trifluridina (Viroptic) 1 gota da solução 1% a cada 2 h como primeira linha; o tratamento de segunda linha seria Ara A; aciclovir local/oral (Ophthalmologica 1997;211:29); antibacterianos; ciclopégicos para relaxar o espasmo ciliar, como a atropina 1% bid ou homatropina 5% tid.

15.5 Irite

Post Grad Med 1989;86:117

Causas: A idiopática é a mais comum; iatrogênica [muitas causas, eg, cidofovir iv (Arch Ophthalm 1997;115:733)]; doenças autoimunes (Ann Ophthalm 1978;10:147) [síndrome de Behcet, RA, SLE, espondilite anquilosante, síndrome de Reiter, síndrome de Sjogren (Arthritis Rheum 1992;35:560), colite ulcerosa (GE 1967;52:78), granulomatose de Wegener]; tuberculose; sífilis; histoplasmose; sarcoide; coccidioidomicose; toxoplasmose; talvez possa estar relacionado com autoanticorpo viral; *H.* simplex; *H.* zoster; CMV; cândida; catarata hipermadura; trauma; tumor intraocular (Cancer 1979;44:1511); doença de Whipple; doença de Hanson; uso intranasal de drogas como a cocaína (Ann EM 1991;20:192).

Epidemiologia: Constitui 2% das causas de olhos vermelhos, com exceção da entrada de corpo estranho.

Fisiopatologia: Uma forma de uveíte.

Sintomas: Dor; fotofobia; lágrimas sem exsudato.

Sinais: Sensibilidade; visão anuviada; humor aquoso turvo; pressão baixa; miose: pupila comprimida com dor na resposta da pupila à luz direta e consensual (Lancet 1981;2:1254); injeção circuncorneal, injeção conjuntival; pedir ao pt que acomode com o próprio dedo, um teste específico (97%), porém não sensível (74%) (BMJ (Clin Res Ed) 1987;295:812). Fazer a biomicroscopia com fluoresceína para identificar outras causas. Verificar sobre as pálpebras.

Curso: Variável, dependendo da etiologia.

Complicações: Curso refratário; síndrome renal-ocular rara com nefrite intersticial (Am J Med 1984;77:189).

Diff Dx: Glaucoma agudo por fechamento angular, ceratite, corpo estranho.

Exames laboratoriais: Nenhum.

Medidas de controle emergencial:

- Consultar imediatamente um oftalmologista, que vai considerar esteroides tópicos e ciclopégicos.
- Futuro papel dos inibidores de sintase de prostaglandina, incluindo NSAIDs (Arch Ophthalm 1980;98:1106; Fortschr Ophthalm 1987;84:353).

15.6 Ruptura do Globo Ocular

Int Ophthalm Clin 1995;35:71

Causa: Geralmente traumática.

Epidemiologia: Não é comum; geralmente ocorre no sexo masculino, na terceira ou quarta década de vida; o uso de álcool é um risco nas atividades da hora do lazer (Ophthalmologica 1999;213:380).

Fisiopatologia: Geralmente, as rupturas são na região da inserção muscular, se não estiverem prontamente aparentes no exame.

Sintomas: Dor nos olhos; perda da visão.

Sinais: Hifema completo; protrusão dos conteúdos do globo; perda do contorno normal do globo. Executar um exame no olho cauteloso sem instilar nenhum meds no olho.

Curso: A recuperação visual geralmente é restrita.

Complicações: Perda da visão.

Diff Dx: Corpo estranho na câmara anterior (Ophthalmic Surg 1985;16:586).

Exames laboratoriais: CT da cabeça/facial (Am J Neuroradiol 1995;16: 936).

Medidas de controle emergencial:

- Cobrir o olho com uma superfície metálica ou de plástico e manter a cabeça elevada da cama; npo.
- Considerar utilizar antibióticos iv de amplo espectro, e atualizar a vacina antitetânica, como em qualquer trauma, caso necessário.
- Consultar imediatamente um oftalmologista.

15.7 Perda de Visão Repentina — Traumática

Acad Emerg Med 1996;3:1056; Neurol Clin 1998;16:323

Causas: Trauma no nervo ótico: laceração, contusão, compressão; descolamento de retina; hemorragia na retina. Trauma do globo ou lente (descrito numa seção anterior).

Epidemiologia: Não é muito comum, mas é preciso reconhecer a patologia.

Fisiopatologia: Compressão do nervo ótico, descolamento de retina e hemorragia na retina podem ser reversíveis se o envolvimento for limitado. Laceração do nervo ótico e contusão ocorrem geralmente com a perda de visão irreversível.

Sintomas: Dor; perda da visão; descolamento de retina pode simular o piscar de luzes em frente ao olho.

Sinais: Trauma no globo pode ser tanto penetrante como obtuso. Verificar a presença de anormalidades na retina e humor vítreo.

Curso: Como descrito na fisiopatologia da doença.

Complicações: Perda da visão.

Diff Dx: Causas não traumáticas (muito mais comum): infecção orbital (Capítulo 10.6 Celulite Periorbitária) ou no seio da face (Capítulo 17.11 Sinusite) (Laryngoscope 1984;94:1050); estenose da artéria carótida acarretando os achados monoculares transitórios (Nejm 2001;345:1984); CVA (Capítulo 13.2 Acidente Vascular Cerebral), eg, amaurose fugaz; enxaqueca (Capítulo 13.9 Enxaqueca); crise hipertensiva (Capítulo 2.7 Emergências Hipertensivas); cegueira cerebral; neuropatia ótica isquêmica, artéria central da retina ou oclusão da veia (J Neurol Neurosurg Psychiatry 1993;56:234); neurite ótica; uveíte; lente ectópica; toxinas, como metanol ou quinina (Ann EM 1987;16:98); formação da catarata aguda; desordens reumatológicas, como a arterite de célula gigante (Semin Ophthalm 1999;14:109) ou SLE.

Exames laboratoriais: CT da cabeça/facial; MRI, caso disponível.

Medidas de controle emergencial:

- Controle de dor iv se necessário; atualizar a vacina antitetânica, caso necessário; npo.

- Consultar imediatamente um oftalmologista para considerar a descompressão orbital de emergência (Otolaryngol Head Neck Surg 1981;89:252).

- Pequenos descolamentos de retina e hemorragia na retina podem ser acompanhados no dia seguinte após a discussão do caso com um oftalmologista.

Capítulo 16
Ortopedia

16.1 Bursite/Tendinite

Med Sci Sports Exerc 1998;30:1183

Causas: Inflamação na bursa ou nos tendões; podem ser de etiologias infecciosas, principalmente nas áreas do olécrano e pré-patelar (Capítulo 16.5 Artrite Séptica).

Epidemiologia: Comum.

Fisiopatologia: Fenômeno de estresse agudo ou uso em excesso; a bursite multifocal pode estar associada com a homocistinúria homozigota (J Inherit Metab Dis 1999;22:185).

Sintomas: Dor numa articulação específica; lembrar de dor referida, como a dor no pescoço que reflete a dor de qualquer região da extremidade de cima, coluna para quadril, quadril para joelho etc.

Sinais: Dor ao apalpar a bursite; dor na área de movimento da tendinite. Pedir ao pt para se manter numa posição específica em oposição à força exercida para isolar a área específica; teste de Finkelstein na tendinite de Quervain.

Curso: Agudo com resolução em duas semanas ou crônico se mais prolongado.

Complicações: Dor crônica.

Diff Dx: Artrite; distensão do ligamento; raramente ocorre devido aos ouriços, não se resolvendo até a remoção das espinhas (Joint Bone Spine 2000;67:94); considerar a síndrome do túnel carpal para as síndromes da dor no pulso, cujo melhor tratamento é a injeção com corticosteroides ou imobilização, e não NSAIDs (Ann Fam Med 2004;2:267).

Exames laboratoriais: Considerar fazer radiografias simples se houver suspeita de fratura significativa. Considerar fazer uma punção com agulha se a articulação estiver não-protética para determinar a etiologia.

Medidas de controle emergencial:

- Injeção com agente anestésico (lidocaína, bupivacaína) e esteroides: estudos da bursite anserina (South Med J 2000;93:207), controverso para tendinite no ombro (Scand J Rheumatol 1985;14:76) e talvez neg para a tendinite de Aquiles (Clin J Sport Med 1996;6:245); tendinite (como a de Quervain) não é necessária uma injeção no tendão para ser eficaz.
- Imobilização do ombro ou cotovelo (cotovelo de tênis), por exemplo, se estiver usando tipóia, certificar-se de que serão feitos movimentos diários com o ombro para evitar a capsulite adesiva. Protetor de calcanhar para fasceíte plantar ou tendinite de aquiles (Brit J Sports Med 1981;15:117).
- Colocar gelo por 24 h – 48 h.
- Acetaqmnofeno e NSAIDs têm aproximadamente a mesma eficácia em situações traumáticas (Curr Opin Rheumatol 2000;12:150), e NSAIDs são melhores na inflamação (RA, gota etc.); o ketorolac im é tão eficaz quanto o ibuprofeno po (Acad Emerg Med 1998;5:118; Ann EM 1995;26:117).
- O dimetil sulfóxido não ajuda (Med Sci Sports Exerc 1981;13:215).

16.2 Luxações

Causas: Geralmente traumáticas, apesar de que aqueles casos de luxação na articulação ocorrem devido à desordem do tecido conectivo, pode ser necessário um trauma pequeno. É preciso menos força para lesões recorrentes. Na peds, é importante considerar o abuso infantil. Considerar complicações, como convulsões.

Epidemiologia: Variável.

Fisiopatologia: Se ocorrer fratura da superfície da articulação, pode evoluir para artrite.

Sintomas: Dor; deformação; inchaço.

Sinais: Sensibilidade; movimento reduzido até o ponto de não movimentar a articulação afetada: apalpar o local onde ocorreu a luxação; verificar o estado neurovascular distal; edema intra-articular.

Curso: Curativo reduzido, fratura coincidente podem prolongar a reabilitação.

Complicações: Fratura, lesão neurovascular.

Exames laboratoriais: Radiografias simples: 2 chapas de 90° uma da outra. A visão de um "Y" no ombro luxado é fundamental. A visão após redução é um padrão, no entanto, a necessidade em algumas áreas [ombro (Ann EM 1996;28:399)] tem sido questionada.

Medidas de controle emergencial:

- Acesso iv para o controle da dor.
- Bloqueio local, como digital, nervo radial ou nervo mediano, se possível.
- Consultar um ortopedista para todas as luxações que apresentem comprometimento neurológico ou vascular.
- Deve ser considerada a possibilidade de sedar o pt com midazolam durante procedimentos para redução de articulações grandes, como tornozelo, cotovelo, ombro etc.
- Uma tração firme e gradual por 2 – 5 min é mais eficaz que a aplicação de mais força por menos tempo.
- Fazer chapas após a redução.

Exemplos específicos:

- *Tornozelo:* deformidade nítida deve ser reduzida, caso possível, para prevenir o rompimento/destruição da pele; é mais fácil reduzir o tornozelo com o quadril e joelho flexionados (em 90° se for possível) para que os músculos dirigidos ao tendão de Aquiles estejam relaxados. Na maioria dos casos, ocorre fratura coincidente. A maioria dos fragmentos da fratura se move durante a redução, portanto o pt deve estar bem sedado para que haja o mínimo de tensão muscular durante a manobra, para evitar lesão na cartilagem articular.
- *Dedo:* bloqueio digital. Colocar uma superfície dorsal na mão e uma superfície plantar no pé para bloquear completamente. A redução

deve primeiramente ser feita pela tração para fora na direção do eixo longo da falange luxada. Com a outra mão, mover a base do osso luxado em direção a sua posição natural. Então, mova o eixo longo da falange para sua posição natural neutra, para que o dedo fique agora normalmente alinhado.

- *Cotovelo:* há cinco tipos de luxação de cotovelo:

    Peds: luxação cotovelo de babá: luxação pediátrica da cabeça radial. Essas luxações não são comuns em adultos. Para reduzir uma luxação cotovelo de babá pediátrica, deve-se posicionar o polegar na cabeça radial, estender o cotovelo e supinar o antebraço. Então, flexionar o antebraço. Um estalo pode ser sentido ou ouvido.

    Adulto: o cotovelo pode luxar posteriormente (mais comum), anteriormente, lateralmente, na região medial, ou o rádio e a ulna podem divergir lateralmente, e na região medial, respectivamente. A redução pode ser realizada com sedação. Pedir um assistente para ancorar o úmero enquanto guia os ossos do antebraço proximal ao redor do côndilo umeral. Flexionar o cotovelo uma vez que se sinta o olecrano/rádio, para reassentar e imobilizar com o cotovelo flexionado em 90°. Lesões no ligamento são comuns (Clin Orthop 1987:221), mas o tratamento conservador é geralmente adequado (Clin Orthop 1987:165).

- *Quadril:* feita com ortopedista, luxações posteriores são mais comuns.

- *Joelho:* são verdadeiras emergências ortopédicas, a luxação do joelho confere grande risco à artéria poplítea. A redução deve ser executada na presença de um ortopedista. Imobilizar na posição de maior conforto. Considerar realizar um arteriograma; talvez a metade dos pts com lesão vascular necessitem de cirurgia de emergência, outros apresentarão espasmo autolimitante ou descolamento da íntima, por exemplo, e é possível recomendar a observação do pt.

Observação: A patela flutuante ou outras indicações de efusão podem não estar presentes (como observado em lesões no ligamento isoladas), porque a membrana sinovial pode estar rompida, e então a efusão traumática ocorre dentro da coxa e perna.

- *Patela:* a lateral é mais comum do que a medial. Estender completamente o joelho, o que pode acarretar a redução da patela. Se isso não ocorrer, manter o joelho estendido para proceder como descrito a seguir. Posicionar os polegares na margem medial do joelho se houver luxação medial, e na margem lateral se a luxação for lateral, e gentilmente pressionar no sentido do alinhamento anatômico. Pode ser necessário levantar um pouco a margem do joelho com os dedos.
- *Ombro* (Med Sci Sports Exerc 1984;16:444; Am J Emerg Med 1999;17:288): pode ocorrer luxação no anterior, inferior ou posterior. A fratura associada à compressão da cabeça do úmero é denominada de lesão de Hill-Sachs. Alguns princípios gerais da redução:

1) o pt precisa estar relaxado;

2) mexer no úmero para que a cabeça do úmero possa escorregar pela margem anterior da glenoide;

3) algumas vezes é necessário direcionar a cabeça do úmero diretamente enquanto mexe-se no úmero;

4) vinte mililitros de lidocaína 1% colocada na articulação do ombro afetado podem acarretar um alívio significativo (preparação do produto estéril e injeção) e reduz a necessidade da sedação intravenosa (J Bone Joint Surg [Am] 2002;84-A:2135);

5) levar o braço em direção ao pt, com o cotovelo flexionado em 90º, e imobilizar nessa posição após a redução ser finalizada.

- *Luxação anterior* (Am J Emerg Med 1991;9:180): os métodos incluem:

(1) peso (conhecido como manobra de Stimson ou de Wait): pt debruçado com um peso de 5 quilos amarrado ao braço pendendo livremente. A redução ocorre com o tempo: essa é uma técnica primária muito boa. Uma variação da mesma técnica é manter o pt sentado na cadeira com o braço posicionado acima do descanso da cadeira, e pender o braço para baixo diretamente (Injury 1992;23:479);

(2) variação hipocrática: pt na posição supino e ancorado com um lençol enrolado ao redor da axila afetada para exercer uma contratração e reduzir a compressão do cotovelo, que é flexionado a 90º

com o antebraço apontando para o teto. Mexer no úmero: método original era com o calcanhar do médico na axila do pt fazendo uma contratração, mas é possível colocar outro lençol ao redor e prender ao cotovelo do pt e inclinar para trás ou apenas segurar firmemente o cotovelo na fossa antecubital. Empurrar o úmero para a abdução e fazer gentilmente o movimento de rotação internamente e externamente;

(3) rotação da escápula (Ann EM 1992;21:1349): pt debruçado (posição supino caso necessário) (Ann EM 1996;27:92), pesos na mão, fazer a rotação do pólo escapular inferior medialmente e superiormente até que ocorra a redução;

(4) rotação externa (Jacep 1979;8:528): pt está em supino com úmero com completa adução, cotovelo em 90° com o antebraço apontando para o teto, gentil e vagarosamente, fazer a rotação do ombro externamente;

(5) caminhar (Milch) (J Trauma 1992;32:801): pt na posição supino, trazer o braço da adução com cotovelo flexionado em 90°, para adução completa com rotação externa, enquanto isso, gentilmente caminhar com ele para essa posição;

(6) nado de costas: começar com o pt na posição supino, braço em adução com cotovelo a 0° . Gentilmente caminhar com o braço até estar em 180°, da flexão para frente, como se o pt estivesse nadando de costas.

- *Luxação inferior* (Instr Course Lect 1985;34:232): trauma significativo. Pt na posição supino. Posicionar o lençol sobre o ombro para exercer uma contratração; o braço vetor para redução está em aproximadamente 180° de abdução. Pode ser verdadeiramente irredutível com a técnica fechada.

- *Luxação posterior:* pt na posição supino; vetor para redução é o longo eixo do úmero com o braço em adução.

16.3 Manejo de Fraturas

Emerg Med Clin N Am 2000;18:85

Causas: Geralmente traumáticas, na pediatria pode estar relacionada ao abuso/maltrato infantil, ou osteogênese imperfeita (OI) como causa fundamental nas crianças com fraturas múltiplas e traumas de intensidade pequena, fraturas patológicas em pessoas com neoplasias ou outras doenças crônicas, como a TB, na qual o osso fica anormal, sendo mais comum em idosos ou em pessoas com mobilidade reduzida devido à osteoporose; um diagnóstico difícil é o de fraturas de estresse em que forças repetitivas podem causar fraturas negativas no raio-x. Num quadro de trauma múltiplo, verificar todo o corpo do pt e observar a presença de síncopes ou outras doenças comórbidas nos idosos ou naqueles com doenças crônicas.

Epidemiologia: Comum; talvez ocorra um aumento do risco da osteoporose em mulheres com uso aumentado de vitamina A, baseado num estudo sobre fratura de quadril (Nejm 2003;348:287, Jama 2002;287:47).

Fisiopatologia: A essência do conhecimento da anatomia óssea inclui referências ósseas (a área trocantérica no quadril é a base para nossas descrições de fratura de quadril, eg e lembrar que os ossos na pediatria terão placas de crescimento (fise): com relação à fise, o segmento no final do osso com a cartilagem na articulação é denominada epífise e o segmento na direção da porção maior da massa do osso é denominada metáfise. As fraturas transversas ou oblíquas geralmente ocorrem devido a uma carga uniforme sem rotação, enquanto as fraturas espirais estão associadas com uma força rotacional no osso. As crianças podem apresentar fraturas envolvendo a fise que são denominadas fraturas de Salter-Harris (SH) (Am Fam Phys 1992;46:1180):

- SH I é uma fratura completa pela fise e pode não aparecer no raio-x inicial ou pode demonstrar a epifisiólise relativa à metáfise.

- SH II é uma fise com uma porção de metáfise, na nossa figura é o osso embaixo relativa a fise.

- SH III é uma porção da epífise e fise, na nossa figura é o osso com menos massa (epífise comparada a metáfise).

- SH IV é uma fratura oblíqua através da fise, de forma que a fratura atinge tanto a metáfise quanto a epífise, os dois estão envolvidos.

- SH V é uma lesão devido a uma compressão da fise e pode não ser detectado no raio-x inicial ou pode parecer que a epífise passou para cima da metáfise.

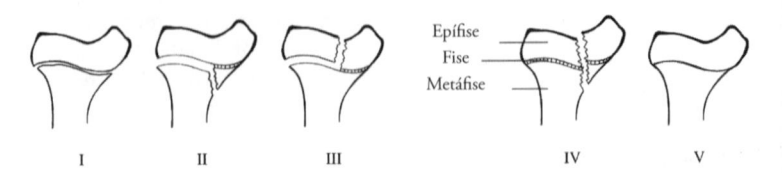

Figura 16.1 Fraturas pediátricas.

Quando *descrevemos fraturas*, precisamos especificar as seguintes áreas:
- osso(s) envolvido(s);
- deslocamento dos ossos de suas localizações anatômicas usuais;
- angulação comparada ao ângulo anatômico normal;
- luxação secundária;
- quantidade de tensão promovida pela pele ou ruptura na pele recobrindo a fratura;
- estado da função neurológica e vascular periférica distal.

Considerações específicas:

Regras de Ottawa para o tornozelo (Jama 1993;269:1127).

Pts com 16 anos ou mais (Ped Emerg Care 2003;19:73; Acad Emerg Med 1999;6:1005) podem ter radiografias do pé ou tornozelo baseadas em critérios básicos de triagem (100% de sensibilidade para fraturas significativas), que são as seguintes:
- lesão < 10 d;
- não é uma nova avaliação.

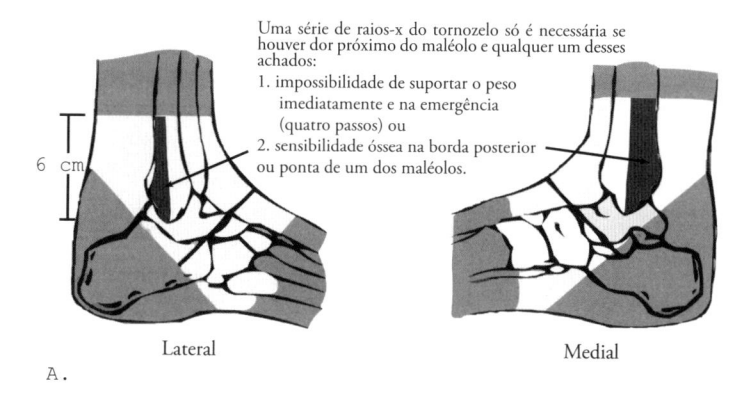

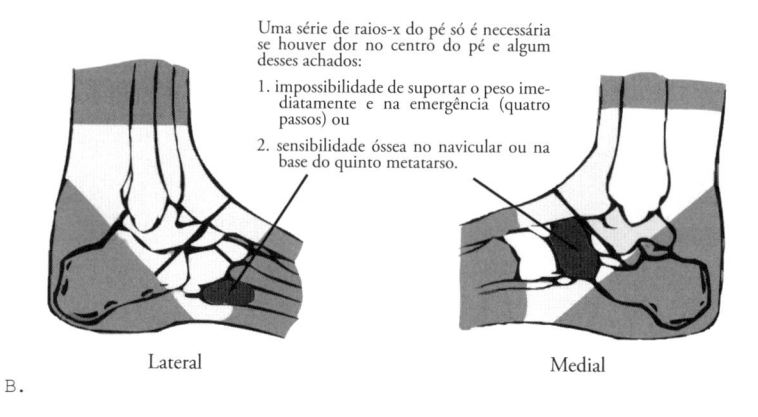

Figura 16.2 Regras de Ottawa para o tornozelo: A. Regra para decisão clínica refinada para série de radiografias do tornozelo em pacientes com lesão no tornozelo. B. Para decisão clínica refinada para série de radiografias do pé em pacientes com lesão no tornozelo (reproduzida com permissão de Stell IG *et al.*, Regras para decidir o uso de radiografias em lesões agudas do tornozelo. Jama 1993;269:1130).

16.3 *Manejo de Fraturas*

Regras de Ottawa para o joelho (Ann EM 1995;26:405; 2001;38:364).

Pts com mais de 5 anos de idade devem fazer raio-x do joelho para a lesão aguda do joelho em qualquer uma das indicações seguintes: comparando as duas regras (joelho e tornozelo), as lesões do joelho são diferentes das lesões do tornozelo na lesão do ligamento e fraturas avulsivas podem necessitar de intervenções cirúrgicas e a seguir geralmente são necessários raios-x (eles promovem 95% de sensibilidade e especificidade para detectar fraturas significativas nos adultos (Jama 1996;275:611) e 100% de sensibilidade, e aproximadamente 43% de especificidade em crianças de 5 – 16 anos de idade (Ann EM 2003;42:48):

- idade ≥ 55 anos;
- sensibilidade na cabeça da fíbula;
- sensibilidade na patela isolada;
- incapacidade de flexionar o joelho em 90º;
- incapacidade de suportar o peso por quatro passos, imediatamente e na emergência.

Sintomas: H/o trauma; dor, geralmente com localização exata no osso afetado; deformidade óbvia.

Dor referida: é comum sentir dor no joelho após fratura no quadril (Ann EM 1997;29:418).

Sinais: Sensibilidade; edema; equimose; angulação; flatulência; instabilidade no tendão ou ligamento na articulação específica; talvez ocorra percussão ao auscultar fraturas do quadril (Clin Orthop 1977;9). Posicionar o estetoscópio sobre a sínfise púbica, percussão sobre a patela, um de cada vez, e uma fratura ipsilateral deve ter condução do som reduzida.

Curso: É extremamente variável, dependendo do tipo de fratura, da causa e da saúde do paciente. As fraturas osteoporóticas podem não ser suscetíveis à redução ou reparo, e a terapia deve ser direcionada para a osteoporose [incluindo exercícios (Brit J Sports Med 1999;33:378)].

Complicações: Impossibilidade de reunir; fratura exposta (pele não está intacta); comprometimento vascular ou neurológico.

Diff Dx: Ruptura de ligamentos com ou sem lesões avulsivas; distensão dos ligamentos, conhecida como torção [revisão de tornozelo (Am Fam Phys 2001;63:93)]; ruptura do tendão [cotovelo — (Orthop Clin N Am 1999;30:95)]; tendinite (inflamação aguda) ou tendinopatia (síndrome do uso excessivo) (BMJ 2002;324:626).

Exames laboratoriais: Necessidade potencial de hemograma completo, tipagem e reatividade e ECG se o pt necessitar de reparo cirúrgico e tiver preocupações com a anestesia relacionadas à idade.

O aumento do nível da homocisteína no plasma está associado ao aumento do risco de fratura no quadril: os números aqui estão baseados em níveis relacionados à idade e podem ser vistos como número do desvio padrão da normalidade contra distribuição quartil; o risco baseado nesse nível independe de outros riscos, como densidade mineral óssea (Nejm 2004;350:2033).

- *Raio-x:* radiografias simples [na facial só é necessário 30º occipitomental para rastrear com CT para delinear melhor o quadro; isso não inclui a mandíbula (J Trauma 2002;52:688)]. Em crianças, é possível que seja necessário fazer comparações com o lado contralateral, apesar da utilidade da comparação ser controversa (Ann EM 1992;21:895). Com CT ou MRI, se não for possível acessar adequadamente a visualização da fratura [como a fratura cortical da cabeça do fêmur (Am J Roentgenol 1990;155:93)], e seria reparo cirúrgico, (como observado em algumas fraturas de quadril), ou se a fratura for da vértebra e estiver examinando o envolvimento do elemento posterior ou retropulsão. Visão simples da mandíbula é tão boa quanto a pantomografia para fraturas mandibulares (Acad Emerg Med 2000;7:141). Chapas especiais da costela não são indicadas clinicamente, mas a chapa do tórax pode ajudar quando se procura por lesões associadas com reclamação de dor traumática na costela (Am J Roentgenol 1982;138:91). Algoritmos para CT dependente da área em questão, eg, fraturas faciais *Le Fort* usa CT coronal, enquanto zigoma com axial (Am J Neuroradiol 1991;12:861); fornecer ao radiologista informações clínicas.

A varredura do osso tem tido uso limitado nessa área (especificamente porque não fornece outra informação sobre a anatomia em questão).

Medidas de controle emergencial:

- Imobilizar, colocar gelo, elevar e submeter à avaliação pendente npo.
- Controle imediato da dor. Considerar acesso iv ou bloqueio apropriado; bloquear apenas após finalizar o exame neurovascular distal.
- Imobilização tracionada (Hare, Sager) para fraturas do fêmur.
- Se for possível, reduzir a fratura alinhada anatomicamente, causando comprometimento vascular, e fazer chapas após a redução.
- Qualquer fratura em que ocorra comprometimento vascular ou neurológico necessita da assistência imediata de um ortopedista.
- Fraturas expostas requerem antibiótico iv (considere cefazolina 1 – 2 g iv). Atualizar Td, se necessário, e consultar com urgência um ortopedista.
- Fraturas que envolvem superfícies articulares necessitam urgentemente (< 24 h) de acompanhamento do ortopedista.
- Se não houver fratura, o tratamento para contusão/torção/distensão é baseado nos níveis clínicos com a imobilização, gelo, elevação, NSAIDs e/ou narcóticos po. Acompanhamento por 2 – 4 semanas,

Considerações especiais:

Fraturas ocorridas devido ao suporte de peso articulação/osso precisam ser verificadas com cautela. Abordar o problema considerando que um ortopedista precisa estar envolvido imediatamente nos seguintes casos:

- *Dedos do pé:* reduzir se houver angulação, referência ortopédica se o espaço da articulação estiver envolvido ou incapacitado de reduzir; tratar com faixa ou bota de gesso.
- *Pé* (Semin Roentgenol 1994;29:152; Radiol Clin N Am 1997; 35:655; Am Fam Phys 2002;66:785): verificar cautelosamente luxações no tarso-metatarso [Lisfranc's (Clin Orthop 1963;30:116; Radiology 1976;120:79)]; uma fratura transversal no quinto metatarso [Fratura Jones (J Bone Joint Surg [Am] 1978;60:776)] e para fraturas calcâneas: isso requer consulta imediata ao ortopedista. Outras fraturas serão referidas baseadas na extensão da lesão e pode ser necessário estudar mais a fundo ou talvez procurar uma segunda opinião de radiógrafo para decidir a extensão da lesão, como nas fraturas avulsivas no quinto metatarso. Se não houver referência imediata, imobilizar e acompanhar por 1 – 2 semanas.
- *Tornozelo* (Curr Opin Peds 2000;12:52): as fraturas no tornozelo são classificadas conforme o maléolo que está envolvido (lateral-fíbula, medial-tíbia, posterior-tíbia) e se a radiografia da pinça articular está intacta. A mais significativa é a do maléolo lateral; uma fratura única do maléolo lateral pode provocar uma radiografia da pinça articular anormal com instabilidade no tornozelo, visto que o ligamento deltoide (tibial-calcâneo) está rompido no lado medial, apesar da torção isolada anterior talofibular com lesão por inversão do tornozelo ser muito comum (Foot Ankle Int 2000;21:138). Todas as fraturas de tornozelo instáveis precisam de referência de um ortopedista, enquanto as fraturas em lasca são administradas como torções moderadas a severas, desde que não ocorram instabilidades clínicas ou radiográficas. Ligaduras funcionais auxiliam na propriocepção (Med Sci Sports Exerc 2000;32:10).
- *Tíbia:* fraturas na tíbia devem permanecer sem a pressão de peso para o tratamento, e fraturas da metáfise proximal da tíbia podem conter uma lesão arterial, principalmente na angulação em valgo. Fraturas diafisárias da tíbia associadas com lesão do ligamento no

joelho ipsilateral (J Bone Joint Surg [Am] 1989;71:1392). Aconselhamento de um ortopedista/acompanhamento de pts não hospitalizados baseado no nível da lesão/desconforto do pt.

- *Fíbula:* se não envolver a articulação do tornozelo, geralmente prossegue bem. Preferência individual entre imobilização e acompanhamento do pt.
- *Joelho* (Emerg Med Clin N Am 2000;18:67): verifique cautelosamente fraturas no platô tibial e fraturas intercondilares eminentes (tíbia), sendo o último a adesão do ligamento cruzado anterior. Fraturas patelares e fraturas da tuberosidade tibial podem ser difíceis de distinguir, sendo que variáveis normais podem demonstrar corpos ósseos separados nesses locais. O joelho pode sofrer um desarranjo significativo interno e ligamentoso sem haver fratura óssea e os pts que apresentarem hemartroses traumáticas ou instabilidade ligamentosa devem ter a orientação de um ortopedista (Injury 1984;16:96). Como mencionado anteriormente, essas considerações limitam a aplicabilidade das Regras de Ottawa para o joelho. Se houver fratura ou luxação do joelho, verifique se houve comprometimento vascular. As fraturas mencionadas anteriormente e todas as fraturas epifisiais também precisam de orientação de um ortopedista.
- *Fêmur:* as fraturas diafisárias femorais podem acarretar hemorragia local com uma coleção de hematomas de aproximadamente 1 L sendo mais raro: imobilizar com tração (Injury 1973;5:35) (eg, Hare, Sager) para estabilizar o fêmur. Não há achados consistentes sobre a instabilidade hemodinâmica nos pts com fraturas fechadas do fêmur.
- *Fraturas no quadril* (J Trauma 1970;10:51; Am J Orthop 1999;28:497) incluem a cabeça do fêmur, pescoço do fêmur, fraturas intertrocantéricas e fraturas subtrocantéricas: algumas vezes essas são difíceis de diagnosticar. Observar cautelosamente o padrão da trabeculação, pois deve ser ininterrupto. Observar também

se há defeitos na forma de cunha na cabeça do fêmur e considere AVN. Em adolescentes, considerar epifisiólise de cabeça do fêmur (SCFE), que tem incidência aumentada nos pts obesos (Clin Orthop 1996:8). Deve ser solicitada orientação de ortopedista para todos esses casos, aqueles com fraturas no pescoço do fêmur têm melhores resultados se a operação for realizada dentro de 12 h (Injury 1992;23:83). Prevenir a fratura de quadril com a prevenção da queda, tratamento de doenças ósseas e protetores de quadril (Am J Orthop 1998;27:407). Considerar bloquear o nervo femoral para a analgesia (20 cc de 0,5% de bupivacaína 1 cm lateral ao pulso femoral inflamado em arco de 90º) (Ann EM 2003;41:227).

- *Pélvis* (Emerg Med Clin N Am 2000;18:1): o anel geralmente quebra em dois locais; procurar a segunda fratura, quando estiver vendo a primeira: diástase da sínfise púbica pode ser o segundo local de fratura. Hemorragia, ruptura da bexiga e lesão uretral são potencias complicações após as fraturas pélvicas. Verificar a presença de fraturas de quadril associadas; se for identificado sangue no canal uretral, faça um uretrograma para detectar uma uretra intacta antes de inserir um cateter urinário. A referência de um ortopedista é eletiva para os pts com fraturas na sínfise púbica, no cóccix ou ramo individual que não apresentam outros problemas (todas as fraturas acetabulares necessitam de orientação especializada imediata). Cirurgia geral ou radiologia intervencionista podem ser necessárias para pts instáveis (Am Surg 1998;64:862). Pts geriátricos têm problemas com esse tipo de fratura seguida de outros problemas comórbidos (Am J Emerg Med 1997;15:576). Os raios-x não são necessários em adultos neurologicamente e hemodinamicamente intactos com trauma abrupto, exame físico negativo e sem anemia (J Trauma 1995;39:722); pts com GCS > 13, com ou sem intoxicação, não necessitam de raio-x se não houver suspeita clínica de fratura pélvica (sensibilidade 93%), e fraturas não detectadas com essa abordagem não necessitaram de intervenções cirúrgicas (J Am Coll Surg 2002;194:121).

- *Corpo vertebral*: fraturas vertebrais traumáticas, aqueles com retropulsão de fragmentos do corpo (Neurosurgery 1979:250), aqueles com fratura-luxação rotacional (J Bone Joint Surg [Am];1970;52:1115) ou envolvimento do elemento posterior deverão realizar CTs (J Bone Joint Surg [Am] 1978;60:1108) para observar o canal espinhal, embora aqueles com nível único e compressão mínima anterior provavelmente se sairão bem fazendo apenas filmes simples: BAFL (Big Air, Fractured Lumbar) é um termo usado para pessoas que fazem snowboard e sofrem fraturas mínimas com compressão anterior de único nível. Fratura transversal através do corpo vertebral é uma fratura de Chance e está associada ao uso de cinto de segurança (Am J Roentgenol Radium Ther Nucl Med 1971;111:844). A coluna cervical tem características especiais, ver Capítulo 26.2 Coluna Cervical, e considerar a orientação de um neurocirurgião. Fraturas do corpo vertebral que estão relacionadas à osteoporose podem se beneficiar da calcitonina, tanto para o tratamento da osteoporose quanto para o controle da dor.
- *Costela:* fratura de costela deve ser usada como marcador de lesões associadas, como:

    1. verificar a presença de pneumo/hemotórax em radiografias do tórax;

    2. fraturas de costela localizada na parte superior (1 – 3) podem estar associadas com grandes lesões nos vasos (J Trauma 1990;30:343), e verificar se o mediastino está alargado, efusão pleural ou histórico associado e exame físico ajudam a decidir a necessidade de demais exames: eg, CT, TEE, aortograma (Ann Thorac Surg 1983;35:450);

    3. fratura de costela localizada na parte inferior (9 – 12) pode apresentar também lesões em órgãos, eg, diafragma, rins, fígado, baço;

    4. múltiplas fraturas de costela em sequência têm maiores chances de gerar lesões pulmonares (tórax instável é quando ocorre fratura

de 3 ou mais costelas adjacentes, cada uma com 2 ou mais locais de fratura voltadas para dentro da parede torácica);

5. fratura de 3 ou mais costelas em geral está associada ao aumento do risco de ocorrerem outras lesões significativas (J Trauma 1990;30:689). Se houver lesões secundárias, procurar orientação especializada. Imobilização da costela promove certo conforto (Am J Emerg Med 1990;8:277). Para aqueles pts com dor grave, pode ser usado bloqueio intercostal, interpleural (J Emerg Med 1994;12:441) ou epidural.

- *Clavícula:* "Uma fratura na clavícula cicatriza contanto que ambas as partes estejam no mesmo local" — Anônimo. Se não houver complicações devido à fratura [dano no vaso subjacente é raro (J Trauma 2000;48:316)], o pt pode ser acompanhado com uma imobilização ou tala e tipoia; fraturas do ⅓ medial da clavícula devem provocar o mesmo processo de lesão de vasos que as fraturas de costelas da região superior.

- *Escápula:* extremamente significativo como marcador de trauma significativo, verificar lesões associadas. Fraturas das glenoides, coracoides e acromial com orientação de um ortopedista, outras fraturas podem ser imobilizadas se não houver outro tipo de problema associado, e o pt deve ser acompanhado por um ortopedista.

- *Ombro:* isso implica a cabeça do úmero (pescoço anatômico) e exclui a possibilidade de haver luxação coincidente (J Trauma 1999;46:318). A maioria dessas fraturas são tratadas apenas com a imobilização do ombro (com tala ou ferramenta pré-empacotada), mas aqueles com rotação da cabeça do úmero podem necessitar de intervenção cirúrgica imediata. Tanto o pescoço anatômico quanto a fratura no pescoço cirúrgico podem apresentar AVN na cabeça do úmero, principalmente se a rotação da cabeça do úmero tiver ocorrido: aqueles que sofreram rotação ou deslocamento necessitam de orientação ortopédica imediata, caso contrário, o acompanhamento por 2 d – 5 d é suficiente.

- *Úmero:* fraturas diafisárias do úmero geralmente são administradas sem a necessidade de operação, mesmo que as radiografias mostrem fraturas significativas. Pode ocorrer paralisia do nervo radial em 10% – 20% das pessoas, e a maioria desses casos se resolvem sem a intervenção cirúrgica. Considerando que pode ocorrer lesão do nervo radial durante a manipulação/imobilização, considerar consultar um ortopedista para realizar a imobilização.

- *Cotovelo* (Emerg Med Clin N Am 1999;17:843): geralmente, falamos sobre fraturas intercondilares em adultos e supracondilares em crianças como sendo significativas. Podem ocorrer fraturas da cabeça radial, sendo tratadas geralmente com imobilização posterior com o uso de uma tipoia e 1 semana de acompanhamento por um ortopedista. No adulto, uma simples fratura condilar sem deslocamento pode ser posteriormente imobilizada com acompanhamento médico durante 1 semana, mas qualquer deslocamento ou rotação dos côndilos necessita de orientação imediata de um ortopedista. Nas crianças, uma fratura supracondilar pode evoluir para uma variedade de problemas [neurológico (Orthop Clin N Am 1999;30:91), vascular (Int Angiol 1995;14:307), sem união etc.], portanto, é importante manter um ortopedista envolvido, mesmo se não houver deslocamento. Se for verificado corpo adiposo posterior ou corpo adiposo anterior encapelando (Injury 1978;9:297), tratar como uma fratura oculta do cotovelo se não houver fratura óbvia.

- *Rádio/ulna,* uma parceria (Emerg Med Clin N Am 1992;10:133): se perceber uma fratura isolada em um dos ossos, observar com bastante cuidado por todo o comprimento do seu parceiro. Verificar com cuidado as articulações estiloide radial e radial-ulnar nas radiografias para garantir que as fraturas ou o rompimentos não ocorreram nesses locais. Lesões mínimas, nesse caso, podem ter consequências significativas e necessitar de referência urgente de um ortopedista. Qualquer fratura na ulna-rádio com mais de aproximadamente 10° de angulação ou com mais de 25% de deslocamento requer a consulta de um ortopedista. Específicos: fratura Monteggia é uma fratura isolada proximal da ulna, com uma luxação na cabeça do rádio; a fratura de Galeazzi é uma fratura radial distal com uma luxação na articulação radial-ulnar distal; fratura de Colles é uma fratura distal radial da metáfise/fratura estiloide ulnar com angulação dorsal do segmento fraturado; fratura de Smith é uma fratura distal radial da metáfise com angulação volar. Um fator de risco para fratura distal radial/ulnar é ser canhoto ou ser um canhoto forçado a ser destro (Am J Epidem 1994;140:361).

- *Ossos carpais* (Emerg Med Clin N Am 1993;703): fileira proximal radial à ulna é o escafoide, semilunar, triquetrum, e pisiforme sobre triquetrum, com a segunda fileira radial à ulna como trapézio, trapezoide, capitato e hamato. Todas essas fraturas podem ser de difícil diagnóstico por meio de radiografias simples, e as fraturas mais importantes são aquelas que ocorrem na semilunar e escafoide. O escafoide cruza ambas as fileiras, o que o torna mais suscetível a lesões. No lado radial do escafoide, há um tecido triangular de densidade macia que é rompido se o escafoide for fraturado (fidedignidade variável). Ambas as fraturas podem evoluir para AVN (a AVN do semilunar é a doença de Kienbock), portanto, é preciso imobilizar o polegar se for clinicamente suspeito, com acompanhamento médico dentro de 3 d – 7 d. Algumas pessoas recomendam leve extensão quando imobilizar fraturas do escafoide (J Bone Joint Surg [Br] 1999;81:91). As fraturas do osso pisiforme e gancho do hamato podem algumas vezes ser diagnosticadas com um raio-x reverso oblíquo, em que o punho está angulado em direção à supinação (J Emerg Med 1998;16:445). Protetores de punho ajudam a prevenir esse tipo de fratura e fraturas do antebraço distal (Ann EM 1997;29:766).

- *Metacarpos* (Occup Med 1998;13:549): é mais importante acessar a cascata (alinhamento rotacional) se a fratura for observada na diáfise ou no pescoço. Pedir ao pt para trazer os dedos na direção da palma com as unhas aparecendo. Nomes comuns: a fratura do pescoço do quinto metacarpo é conhecida como fratura de Boxer; a fratura do metacarpo do polegar envolvendo a articulação metacarpo-carpal é a fratura de Bennett: a fratura de Bennett requer orientação imediata de um ortopedista. A maioria das fraturas metacarpais pode ser tratada com uma tala radial ou ulnar com o acompanhamento de um ortopedista em 1 – 2 semanas. A orientação imediata de um ortopedista é necessária para fraturas que são claramente transversas (nesses casos, há uma predisposição à rotação), se as diáfises estiverem rodadas, mais de 15° de angulação do segundo ou terceiro metacarpos, ou mais de 30° de angulação do quarto ou quinto metacarpo.

- *Dedos da mão:* fraturas na superfície articular devem ser reduzidas e um ortopedista deve ser consultado com urgência; fraturas diafisárias que são transversas ou cominutivas requerem uma imobilização ulnar ou radial. Nomes tradicionais: fratura em lasca da falange distal na inserção do tendão extensor é o dedo em martelo. Imobilizar essa articulação (DIP) na extensão por 2 – 3 meses e encaminhar para acompanhamento por um ortopedista.

- *Mandibular:* fraturas mandibulares são comuns. A escolha entre admissão do pt ou acompanhamento médico do mesmo (próximo dia) deve estar relacionado à habilidade do pt de proteger as vias aéreas e também com o tamanho do deslocamento. Para realizar o diagnóstico clínico, verificar a presença de assimetria facial, maloclusão e pedir para o pt morder um depressor de língua posicionado acima dos molares (um lado de cada vez) (Am J Emerg Med 1998;16:304); se o pt conseguir opor-se à torção do depressor da língua até que se quebre, então é muito provável que não haja fratura; se o pt não conseguir se opor, é provável que haja uma fratura. Se houver mais de 25% de deslocamento, ou se a via aérea parecer estar em risco (incapacidade de deglutir ou controlar a língua) o pt deve ser internado. Remover os dentes soltos do local da fratura, a não ser que seja essencial para a imobilização; somente dieta líquida e no dia seguinte o pt pode ser liberado do ER. Usar antibióticos profiláticos como PCN VK 500 mg tid devido ao alto risco de ocorrer infecção na gengiva, no dente ou no local da ferida.

- *Ossos da face* (Plast Reconstr Surg 1979;63:26): essas são fraturas de zigoma, assoalho da órbita, maxilar, mandíbula e ossos nasais [em ordem decrescente (J Trauma 1989;29:388)]; e outros (placa cribiforme, pterigoides etc.). Verificar déficits no nervo craniano e assimetria facial, para garantir o diagnóstico correto. As fraturas maxilares são classificadas de acordo com a classificação de Le Fort

(Plast Reconstr Surg 1980;66:54), e outras variações do terço médio da face também ocorrem (Int J Oral Surg 1980;9:92); cirurgiões maxilofaciais devem ser consultados quando houver suspeita: a placa dentária superior se moverá independentemente do resto da cabeça. Fraturas no assoalho orbital podem acarretar uma compressão do músculo intraocular, nesse caso, verificar se há trauma secundário no globo, consultar um oftalmologista. No entanto, eles geralmente indicam um reparo retardado para fraturas isoladas do assoalho orbital. No zigoma, pode se observar uma linha de fratura, mas deve-se compará-la sempre com o lado contralateral, e verificar um achatamento da bochecha no lado afetado. Se as fraturas nasais forem isoladas e fechadas, não precisarão de raio-x. O diagnóstico da fratura aberta pode ser realizado pedindo que o pt assoe o nariz gentilmente, enquanto mantém as narinas ocluídas. Se o ar escapar por uma ferida aberta, há uma fratura aberta que irá requerer o uso de antibióticos como a cefazolina 1 – 2 g iv, assim como o fechamento de feridas profundas ou superficiais. A epistaxe é observada nas fraturas de zigoma, fraturas de osso nasal e fraturas da placa cribiforme. Colocar o corrimento sanguíneo nasal em uma gaze e verificar se o halo de fluido abrange a gota de sangue; se isso ocorrer, é um extravasamento de CSF; administrar antibióticos, como a cefazolina 1 – 2 g iv, e consultar um neurocirurgião. Não há correlações de fraturas faciais com lesões fechadas de cabeça (se não for suspeita uma lesão fechada na cabeça), com exceção dos pts que sofrem acidentes de carro: eles têm um risco aumentado em 1,5 vezes de apresentar lesão fechada na cabeça (Ann EM 1988;17:6). De maneira contrária, as fraturas faciais não ajudam a prevenir lesões cerebrais (Arch Surg 1999;134:14).

16.4 Gota e Pseudogota

Curr Opin Rheumatol 1999;11:1; Am J Med 1967;43:322; Radiology 1977;122:1; Nejm 2003;349:1647

Causas: A gota ocorre devido à hiperuricemia ocasionada por duas possíveis razões: produção aumentada devido a uma deficiência na transferase (possivelmente genético, com penetrância esporádica) ou consumo tecidual aumentado (Arthritis Rheum 1965;8:765), ou redução na excreção renal tubular de urato. Os leucócitos podem fagocitar os cristais, mas o maior problema é a deposição de ácido úrico nas articulações e outros tecidos que ocorre posteriormente.

A pseudogota é a deposição de cristais de pirofosfato de cálcio.

Epidemiologia: A *gota* devido à deficiência da transferase é observada em 20:1 homem:mulher, com homens afetados na quarta década de vida e mulheres após a menopausa. O tipo secundário é observado em pts com leucemia (principalmente quando tratado), policitemia, anemia hemolítica, jejum, terapia diurética, ingestão de chumbo (Nejm 1981;304:520) e em alcoólatras devido ao aumento da produção de urato e, talvez, redução da excreção. Há aumento do risco de gota nas dietas com alto consumo de carne e frutos do mar (que são usados como marcadores de purina), não há aumento do risco com uma dieta em que a purina seja consumida de forma moderada, e há redução do risco de apresentar gota com uma dieta que contenha alto percentual de produtos do laticínio (Nejm 2004;350:1093).

Há aumento da incidência de ***pseudogota*** nas articulações neuropáticas, hemocromatose, hipotireoidismo, hipomagnesemia, hiperparatireoidismo, gota, RA, osteoartrite.

Fisiopatologia: A *gota* depende da fisiologia do ácido úrico. O ácido úrico normalmente é 100% filtrado, 100% reabsorvido e 100% excretado nos túbulos distais. Esse processo pode ser inibido competitivamente pelo lactato, etanol e pelos corpos cetônicos. Talvez o aumento da produção de ácido úrico esteja correlacionado com a hipertrigliceridemia (Metabolism 1989;38:698). A podagra ocorre em consequência do aumento do fluido sinovial decorrente de um trauma, em que a água é reabsorvida de noite mais rápida do que o urato, acarretando um ataque de gota.

A pseudogota Ocorre com a ingestão de diversos cristais, resultando na liberação de enzima na articulação e subsequente inflamação.

Sintomas:

- *Gota* Hx familiar (50%); podagra (84%); inflamação da primeira articulação mcp do primeiro pododactilo; baixa dose de ASA (< 4 g) precipita ou piora.
- *Gota ou pseudogota:* outras artritites dolorosas.

Sinais:

- *Gota:* podagra: tofo na orelha > cotovelo > dedo da mão > pé.
- *Pseudogota:* artrite do joelho > mcp > punho > ombro.

Curso: Ataques agudos de gota duram de 1 d – 14 d, não há sintomas entre os ataques, mas a frequência aumenta ao passar dos anos, a ausência de tratamento acarreta danos permanentes.

Complicações: *Gota:* osteoartrite; não há aumento na pseudogota; cálculos renais, mas a nefropatia só é associada com a gota relacionada com o chumbo.

Diff Dx: *Gota:* artrite sarcoide, a qual também melhora com colchicina; síndrome de Reiter; artrite séptica; RA; pseudogota; osteoartrite, síndrome de Lesch — Nyhan-coreoatetose, espasticidade distônica, automutilação.

Pseudogota: deposição de oxalato de cálcio na falência renal, artrite séptica (Jama 1979;242:1768).

Exames laboratoriais: *Gota:* hiperuricemia não específica e é observada na idiopática sem gota, hemólise, leucemia, diuréticos, psoríase, síndrome de Fanconi, doença crônica do berílio, síndrome de Down (nunca fica com gota), jejum, envenenamento com chumbo e alcoolismo. A hipouricemia falsa é observada com ASA, aloputinol, colorações para raio-x; falsa hiperuricemia com metildopa e L-dopa. Talvez seja viável analisar a creatinina sérica para acessar a função renal antes de iniciar com a colchicina (J Rheumatol 1991;18:264) e hipofosfatemia secundária ao déficit no transporte de fosfato renal tubular (Nephron 1992;62:142).

- Fluido da articulação com cristais de urato longos e finos, alguns dentro de leucócitos, negativamente bi refringente,
- *Raio-x* com inchaço do tecido mole, possíveis erosões.
- Urina 24 h para ácido úrico ≥ que 1 g. Pseudogota apresenta fluido da articulação demonstrando romboide e cristais positivos para a bi refringência; podem ser pequenos o suficiente para ser vistos somente com lentes de imersão com óleo.
- *Raio-x* com calcificações semi-lunares das cartilagens das articulações.

Medidas de controle emergencial:

Gota:

- Colchicina 0,6 mg po q 1 h até 7 mg, ou dosagem iv de 1 mg q 12 h (J Clin Pharmacol J New Drugs 1969;9:410; Jama 1987;257:1920).
- ACTH 80 IU im/iv, 12 h mais tarde 40 IU, principalmente se os sintomas forem > 1 semana.

Gota e pseudogota:

- Indometacina 50 mg po tid ou qid, a seguir, parar gradualmente em 1 semana.
- Esteroides intra-articulares ou sistêmicos.

Prevenção contra gota:

- Colchicina 1 – 2 mg po qd (Arthritis Rheum 1974;17:609).
- Probenecid 1 – 3 g po qd em doses separadas, começando com 0,5 g previne a reabsorção e melhora se em 24 h o urato da urina estiver < 600 mg.
- Sulfinpirazona 800 mg po qd em doses separadas; mesmas condições do que as citadas para o Probenecid.
- Alopurinol 200 – 400 mg po qd se em 24 h o urato da urina estiver > 600 mg ou se houver doença renal e se o probenecid falhar (Am J Hosp Pharm 1989;46:1813); reduza a dose para 100 mg qd em anúria para prevenir exantemas, febre, ou síndrome da hepatite, ou tofo; pode iniciar o ataque.

16.5 Artrite Séptica

J Am Ger Soc 1985;33:170; Rheum Dis Clin N Am 1997;23:239; J Rheumatol 1999;26:663

Causas: Imunossupressão, doença crônica da articulação, doença de pele sobrejacente ou articulação artificial como local para *Staphylococcus* ou outra bactéria gram-pos infectar, porém também observa-se gram-neg e anaeróbios nos pts com prótese de articulação ou em idosos.

Epidemiologia: Aproximadamente 30% de incidência nos pts > de 60 anos de idade; 1% – 2% de risco nos pts com prótese de articulação; redução da infecção com *Haemophilus influenza* tipo B após vacinação (J Bone Joint Surg [Br] 1998;80:471).

Fisiopatologia: Introdução direta na pele ou disseminação hematogênica de organismos ofensivos para a articulação.

Sintomas: Dor nas articulações; febre; calafrios.

Sinais: Articulação vermelha e quente com efusão palpável.

Curso: Se não for reconhecida/tratada, pode evoluir para sepse.

Complicações: Choque séptico; pode ocorrer no quadro da gota ou pseudogota (J Rheumatol 1983;10:503).

Diff Dx: Quadril e criança: sinovite transitória (Ann EM 1992;21:1418); exame físico e testes laboratoriais raramente ajudam, e considerar realizar uma aspiração para diagnóstico na consulta com um ortopedista. Raramente, a *Mycobaterium marinum* está envolvida (J Cutan Med Surg 1999;3:218). A articulação pode ficar vermelha e quente na RA, osteoartrite, gota e fratura.

Exames laboratoriais: Hemograma completo; ESR; hemoculturas; drenagem da bursa/articulação para coloração de gram e cultura [revisão de drenagens (Am Fam Phys 2002;66:283)].

- Fluido da articulação com baixa viscosidade, coagulação de mucina pequena, geralmente 80 – 200K WBCs/mm^3, mas 95% com > 20K, > 75% das WBCs são PMNLs, glicose baixa, coloração e cultura de gram pos; considerar culturas anaeróbias, principalmente se for monoarticular ou h/o de ferida com perfuração (Ann EM 1981;10:315).

- *Raio-x* (Am J Roentgenol 1995;165:399): considerar radiografias para avaliação de osteomielite/erosão, talvez seja viável fazer US de quadril nas crianças se suspeitar de efusão; MRI (J Vasc Surg 1996;24:266), varredura do osso ou CT se os filmes simples estiverem ambíguos: artigo de revisão (Rheum Dis Clin N Am 2003;29:89).

Medidas de controle emergencial:

Bursite (J R Soc Med 1999;92:516):

- Drenagem com agulha para o diagnóstico. Imobilizar a articulação afetada; consultar um ortopedista antes de abrir a bursa e colocar o dreno, pois há muitas opiniões divergentes em relação a essa prática.
- Antibióticos como a cefalexina ou dicloxacilina ou eritromicina; antibióticos iv como a cefazolina são considerados se houver linfangite; antibióticos iv são recomendados se houver resposta sistêmica à infecção.
- Controle da dor: acetaminofeno, NSAIDs, narcóticos.
- Acompanhamento clínico no dia seguinte, consulta/admissão de um ortopedista se houver a linfangite ou se o quadro clínico se agravar.

Artrite:

- Aspiração da articulação: consultar um ortopedista para a aspiração se a articulação for prostética, já que o diagnóstico de uma articulação séptica prostética pode ser difícil (confuso) (Nejm 2004;351:1645).
- Se estiver séptica, irrigar a articulação, considerar consultar um ortopedista para que seja realizado numa sala de cirurgia.
- Antibióticos: cefazolina 1 – 2 g iv, considerar cobertura anti-pseudomonas se houver histórico de Diabetes *Mellitus* ou anemia falciforme, como a ciproflaxacina 400 mg iv (J Infect Dis 1985;151:291).
- Talvez a utilização de NSAIDs traga algum benefício se for relacionada ao *Staphylococcus aureus* (J Orthop Res 1997;15:919).
- Consultar um ortopedista para admissão do pt, imobilizar precocemente se forem articulações da mão (Ann Plast Surg 1999;42:623)

Capítulo 17
Otorrinolaringologia

17.1 Barotrauma

Am Fam Phys 1992;45:1777

Lesões por Artefatos Explosivos

Nejm 2005;352:1335

Causas: Explosão direta no ouvido com onda de pressão na membrana timpânica; explosão de bomba em local fechado (Am J Otol 1993;14:92); mudanças rápidas de pressão atmosférica como observadas em aeronaves não pressurizadas, mergulhos marítimos (Ear Nose Throat J 1999;78:181,186) ou câmeras hiperbáricas (mergulho) (Undersea Hyperb Med 1999;26:243).

Epidemiologia: Comum em mergulhadores, barotrauma pulmonar observado naqueles com cisto no pulmão ou limitação no fluxo de expiração (Thorax 1998;53:S20).

Fisiopatologia: Mudanças rápidas de pressão podem causar efeitos sistêmicos com mudança de fase de pressão do gás da maior para a menor. Associação com explosão de bomba em espaço fechado possibilita lesão significativa no pt. A perfuração do ouvido médio (TM) é benigna em mergulhadores, mas a perfuração do ouvido interno pode acarretar a disfunção do ouvido interno, como perda de audição, tonteiras, zumbido e vertigem.

Sintomas: Dor no ouvido, dor no seio da face, dor no tórax, dificuldades em respirar, dor abdominal.

Sinais: Perfuração de TM é específica e sensível para o barotrauma, a não ser que valsalva ou outro fenômeno que iguale a pressão tenha ocorrido, incluindo tubos de miringotomia. Hipestesia na área infraorbital em barotrauma maxilar ipsilateral (Undersea Hyperb Med 1999;26:257). Verificar também enfisema sc, hemorragia subconjuntival, ausência de sons da respiração nas regiões pulmonares usuais, ausência de sons intestinais com sinais peritoneais, perfuração.

Curso: Extremamente variável, com o espectro total da perfuração simples de TM para múltiplos órgãos: pulmão, intestino e pele.

Complicações: Surdez, falência respiratória, peritonite.

Diff Dx: TM perfurado de otite média aguda.

Exames laboratoriais: Nenhum para o trauma isolado de ouvido; hemograma completo, BMP e UA para guiar a terapia de fluidos nos acidentes de mergulhadores; avaliação de trauma multissistêmico para explosões de bomba.

Medidas de controle emergencial:

Ruptura de TM isolada:

- Meds oral para dor, NSAIDs e narcóticos.
- Antibiótico em gotas para o ouvido, como a suspensão ótica corticosporin (não é solução) ou gotas de gentamicina oftalmológica.
- Acompanhamento com o médico durante 2 semanas, a perfuração precisa ser acompanhada até se fechar. É possível fazer um curativo/hialuronan pelo ENT (ouvido, nariz e garganta) (Acta Otolaryngol suppl 1987;442:88).

Acidente no mergulho:

- O_2.
- Fluido iv, ressuscitação guiada pelo hematócrito e gravidade específica da urina.
- Consulte câmaras hiperbáricas.

Bomba ou outra explosão ambiental (Toxicology 1997;121:17):

- Ressuscitação do trauma com consulta ao cirurgião geral.

17.2 Epiglotite

Jama 1974;229:671; Ped Emerg Care 1989;5:16; Am J Emerg Med 1996;14:421

Causas: *Haemophilus influenza,* geralmente tipo B em adultos, é mais raro hoje nas crianças imunizadas; *Staphylococcus,* doença pneumocócica, raramente outro tipo de strep. Raramente ocorre devido à lesão térmica (Peds 1988;81:441).

Epidemiologia: Hoje é mais comum em adultos devido à vacina HIB na peds; taxa de mortalidade 1,2% (Laryngoscope 1998;108:64).

Fisiopatologia: Obstrução da via aérea superior pela epiglote edematosa.

Sintomas: Muita dor de garganta (95%), mais do que a disfagia (94%), e angústia respiratória por mais de 6 h – 24 h, principalmente em crianças.

Sinais: Epiglote ou outra supraglote inflamada e edematosa pela laringoscopia direta ou indireta, precisa sentar ereto (21%), voz abafada (54%), febre (50%), salivação (40%), estridor (15%) (Am J Dis Child 1988;142:679); faringe algumas vezes fica normal (50%).

Curso: Celulite da língua; abscesso da língua (Am J Emerg Med 1998;16:414).

Complicações: Obstrução das vias aéreas repentina e imprevisível, 7% de mortalidade sem a profilaxia das vias aéreas (vs reconhecimento do evento); reduz para 1% com a manutenção da via aérea.

Exames laboratoriais: Hemograma completo; hemocultura.

- *Raio-x:* tecido mole lateral do pescoço, verificando inchaços anormais de tecido mole com ou sem níveis de ar/fluido; verificar sinal de epiglote inchada (sinal de polegar) com perda de ar na valécula (Ann EM 1997;30:1).

Medidas de controle emergencial:

- Não surpreender crianças, talvez colocar sonda de O_2.

- Valor desconhecido do epi racêmico nebulizador (Anesth Analg 1975;54:622).
- Acesso iv em adultos e crianças que cooperem.
- Ceftriaxona 1 – 2 g iv (J Paediatr Child Hlth 1992;28:220) (terceira geração de cefalosporina).
- Apesar de contraditório, o uso de esteroides iv é recomendado (metilprednisolona 125 mg ou dexametasona 15 mg) (J Ped Surg 1979;14:247).
- Via aérea precoce em sala cirúrgica é controversa, mesmo em crianças.

17.3 Sangramento Nasal (Epistaxe)

Causas: O sangramento nasal pode ocorrer devido a um trauma externo como a fratura nasal, trauma mucoso direto, corpo estranho na narina, sinusite, uso de cocaína, HT, trombocitopenia, aneurisma da artéria carótida ou disfunção hemorrágica.

Epidemiologia: Comum, a maioria dos casos se resolve com tratamento conservativo (Otolaryngol Head Neck Surg 1993;109:60); 5% são sangramentos posteriores, que estão associados com epistaxe prévia e HT (Ann EM 1995;25:592). Questões/hábitos médicos associados com sangramentos persistentes são HT, uso de aspirina e abuso de álcool (Arch Otolaryngol Head Neck Surg 1988;14:862).

Fisiopatologia: Sangramentos com vasos expostos são os que geralmente necessitam de atenção médica, ou aqueles com envolvimento extensivo da mucosa ou doenças hemorrágicas/hematológicas.

Sintomas: Sangramento nasal.

Sinais: Verificar se há sangue escorrendo pela faringe com a cabeça do pt neutra, com sangramento notável sugestivo de hemorragia posterior. Se a cabeça ficou posicionada para trás, então o sangue na faringe posterior não auxiliará a distinguir o sangramento anterior do posterior; verificar se há perfuração no septo, se há múltiplas petéquias ou equimose para implicar um processo sistêmico; hemotímpano coincidente (J Emerg Med 1988;6:387).

Curso: Consultar um otorrinolaringologista para apresentações repetitvas, incontroláveis ou fluxo de sangramento vivo anterior.

Complicações: Anemia, hipóxia, sangramentos em outros locais se o problema for sistêmico; sinusite se o tamponamento for realizado ou outro método obstrutivo como tratamento.

Exames laboratoriais: Se o pt for idoso, com múltiplos problemas médicos, sangramento significativo ou admissão antecipada, considerar pedir os seguintes exames: hemograma completo; PT/PTT; e/ou tipagem e reatividade (J Laryngol Otol 1999;113:1086; 2000;114:38).

Medidas de controle emergencial:

Todos os sangramentos:

- Pressionar abaixo do cavalete do nariz; aplicar gelo sobre o nariz.
- Cabeça levemente inclinada para frente (pescoço flexionado).
- Teste com spray nasal oximetazolina HCl 0,05% (Afrin); a maioria dos casos se resolve com esse tratamento e pressão (Ann Otol Rhinol Laryngol 1995;104:704).
- Tratar a HT caso seja necessário, tanto com tratamento agudo quanto com acompanhamento médico; HT é um problema ubíquo para os pts com sangramentos espontâneos (Ann EM 2000;35:126).

Se houver sangramento rápido: stem

- Embeber o algodão em cocaína 4% ou spray nasal de oximetazolina HCl 0,05% (Afrin) e posicionar na narina que está sangrando; se o sangramento for estancado, é um sangramento anterior. Após esse procedimento, fazer pressão no nariz por 10 min.
- Se o sangramento não estancar, seguir as instruções para o sangramento posterior.

Sangramento anterior:

- Tamponar com uma gaze com vaselina, tamponar com Merocel, Gelfoam ou Surgicell: o tamponamento é melhor se a lidocaína viscosa for usada para facilitar inserção em vez do surgilube.
- Teste com cauterização, se for possível, manter o local limpo. É possível usar nitrato de prata.

- Teste com colágeno microfibrilar (J Otolaryngol 1980;9:468), se for possível, manter o local limpo. Manter a pressão por 3 min uma vez que o colágeno estiver posicionado no local de sangramento,
- Usar gotas nasais, quando necessário, para manter o tamponamento úmido e estancar sangramentos.
- Tamponar em 1 d – 2 d, 3 d no máximo.
- Manter num ambiente fresco. Evitar abaixar ou fazer força. Segurar o nariz se for espirrar, e expelir pela boca.

Sangramentos posteriores:
- Tamponamento posterior com lidocaína viscosa para inserção. Balão único para tamponamento com efeito pró-coagulante efetivo (Rapid Rhino).
- Balões duplos para tamponamento: inflar o balão distal antes e o proximal depois. Encher apenas metade da capacidade do balão e adicionar mais, caso necessário (J Oral Maxillofac Surg 1982;140:317).
- Cateter de Foley pode ser usado se o tampão posterior não estiver disponível (Surg Neurol 1979;11:115). É possível aplicar o grampo para cordão umbilical no exterior da narina para manter a posição (J Otolaryngol 1996;25:46).
- O_2 se estiver hipóxico; antibiótico com profilaxia para sinusite, como a cefazolina 1 g iv.
- Consultar um otorrinolaringologista para admissão se o pt necessitar controlar a hemorragia, controlar a dor ou estiver hipóxico.

Tombocitopenia:
- Transfusão de plaquetas se < 50K e sintomático (contagem de epistaxe).

17.4 Corpo Estranho Nasal, Aural e Faringeano

Causas: Geralmente volitivo, raramente é um inseto.

Epidemiologia: Geralmente, ocorre com crianças de 2 – 4 anos de idade.

Sintomas: Dor, redução da audição se for aural; corrimento nasal purulento se for nasal.

Sinais: Corpo estranho verificado, fedor ubíquo com corpo estranho nasal (Jama 1979;241:1496).

Curso: Se não for possível remover, encaminhe para a sala cirúrgica na presença de um otorrinolaringologista.

Complicações: Corpos estranhos faringeanos podem ser aspirados; corpos estranhos aurais podem causar perfuração; baterias causam a destruição tecidual (Jama 1986;255:1470).

Exames laboratoriais: Se suspeitar de corpo estranho faringeano e não for possível visualizar no exame físico, devem ser requisitadas radiografias: tecido mole do pescoço, CXR, caso necessário, e AXR, também se for necessário.

Medidas de controle emergencial:

Nasal (Am J Emerg Med 1997;15:54):

- Pedir ao pt para ocluir a narina contralateral, fechar a boca e forçar o ar para fora no lado ocluído.
- Variação: pedir ao pai/mãe para dar um sopro com força na boca da criança enquanto mantém fechada a narina não afetada, ou usar o Ambu-bag (Practitioner 1973;210:242; Am J Emerg Med 1996;14:57).
- Tentar alcançar o corpo estranho com um fórceps macio; cocaína 4% antes do procedimento pode ajudar.
- Aplicar cola epóxi em um palito pequeno (haste com ponta de algodão) e tocar no objeto; esperar alguns minutos e depois remover.
- Cinco ou seis cateteres do tipo balão francês lubrificados com lidocaína 2 ou 4%, passar pelo corpo estranho, inflar e retirar (Ann EM 1980;9:37).

Aural:

- Óleo mineral ou lidocaína instilada para matar o possível inseto não é recomendado; pode haver uma perfuração de TM não reconhecida, e salina estéril funciona da mesma forma.
- Tentar retirar com fórceps macio.

- Localizar o objeto com otoscópio, apoiar logo acima com o espéculo do ouvido (disponível), abrir o lado que aumenta, posicionar um palito (haste com ponta de algodão) com cola epóxi dentro do espéculo e encostar no objeto, esperar alguns minutos e remover.
- Lavar também pode funcionar, parar se houver sinal de dor, e não tentar esse procedimento se for verificada uma perfuração no TM.
- Sala escura/luz geralmente não funciona com insetos: não é possível voltar.

Faringeana visível:
- Se estiver de fácil acesso e o pt cooperar remover o objeto.
- Se for infante, virar a criança de cabeça para baixo, estender o pescoço e passar o dedo para remover o objeto em vista.

Faringeana, não visível (com raio-x):
- Se o objeto não for encontrado, pode ser radiolucente ou abrasão na faringe devido ao corpo estranho; se os sintomas ainda estiverem presentes no dia seguinte, acompanhe com um otorrinolaringologista se não houver comprometimento da via aérea.
- Se o corpo estranho estiver no músculo esquelético (no terço superior) do esôfago ou acima, consultar um otorrinolaringologista para removê-lo. Se estiver abaixo, seguir as indicações do Capítulo 6.2 Corpo Estranho no Esôfago.

17.5 Otite Externa

BMJ 1980;281:1616; Emerg Med Clin N Am 1995;13:445; Am Fam Phys 2001;63:927,941

Causas: Alérgica; seborreica; infecciosa (J Otolaryngol 1984;13:289); bacteriana (*Staphylococcus spp., Pseudomonas spp.*) mais comum, fúngica, conhecida como otomicose (*Aspergillus niger*); se crônica, é rara a viral (*H. simplex, H. zoster*).

Epidemiologia: A bacteriana é a mais comum. Bacteriana/fúngica: ouvido de nadador. É mais comum em pessoas com alergias ou exposição prolongada à água, sem trauma local (J Laryngol Otol 1993;107:898).

Fisiopatologia: Bacteriana: furunculose local que se torna mais difuso.

Sintomas:

Alérgica: 1 + dor, 3 + coceira.

Seborreica: 1+ dor, 3 + coceira.

Bacteriana: 3 + dor, principalmente com movimento da aurícula.

Fúngica: 1 + dor, 3 + coceira.

Viral: 1 + dor com *H. simplex*; 3 + dor com *H. zoster*.

Sinais:

Alérgica: agudo com secreção de pequenas vesículas; crônico com fissuras e escamação.

Bacteriana: dor com pressão no trago e tração na aurícula.

Seborreica: escamação gordurosa; caspa.

Fúngica: se assemelha ao jornal molhado; corrimento preto é diagnóstico.

Viral: vasos no ouvido podem se romper ou formar bolhas hemorrágicas.

Curso: Variável.

Complicações: A bacteriana pode evoluir para otite externa maligna, uma forma grave de pericondrite; hoje em dia é um problema exclusivo de pts com organismos resistentes ou resistência diminuída, eg, pts com diabetes, câncer, Aids etc.

Diff Dx: Mastoidite.

Exames laboratoriais: Considerar fazer cultura da drenagem, principalmente se for crônico.

Medidas de controle emergencial:

Todos os tipos:

- Evitar a entrada de água no ouvido.
- Auralgan tópico para dor.

Alérgica:

- Anti-histamínicos; esteroides tópicos.

Seborreicas:

- Manter o cabelo distante dos ouvidos; esteroides tópicos.

Bacteriana/fúngica:

- Remover a cera/debris geralmente pelo espéculo/irrigação; relativamente sem dor.

- Solução de Domeboro, ácido bórico 4% (J Laryngol Otol 1987;101:533), ou gotas da solução álcool: vinagre 9:1 para acidificar a área previnindo o crescimento de *Pseudomonas spp*. Usar mecha para estenose (se não houver estenose, a mecha vai cair) tanto de fonte comercial quanto papeis enrolados, auxilia na terapia (Eye Ear Nose Throat Mon 1974;53:458).

- Antibióticos e esteroides tópicos (Corticosporin ou Cipro HCl) gotas qid (Ear Nose Throat Mon 1978;57:198) ou ofloxacina (Floxin) gotas bid; se houver perfuração de TM, use suspensão de corticosporina ótica ou antibiótico (gentamicina solução oftalmológica) (Curr Med Res Opin 1993;13:182) para evitar danificar os ossículos.

- Glicerina com ácido acético não aquoso para reduzir inchaço pela ação hidroscópica (Vosol) ou esteroide (Vosol HC), ambos são eficazes (Curr Ther Res Clin Exp 1974;16:431).

- Antibióticos sistêmicos, eg, dicloxacilina 500 mg qid; OM externa maligna tratar com ceftazidima 1 – 2 g iv (Ann Otol Rhinol Laryngol 1989;98:721; Rev Inf Dis 1990;12:173) ou fluoroquinolonas, como a ciprofloxacina 500 mg bid ou levofloxacina 750 mg qd (Can Med Assoc J 1994;150:669; Am J Otolaryngol 1988;9:102).

Viral:

- Analgesia; ocasionalmente antibióticos locais e aciclovir oral, apesar de não haver dados que suportem.

17.6 Otite Média

BMJ 1980;281:1616; Emerg Med Clin N Am 1995;13:445; Nejm 2002;347:1169

Causas: Três tipos:

- *aguda* (AOM): 70% são bacterianas, até 50% são por pneumococos, mas isso vai mudar com a vacina pneumocócica heptavalente (Nejm

2001;344:403), até 30% ocorrem devido à *Moraxella (Branhamella) catarrhalis,* até 25% devido ao *Haemophilus influenza,* mas esse número é menor nas crianças imunizadas, e alguns são causados pelo estreptococos. A causa é viral em aproximadamente 30% antes da vacina pré-pneumocócica;

- *crônica:* todos os mencionados acima e ainda os *Staphylococcus spp., Proteus, Pseudomonas;*
- *serosa:* secreção de fluido geralmente sem micro-organismo, apesar de ⅓ apresentar micro-organismos.

Epidemiologia: Algumas doenças virais predispõem, eg, RSV, influenza ou adenovírus. Pais fumantes e creches também aumentam o risco de aquisição, amamentar o bebê protege e o uso da chupeta parece ambíguo (Clin Infect Dis 1996;22:1079). OM serosa algumas vezes segue resolução infecciosa.

Fisiopatologia: Rinite e sinusite disseminam ao longo do tubo eustáquio. Fechamento da faringe do tubo eustáquio pode causar dor no ouvido com o exame normal de ouvido: disfunção do Tubo Eustáquio. Infantes e crianças pequenas têm tubos eustáquios achatados (horizontal) e levemente curvados, que podem ter dificuldade em drenar o ouvido médio.

Sintomas: Dor, audição reduzida, sensação de plenitude ou patinar n'água.

Sinais: Não há dor com a manipulação do ouvido externo; membrana timpânica (TM) protuberante ou retraída com perda dos sinais normais (reflexo suaves), com eritema (eritema é o sinal que menos ajuda), e fluido visualizado, se for possível ver pela TM. Ausência de movimento da TM com o otoscópio pneumático (Ped Infect Dis J 2000;19:256).

Curso: AOM geralmente regride em 48 h, mas o fluido pode persistir por 2 – 3 semanas. OM serosa dura meses e pode apresentar perda de audição associada. Gravidade do episódio é relacionada aos ataques prévios, e ao uso de antibióticos, tanto previamente quanto profilaticamente. Intervenções cirúrgicas eletivas como tuba auditiva, adenoidectomia ou tonsilectomia podem ser recomendadas para recorrências com complicações.

Complicações: Todas são raras:

- necrose do ossículo, principalmente da bigorna;
- otite crônica com granuloma e PMNLs;
- mastoidite;
- meningite e encefalite;
- trombose do seio lateral;
- paralisia do nervo facial na OM crônica; tratar com descompressão cirúrgica;
- labirintite;
- OM serosa crônica;
- acuidade auditiva reduz se for crônico, mas não há diminuição das habilidades verbais/intelectuais com as tubas atrasadas (Nejm 2001;344:1179).

Exames laboratoriais: Nenhum se > de 28 d de vida e se não for séptica. Reativos de fase aguda (ESR, CRP) não auxiliam na diferenciação de AOM dos outros processos bacterianos agudos invasivos (Am J Dis Child 1992;146:1037). Timpanometria ou otoscopia acústica auxilia se o diagnóstico estiver em questão (Ann EM 1989;18:396).

Medidas de controle emergencial:

AOM:

- Antibióticos orais (Ped Infect Dis J 1994;13:1054), apesar de a prática de prescrição pediátrica de costume não ser justificável (muitas razões: critério de diagnóstico, força do dado científico, ausência de testes com controle placebo) (Brit J Gen Pract 1998;48:1861): amoxicilina 40 – 80 mg/kg qd dividida tid é a primeira linha (Jama 1991;266:2249); ou TMP/SMX (4 TMP/20 SMX por kg por dose) bid até o máximo de 160 TMP/800 SMX; ou amoxicilina clavulanato 90/6,4 mg/kg dividida bid; ou cefaclor 250 mg tid; ou azitromicina 10 mg/kg no d 1 e 5 mg/kg, dos dias 2 – 5. A duração do tratamento têm variado de 2 d – 10 d para medicamentos po (BMJ (Clin Res Ed) 1985;291:1243).
- Se não for possível administrar po, ceftriaxone 50 mg/kg até 1 g im com lidocaína: tratamento com dose única (Peds 1993;91:23).

- Recomendar ibuprofeno 10 mg/kg a cada 6 h – 8 h para dor (Fundam Clin Pharmacol 1996;10:387), apesar de não haver diferença entre o último e o acetaminofeno 15 mg/kg a cada 4 h.
- Auralgan tópico pode auxiliar (Arch Ped Adolesc Med 1997;151:675).
- Descongestionantes e anti-histamínicos não auxiliam (Ann EM 1983;12:13) e podem até agravar o quadro com a síndrome do seio seco análoga: o fluido não é capaz de ser drenado do ouvido.
- Pts < de 4 anos de idade devem ser acompanhados dentro de 4 semanas.

OM serosa:
- Antibióticos podem auxiliar (Arch Otolaryngol Head Neck Surg 1997;123:695); pode ser utilizado num curso de 2 semanas, mas muitos irão melhorar espontaneamente.
- Esteroides 7 d – 14 d.
- Reavaliar dentro de 4 semanas.

OM crônica:
- Cobertura de pseudomonas; fluoroquinolonas se > de 15 anos de idade.
- Acompanhamento com o otorrinolaringologista em 1 semana ou menos.

17.7 Parotite/Cálculo no Ducto da Parótida

Arch Otolaryngol Head Neck Surg 1992;118:469

Causas: Mecânicas (cálculo), anormalidades no duto de Stensen, infecciosa (eg, caxumba, TB), drogas (anticolinérgicos), irradiação.

Epidemiologia: Parotite bacteriana é bilateral em aproximadamente 20% das vezes e não é incomum de ocorrer após operação. O *Streptococcus pneumoniae* e o *Haemophilus influenzae* são comuns em casos crônicos (Ped Infect Dis J 1997;16:386).

Fisiopatologia: A incapacidade de drenar efetivamente a glândula permite que a bactéria cresça se for devido a um cálculo ou problema no duto;

a própria glândula está inflamada se ocorrer devido a uma infecção sistêmica ou causada pela irradiação; drogas podem causar a parotite secundária ao defeito de drenagem ou causar inflamação direta no tecido salivar. A inflamação crônica talvez seja secundária à liberação local de calicreína.

Sintomas: Pescoço/face dolorido.

Sinais: Sensibilidade, sensação flutuante e eritema na parótida; inspeção oral pode demonstrar drenagem do duto de Stensen.

Curso: Semanas para melhora, curso mais longo nos idosos.

Complicações: Abscesso, osteomielite, paralisia do nervo facial (Arch Otolaryngol Head Neck Surg 1989;115:240), sepse.

Diff Dx: Parótida aumentada pode não ser uma infecção aguda, considerar:

- Infecção crônica: doença de arranhadura de gato, infecção micobacteriana atípica, actinomicoses e TB.
- Aumento sem infecção: alcoolismo, má nutrição, doença celíaca, DM, uremia, cirrose, fibrose cística, hipotireoidismo, envenenamento com metal pesado, ou drogas (ex, fenotiazinas).

Exames laboratoriais: Coloração de gram e cultura do drenado; considerar fazer hemograma completo e hemoculturas se o pt estiver febril; outros exames são baseados no hx do pt e no exame clínico.

Medidas de controle emergencial:

- Se a parótida não estiver drenando, tentar pressionar a glândula: acesso iv com narcóticos parenterais provavelmente serão necessários. Pressionar a glândula massageando a parótida, e com o outro dedo massagear abaixo do duto gentilmente, ao longo do curso anterior/posterior.
- Antibióticos que cubram *Staphylococcus spp.* resistente à penicilinase até que o resultado da cultura seja conhecido, como a nafcilina 1 – 2 g iv ou ampicilina/sulbactam 1,5 – 3 g iv; ou dicloxacilina 500 mg qid ou amoxicilina/clavulanato 875 mg bid po.
- Hidratação iv e suspensão de meds possivelmente ofensivos, caso necessário; meds para dor.

- Se não for possível drenar ou liberar o pt, consultar um otorrinolaringologista para admissão do pt com avaliação. Parotidectomia é considerada somente se a doença for crônica e as outras terapias falharem (J Otolaryngol 1996;25:305).
- Se o pt puder ser liberado, usar compressas de água quente. Recomendar que o pt chupe limão ou doces de limão tid, e que faça acompanhamento clínico após 1 semana.
- É possível usar aprotinina (inibidor de calicreína) para casos crônicos (Arch Otorhinolaryngol 1985;242:321).

17.8 Abscesso Peritonsilar

J Otolaryngol 1990;19:226; Arch Otolaryngol Head Neck Surg 1993;119:521; Laryngoscope 1995;105:1

Causas: *Streptococcus pyogenes* grupo A, β-hemolítico (J Otolaryngol 1998;27:206); raramente associado aos grupos C ou D, que são uma extensão da faringite; *Peptostreptococcus; Fusobacterium;* com anaeróbios em 75% dos casos.

Epidemiologia: Abscesso mais comum do espaço profundo cervical e da cabeça.

Fisiopatologia: Isso pode dar início a uma flebite da veia tonsilar, raramente progredindo para PE.

Sintomas: Dor de garganta; dificuldade para deglutir; salivação.

Sinais: Pilares tonsilares assimétricos; disfonia; disfalgia; trismo.

Curso: Na maioria das vezes, a drenagem é espontânea.

Complicações: Infecção recorrente e formação de abscesso.

Exames laboratoriais: Cultura da garganta.

- *Raio-x:* séries do tecido mole da região lateral do pescoço se houver extensão para o pescoço, verifique o nível de ar/fluido.

Diff Dx:

- Celulite pertonsilar: pode mimetizar o abscesso peritonsilar (Arch EM 1990;7:212), com exceção do 1º d de acompanhamento após os antibióticos parenterais; trismo medido do incisor ao incisor é melhor nos pts com celulite (Laryngoscope 1988;98:780); infelizmente não existe um valor limiar.

- Mononucleose infecciosa: raramente ocorre abscesso secundário.

Medidas de controle emergencial:

Se houver risco de comprometimento das vias aéreas:

- IV para controlar a dor (narcóticos), antibióticos (ceftriaxone 2 g ou clindamicina 900 mg) e esteroides [dexametasona 12 mg ou mais em adultos (Otolaryngol Head Neck Surg 1983;91:593)], com o pt no ER consulte um otorrinolaringologista.

Se não houver risco de comprometimento das vias aéreas:

- Tratar pt como pts de ambulatório com PCN 500 mg tid, cefalexina 500 mg tid, cefalosporina de segunda geração como o cefuroxime 250 – 500 mg bid (Arch Otolaryngol 1982;108:655), ou clindamicina 300 mg qid; ou talvez ceftriaxona iv 1 – 2 g com acompanhamento no dia seguinte.

- Esteroide tampão (prednisona 40 – 60 mg qd por uma semana ou dexametasona 8 – 12 mg dividida qd por 5 d; tamponar essas doses se o pt tiver recebido outros esteroides exógenos durante o último mês).

- Narcóticos orais; gargarejo com água salgada.

- Consultar um otorrinolaringologista no ER para aspiração com agulha (Otolaryngol Head Neck Surg 1981;89:910), o tratamento de pt do ambulatório ainda é exequível.

- Entrar em contato com um otorrinolaringologista para marcar o acompanhamento no dia seguinte; tonsilectomia nos pts com h/o de tonsilite (Ear Nose Throat J 2000;79:206).

17.9 Faringite Estreptocócica

Nejm 2001;344:205

Causas: *Streptococcus pyogenes* grupo A, β-hemolítico; raramente causada pelo grupo C ou D.

Epidemiologia: Por meio da respiração; comida; 15% da população carreiam.

Fisiopatologia: Possivelmente, ocorre devido a uma ruptura da mucosa ou carga bacteriana aumentada ou nadir de estado imunológico relativo: tudo é hipotético. Tratamento para prevenir ARF (Peds 1995;96:758), e talvez para encurtar o curso clínico e o potencial infeccioso.

Sintomas: Dor de garganta; dor abdominal [apesar de não ser preditivo do *Streptococcus pharyngitis* (J Fam Pract 1998;46:159)].

Sinais: Febre; edema faringeano, eritema ou exudatos; palato mole ou petéquia disseminada (Am J Dis Child 1969;117:156); adenopatia anterior cervical; exame abdominal normal.

Curso: Dez dias sem tratamento.

Complicações: Glomerulonefrite aguda; febre reumática aguda; correntemente < que 1:10.000 sem tratamento e < 1:100.000 com tratamento em adultos; não é visto na ped < 3 anos de idade; abscesso peritonsilar (Ver Capítulo 17.8 Abscesso Peritonsilar).

Diff Dx: Clamídia; TWAR; viral, eg, EBV (mono), rinovírus, adenovírus, vírus parainfluenza, RSV, coxsackie; micoplasma; *Streptococcus* sem ser do grupo A; febre periódica, como a febre mediterrânea familiar (FMF), *aphthous stomatitis,* faringite e síndrome da adenopatia (PFA-PA) (J Peds 1999;135:98); *Legionella;* gonorreia; difteria.

Tabela 17.1 Sistema de Pontuação de Centor

Evidência	Pontos
Histórico de febre (> que 38°C)	1
Sem tosse	1
Linfoadenopatia mole cervical anterior	1
Exudato tonsilar (ou edema)	1
[modificações por idade (Can Med Assoc J 2000;163:811-5)]	
3 - 14 anos	1
15 - 44 anos	0
≥ 45 anos	-1

Sistema de pontuação:

O sistema de pontuação original de Centor fornece uma probabilidade de 56% de positividade para cultura da garganta se todos os 4 pontos forem adquiridos. A modificação da idade, como validada pelo MsIsaac, promove uma sensibilidade de 85% e especificidade de 92% para a identificação dos estreptococos do grupo A se a pontuação modificada for 4 ou mais.

Exames laboratoriais:

Controverso: o tratamento é direcionado para prevenir a febre reumática aguda; cultura e testes rápidos para os estreptococos têm no máximo 90% de sensibilidade. Tratar todos os pts baseado nos dados clínicos pode acarretar a perda de alguns casos, mas seria muito improvável que no grupo de 10% em que ocorre falha na detecção pela cultura possamos encontrar uma pessoa que evolui para a febre reumática aguda (1:10.000). Alternativamente, fazer cultura de todos os pts que não precisariam de tratamento (eles devem ao menos apresentar eritema faringeano) e tratar empiricamente todos os outros (J Fam Pract 1975;2:173), ou tratar se o pt tiver uma pontuação de Centor igual a 3 ou 4 (Ann IM 2001;134:509), apesar disso resultar em tratamento excessivo (Jama 2004;291:1587). O melhor tratamento provavelmente é o empírico para os pts com todos os valores de risco pos (pontuação de Centor de 4 ou pontuação modificada de Centor ≥ 4). Fazer cultura antes do tratamento para todos os outros pts (com exceção daqueles com dor de garganta/faringite e familiares que apresentaram teste laboratorial pos).

Teste rápido de detecção de estreptococos vs cultura: a maioria dos laboratórios confirma o resultado do teste rápido para detecção de estreptococos com culturas; isso ocorre porque os testes de aglutinação no látex têm valor preditivo pos de 87% e valor negativo preditivo de 96% aproximadamente (J Fam Pract 1986;22:245). Alguns acreditam de maneira teleológica que a espera de 2 d ajuda a resposta imunológica do hospedeiro, e isso ainda previne ARF. Já que aparentemente não há diferença, se for necessário pedir teste de todos os pts, fazer apenas um. A ideia de que o custo marginal que incorreu devido à requisição de dois testes foi recompensado pela prevenção de 17 casos de febre reumática (Peds 1990;85:246) é falha, a não ser que nenhum acompanhamento médico seja providenciado após a requisição da cultura.

Recomendação: os pts que são imunossuprimidos, sépticos, têm abscesso, glomerulonefrite, faringite estreptocócica recorrente, um grupo grande de erupção ou se for considerado o uso de antibióticos parenterais, então uma cultura quantitativa (Lancet 1976;2:62) poderia ajudar. Pode ser recomendável fazer cultura de um pt se for considerado o tratamento da família.

Medidas de controle emergencial:

- Antibióticos po: PCN VK 50 mg/kg dividido bid até o máx de 500 mg/dose por 7 d – 10 d (Peds 1996;97:955); ou macrolídeo, como a azitromicina 12 mg/kg por dose única qd até o máx de 500 mg por 5 d (Am J Med 1991;91:23S); ou cefalosporina de primeira geração, como a cefalexina 50 mg/kg dividido bid até um máx de 500 mg/dose por 7 d – 10 d; ou clindamicina (avise aos pts sobre o efeito colateral diarreico e a predisposição para evoluir para uma colite com *Clostridium difficile* associados ao uso da clindamicina) 20 mg/kg dividido tid por 7 d – 10 d.

- Antibióticos parenterais: PCN G benzatina: 1,2 milhões de U im nos adultos, 900.000 U na ped > 60 lbs, e 300.000 – 600.000 U im na ped < 60 lbs; ou PCN G benzatina 900.000 unidades e PCN G procaína 300.000 unidades combinadas como dose única im (Jama 1976;235:1112).

- Talvez esteroides se for grave ou para reduzir o tempo de controle da dor; é possível usar terapia de dose única de dexametasona oral 0,6 mg/kg (Ann EM 2003:601) ou dexametasona im 10 mg para idades entre 12 – 65 anos (Ann EM 1993;41:212); auxilia no controle da dor em 24 h. É melhor tratar a dor com meds para dor (narcóticos, dependendo dos sintomas e grau de celulite).
- Dose qd abreviada ou simples de antibióticos que geralmente são tid ou qid não demonstrou ser eficiente (Antimicrob Agents Chemother 1996;40:1005).
- Orientação de um otorrinolaringologista para pts ambulatoriais se > que 3 episódios por ano durante vários anos para considerar a possibilidade de realizar a tonsilectomia/adenoidectomia: isso reduz a recorrência.

17.10 Abscesso Retrofaríngeo

J Laryngol Otol 1997;11:546

Causas: Trauma direto [eg, cana de açúcar (se não for bem mastigada antes de engolir), espinhas de peixe (Ann Otol Rhinol Laryngol 1990;99:827)]; extensão da faringite ou outra infecção na cabeça/pescoço.

Epidemiologia: Geralmente *Streptococcus* β*-hemolítico,* grupo A na ped; *Staphylococcus, Streptococcus, Klebsiella, Neisseria* e outras gram-neg e anaeróbios em adultos.

Fisiopatologia: Inoculação no espaço fascial que é contíguo ao mediastino.

Sintomas:

Ped: obstrução das vias aéreas.

Adultos: dor ao deglutir.

Sinais:

Ped: salivação, estridor, disfonia, disfalgia, meningismo, adenopatia cervical.

Adultos: nenhum ou como na ped (J Emerg Med 1996;14:147).

Curso: Mais sério na ped e em adultos mais velhos.

Complicações: Mediastinite, empiema (Thorax 1994;49:1179), obstrução da via aérea, trombose da veia jugular, sepse.

Diff Dx: Perfuração retrofaríngea: pode ser controlada no ambulatório em adolescentes saudáveis ou jovens adultos com amoxicilina/clavulanato e esteroides com acompanhamento médico no dia seguinte; epiglotite; corpo estranho na faringe; hemorragia retrofaríngea (Jama 1973;226:427); meningite na ped.

Exames laboratoriais: Testes hematológicos se houver sepse; hemograma completo; hemocultura.

- *Raio-x:* tecido mole da lateral do pescoço, verificar inchaço no espaço pré-vertebral ou ar, ou nível de fluido/ar (J Otolaryngol 1999;28:134); infantes podem ter ar nesse local que desaparece com a inspiração, sendo portanto uma variável normal (Ped Radiol 1993;23:186); CXR se houver sintomas respiratórios ou sons pulmonares anormais; CT do pescoço se simplesmente houver edema pré-vertebral sem ar.

Medidas de controle emergencial:

- Acesso iv.
- Dosagem de antibióticos iv: ampicilina/sulbactam 1,5 – 3 g, clindamicina 600 – 900 mg e aminoglicosídeo ou ceftriaxona 1 g com metrinidazol 500 mg.
- Considerar metilprednisolona 125 mg iv ou dexametasona 15 mg iv, apesar de não haver dados confirmando.
- Consultar a um otorrinolaringologista para admissão.

17.11 Sinusite

Emerg Med Clin N Am 1999;17:153; Nejm 2004;351:902

Causas: Viral, *Pneumococcus spp., Haemophilus influenzae, Streptococcus, Staphylococcus, Moraxella catarrhalis,* algumas vezes anaeróbios, crônica pode ser fúngica.

Epidemiologia: Ocorre em qualquer idade > de 2 anos; qualquer local de 0,5% – 5% de URIs complicados pela sinusite aguda (Ped Infect Dis 1985;4:S51).

Fisiopatologia: Edema ao redor do óstio do seio bloqueia a drenagem; todos os seios drenam para o meato médio (Ostial Meatal Complex-OMC), com exceção dos etmoidais posteriores para o meato superior, esfenoide para o recesso esfenoetmoidal (posterior para a concha), e duto nasolacrimal para o meato inferior.

Sintomas: Febre; dor de cabeça; dor de dente maxilar; corrimento nasal purulento; teste dos descongestionantes com pts de ambulatório não proporcionou alívio.

Sinais: Rinite (90%); corrimento pós-nasal; cáries (10%); material purulento no turbinado médio; sensibilidade nos seios com o apalpar ou percussão; perda da transiluminação do seio (para frontais, luz apontando de baixo para cima da margem supraorbital média; e para os maxilares, luz na borda da orbital inferior média apontando para baixo enquanto observa-se a boca); hipestesia do nervo infraorbital na sinusite maxilar; a observação do fluido do seio é sensível, mas não é específica para a sinusite bacteriana aguda.

Curso: Pode ser crônica.

Complicações: Meningite/sepse intracraniana (J Laryngol Otol 1995;109:1061); trombose do seio lateral; osteomielite.

Exames laboratoriais: Nenhum a não ser que seja séptica; culturas e radiografias simples não são específicas.

- *Se for séptica,* hemograma completo, hemoculturas e outras avaliações baseadas no hx e no exame físico.
- *Raio-x:* imagem radiográfica pode mostrar fluidos ou não, sendo que a ausência de fluido não exclui a sinusite bacteriana, e o nível de fluido possivelmente denota a sinusite viral, alérgica ou fúngica ou trauma. Se houver dificuldade no diagnóstico, o melhor teste é o CT (Acad Emerg Med 1994;1:235).

Medidas de controle emergencial:

Se séptica (geralmente observada na sinusite frontal ou etmoidal):

- O_2, acesso iv para rescussitação com fluido e antibióticos.
- Antibióticos: ceftriaxona 2 g iv; ou ampicilina/sulbactam 3 g iv; ou cefuroxime 1,5 g.

- Consultar um otorrinolaringologista para admissão.

Se não for séptica:

- Descongestionante local nasal, como epinefrina em gota 0,5% – 2% ou fenilefrina 0,25% na salina qid para 4 d – 5 d.

- Antibióticos para terapia oral: amoxicilina (40 – 80 mg/kg/d dividida tid até um máx de 1500 mg/d) é a primeira linha para adultos e ped, com exceção da sinusite etmoidal e esfenoidal, com necessidade de penicilina resistente à penicilinase, como a amoxicilina/clavulanato 875 mg bid (ped — 90 mg/kg/d do componente amoxicilina dividido bid), TMP/SMX DS 1 comprimido bid (ped — 4 TMP/20 SMX por kg por dose bid até um máx de 160 TMP/800 SMX), cefpodoxime 200 mg bid (Pharmacoeconomics 1996;10:164), cefprozil 250 mg bid, cefuroxime 250 – 500 mg bid (Drugs 2001;61:1455) (ped - 30 mg/kg/d dividido bid); cursos curtos apropriados em pts saudáveis, eg, < 5 d de curso de antibióticos bactericidas é tão eficiente quanto 10 d – 14 d de curso (Drugs 2003;63:2169), e antibióticos de primeira linha são tão eficazes quanto às alternativas mais caras (Jama 2001;286:1849).

- Talvez alguns pts se beneficiem com o uso de esteroides intranasais: fluticasona (Flonase) 2 jatos em cada narina qd ou triamcinolone (J Allergy Clin Immunol 1998;102:403; Allergy 2000;55:19) vs (Laryngoscope 2002;112:320).

- Acompanhamento de pts ambulatoriais em 1 – 2 semanas com clínico geral se for uma primeira avaliação e com um otorrinolaringologista se o problema se tornar crônico.

- para URIs em geral, a vitamina E não auxiliou a curar os participantes de um asilo, mas pode proporcionar algum efeito protetor (mas isso ainda não é bem elucidado) (Jama 2004;292:828).

17.12 Vertigem

Ann Otol Rhinol Laryngol 1968;77:193; Emerg Med Clin N Am 1987;5:211

Causas: Talvez seja viral (labirintite); vertigem posicional (Ann EM 2001;37:392) (Brain 1972;95:369), ou nistagmo posicional que persiste ou vertigem posicional paroxística benigna (BPPV); insulto cerebelar (hemorragia). Ver Capítulo 13.2 Acidente Vascular Cerebral; ou outras causas centrais.

Epidemiologia: BPPV idiopática na metade dos casos (cálculos no ouvido interno postulados), no entanto, pode haver outras etiologias como traumatismo craniano ou labirintite viral; mulher:homem 2:1; mais comumente canal semicircular posterior (Neurol 1987;37:371).

Fisiopatologia: (Arch Otorhinolaryngol 1984;241:23): estabilidade conferida por 3 mecanismos: visão, propiocepção e canais semicirculares (para estabilidade rotacional). É necessário ter 2 dos 3 intactos para evitar vertigem, a não ser que haja um registro impreciso de um local, como a lesão ao longo do trato vestibular incluindo os canais semicirculares. As causas específicas para indução da vertigem são supostas.

Sintomas: Sensação de que o ambiente está rodando, náusea, tonteira; em geral, esses sintomas são mais pronunciados nas pessoas com doença no ouvido interno.

Sinais: Nistagmo horizontal apresentando contraditoriamente exame neurológico normal, incluindo teste de audição; BPPV pode ser omitido com a manobra Hall-Pike (de cabeça para baixo): pedir ao pt para ficar na posição supino com um ouvido para baixo. Nistagmo/sintomas ocorrem após aproximadamente 15 seg e passam em 2 min. Então, repetir com o outro ouvido para baixo.

Curso: Labirintite e BPPV podem ter curso crônico.

Complicações: Baseado na etiologia subjacente.

Diff Dx: TIA/CVA: insuficiência vertebrobasilar; anormalidade metabólica, arritmia ou falência na bomba; anemia; tumor no nervo craniano ou CNS; infecção no CNS ou nervo craniano; vasculite; reação medicamentosa.

- Doença de Meniere: com tinito e redução da audição; usar sal, cafeína e restrição ao etanol; pode-se tentar anti-histamínico, meds antivertigem como listado abaixo, diuréticos, como a tiazida, e benzodiazepínicos para sintomas; referência de um otorrinolaringologista para pts ambulatoriais.

- Tumor do ângulo ponto-cerebelar: diagnosticado com potencial auditivo evocado.
- Hemorragia do ouvido interno: agudo com perda de audição.
- Fratura do osso temporal: geralmente com hx de trauma e perda grave de audição.
- Convulsão.

Exames laboratoriais: Nenhum, mas faça um CT da cabeça sem contraste se suspeitar de hemorragia cerebelar ou fratura craniana ou outro evento agudo no CNS; MRI da cabeça se suspeitar de neoplasia no CNS (Clin Imaging 1998;22:309).

Medidas de controle emergencial:

Labirintite e BPPV:

- Benzodiazepinas iv (lorazepam, midazolam ou diazeopam) são de eficácia controversa (J Otolaryngol 1980;9:472), mas relaxa o pt.
- Meclizina 25 – 50 mg po q 6 h (Arch Neurol 1972;27:129).
- Dimenidrato (Dramamina) 50 – 100 mg po q 4 h – 6 h ou scopolamina 0,4 – 0,8 mg po q 8 h ou adesivo de scopolamina (Transdermal) 1,5 mg/72 h.
- Acompanhamento médico de pts ambulatoriais.

Labirintite:

- Considerar um tamponamento com corticosteroide (comece com prednisona 40 mg po) se apresentar nas primeiras 24 h.

BPPV:

- Manobra de reposição canalicular (manobra de Epley) (Otolaryngol Head Neck Surg 1992;107:399; Am J Otol 2000;21:230).
- A homeopatia é eficiente, especificamente o Vertigoheel (Heel, Inc.) (Arch Otolaryngol Head Neck Surg 1998;124:879).

Capítulo 18
Pediatria/Cirurgia Pediátrica

18.1 Bronquiolite/RSV

Peds 1999;104:1334; Nejm 2001;344:1917; Am Fam Phys 2004; 69:325

Causa: Vírus Respiratório Sincicial (RSV)

Epidemiologia: Pico de incidência entre novembro e abril. É mais grave em bebês prematuros, imunocomprometidos e doenças cardiopulmonares em peds < de 2 anos de idade (Jame 1999;282:1440).

Fisiopatologia: Infecção brônquica/reatividade.

Sintomas: Angústia respiratória.

Sinais: Taquipnéa com dificuldade respiratória.

Curso: Curso refratário apesar do tratamento β-agonista quase definir o processo dessa doença; febre associada a curso clínico mais grave (Arch Dis Child 1999;81:231). Hiper-reatividade pode ocorrer devido ao curso crônico das vias aéreas pelo tempo de vida da criança se a bronquiolite ocorrer após a idade de 1 ano (Am J Respir Crit Care Med 2000;161:1501), no entanto, isto não ocorre quando a doença se manifesta somente na infância (< 12 mo de idade) (J Peds 1999;135:8)

Complicações: Falha respiratória.

Diff Dx: Adenovírus; vírus parainfluenza; corpo estranho; pneumonia; metapneumovírus humano (Nejm 2004;350:443); fibrose cística, se recorrente; é raro bacteremia oculta em crianças entre 2 – 36 meses de idade e a escolha por pancultura rotineira não é apoiada pelas publicações atuais (Arch Ped Adolesc Med 1004;158:671)

Exames laboratoriais: Lavagem nasal RSV; gás do capilar sanguíneo, oximetria de pulso e CXR podem ser utilizados em caso de desconforto.

Medidas de controle emergencial:

- Isolação: prevenir propagação nosocomial
- O_2; fluido iv em caso extremo.
- Nebulização com epinefrina racêmica (1 mg em 2 cc NS) em caso extremo (J Peds 1993; 122:145), apesar de os procedimentos rotineiros utilizarem 4 cc de 1% de epinefrina nebulizada com 3 tratamentos q 4 hr não impactando no tempo de permanência ou habilidade de liberação antecipada do hospital nos casos de internação (Nejm 2003;349:27).
- Albuterol neb 2,5 mg por tratamento ou 10 mg/hr contínuo.
- Considerar esteroides (controverso): parenteral, oral ou inalado estudos sobre parenteral (Peds 2000;104:E44) vs estudos sobre inalação de budesonide (Arch Dis Child 1999;80:343) e estudos sobre a inalação do fluticasone (Eur Respir J 2000;15:388).
- Heliox (70:30 Hélio: O_2) pode ser benéfico tanto para o tratamento clínico com gravidade quanto para suprir as necessidades do ICU nos casos com sintomas entre moderado e grave; faixa etária de 1 mon até 2 yr (Peds 2002;109:68).
- Os dados sobre a utilização de óxido nítrico são equívocos (Intensive Care Med 199:81)
- Submeter à consulta pediátrica para internação, caso não haja resposta ou esteja estabilizado, pode ser necessária uma intubação +/- ribavirin aerosol com o paciente internado — con (Am J Respir Crit Care Med 1999;160:829).
- No dia seguinte, verificar com o peds se o paciente pode receber alta, considerar a prescrição de albuterol nebs para ser usado em casa (a cada 3 h – 4 h). O acompanhamento do paciente após a alta poderá incluir RSV imunoglobina (todo mês nas crianças com alto risco).

18.2 Doença da Arranhadura do Gato (Uma forma de Adenite Cervical)

Ped Infect Dis 1997;16:163; 1985;4:S23

Causa: *Bartonella (Rochalimaea) henselae* e *quintana*, um pequeno organismo pleomórfico gram negativo, provavelmente causado por rickettsias. Pode também ser causado por *Afipia felis* (J Clin Microbiol 1998;36:2499).

A adenite cervical é geralmente uma doença viral autolimitada (adenovirus, enterovirus, CMV, Epstein-Barr, herpes simples) que pode ser resolvida rapidamente, e pode ser causada pelo *Staphylococcus, Streptococcus* e anaeróbicos (Clin Peds (Phila) 1980;19:693); a menor probabilidade de anaeróbicos, organismos atípicos, doença do arranhão do gato e toxoplasmose.

Epidemiologia: De gatos jovens, infectados há algumas semanas; transmitida pela mordida, por arranhão e pulgas, apesar de o nome comum não ser correto. Oitenta por cento dos casos em pts abaixo da idade de 21 anos.

Fisiopatologia: 7 d – 14 d de incubação. *Bartonella spp.* Também é encontrada na angiomastose bacilar e na bartonelose (Int Dermatol 1997;36:405).

Sintomas: Mordida ou arranhão de gato (90% positivo); papular ao perceber o arranhão.

Sinais: Febre; existência de sinais de mordida ou arranhão com papular; adenopatia com 40% de nós supurativos; muitas descobertas visuais, incluindo a síndrome oculograndular de Parinaud (infecção na superfície ocular e linfadenopatia regional) (Curr Opin Ophthalmol 1999;10:209).

Curso: Geralmente é autolimitada, mesmo considerando suas complicações.

Complicações: encefalopatia (J Peds 1999;134:635); encefalite (10%); lesão osteolítica óssea; conjuntivite; púrpura; adenite mesentérica.

- *Pacientes imunocomprometidos:* doença disseminada; angiomatose bacilar: assemelha-se ao sarcoma de Kaposi; hepatite peliose: encontrado por vezes no paciente imunocompetente.

Diff Dx (raro): TB e outras micobactérias (Clin Peds (Phila) 1997;36:403); *Haemophilus influenzae*; sífilis; fúngico; *Yersinia pestis*.

Exames laboratoriais: Hemograma completo apresentando ligeira eosinofilia; ERS; teste de funcionamento do fígado nos casos de doença sistêmica; obter CSF, no caso de o neuro modificar, e procurar por proteína aumentada; *Rochalimaea henselae* título de > 1:64 é 84% sensitiva e 96% específica. PCR pode ser necessária (Hum Pathol 1997;28:820).

Medidas de controle emergencial:

Enfermidade branda (somente pápula constatada):

- Não utilizar rx, acompanhamento sem internação dentro de 2 – 3 dias com médico primário.

Enfermidade moderada/grave:

- Prescrever ciprofloxacina 500 mg po; ou azitromicina 500 mg d 1 seguida de 250 mg durante 2 d – 5 d (pediátrico — 10 mg/kg por 1 d seguida de 5 mg/kg 2 d – 5 d) (Ped Infect Dis J 1998;17:447)
- Pediátrico: TMP/SMX (4 TMP/20 SMX por kg por dose) prescrever o máximo de 160 TMP/800 SMX.
- Prescrever eritromicina 500 mg po qid para as formas disseminadas; segunda opção é doxiciclina 100 mg po.
- Podem ser considerados também gentamicina, ceftriaxone, cefotaxime ou amicacina.
- Nos casos primários, consulta e, nos casos de enfermidade severa ou moderada, recomenda-se a internação.

18.3 Maus Tratos Contra a Criança

Hosp community Psychiatry 1992;43:111; J Med Assoc Ga 2000;89:5

Causa: Pode ser praticada por qualquer pessoa: parentes, acompanhantes, estranhos.

Epidemiologia: Geralmente vinculada à pobreza/falta de emprego dos pais, especialmente do pai (Child Abuse Negl 1998;22:79). As adolescentes grávidas apresentam risco mais elevado que as crianças com mais idade, especialmente se sofreram abuso (Child Abuse Negl 2000;24:701). As falsas alegações ou erros de avaliação não são comuns (2,5%) (Child Abuse Negl 2000;24:149).

Fisiopatologia: Abuso ou negligência no campo físico, sexual ou emocional (verbal).

Sintomas: Sono atribuído; pesadelos; brincadeiras sexuais inapropriadas; problemas na escola e no desenvolvimento; fobias; depressão.

Sinais: Demora na procura de rx. Ferimento recorrente; hematomas padronizados; fraturas; ferimentos na cabeça; hemorragias na retina; ferimentos faciais e bucais (Child Abuse Negl 2000;24:521). Ferimentos inapropriados para a idade, inconsistentes com o hx, em diversas áreas do corpo.

Curso: Pode ser fatal; a intervenção exige um trabalho de equipe com os órgãos do governo, a polícia, o serviço social e outras organizações especializadas.

Complicações: Falha do êxito pode impactar todos os aspectos da vida, incluindo problemas neurocomportamentais a longo prazo (J Child Psychol Psychiatry 2000;41:97).

Exames laboratoriais: Considerar a radiografia dos ossos para pesquisa em caso de evidência de trauma (J Am Acad Orthop Surg 2000;8:10); fotos forenses.

Medidas de controle emergencial:

- Consulta pediátrica para internação.
- Referência do departamento de saúde/serviço social.

18.4 Crupe

Nejm 2001;344:1917; Ped Pulmonol 1997;23:370; Ped Clin N Am 1999;46:1167

Causa: Vírus da parainfluenza e outros.

Epidemiologia: 3:100 abaixo de 6 yr; 1,3% exige internação; não existe a crupe para adultos (Chest 1996;109:1659).

Fisiopatologia: Duas formas, ambas ocorrendo principalmente à noite com a criança em posição de repouso; não é comprovada se a causa é devido à movimentação do fluido com o consequente edema ou causalidade meridional.

Laringotraqueíte aguda: prosseguir por 2 d – 3 d de URI.

Crupe espasmódica: enfermidade sem antecedentes; age como a síndrome da hipersensibilidade.

Sintomas: Tosse de cachorro.

Sinais: Tosse semelhante à da foca; taquipneia; rouquidão ou outra mudança na voz; assobio respiratório; utilização do músculo auxiliar respiratório; cianose em casos graves.

Curso: Geralmente autolimitado, curso prolongado com *H. simplex* (Acta Paediatr 1996;85:118); o risco de asma é aumentado em crianças na idade escolar com grupos recorrentes, com um risco mais elevado no caso de asma na família (aproximadamente 37%) (Acta Paediatr 1996;85:1295).

Complicações: Hipóxia.

Diff Dx: Corpo estranho aspirado; epiglotite; traqueítes bacterianas, tal como difteria; anomalia congênita, tal como o anel vascular.

Exames laboratoriais: Nenhum.

- *Raio-x:* pode ser realizado para excluir outras causas da obstrução nas vias aéreas, procurar edema traqueal (sinal do campanário) (Radiol Clin N Am 1998;36:175).

Medidas de controle emergencial:

- Muitos pts melhoram no ER ao serem beneficiados com o ar fresco da noite e postura ereta.
- Nebulização ou O_2 humidificado.
- Epinefrina racêmica 0,25 – 1 cc de solução neg de 2.25% (Ped Emerg Care 1996;12:156). O tempo de observação após o uso da epinefrina está em discussão (Ann EM 1995;25:331).
- Hélio 70/30 pode auxiliar nas enfermidades suaves e moderadas em crianças (Acad Emerg Med 1998;25:1330).
- Esteroides (BMJ 1999;319:595): dexametasona 0,6 mg/kg po (Jama 1998;279:1629) ou im (Acta Paediatr Scand 1988;77:99),

ou prednisona 1 – 2 mg/kg po; ou metilprednisolona 2 mg/kg iv; ou dexametasona nebulizado (4 mg) ou budesonide (Pulmicort) 2 mg em 4 cc nebulizado (Brit J Gen Pract 2000;50:135; Drugs 2000;60:1141). Dexametasona oral 0,6 mg/kg tem um sabor melhor do que os outros xaropes e reduz o tempo de enfermidade, a necessidade de retorno para reavaliação, e permite uma melhor noite de sono; mesmo os casos mais suaves podem ser beneficiados com esta dose única (Nejm 2004;351:1306).

- Acompanhamento sem internação no dia seguinte, com médico primário atendendo em casa, com a utilização do vapor do chuveiro ou ar fresco da noite caso seja recorrente. Em casos graves, consultar pediatra/atendimento primário para internação.

18.5 Doença de Hirschsprung

Dig Dis 1994;12:106; Crit Rev Clin Lab Sci 1999;36:225

Causa: Desconhecida, há provavelmente muitos tipos de doença de Hirschsprung com herança genética complicada (Proc Natl Acad Sci USA 2000;97:268).

Epidemiologia: Geralmente em crianças, com a proporção de 4 meninas para cada 1 menino.

Fisiopatologia: Segmento do cólon aganglônico, de comprimento variável desde alguns cm no reto até todo o reto descendo pelo cólon. Não há neurônios nesse segmento, resultando em constante contração sem relaxamento; eventualmente, pode haver uma obstrução intestinal; é agudo nos bebês, crônico em crianças e adolescentes.

Sintomas: Dores abdominais, prisão de ventre crônica.

Sinais: Abdômen distendido e macio.

Curso: Variável.

Complicações: Desidratação.

Diff Dx: Encoprese nas crianças de 5 – 8 yr, ocasionalmente com fezes muito grandes; obstrução intestinal idiopática crônica; outras disfunções do esfíncter, podendo condicionar pts para o controle das fezes; má formação neuronal intestinal (Eur J Ped Surg 1999;9:91); doença de chagas; colite alérgica (eg. alergia a leite)) (Ped Radiol 1999;29:37).

Exames laboratoriais: Perfil metaólico; hemograma completo.

- *Raio-x:* série de 3 ângulos abd e caso de obstrução ou procura de megacolon.

Medidas de controle emergencial:

- Fluido iv em caso de desidratação; controle da dor com meds iv.
- Consulta com cirurgião geral em caso de obstrução.
- Acompanhamento pediátrico/cuidados primários em caso de prisão de ventre, considerando acompanhamento do gi/cirurgião geral para manometria ano-retal (averiguação) (Eur J Ped Surg 1999;9:101) ou biópsia retal; rx definitivo deverá ultrapassar os segmentos aganglônicos, com respostas variáveis indicando à cirurgia (J Peds Surg 1999;34:1152) vs (Am J Gastroenterol 2000;95:1226)

18.6 Cianose Intensa Devida à Tetralogia de Fallot

Cardiovasc Clin 1973;5:1; Ped Ann 1996;25:339

Causa: Má formação congênita.

Epidemiologia: Aproximadamente 8% de todas as CHD; aproximadamente 60% das CHD cianóticas; 85% dos adultos cianóticos com CHD.

Fisiopatologia: VSD e estenose pulmonar de posições e rigor variados; e dextroaorta com arco da aorta direita, e hipertrofia do ventrículo direito.

Sintomas: Ataque de cianose após 3 meses de idade, a não ser que seja realizada uma atresia pulmonar completa; dispneia; agachar alivia os sintomas.

Sinais: Cianose; baqueteamento (Semin Arth Rheum 1985;14:263); murmúrio sistólico elevado na borda do externo esquerdo, ficando ausente em casos graves; P2 reduzido.

Complicações: Lapso hipóxico com possível comprometimento neurológico; embolia paradoxal; abscesso cerebral (Arch Neurol 1983;40:209); anemia; SBE; pneumonia, hemoptise; gota; dissecção da artéria pulmonar; CHF.

Diff Dx: As lesões ocorrem em 5% ou mais de todas as CHD: atresia pulmonar com VSD, forma grave de tetralogia de Fallot; atresia pulmonar com septum ventricular intacto, desvio da direita para esquerda por meio de foramina oval, possivelmente uma forma grave de estenose pulmonar é 5%; transposição das grantes artérias: TGA é aproximadamente 5% .

Exames laboratoriais: Hemograma completo; perfil metabólico; TSH; ABG; ECG; desvio do eixo esquerdo persistente e RVH com esforço.

- *Raio-x:* coração pequeno, formato de bota, procurar o arco da aorta direita (Radiol Clin N am 1980;18:411).

Medidas de controle emergencial:

- O_2; consultar pediatria/cardiologia.
- Complicações pós-operatórias podem incluir entupimento do coração ou insuficiência pulmonar.

18.7 Intussuscepção

J Accid Emerg Med 1995;12:182

Causa: Amplamente desconhecida, postulada como infecção pós-viral, ou outras causas, tais como diverticulite de Meckel, duplicação intestinal, pólipo intestinal, corpo estranho ou neoplasma. Pode ocorrer uma intussuscepção pós-operatória (Arch Surg 1987;122:1190) em crianças com mais idade e adultos podem ter uma apresentação atípica (J emerg Med 1991;9:347).

Epidemiologia: É a causa mais comum de obstrução intestinal da idade de 3 meses até 3 anos; meninos 4: meninas 1; é associado à vacina oral do rotavírus e ocorre após a primeira dose e geralmente dentro de 2 semanas (Nejm 2001;344:564).

Fisiopatologia: Região intestinal é empurrada para a cauda e é enluvada pelo seguimento distal.

Sintomas: Dores abdominais; vômito; fezes gelatinosas compostas de sangue misturado com muco.

Sinais: Abdômen distendido e rígido; massa possivelmente palpável no quadrante superior direito; verificar prolapso retal; fezes guaiaco-positivas.

Curso: Variável, as crianças mais novas necessitam de atitudes mais emergenciais. Procurar pelo trio intermitente de dores abdominais, vômito e massa palpável no quadrante superior direito, importante notar a presença de sangue aparente ou oculto (J Peds 1998;132:836).

Complicações: Desidratação; isquemia intestinal; peritonite.

Diff Dx: Apendicite; obstrução por corpo estranho, região da valva ileocecal; hérnia; gastroenterite; colite infecciosa; diverticulite de Mellkel apesar de ser indolor.

Exames laboratoriais: Hemograma completo; perfil metabólico; considere o tipagem e varredura.

- *Raio-x:* série abdominal em três ângulos deve mostrar a dilatação intestinal com os níveis de ar/fluido (Ped Emerg Care 1992;8:325); enema de bário é possível de ser diagnosticado e muitas vezes tem cura quando não há evidência de perfuração; talvez US para pts de baixo risco (J Peds 1992;121:182).

Medidas de controle emergencial:

- IV acesso para controle de fluidos, dor e náusea.
- Consultar pediatra/cirurgião, com expectativa de realizar enema de bário ou redução de enema de pressão do ar (J Ped Surg 1986;21:1201) quando não houver sinal de perfuração ou choque.

18.8 Doença de Kawasaki

J Peds 1991;118:680; Arch Dis child 1991;86:185

Causa: Desconhecida.

Epidemiologia: Incidência de aproximadamente 5:100.000/yr; comumente apresentada como febre de origem desconhecida.

Fisiopatologia: Uma doença do linfonodo mucocutâneo, com a resposta imune precipitando a vasculite (Immunodefic Rev 1989;1:261).

Sintomas: Febre prolongada, diversidade de rachaduras.

Sinais: Febre em peds de 1 – 8 yr anos; atacando conjuntivite não exudativa; edema que não seja pitting; linfadenopatia cervical; escamamento da pele ou palmas; períneo, tronco e lábios; língua de "morango".

Curso: Diagnóstico difícil quando a criança é < de 6 meses de idade, considerar ECHO do coração procurando por aneurismas coronários nos pacientes com febre prolongada (J Peds 1986;109:759).

Complicações: 25% adquirem aneurismas coronários mais tarde, que podem vir a causar um MI se trombosados (Intern Med 1992;31:774); sistema de condução cardíaca pode se tornar infiltrados/fragilizados (Am Hrt J 1978;96:744); poliserosite incluindo tamponamento cardíaco.

Diff Dx: Periarterite nodosa infantil; adenovírus; sarampo; escarlatina; RMSF; leptospirose; EBV; JRA.

Exames laboratoriais: Hemograma completo (procurar por anemia); ESR; perfil metabólico; cultura sanguínea; CK-MB e troponina I para miocardite (Ped Cardiol 1999;20:184); teste antígeno rápido direto fluorescente para adenovírus (Arch Ped Adolesc Med 2000;154:453); ECG. Nenhum destes é extremamente específico.

Medidas de controle emergencial:

- Consultar pediatria/atendimento primário para possibilidade de internação.
- IgG 2 gm/kg iv acima 10 hr para prevenir complicações (Nejm 1991;324:1633; Peds Int 1999;41:1)
- ASA 100 mg/kg, com mais salicilato livre disponível comparado aos normais (J Peds 1991;118:456).
- IV estreptoquinase (3.500 IU/kg para 30 min, seguido de 1.000 IU/kg/24 hr) para os casos agudos MI (Cathet Cardiovasc Diagn 1995;35:139)
- Considerar metilprednisolona 30 mg/kg qd x 3 d se tamponamento cardíaco for iminente (Intensive Care Med 1999;25:1137).

18.9 Estenose Pilórica

J Paediatr Child Hlth 1993;29:372

Causa: Possivelmente genética, vinculada ao sexo.

Epidemiologia: M > F; presente em 50% das crianças que nasceram de mães afetadas, presente em 10% da prole de pais afetados; 1:100 – 1:600 de nascimento.

Fisiopatologia: Hipertrofia muscular concêntrica do músculo pilórico, com a deficiência de sintetase do óxido nítrico acelerando a doença.

Sintomas: Aparentemente bem e ganhando peso nas primeiras 3 – 5 semanas de vida, após vômito projétil sem bílis.

Sinais: "Caroço" palpável no quadrante direito superior 70% do tempo; nossa capacidade de diagnóstico clínico decai (BMJ 1993;306:553).

Curso: Benigno com reparo cirúrgico.

Complicações: Desidratação.

Diff Dx: Pâncreas anular completamente incomum; atresia duodenal; crise de Addisonian devido à hipoplasia adrenal congênita; diafragma antral; gastroenterite eosinofílica (J Ped Gastroenterol Nutr 1987;6:543).

Exames laboratoriais: Perfil metabólico mostra alcalose metabólica hipoclorêmica, hipocalêmica: esta desordem metabólica está se tornando mais incomum (J Ped Surg 1983;18:394; Am J emer Med 1999;17:67).

- *Raio-x:* estudo bárico do gi superior vs US abdominal; o aumento do uso de testes diagnósticos radiológicos não trouxe uma mudança significativa no gerenciamento (BMJ 1993/306:553), apesar de ser o padrão para diagnóstico atual e talvez permita um diagnóstico mais rápido se pts surgir mais cedo (Peds 1997;100:E9).

Medidas de controle emergencial:

IVF reidratação caso seja necessário; consultar cirurgião.

18.10 SIDS

Emerg Med Clin N am 1983;1:27; Acad Emerg med 1995;2:926; 1995;2:996; 1995;2:1077

Causa: Síndrome da morte súbita infantil (SIDS) com causa desconhecida, mas, em alguns casos, devido a abuso não reconhecido.

Epidemiologia: 1,4 mortes:1000 partos vivos nos U.S.; tendência familiar; incidência aumentada em virtude da prostração do sono, utilização de colchões deformáveis, enfaixamento, quartos quentes, URIs e exposição à fumaça passiva do cigarro; associada à infecção primária *Pneumocystis carinii* (Clin Infect Dis 1999;29:1489); não há associação com a imunização DPT.

Fisiopatologia: Há uma hipótese de que diversas apneias do sono (> 15 sec) precedem o evento fatal.

Sx/Sinais: Falecimento.

Curso: Exame médico-legal.

Diff Dx: Trauma; asfixia por sufocamento; outros tipos de abuso.

Exames laboratoriais: Nenhum; SIDS exige avaliação completa fisiológica, incluindo nível de Hgb F (verificar elevação) (Nejm 1987;316:1122; Med Hypotheses 2000;54:987); e ECG mostrando ausência de redução no QT com taxa de aumento.

Medidas de controle emergencial:

- Esforços para ressuscitar o pt enquanto são analisadas outras causas tratáveis.
- Aconselhamento parental e relatório ao examinador médico.
- Medidas profiláticas de supino ou posição lateral; colchões mais rígidos; e monitoramento de apneia têm apresentado resultados equívocos.

18.11 Volvo Intestinal

Semin Ped Surg 2003;12:229; J Ped Surg 1981;16:614; Am J Surg 1984;148:252

Causa: Rotação do intestino ao redor de um pedículo ocorrido durante a formação embrionária: geralmente na parte do intestino suprido pela artéria mesentérica superior (SMA), que vem a ser o intestino médio.

Epidemiologia: Geralmente, ocorre no primeiro mês de vida, M > F.

Fisiopatologia: Torção do intestino causa obstrução ao fluxo luminal e interrompe o fluxo sanguíneo na região afetada.

Sintomas: Vômito com bílis, o que geralmente ocorre no início e indica maior gravidade se for precedido por outros problemas abdominais (J Postgrad med 2004;50:27), dores, inchaço; diarreia e febre são sintomas menos comuns.

Sinais: Maciez, espasmo muscular, massa possivelmente palpável se houver obstrução distal.

Curso: Quando não é identificado e o intestino isquêmico é aliviado, há possibilidade de gangrena.

Diff Dx: Estenose pilórica, intussuscepção; causas raras incluem vólvulo gástrico [estes pts podem não ter inchaço abdominal, vômito e dor (Ped Emerg Care 2001;17:344)], etiologia do cólon transverso do vólvulo (síndrome de Chilaiditi), vólvulo sigmoide (J Am Coll Surg 2000;190:717), baço migratório.

Exames laboratoriais: Radiografias simples: procurar o triângulo duodenal no quadrante superior direito (duodeno repleto de ar com o nível do ar/fluido superposto pela borda do fígado) na chapa como sinal de obstrução duodenal (Clin Radiol 1985;36:47); gi superior prosseguindo para o intestino delgado; CT se não for definitivo (Radiology 1997;204:507); US pode mostrar "sinal de rodamoinho", que pode ser sensível para os pacientes com má rotação.

Medidas de controle emergencial:

- IVF; descompressão NGT; consultar cirurgião.
- Considerar enema bárico de contraste de ar se o vólvulo sigmoide reduzir.

Capítulo 19

Cirurgia Plástica/Reparo de Lesão

19.1 Mordidas

Curr Clin Top Infect Dis 1999;19:99; Nejm 1999;340:138

Causas: Mordidas de animais domésticos ou selvagens e de humanos, ou acordar em um ambiente/barraca na presença de um morcego (Wis Med J 1996;95:242).

Epidemiologia: A *Pastuerella multocida* está em mais de 50% das mordidas de animal e infecções pela arranhadura de gatos; infecções polimicrobianas em feridas de mordida humana ou de mamíferos (Nejm 1999;340:85); risco aumentado em profissionais que controlam animais (Am J Public Hlth 1984;74:255).

Fisiopatologia: Inoculação de bactérias: mordidas de gato frequentemente se tornam infectadas devido à inoculação profunda; é possível que exista o vírus da raiva na saliva de animais selvagens ou não vacinados; envenenamento (ver Capítulo 5.3 Envenenamentos).

Sintomas: Ferida óbvia; pode não haver ferida evidente naqueles com mordida de morcego.

Sinais: Ferida: observar a sensibilidade, padrão de eritema, adenopatia, profundidade e corrimento; avalie o estado neurovascular distal, verifique lesão no tendão.

Curso: Varia com a necessidade potencial para profilaxia da raiva.

Complicações: Celulite, linfangite, tenossinovite ou osteomielite (Arch EM 1992;9:299); raiva; sepse; as infecções são mais comuns naqueles que estão imunossuprimidos como os pts com DM.

Exames laboratoriais: Mordidas simples não requerem avaliação laboratorial especial; considerar hemograma completo, ESR, coloração de gram de amostra da ferida e cultura naqueles com infecções mais significativas.

Se a mordida for de humano, teste para HIV, Hep B e Hep C, caso possível.

- *Raio-x:* considerar para osteomielite, verificar reação periosteal; não é observado agudamente.

Medidas de controle emergencial:

- Limpar a ferida, sabão e água são as melhores opções.
- Atualizar a vacina antitetânica, caso necessário (ver Capítulo 10.11 Tétano).
- Tratar para raiva se a mordida for de animal mamífero não vacinado, como cachorro, gato, morcego, raposa, quati ou gambá, sem habilidade de manter o animal que atacou em quarentena, ou se acordar com um morcego no mesmo ambiente (ver no Capítulo 10.8 Raiva). Não é comum observar a doença em camundongo, esquilo ou outros roedores, bem como em coelhos.
- Em caso de envenenamentos, ver Capítulo 5.3.
- Se possível, não feche as feridas, apesar de feridas na cabeça e pescoço serem fechadas se o reparo for realizado em 12 h (Ear Nose Throat J 1998;77:216). Se for necessário, fechar feridas em outras áreas do corpo, considerar colocar um dreno e não usar adesivos para fechar nenhuma ferida de mordida. Desbridar todos os tecidos desvitalizados; consultar um cirurgião se isso se estender além do plano miofascial ou para os tendões, ligamentos, espaços articulares ou osso.
- Imobilizar e elevar a área danificada.
- Considerar a profilaxia com antibióticos orais se forem mordidas humanas (Plast Reconstr Surg 1975;56:538), principalmente para qualquer região da mão e em todas as mordidas de animais (Arch EM 1989;6:251). Mordidas de animais e de humanos: a primeira escolha é amoxicilina/clavulanato 875 mg bid por 3 d – 5 d, ou clindamicina 300 mg qid combinada com ciprofloxacina 500 mg bid

ou TMP/SMX DS 1 pílula bid; meds de segunda escolha incluem doxiciclina 100 mg po bid ou cefuroxime 500 mg bid.

- Se for usar antibiótico como rx para infecções pequenas, como celulite ou linfangite mínima (sem adenopatia) numa pessoa saudável, a primeira dose é iv, como com ampicilina/sulbactam 1,5 – 3 g, tratamento em casa com amoxicilina/clavulanato 875 mg po bid ou uma das alternativas anteriores de profilaxia, mas tratar por 10 d e fazer acompanhamento no dia seguinte, provavelmente no ER.

- Para infecções mais sérias, administrar antibióticos iv, como acima, e consultar um especialista como um cirurgião geral/plástico/orto para admissão.

19.2 Anestesia Local e Tópica

A seleção da anestesia e do local apropriados é importante para procedimentos cirúrgicos. Todas as infiltrações devem ser realizadas da forma mais limpa possível, e o bloqueio dos nervos deve ser realizado com preparações estéreis.

Lidocaína: Uma aminoamida, máxima infusão subcutânea é 2,5 – 3 mg/kg (Nejm 1979;301:418). Portanto, o objetivo da solução de 1% (1g/100cc) é de aproximadamente 0,3 cc/kg ou 21 cc numa pessoa de 70 kg. Proporciona aproximadamente 2 h de anestesia local. Eficaz na iontoforese (J Dermatol Surg Oncol 1994;20:579), no entanto, não é uma modalidade comum no ER.

O papel da epinefrina: Adicionada às soluções de anestésico local, como a lidocaína, suas propriedades vasoconstritivas são tais que a duração da anestesia e o controle da homeostase são estimulados (Anesthesiology 1989;71:757); pode ser usado um volume e dose maior de anestesia, já que é absorvido mais devagar e por mais tempo pela circulação. Não usar a epinefrina localmente ou para bloquear nervos nos dedos, ponta do nariz, na orelha ou pênis. Apesar de não haver evidências sobre a necrose de tecido distal se a epinefrina for injetada no dedo (Plast Reconstr Surg 2001;108:114), é possível considerar o uso de 1 mg de terbutalina diluída pelo menos 1:1 (dependendo da área da injeção) e injetar sc na área afetada (Am J Emerg Med 1999;17:91).

O papel do NaHCO₃: Em conjunto com a solução aquecida injetada (esfregar a seringa cheia na mão ou aquecer a 40 ºC) e a injeção devagar, o tamponamento é usado para reduzir a dor da injeção (Ann R Coll Surg Engl 2004;86:213; J Dermatol Surg Oncol 1990;16:842). A solução de lidocaína:bicarb é 10:1. Pode ficar na geladeira 0 ºC – 4 ºC por até 2 semanas (J Dermatol Surg Oncol 1991;17:411).

O papel do benzil-álcool 0,9%: Permite aumentar o volume de fluido injetado se a epinefrina não for uma opção ou se houver alergia à lidocaína. Funciona melhor que a difenidramina (Ann EM 1998;32:650).

O papel da difenidramina 0,5% (benadril): Permite aumentar a quantidade de fluido injetado da anestesia local se a epinefrina não for uma opção ou no lugar da lidocaína, já que a difenidramina é um anestésico fraco (Ann EM 1994;23:1328). Combinado com a lidocaína a solução é preparada 1:1.

Bupivacaína (marcaína): Anestésico de longa duração (8 h – 12 h) disponível em soluções de 0,25 ou 0,5%; é menos segura que a lidocaína. Não usar com epinefrina ou bicarbonato. Não há necessidade de combinar com a lidocaína para tornar mais rápido o início da ação (Ann EM 1996;27:490).

TAC (Ann EM 1980;9:568): Solução de tetracaína 0,5%/adrenalina 0,5%/cocaína 11,8% aplicada localmente na face ou no couro cabeludo por 20 min para facilitar a anestesia em crianças. Evitar usar em extremidades como nariz, diretamente na orelha ou em membranas mucosas. Não há vantagem comparada ao LET (ver a seguir), e o uso de LET evita as questões levantadas por alguns médicos sobre o uso de cocaína. Evidência do efeito é observada pelo empalidecimento dos tecidos circundantes, pode ser necessário reaplicar a anestesia com lidocaína 1% injetada localmente. A aplicação desse tipo de anestésico tópico em crianças na triagem reduzirá o tempo de rx no ER (Ann EM 2003;42:34).

LET (Ann EM 1995;25:203): Solução de lidocaína 4%/epinefrina 0,1%/tetracaína 0,5% usada nas mesmas circunstâncias que a TAC. Possuem o mesmo tempo de início de atividade, mesmos parâmetros. A aplicação desse tipo de anestésico tópico em crianças na triagem reduzirá o tempo de rx no ER (Ann EM 2003;42:34).

Lidocaína viscosa 4%: Para usar na pele lesionada, onde TAC e LET não podem ser utilizadas, demora de 30 – 60 min para agir e a maioria das crianças precisarão de suplementação adicional de lidocaína 1%, mas permite a infiltração com menos dor.

EMLA (J Dermatol Surg Oncol 1994;20:579): Solução de lidocaína e prilocaína para ser usada na pele intacta, como a pele antes do acesso iv. Para situações eletivas, já que requer 60 min para agir, usar curativo oclusivo, como o Opsite ou Tagaderm, quando aplicado para facilitar a ação.

Infiltração local: Agulha de 25 – 30 G para injeção; fazer a margem proximal primeiro, já que isso facilitará o controle da dor para a margem distal. Injetar por meio da ferida é menos doloroso do que atravessar a pele, mas cuidado com os detritos. Injetar devagar. A lidocaína começa a agir em 5 – 10 min e a bupivacaína em 10 – 15 min.

Bloqueio dos nervos

Post Grad Med J 1999;106:69,77; Am Fam Phys 2004;69:585; 2004;69:896.

Bloqueio dos nervos do dedo: Injeções são distais ao MCP. O feixe neurovascular passa no lado do rádio e da ulna da falange, com alguns nervos dorsais cruzando também a falange proximal. Começar ou do lado radial ou ulnar da falange proximal, enquanto bloquear a área em rede; fazer uma pústula usando uma agulha de 25 – 27 G, e ir mais fundo em direção ao osso, injetar lá e então direcionar para o aspecto volar e injetar um pouco mais (total 1 – 1,5 cc). Manter a agulha dentro, mas inclinar o alvo (retirar quase completamente para redirecionar) para que a agulha fique atravessada na superfície extensora (dorsal), e aplicar 1 cc nessa região. Agora bloquear a área de rede no outro lado do dedo, do mesmo jeito que foi feito no primeiro local. O volume total de solução infiltrada deve ser de 3 – 4 cc. Não usar epinefrina.

Bloqueio dos dedos do pé: Mesma abordagem que é utilizada para o bloqueio dos nervos da mão, mas é importante pegar o aspecto plantar dos dedos do pé. Começar no lado medial ou lateral da falange proximal, enquanto bloqueia a área de rede, fazer uma pústula usando uma agulha de 25 – 27 G, e ir mais fundo em direção ao osso. Injetar lá e então direcionar para o aspecto plantar para injetar um pouco mais (total 1 cc). Agora, posicionar a agulha mais voltada para o aspecto plantar, mas dentro da área anestesiada, e colocar 1 cc de fluido ao redor do aspecto plantar. Bloquear a área de rede do outro lado do dedo, exatamente como foi feito no primeiro local. O volume total máximo de solução deve ser 3 cc. Não usar a epinefrina. O hálux pode necessitar de injeção com 0,5 – 1 cc por meio da superfície dorsal, para que uma área redonda de anestesia seja formada. O volume máximo de solução para o hálux é 4 cc.

Bloqueio do metacarpo: É realizado dorsalmente e proximal à articulação MCP, e pode acomodar mais fluido que o bloqueio de dedos; não é feito para ser usado no polegar. Anestesiar a pele usando uma agulha de 25 – 27 G. Introduzir a agulha próxima à ulna e ao rádio do metacarpo em questão, e posicionar a agulha para que a ponta esteja na profundidade (num senso volar) do metacarpo. Injetar enquanto retira a agulha, aproximadamente 3 cc nesse espaço. Injetar em ambos os lados; essa não é uma abordagem palmar.

Bloqueio do nervo radial: Bloquear o ramo superficial do nervo radial quando anestesiar o polegar. A área anestesiada se assemelhará a um meio-círculo. Infiltrar no dorso da mão logo abaixo da pele, começando na região proximal *snuff box* e finalizando no segundo proximal metacarpal usando uma agulha de 25 – 27 G. A convexidade do meio-círculo deve ficar mais afastada do polegar.

Bloqueio do nervo mediano: É útil quando se trabalha no aspecto palmar do índice ou dedo do meio, e quando se trabalha com o polegar. Imaginar uma linha que é a extensão do lado radial do dedo do meio e se estende até o punho. Dois tendões são palpáveis no punho em cada lado dessa linha: o palmar longo no lado ulnar e o flexor radial do carpo do lado radial. O nervo mediano é fundo no retináculo do flexor entre esses dois tendões (aproximadamente 2 cm de profundidade), e pode ser anestesiado com uma agulha de 25 - 27 G.

Bloqueio do nervo ulnar: É útil quando se trabalha com o dedo mindinho ou no lado ulnar da mão. No aspecto volar do punho, o último tendão grande na direção do lado ulnar é o flexor ulnar do carpo. No terminal distal do tendão palpável, para o aspecto medial, corre o nervo ulnar. Está tão fundo quanto o tendão, aproximadamente 1 cm de profundidade, e pode ser anestesiado com uma agulha de 25 – 27 G.

Bloqueio auricular: Quando se trabalha com o ouvido, é preferível não injetar diretamente na pele da orelha. Logo antes de a pele refletir para a orelha, anestesiar essa área tanto anteriormente quanto posteriormente, usando uma agulha de 25 – 27 G. O canal externo também pode ter alguns ramos vagais que irão requerer uma anestesia local.

Bloqueio dentário (Gen Dent 1982;30:414): O mais comum é o bloqueio do nervo alveolar inferior. Esse nervo entra na mandíbula no aspecto mediano (aproximadamente no ponto intermediário no anterior/eixo posterior) do corpo da mandíbula (logo em frente ao pilar tonsilar) é aproximadamente um dedo de largura acima do topo do dente mais baixo. Se a agulha for inserida a um dedo de largura acima da camada mais baixa do dente anteriormente no corpo da mandíbula, e depois direcionada posteriormente enquanto mantém-se paralela ao dente, a profundidade pode ser medida por meio do mantimento da mão não injetante nos aspectos anteriores e posteriores da mandíbula. Injetar aproximadamente 1 cc.

19.3 Manutenção da Lesão

Este capítulo é uma revisão de pontos-chave e não um substituto do treinamento e prática adequados. Material suplementar está disponível (J Emerg Med 1998;16:651).

Todas as feridas: Verificar se há corpo estranho (raio-x, caso necessário), houve envolvimento de tendões, espaços articulares, ligamentos ou osso. Verificar a função neurovascular distal: não é incomum haver uma pequena região da pele anestesiada longe da laceração. Lembrar-se da profilaxia contra tétano. Feridas na mão < de 2 cm de comprimento, sem nenhuma das complicações mencionadas anteriormente, não precisarão de sutura (J Fam Pract 2003;52:23). A sabedoria popular prega que qualquer ferida na raiz da unha precisa de reparo, mas as feridas em que as unhas ficam intactas e quando a ferida é na margem das unhas (como os indivíduos que sofrem batidas) o quadro regride com o rx do hematoma sublingual sem ocorrer a exploração do berço da unha (J Hand Surg [Am] 1999;24:1166).

Feridas de perfuração: Feridas especiais, já que um inóculo de bactéria pode ser depositado e depois é possível haver uma cicatrização rápida por cima. Apesar de potencialmente mais séria, a incidência total de uma infecção secundária é apenas de 6%, aproximadamente (J Accid Emerg Med 1996;13:274). Todas essas feridas necessitam ser bem higienizadas e é preciso que fiquem abertas. Talvez seja necessário embeber tid em água morna. Se a ferida estiver completamente cicatrizada, rx conservativo com limpeza da superfície e indicação de manter a região em repouso por 24 h com acompanhamento em 1 d – 2 d é suficiente (J Emerg Med 1995;13:291); providenciar uma gaze para que a drenagem ocorra pode ser apropriado nos indivíduos que não são confiáveis aparentemente. Feridas no pé têm alto risco de infecção com *Pseudomonas aeruginosa*, principalmente se a unha encostar na sola do sapato [antibióticos de escolha são ciprofloxacina nos > de 15 anos de idade (Clin Infect Dis 1995;21:194)] (Jama 1968;204:262). Feridas sujas ou feridas em pts de grande risco (CHD, DM, HIV etc.) devem ser tratadas com antibiótico profilático (cefalosporina de primeira geração, como a cefalexina), e talvez deva-se considerar a possibilidade de infecções polimicrobianas nos indivíduos com DM (J Foot Ankle Surg 1994;33:91).

Irrigação: Irrigar com quantidades abundantes de salina; e as feridas extremamente contaminadas ou que necessitem de remoção cirúrgica de tecido morto devem ser tratadas no OR. Se for escolhido preparar agentes antibacterianos para pele, como o iodofor ou clorexidina, evitar aplicar isso na ferida aberta, visto que esses agentes destruirão o tecido saudável da ferida. Pts com lacerações simples (crianças nesse estudo) tiveram resultados semelhantes quando usaram água da pia para irrigação aos que usaram salina estéril (Ann EM 2003;41:609).

Campo estéril/luvas: Recomendar a utilização de uma área limpa que é então coberta com toalhas estéreis/fechar a região para evitar a introdução da infecção; não há resultados críticos. Luvas estéreis também são recomendadas, apesar de o uso de luvas limpas em lacerações traumáticas simples nos imunocompetentes ser tão eficiente na prevenção de infecções secundárias quanto o uso de luvas estéreis (Ann EM 2004;43:362).

Reparo: Remover cirurgicamente todo o tecido morto. Deixar as margens macias preservando uma abertura elíptica caso possível, e minar o tecido para reduzir a tensão, caso necessário. Os pontos não precisam ser extremamente apertados e, se estiverem muito apertados, podem causar necrose da pele. Se uma camada miofascial foi violada, não há necessidade de ser reparada, e talvez haja a necessidade de estender o defeito para evitar a síndrome de compartimento, como na região tibial anterior. O reparo do tendão e da cápsula da articulação deve ser realizado por um ortopedista cirurgião (é possível reparar o extensor, contanto que o médico esteja treinado para fazer isso). Feridas profundas ou extremamente contaminadas podem necessitar de um dreno por 2 d – 3 d para prevenir a formação do abscesso. Lembrar-se de fechar as camadas profundas para que não seja deixado um espaço (> que 3 cm de profundidade necessita de fechamento profundo). O aspecto palmar da mão tem alta propensão à infecção (Arch EM 1987;4:211), e a palma não deve ser explorada no ER. A maioria das regiões corporais necessita ser fechada dentro de 12 h após o dano, mas na face é possível esperar até 24 h. Isso pode ser modificado com a cirurgia para retirada de tecido morto e, se for necessário, deve ser realizada por um cirurgião.

- Grampeador (Ann EM 1989;18:1122): é a maneira mais rápida de fechar uma ferida, portanto é útil para controlar a hemostase. Auxilia em lacerações grandes ou em múltiplas lacerações consequentes de um trauma. Também é usado primariamente em locais onde a formação de cicatriz não é um problema, como o couro cabeludo.

- Suturas: os passos básicos para os pontos profundos e não absorvíveis ou

- Absorvíveis na pele são importantes de ser lembrados. Pontos absorvíveis têm resultados cosméticos semelhantes e as mesmas taxas de infecção comparadas aos pontos não absorvíveis (Acad Emerg Med 2004;11:730). Não apertar muito os pontos; é melhor correr o ponto em lesões incisivas que colocar pontos simples repetidos (J Trauma 2000;48:495). Usar suturas em mattress para virar ao avesso as bordas da ferida e para ajudar a distribuir de forma igual a tensão da ferida. Lesões faciais requerem 5 – 0 ou 6 – 0 pontos, mãos/dedos 4 – 0 ou 5 – 0, e 3 – 0 ou 4 – 0 para o tronco e extremidades. Não se esquecer de reparar a matriz/raiz da unha, e reposicionar a unha ou um substituto (folha de alumínio) para preservar a região periungueal; dados recentes demonstraram que essa instrução é equivocada (J Fam Pract 2003;52:23). Sutura contínua em oito-vertical: um tipo de ponto que ajuda a fechar uma ferida sob pressão através da autoabsorção da tensão, mesmo sem o nó apertado. Entrar longe da ferida no lado A; chegar perto do fim da margem no lado B; entrar perto da margem no lado A e sair longe da margem da ferida no lado B. O termo longe é usado para aproximadamente 2 cm e perto para 0,5 cm; o nó é feito em cima, mas não sobre a abertura da ferida. Em geral, a sutura fica melhor se houver um intervalo na ferida ou se houver sangramento contínuo.

- Fitas para fechamento de feridas: uma fita que consegue segurar feridas com pouca tensão, que têm boa hemostasia. Usar tintura de benzoína nos dois lados da ferida para ajudar a manter a fita. As melhores são: Steritrip, Nichi-strip e Curi-strip (J Emerg Med 1987;5:451).

- Adesivo de tecido: recomendar octil-2-cianoacrilato para feridas sem tensão, sangramento controlado, que não seja proveniente de mordida e que não seja sobre uma superfície extensora (J Peds 1998;132:1067; Acad Emerg Med 1998;5:94).

- Aguardar e observar: não é necessário manipular todas as feridas; feridas de perfuração, mordidas e feridas extremamente contaminadas serão mais bem manejadas apenas com a limpeza, sem fechar, e com acompanhamento em 1 d – 2 d. Feridas pequenas no couro cabeludo que não estão sangrando também podem ser somente observadas. Se a ferida no couro cabeludo é de uma fonte relativamente limpa, a manipulação da ferida para limpeza ou reparo pode não ser necessária, e a ferida pode cicatrizar sozinha. Infecções nas feridas no couro cabeludo são raras, a não ser que haja retenção de corpo estranho.

Capítulo 20
Procedimentos

20.1 Manejo da Via Aérea

O primeiro passo em qualquer avaliação é avaliar uma via aérea segura. As informações seguintes têm como objetivo uma revisão e não substituem um treinamento prático com um instrutor apropriado. Sempre abrir uma via aérea posicionando a cabeça e o pescoço em posição neutra. Depois, levantar o queixo ou deslocar a mandíbula. Qualquer técnica que atravesse a pele deve utilizar técnica estéril e colocação de campos. A membrana cricotireoideana é limitada pela borda inferior da cartilagem tireoide e inferiormente pela cartilagem cricoide. O uso de anestésicos tópicos para esse procedimento pode melhorar o conforto do paciente e o sucesso do mesmo, mas a benzocaína pode causar metemoglobinemia (Arch IM2004;164:1192).

Observação: crianças aceitam bem máscara com bolsa e válvula fora do hospital comparada à intubação traqueal em casos clínicos ou trauma no ambiente urbano (Jama 2000;283:783).

Via aérea orofaríngea (OPA): Esse dispositivo plástico e curvo pode ser o primeiro passo em acessório para acesso a via aérea por via oral. Ele é medido colocando uma extremidade na ponta do nariz e a outra no ângulo da mandíbula. Inserir com a concavidade para cima e depois rodar 180º quando já tiver entrado metade. A posição final é com a borda junto aos lábios. Isto eleva a língua da região posterior da faringe e não é utilizada em uma pessoa consciente. O tamanho de adulto 5 – 6, com números menores para tamanhos menores.

Via aérea nasofaríngea (NPA): O tamanho é medido com a OPA e a parte lubrificada entra pela narina e a borda fica na parte externa da narina quando colocada em posição. Várias pessoas têm narinas assimétricas, se não conseguir progredir por um lado, tentar o outro. Números 8 – 9 para adultos (diâmetro interno em milímetros) podem ser utilizados em pacientes conscientes, mas não devem ser usados em pacientes com trauma maxilo-facial.

Bipap/CPAP: Pode ser útil em insuficiência respiratória de causa clínica (ICC, DPOC, pneumonia) se o paciente tolerar o dispositivo e a intubação ainda não estiver indicada (Nejm 2001;344:481). Não serve em asma.

De nota, a ventilação não invasiva com pressão positiva para insuficiência respiratória depois de extubação não muda a chance imediata de reintubação do paciente, ou a mortalidade a curto prazo (Nejm 2004;350:2452).

Combitube: Uma variação do Obturador Esofagiano da Via Aérea (EOA), mas com a vantagem de ter tanto a possibilidade de ventilação lateral e distal para o suporte ventilatório. Em outras palavras, o dispositivo permite ventilar o paciente, independentemente de onde esteja a ponta do tubo (esôfago ou traqueia). É dependente de calor, uma vez que ele fica enrijecido no meio frio e pode causar lacerações. Introduzir até que os dentes fiquem entre as duas linhas pretas marcadas no tubo e, então, encher o balão azul e depois o branco. Ventilar por meio do ramo azul primeiro, se não estiver ventilando, tentar a porta branca. Dois tamanhos, mas mesmo no tamanho menor necessita que o paciente tenha mais que 5 ft de altura. Até hoje, não existe a opção sem látex.

Máscara laríngea (LMA): Um dispositivo usado em anestesia, que também é um dispositivo seguro em emergência, cujo uso deve ser considerado naqueles com imobilização cervical (Anaesthesia 1999;54:793) ou quando um tubo traqueal não puder ser introduzido com sucesso. A ponta distal desse dispositivo fica situada na faringe posterior e é inflada para ocluir a abertura esofagiana e o ar é ventilado proximalmente a essa posição e desce direto pela laringe. Não é tão seguro quanto um tubo traqueal e pode-se intubar por meio do dispositivo, inclusive com o uso de um fibroscópio (Ped Anaesth 2000;10:53); o uso da LMA na emergência é de utilidade questionável (Anaesth Intensive Care 1998;26:387).

Intubação orotraqueal: O tubo é posicionado na traqueia pela boca. Tubos pediátricos são sem balonete e podem ser medidos usando o dedo mínimo da criança ou consultando a fita Broselow-Hinkle. Tubos de adulto são tipicamente de tamanhos 7 – 8 (diâmetro interno em milímetros) e têm um balonete inflável. Pressão na cricoide por um assistente pode ser útil, e esta manobra é conhecida como manobra de Sellick (Anaesthesist 1998;47:45). A confirmação do posicionamento do tubo é feito com a ausculta de ruídos ventilatórios em ambos pulmões e a falta de ruídos no epigástrio, sendo que o RX do tórax é confirmatório. Não é incomum a intubação seletiva do brônquio fonte direito, sendo necessário o recuo do tubo cerca de 2 – 4 cm. Atenção no atendimento pré-hospitalar, no mal posicionamento do tubo [tão frequente como 12% (Acad Emerg Med 203;10:961)]. Portanto, talvez seja melhor duas manobras de confirmação.

Intubação nasotraqueal: Pode ser realizada em um paciente adulto consciente, e os mesmos cuidados como na cânula nasofaríngea no trauma facial. O paciente deve estar com respiração espontânea, porque são os ruídos da respiração na ponta do tubo que vão guiar a intubação para a traqueia (J Emerg Med 1999:17:791). Lubrificar a ponta do tubo e introduzi-lo pela maior narina e seguir os sons da respiração com movimentos suaves para trás e de rotação para facilitar o posicionamento do tubo. A aplicação de oximetazolina HCL 0,05% (Afrin) em spray nasal e/ou nebulização com 5 ml de lidocaína a 2% com epinefrina antes do procedimento diminui o sangramento nasal e a dor. Introduzir no início da inspiração é o passo importante para passar pelas cordas vocais. Pode ser facilitada pela ajuda guiada com dedo (J Emer Med 1989;7:275). Possivelmente, o procedimento adequado para angioedema não é adequadamente mantido com cânula nasotraqueal.

Intubação digital: Um pt profundamente comatoso pode ser intubado com o dedo (J Emerg Med 1984;1:317). Posicionar dois dedos da mão não dominante depois da língua e atrás da epiglote. Inserir o tubo ao longo da mão e usar os dois dedos na epiglote para guiar o tubo pela traqueia. Não é incomum fazer intubação dos brônquios principais da esquerda (Am J Emerg Med 1994;12:466). O monitor de fluxo de ar Beck (BAAM) pode ajudar nesse tipo de intubação, produz um som que se intensifica com o posicionamento na traqueia (Prehosp Disaster Med 1993;8:357).

Intubação de sequência rápida (Ann EM 1993;22:1008): É um protocolo para obter paralisia em um paciente de difícil intubação, secundário a rigidez de mandíbula, como observado em casos de trauma craniano ou convulsões. Existem diferentes protocolos, todos com medicações venosas. O uso dessa sequência exige conhecimento das drogas e aprendizado sobre pré-anestesia.

A avaliação do paciente é a chave com a abordagem da dinâmica das vias aéreas, eg, Mallapati ou, mais completo, LEMON (Look, Evaluate, Malapati, Obstruction, Neck mobility).

Normalmente, modulação da dor e amnésia correm com o uso de narcótico e sedativo (incluindo barbitúricos e benzodiazepínicos).

Pré-medicação: Usar lidocaína naqueles com trauma craniano e lesões oculares, atropina em crianças e pacientes com bradicardia, um narcótico para controle da dor e bloquear a resposta simpática e um barbitúrico, sedativo ou benzodiazepínico para amnésia. Em casos especiais, cetamina naqueles com estado asmático, mas evitar nos com trauma craniano (aumenta PIC).

- Lidocaína 1,5 – 3 mg/kg para evitar o aumento reflexo da PIC e da pressão intraocular pelo reflexo do vômito durante a laringoscopia. Há controvérsias (Brit J Ophtalm 1987;71:546) vs (Anesth Analg 1986;65:1037; J Clin Anesth 1990;2:81). Essa potencialização dos efeitos hemodinâmicos relacionados à laringoscopia pode ser evitadas com o uso da lidocaína geleia ou spray, aplicada diretamente na base da língua (Anesth Analg 1986;65:389; 1977;618, Acta Anaesthesiol Scand 1982;26:599, 1977;56:618).

- Atropina 0,01 mg/kg (mínimo de 0,1 mg) em todas as crianças para bloquear a bradicardia reflexa. Esperar 3 – 5 min e, então, administrar o relaxante muscular.

- Barbitúrico: tiopental 1 – 5 mg/kg.

- Benzodiazepínico: midazolam 0,1 – 0,2 mg/kg ou lorazepam 0,02 – 0,04 mg/kg ou diazepam 0,1 – 0,2 mg/kg.

- Narcótico: morfina 0,1 – 0,2 mg/kg ou fentanil 2 – 10 µg/kg ou alfentanil 10 – 20 µg/kg.

- Propofol: 2 – 3 mg/kg.

- Etomidato: 0,2 – 0,3 mg/kg

- Cetamina: 2 – 4 mg/kg. Não usar em trauma craniano (aumento da PIC), HT, lesões oculares penetrantes ou glaucoma.

Bloqueadores neuromusculares:

- Succinilcolina (agente despolarizante): 1,5 mg/kg, devendo ser usada com cautela em grandes traumas musculares ou outras causas de hiperpotassemia, em casos de aumento da pressão intraocular e nos casos de tumor cerebral com aumento da PIC; pode ser usado como único agente relaxante muscular (Ann EM 1992;21:929).

- Vecurônio: (agente não despolarizante) 0,01 mg/kg como dose prévia, seguida de 0,1 – 0,2 mg/kg, dose relaxante. Não há efeito vagolítico nem liberação de histamina.
- Atracúrio: (agente não despolarizante) 0,3 mg/kg (5 mg em adultos normais) para lesão penetrante de cavidades, como olho ou peritônio. Não usar em pacientes < de 5 anos de idade.
- Rocurônio: (agente não despolarizante) 0,6 – 1,0 mg/kg.
- Pancurônio: (agente não despolarizante) 0,01 mg/kg dose prévia, seguida de 0,1 – 0,2 mg/kg dose relaxante.

Uma vez que o relaxante muscular foi administrado, a manobra de Sellick deve ser empregada e mantida até que a via aérea esteja controlada e livre do risco de regurgitação (BURP — backward, upward, right-ward pressure); assim como o monitoramento da frequência cardíaca, pressão sanguínea e saturação de O_2; considerar também o uso do monitor de CO_2 expirado. Trabalhar junto com o departamento de anestesia ajuda no preparo de protocolos para cada tipo de emergência. Isto é seguro nos pacientes sem diagnóstico ou confirmação de lesão cervical, com médicos treinados, sem haver piora do quadro neurológico secundário à intubação (EMJ 2004;21:302).

Vareta plástica: Uma vareta de 60 – 90 cm de comprimento, feito de teflon, que facilita a intubação nos pacientes cuja anatomia dificulta a visualização das cordas vocais (Anaesthesia 1992;47:878) ou em pacientes com imobilização cervical (Anaesthesia 1993;48:630). Funciona melhor do que usar um estilete (Anaesthesia 1996;51:935). O final dessa vareta de teflon tem uma ponta em bisel, que dobra e, girando a vareta, ela passa pela epiglote e pela faringe e posiciona essa vareta dentro da traqueia: movimentos para frente e para trás faz sentir pequenos ressaltos (aneis traqueais) e é um sinal positivo, ao passo que se sentir completamente liso é sinal de intubação esofageana. Deixar a vareta na posição e passar o tubo por meio dela. A passagem do tubo pelo estilete é facilitada pelo posicionamento do laringoscópio e girando o bisel para cima, dentro da traqueia (Anaesthesia 1990;45:774). Se tiver dificuldade de passar o tubo traqueal pela vareta, tente um número menor (eg, 7 em vez de 8).

Intubação retrógrada: É uma técnica em que se gasta tempo (Crit Care Med 1986;14:589) (não utilizar em paciente apneico), que requer a identificação da membrana cricotireoidea, passagem de uma agulha pela membrana, seguida de um fio guia através da agulha até a cavidade oral. Passar o fio guia pelo orifício distal e lateral (olho de Murphy) do tubo traqueal e então pelo orifício proximal (ie, o orifício que fica fora do corpo) (Anesth Analg 1974;53:1013). Manter o fio guia esticado. Passar o tubo até não progredir mais; cortar o fio guia onde ele entra no pescoço; puxe o fio; passar o tubo até a posição final. Hoje já não é tão necessária devido ao advento da vareta, trocador de tubo, estilete iluminado e, claro, intubação por broncoscópio. Alguns kits prontos disponíveis utilizam um cateter por sobre o fio guia e o tubo passa pelo cateter.

Insuflação translaríngea: Necessita de válvula ou de um dispositivo de oxigênio na parede que mantenha 50 psi de pressão. A membrana cricotireoidea é puncionada com uma agulha 14G e o cateter plástico avança para a carina depois de removida a agulha. Insuflar por 1 – 2 seg e relaxar por 4 – 5 seg. O cateter plástico normalmente dobra e obstrui.

Cricotireoidotomia: É uma técnica cirúrgica de rápido acesso à via aérea indicada em casos de extenso trauma facial/oral, em que a intubação traqueal não é possível ou em casos de completa obstrução de via aérea. Depois que a membrana cricotireoidea é identificada, fazer uma incisão vertical mediana de 4 cm e faça uma incisão horizontal através da própria membrana. Passar uma pinça hemostática pela incisão ou um dilatador [como o Trousseau (J Emerg Med 1999;17:433)] e posicionar uma cânula de traqueostomia de Shiley #4 ou um tubo traqueal #5. Certificar-se de que o tubo não está posicionado no mediastino anterior. Fixar na posição. O posicionamento com um fio guia, seguindo a técnica de Seldinger também é possível, tendo o mesmo perfil da técnica cirúrgica (ie, mesmo tempo e complicações) (J Emerg Med 199;17:957; Anesthesiology 2000;92:687).

Dispositivos detectores esofágicos: É um dispositivo usado para assegurar o correto posicionamento do tubo (não esofágico). Dois exemplos são o dispositivo detector esofágico (checador de tubo) e o monitor de CO_2 expirado. O bulbo é comprimido e passado até a ponta distal do tubo traqueal: se ele rapidamente infla (< 5 seg), então é uma intubação traqueal. Se ele infla lentamente (> 5 seg), então é presumivelmente uma intubação esofágica. Esste dispositivo não é recomendado em ambientes frios (o plástico endurece) e a reinsuflação pode causar um tampão mucoso alojado no tubo traqueal (Ann EM 2004;43:626). O monitor de CO_2 colocado no circuito respiratório, entre o tubo e a bolsa de ventilação. O papel sensível dentro da parte plástica fica amarelo na presença de CO_2 (isto é bom) e permanece roxo sem o CO_2 (isto é ruim). É válido nos pacientes acima de 20 kg (Ann EM 2003;41:623).

Fibroscópios: A passagem de um tubo traqueal pode ser facilitada com um broncoscópio ou um fibroscópio se for o único dispositivo disponível (Lab Anim 2000;34:199). Passar o tubo por fora do aparelho e avance o aparelho através da laringe/traqueia e, então, avançar o tubo. Isto pode ser particularmente útil nos pacientes com queimaduras faciais. Também é a técnica preferida nas lesões de coluna cervical (Anesthesiology 1999;91:1253). Se for notada alguma anormalidade facial, oral ou cervical, é indicada intubação eletiva por broncoscopia para passagem do tubo. Um estilete iluminado por fibra ótica também é útil, com funções similares à vareta plástica, com visualização (Anesth Analg 1999;89:526).

20.2 Sedação Consciente

Curr Opin Peds 1995;7:309; Nejm 2000;342:938

Várias situações na medicina põem o paciente em situações não confortáveis ou em que não conseguem tolerar os procedimentos a serem feitos. Por exemplo, suturas em crianças, incisão e drenagem de abscessos (Arch otolaryngol Head Neck Surg 1999;125:1197), drenagem torácica, punção de veia central, extração de corpo estranho, punção lombar ou exames de TC ou RM. Altas doses de combinações de analgésicos e sedativos podem ser necessárias para controle da dor, ansiólise e amnésia. Quando diminuímos os reflexos e o estado mental de um paciente, então a sedação está induzida.

Pelo menos em pediatria e em adultos jovens, a falta de jejum não aumenta (não está associada) o risco de eventos adversos (Ann EM 2004;44:454; 2003;42:636).

Uma gama de medicações está disponível para ajudar nestas situações e seu uso deve ser aprendido sob supervisão direta. Doses venosas são mais efetivas para ser alcançado o objetivo.

Quando utilizando essas drogas para sedação consciente, está fazendo mais que o controle da dor e da ansiedade. Monitoramento contínuo da atividade cardíaca, saturação de O_2 e pressão arterial deve ser empregado (Ann EM 1992;21:551); CO_2 expirado por um cânula nasal revela depressão respiratória mais precocemente do que qualquer outro método (Ped Emerg Care 1997;13:189).

Igualmente, várias das seguintes medicações podem ser usadas na sequência de indução rápida (SIR) e, quando falamos em doses de SIR, falamos em doses de indução.

Opioides: Os opioides para controle da dor incluem fentanil 0,5 – 1 μg/kg e sulfato de morfina 0,05 – 0,1 mg/kg. Funciona melhor por via IV, morfina pode ser dada por via IM e fentanil como um pirulito (Ann EM 1994;24:1059).

Benzodiazepínicos: Os benzodiazepínicos incluem o midazolam 0,05 – 0,07 mg/kg IM, que pode ser útil junto com cetamina IM (questionável); midazolam 0,01 – 0,03 mg/kg IV (Ann EM 1993;22:201) ou, talvez, até 0,1 mg/kg IV; e lorazepam 0,01 – 0,02 mg/kg IV.

Barbitúricos: Os barbitúricos incluem o tiopental 3 – 5 mg/kg IV e 25 mg/kg pr, o uso IV é efetivo com agente de indução na SIR. Methohexital 25 mg/kg pr também é útil (Am J Roentgenol 1993;160:577).

Hidrato de cloral: 25 – 50 mg/kg po ou pr, é utilizado em exames radiológicos (Am J Roentgenol 1995;165:905).

Cetamina (Ann EM 2004;44:460): Cetamina 1 – 2 mg/kg IV e 3 – 5 mg/kg IM (Acad Emerg Med 1999;6:21). Medicação de escolha em SIR em asmático e pode ser utilizada em combinação com o midazolam 0,05 – 0,07 mg/kg IM e atropina 0,02 mg/kg IM para prevenir reações e hipersalivação, respectivamente. Midazolam é controverso (Ann EM 2000;35:229 vs Ann EM 2000;36:579) e muitos não usam midazolam rotineiramente. Todos os três (cetamina, midazolam e atropina) podem ser combinados na mesma seringa para uso IM em crianças e não é necessária IV neste protocolo (Ann EM 1998;31:688).

Óxido nitroso: A mistura óxido nitroso 50%/oxigênio 50% é conhecida como um sistema "de uso próprio" (Acad Emer Med 1998;5:112). O óxido nitroso pode causar edema intestinal. Eficácia é questionável (Ped Dent 2000;22:125).

Etomidato: É um derivado imidazólico útil em sedação consciente na dose de 0,1 mg/kg IV (Ann EM 2002;39:592) e para indução na dose de 0,3 mg/kg IV (J Emerg Med 2000;18:13; Ped Emerg Care 200016:18), com resultados favoráveis com a advertência de maior atenção à depressão respiratória nos idosos.

Propofol: Bolus iv de 0,5 – 2 mg/kg seguido por infusão de 25 – 125 µg/kg/min. Essa dose é útil para sedação, SIR e CTI (Acad Emerg Med 1999;6:975) e é seguro para sedação em crianças; uma opção é bolus de 2,5 mg/kg com 200 µg/kg/min de manutenção (Crit Care Med 2002;30:1231).

A reversão das medicações pode "acordar" mais rapidamente os pacientes, mas não abreviam o tempo da alta após o procedimento [eg, flumazenil para os benzodiazepínicos (Acad Emerg Med 1997;4:944)], defendidos para deixar os pacientes mais superficiais.

20.3 Técnica Intraóssea

J Crit Illn 1993;8:539

É uma técnica de acesso efetiva em todos os pacientes. Em crianças < de 5 anos de idade ou nos pacientes com significante osteoporose, ou sem usar os membros inferiores, o sítio de inserção é a porção anterior e proximal da tíbia. Limpar com iodo, anestesia local com lidocaína se disponível, e posicionar a agulha puncionando a pele e depois rosqueando até o posicionamento. O ângulo de inserção é perpendicular ao eixo longitudinal da tíbia. Quando um estalo é sentido, aspire a medula para confirmar o posicionamento e fixe no local rosqueando a placa na pele (agulha IO) e/ou fixando com fita na pele. Em uma agulha IO, o mandril é retirado desatarraxando na parte de cima da agulha e conectando o equipo no canhão da agulha.

Em crianças mais velhas ou em adultos, usar a mesma técnica estéril, mas usar dispositivos específicos, como um dispositivo esternal ou tibial que proporcionam condições para conexão do sistema.

20.4 Sonda Nasogástrica

É a passagem de uma sonda no estômago via nasal. Em um paciente intubado, pode eleger via orogástrica. As chaves para o sucesso da passagem da sonda nasogástrica são: lubrificação, flexão cervical se possível e anestesia local. Em um paciente acordado considere 5 ml de lidocaína 2% ou nebulização de 4 ml da solução a 10% (Ann EM 2004;44:131) como pré-tratamento para facilitar a passagem da sonda.

20.5 Cateterização Vesical em Crianças

Punção suprapúbica é menos efetiva que a cateterização uretral, com nenhum benefício, fora os riscos (Ann EM 1994;23:225). Adicionalmente, na punção suprapúbica é menos provável o sucesso se a bexiga não estiver totalmente cheia. Portanto, a punção suprapúbica não é recomendada.

20.6 Manejo de Derivação Ventriculoperitoneal

Mal funcionamento ou infecções secundárias podem ser causadas por derivações internas, sendo que hoje em dia é mais comum a derivação ventriculoperitoneal.

O mal funcionamento é mais comum com a oclusão proximal, e o segundo mais comum é a oclusão distal. A(s) válvula(s) com derivação pode(m) ser apalpada(s) de modo subcutâneo sob o crânio. No caso de um sistema de válvulas, a impossibilidade de comprimir facilmente é consistente com a obstrução distal, e o preenchimento lento (> 2 segundos) é consistente com a obstrução proximal. Caso existam duas válvulas, comprimir primeiramente a proximal, a impossibilidade de comprimir a segunda válvula é consistente com a obstrução distal; após a liberação da válvula distal, a falta do preenchimento rápido da válvula proximal é consistente com a obstrução proximal. CT da cabeça pode apresentar aumento ventricular. Uma série de derivações é um conjunto de filmes simples de raio-x mostrando o curso da derivação.

A infecção pode ocorrer em qualquer ponto ao longo do cateter, e pode se apresentar como abdômen agudo ou meningite/encefalite. Caso uma das condições acima ocorra, a consulta com o neurocirurgião é mandatória.

Capítulo 21
Psiquiatria/Abuso de Substâncias

21.1 Controle Químico e Físico

Este capítulo aborda o assunto sobre como ajudar da melhor forma um pt agressivo e violento. Os procedimentos acerca da restrição química e física fornecem um ambiente seguro para o pt e para a equipe (HEC Forum 1998;10:244).

Restrições físicas iniciais podem incluir a contenção do pulso e tornozelo na cama (J Nurs Adm 1998;28:19). Se o pt não responder a essa imobilização, pode ser necessário segurar o tórax e a pelve. Assegurar-se de que a maca está bem presa ao chão. Se o pt estiver cuspindo ou mordendo, pode ser necessário utilizar uma máscara, e uma pessoa deve estar sempre disponível para remover a máscara, se a via aérea patente se tornar um problema.

Restrições químicas são medicamentos usados para modificar e submeter o pt a um comportamento em que ele não seja um perigo para ele mesmo ou para a equipe médica. Isso também permitirá uma avaliação médica. Algumas das opções que são inicialmente administradas via im são o midazolam 5 mg, talvez seja a melhor (Acad Emerg Med 2004;11:744), haloperidol 5 mg, droperidol 2,5 – 5 mg (Ann EM 1992;21:407), difenidramina 25 – 50 mg, lorazepam 2 mg, olanzapina 2,5 – 10 mg im (Can J Psychiatry 2003;48:716; Arch Gen Psychiatry 2002;59:441; J Clin Psycho-pharmacol 2001;21:389; Am J Psych 2001;158:1149), ou perfenazina (Trilafon) (Curr Ther Res Clin Exp 1972;14:478). Usar com cuidado nos idosos, podendo ser necessárias doses mais baixas; se estiver usando para delírios, essas medicações podem alterar o exame.

Uma vez que os agentes químicos começarem a funcionar, as restrições físicas podem ser modificadas e eventualmente eliminadas. Novas avaliações frequentes e rx de problemas médicos subjacentes podem ajudar a liberar os pts das restrições físicas de acordo com o tempo.

21.2 Delírio

Am J Psych 1999;156:1; Geriatrics 1999;54:28, 36, 39; Dement Geriatr Cogn Disord 1999;10:310

Causas: Drogas (Intoxicação será discutida na próxima seção); processo ou lesão intracraniana, como a encefalite, meningite, neoplasia primária ou amiloide ou doença metastática; doenças sistêmicas, como as infecções (sífilis) ou fenômenos autoimunes; crise de abstinência de etanol ou de sedativos; abuso de drogas. Eg, ecstasy (J Psychoactive Drugs 1999;31:167); metabólico, como a hiperamonemia, distúrbios de sódio, hipoglicemia etc.; convulsões.

Epidemiologia: Alta incidência nos idosos, sendo que 15% desenvolvem após uma cirurgia geral; taxa maior observada nos indivíduos com demência.

Fisiopatologia: Dependente do processo, mas na maioria das vezes leva a uma disfunção no CNS (Dement Geriatr Cogn Disord 1999;10:330). Atividade anticolinérgica sérica aumentada nos idosos (J Gerontol A Biol Sci Med Sci 1999;54:M12) e atividade serotoninérgica elevada no geral (Dement Geriatr Cogn Disord 1999;10:339).

Sintomas: Alucinações, muitas vezes visuais, mas também podem ser auditivas.

Sinais: Início agudo e curso flutuante; doença global transitória de reconhecimento e atenção. Falta de atenção é o déficit mais proeminente; subtração serial de sete; números em série de sete dígitos, como telefones; soletração da palavra mundo ao contrário; pensamento desorganizado ou níveis alterados de consciência; pode ocorrer também a síndrome de sundown, exacerbado de noite (Dement Geriatr Cogn Disord 1999;10:353).

Curso: Variável dependendo da doença ou mal subjacente. Curso/prognóstico podem ser guiados pela escala de avaliação de delírio (Psychosomatics 1999;40:193), que é uma ferramenta aplicada com o tempo (eg. 24 h).

Complicações: Inerente à causa.

Diff Dx: Psicoses não são globais; considerar amnésia total global em pt que recupera em 1 d.

Exames laboratoriais: Direcionado pelo exame e histórico médico anterior. Considerar avaliação metabólica (Capítulo 11.1), intoxicação (Capítulo 25.1), infecção (Capítulo 10.1) e do CNS (Neurologia no Capítulo 13.1).

Medidas de controle emergencial:

- Considerar ter 1 pessoa da equipe para cada pt.
- Considerar usar medicamentos para acalmar o PT (ver Capítulo 21.1 Agentes Químicos).
- Avaliação médica como descrito acima, com consulta de remédios para admissão.

21.3 Intoxicação, Abuso e Desintoxicação

Nejm 2003;348:1786

Causas: Ingestão, inalação, injeção ou absorção dérmica de substância que altera a função do cérebro (J Emerg Med 1999;17:679).

Epidemiologia: Não é conhecida, mas a intoxicação com drogas está relacionada ao trauma (Jama 1997;277:1769).

Fisiopatologia: Depende da substância.

Sintomas: Alucinações, muitas vezes visuais, que também podem ser auditivas (podem ser observadas também na crise de abstinência).

Sinais: Variável, de início agudo a curso flutuante; doença global transitória de reconhecimento e atenção. Falta de atenção é o déficit mais proeminente; pensamento desorganizado ou níveis alterados de consciência da agitação ao coma.

Curso: Variável, dependendo da doença ou mal subjacente.

Complicações: Inerente à causa.

Diff Dx: Se febril, considerar infecção no CNS (meningite, encefalite) ou NMS; hipoglicemia; traumatismo craniano ou outra patologia do CNS.

Exames laboratoriais: Termômetro para verificar a temperatura retal se o pt estiver hipotérmico; hemograma completo; glucoscan; perfil metabólico com níveis de Ca e Mg; perfil hepático; nível de acetaminofeno; nível de salicilato; nível de etanol, principalmente em todos os pts que sofreram trauma (J Trauma 1999;47:1131,1139); osmoles medidos vs calculados; níveis de metanol, etileno glicol ou álcool isopropílico, se houver suspeita devido ao hx ou se houver acidose metabólica sem outra causa; níveis séricos de drogas específicas baseado no hx, exame clínico, anormalidades metabólicas, ECG ou indicador positivo detectado no exame de urina, caso necessário (Brit J Clin Pharmacol 1999;48:278).

UA; exame de urina para identificar alguma droga: isso não é infalível, como acontece com as quinolonas que convertem o teste de opiato em falso pos (Jama 2001;286:3115); avaliação da urina com a lâmpada de Wood para detectar o etileno glicol; o uso de maconha vem crescendo entre os negros jovens, homens e mulheres, jovens hispânicos, e permanece alto entre os jovens brancos, mulheres e homens (Jama 2004;291:2114).

- *Raio-x:* considerar uma CT da cabeça sem contraste, para detectar sangramento.

Medidas de controle emergencial:

- Via aérea; intubar, caso necessário.
- Se necessário, manter uma equipe de 1:1 para observar o pt.
- Acesso iv, com ressuscitação com fluido, caso necessário.
- Considerar $D_5 0$, naloxona; administrar tiamina 100 mg iv.
- Restrições físicas e químicas, como necessário.

Álcool:

- A crise de abstinência de álcool pode ser tratada com 2 mg de lorazepam iv ou outro benzodiazepínico ou clordiazepóxido (Librium) oral se for possível. Tratar tremores, HT e taquicardia para evitar o *delirium tremens*. Rx de convulsões, como no Capítulo 13.11. Não há efeito no clearance com NS iv (J Emerg Med 1999;17:1) ou café.

- Intoxicação com metanol (Med Toxicol 1986;1:309) pode acarretar cegueira (Arch Ophthalm 1999;117:286) e outras complicações com ingestão de pequenas quantidades como 15 cc de uma solução 40%. Rs é feito com $NaHCO_3$ para manter o pH normal e etanol (Am J Kidney Dis 1987;9:441) para manter o nível > 100 mg/dL. Estabelecer o rx se suspeitar de metanol; não esperar o resultado do nível sérico (intoxicação geralmente leva a níveis > 20 mg/dL). Etanol iv é etanol 10% em D_5W-bolus de 10 cc/kg e depois 1,6 cc/kg por h de infusão. Administrar também o folato 50 mg iv q 4 h. Hemodiálise para aqueles com disfunção do CNS, reclamações sobre a visão ou nível de metanol > 50 mg/dL. Não retirar o rx de etanol até que seja feita a diálise (Nejm 2001;344:424). 4-metilpirazol (Fomepizole) pode substituir o rx de etanol numa carga de 15 mg/kg e depois com 10 mg/kg a cada 12 h iv para um total de 4 doses (J Toxicol Clin Toxicol 1999;37:777; Intensive Care Med 1999;25:528) e N-acetilcisteína (Drug Alcohol Depend 1999;57:61) pode ser útil.

- Intoxicação com isopropanolol deve ser tratada com terapia de suporte; considerar $NaHCO_3$ iv para acidose com hipotensão, e diálise para pts que estão hemodinamicamente instáveis, têm depressão do CNS ou respiratória ou se o nível sérico for > 400 mg/dL.

Intoxicação com cocaína:

- Usar benzodiazepínicos iv para tratar tremores, ansiedade e vasoespasmo. O vasoespasmo das artérias coronarianas e intracerebrais pode causar a síndrome coronariana aguda e a síndrome de derrame agudo, respectivamente.

- Tratar hipertermia com névoa e cobertor gelados, geralmente não há benefícios no uso de acetaminofeno, evite o ASA.

- rx de convulsões (ver Capítulo 13.11). Nesses casos, usar o fenobarbital antes do dilantin.

- O rx da síndrome coronariana aguda deve ser com ASA, TNG, benzodiazepínicos e narcóticos. Evitar β-bloqueadores (não haveria oposição contra a atividade α) e trombolíticos podem ser úteis ape-

sar de provavelmente haver a etiologia vasoespástica e possivelmente secundária trombótica.
- Crise HT com benzodiazepínicos iv e nitroprussiato, não labetalol.
- Mulas (transportadores de cocaína que engoliram camisinhas cheias de cocaína) que não têm sinais de toxicidade devem ser tratadas com carvão e solução de Golytely. Se forem sintomáticos, é necessário consultar um cirurgião geral para remover o pacote; não fazer endoscopia.
- Dor no tórax: se um indivíduo tem dor no tórax e há risco baixo ou moderado de lesão cardíaca, talvez seja possível fazer uma observação de 9 h – 12 h e depois dar alta, contanto que não haja evidências isquêmicas, como marcadores neg, ECG normal (incluindo ausência de arritmias) e ausência de demais dores no tórax (Nejm 2003;348:510).

Abuso de narcóticos:
- Reversível com naloxona 0,1 mg/kg, até 2 mg iv. Usar doses mais altas nos indivíduos com intoxicação com propoxifeno (Darvon), pentazocina (Talwin) e metadona.
- A naloxona tem meia-vida curta, portanto pode ser necessário repetir a dose ou fazer gotejamento; 0,4 mg/h titulado para observar efeito.

21.4 Exames de Triagem Médica

Acad Emerg Med 1997;4:124; Nejm 2004;351:476

Este é um termo aplicado para os indivíduos que vão para o ER com problemas psiquiátricos, mas que necessitam primeiramente de uma avaliação médica. Mesmo aqueles pts que têm um nicho emocional ou estressante, resultando numa labilidade ou somatização psiquiátrica, podem apresentar uma condição médica que necessita de atenção.

Se um pt tiver passado previamente por uma avaliação médica, e não houver alteração dos sintomas apresentados, podem não ser necessários demais testes laboratoriais no quadro de um exame físico estável.

Se um pt não tiver passado previamente por uma avaliação médica ou apresentar um exame anormal, então pode ser necessário requisitar uma avaliação médica.

Os intoxicantes também podem acarretar *coping* ou problemas de comportamento, e esses indivíduos também podem necessitar de demais avaliações. A varredura toxicológica universal e indiscriminada não é recomendada pela literatura (Am J Emerg Med 1984;2:331; J Emerg Med 2000;18:173). Por outro lado, aqueles com overdose intencional ou qualquer ingestão com intenção suicida devem ser testados para detectar salicilatos e acetaminofenos (Am J Emerg Med 1996;14:443) (Veja no Capítulo 21.2). Infecções ocultas, anormalidades metabólicas ou lesões no CNS são mais comuns nos idosos que estão se apresentando pela primeira vez para uma avaliação psiquiátrica. O valor do teste randomizado da função da tireoide (TSH) é controverso nos jovens e auxilia mais nos idosos.

A parte mais importante do exame é o estado mental e o exame neurológico.

Nos casos psiquiátricos, não há definições claras, a disposição pode ser difícil. Não há dados históricos (atitude suicida, atitude homicida, alucinações) na avaliação de um pt nem uma ferramenta de varredura que ajude na definição de quem precisa de hospitalização emergencial, e quem se beneficiará de outros tipos de tratamento. Muitos dos problemas de avaliação devem também balancear as necessidades sociais.

Capítulo 22

Pneumologia

22.1 Aspiração de Corpo Estranho

Ann Surg 1972;175:720

Causas: Geralmente acidental, podendo ser de qualquer coisa aspirada, como pedaços de brinquedo, moedas, doces e amendoins.

Epidemiologia: Comum em crianças.

Fisiopatologia: Aspiração de um objeto pela boca ou nariz, que fica alojado na laringe ou na árvore broncopulmonar.

Sintomas: Dispneia; estridor; hemoptise.

Sinais: Chiado; taquipneia; diminuição dos sons pulmonares em um lobo.

Curso: Benigno se não obstruir toda a via aérea/pulmão e sendo possível de ser retirado por broncoscopia.

Complicações: Asfixia; pneumotórax; pneumonia; edema pulmonar (Ped Emerg Care 1986;2:235).

Diff Dx: asma, crupe, pneumonia.

Exames laboratoriais

- *Raios-x:* tórax expiratório se o corpo estranho for radiopaco para procurar áreas assimétricas. Se não for possível localizar o corpo estranho, fazer um perfil do pescoço e radiografia do abdômen para localizar o objeto (Radiol Clin N Am 1998;36:175).

Medidas de controle emergencial:

- O_2 se hipóxia; manter o paciente calmo.
- Acesso venoso.

- Consulta imediata com otorrinolaringologista ou pneumologista se estiver na traqueia, brônquio fontes ou adjacências (Endoscopy 1977;9:216).
- Se tiver desconforto respiratório grave ou entrando em insuficiência respiratória, considerar intubação após SIR. Procurar corpo estranho na laringe, remover com a pinça de Magil e intubar. Se não conseguir localizar o corpo estranho, intubar e tentar empurrar o objeto para um brônquio fonte e ventilar o pulmão contralateral.

22.2 Asma

Ann IM 2000;132:219; Nejm 2001;344:350

Causas: Inúmeros alergênicos, com susceptibilidade genética, cromossomo 5, também mais frequentemente encontrada nos atópicos.

Epidemiologia: Atinge aproximadamente 5% da população americana e vem aumentando; mais vista em população de baixa renda; comum em fumantes ativos e passivos.

Fisiopatologia: Inflamação das vias aéreas com diminuição do tamanho do calibre das vias aéreas, edema brônquico e produção aumentada de muco. Secreção inflamatória das vias aéreas com eosinofilia, predomínio de neutrófilos (Am J Resir Crit Care Med 2000;161:1185) e infiltração de mastócitos na musculatura lisa (Nejm 2002;346:1699). Também, considerando que o efeito dos glicocorticoides é mediado por um receptor de glicocorticoides e pela ligação à proteína C/EBPα no músculo liso brônquico, aqueles com resistência ao glicocorticoide podem não ter a C/EBPα (Nejm 2004,351:560). Vários tipos, incluindo alérgica, induzida pelo exercício, infecciosa; aproximadamente 25% daqueles com bronquiolite vão evoluir para asma, bronquiectasia, bronquite crônica e, eventualmente, alguma forma de DPOC; e estresse emocional.

Chiados matinais devido à redução circadiana de adrenalina e esteroides. Sensibilidade à aspirina é uma ação direta nos receptores de cinina pelos grupos acetil, também pode ser genética. Sulfitos alimentares podem precipitar uma exacerbação, assim como a fumaça de cigarro.

Sintomas: Dispneia; chiados; indução dos sintomas pelo exercício ou pelo frio; exacerbação por opioides ou aspirina.

Sinais: Chiado, se o exame pulmonar estiver normal em repouso, examinar com tosse forçada; dispneia; pólipos nasais se correlacionam com tipo atópico; cianose, papiledema e pulso paradoxal são três sinais tardios.

Curso: A mortalidade geral não está aumentada.

Complicações: Estado asmático; parada respiratória com acidose respiratória é a causa mais comum de morte (não é arritmia); taquicardia atrial multifocal (Chest 1990;98:672) associada com hipóxia e tratamento com teofilina e catecol; asma alérgica materna associada com trabalho de parto prematuro e síndrome do desconforto respiratório do recém-nascido. Complicações menores da hipopotassemia leve naqueles em uso de β-agonistas (Ped Pulmonol 1999;27:27).

Diff Dx: Aspiração de corpo estranho nas crianças e idosos; crupe; ICC nos idosos e crianças com doença cardíaca; disfunção de corda vocal; reação de conversão; embolia pulmonar, raramente.

Exames laboratoriais Se tóxica ou caso severo: hemograma completo; gasometria arterial; hemocultura e amostra de catarro.

Peak Flow é de fraco prognóstico da gravidade na emergência (Am J Resp Crit Care Med 1996;154:889), a duração do tempo de fala é mais útil (Am J Emerg Med 1998;16:572).

- raios-x: do tórax se grave, febril, ou não seguinte à evolução clássica de asma.

Medidas de controle emergencial:

Med Lett Crugs Ther 2000;42:19

- O_2 se hipoxêmico.
- Controle de via aérea, intubação com SIR se o paciente perder a consciência, tiver dispneia com uma palavra ou menos e não estiver respondendo. Mais seguro fazer antes do que tarde, i.e, não esperar o paciente ter uma PCR (Crit Care Med 1993;21:1727). Quando intubado, uma hipercapnia proposital (hipoventilação) é segura e apropriada (Chest 1994;105:891).

- β-agonistas: nebulização com albuterol, 0,1 – 0,15 mg/kg até 5 mg/dose se > 18 kg, continuamente a 10 mg/h, diluído em SF; terbutalina 1 ml em 2 ml de SF; ou bitolterol; todos com eficácia similar. Inaladores com espaçadores são tão efetivos como nebulizadores, se capaz de usar efetivamente (J Peds 2000;136:497) e 5 baforadas a cada 20 minutos em adultos (Chest 2002;121:1036): 10 baforadas equivalentes a uma única dose de albuterol nebulizado.

- Ipratrópio não é aprovado para longo prazo (Nejm 1992;327:1413), mas a literatura justifica seu uso agudo para diminuição do tempo de internação hospitalar em crianças com asma (Nejm 1998;339:1030); naqueles com crise grave ou que não respondem aos β-agonistas, considerar associar ao albuterol, 0,5 ml na solução de nebulização, mas, definitivamente, não é de escolha para tratamento crônico (Plotnick, L.H. and F.M. Ducharme (2000). "Associação de agentes anticolinérgicos inalados com β–2-agonistas para tratamento inicial da asma aguda em crianças" (Cochrane Database Syst Rev 2).

- Esteroides: hidrocortisona (100 – 30 mg cada 6 h), dexametasona (4 – 8 mg cada 8 h), metilprednisolona (1 – 1,5 mg/kg IV cada 12 h) e prednisona (1 – 2 mg/kg/dia) todas são doses apropriadas e podem ser administradas na Emergência; via de administração não importa tanto quanto o inicio de ação ou eficácia (6 h – 8 h ou mais para início de ação). Tratamento ambulatorial deve incluir esteroides por um curto período que pode ser estendido, dependendo da história do paciente (Rowe, B.H., C.H. Spooner, et al (2000). "Corticosteroides para prevenção de recidiva após exacerbação aguda de asma" (Cochrane Database Syst Rev 2). Considerar corticosteroides inalados, como a triancinolona ou budesonide, e, talvez, algum benefício na combinação de esteroides via oral e inalada (Jama 1999;281:2119).

- $MgSO_4$ 2 g IV ou nebulizado (2,5 – 3 ml isotônico) (Am J Med 2000;108:193) pode ajudar nos casos graves (Rowe, B.H., J.A. Bretzlaff, et al, (2000). "Sulfato de magnésio para o tratamento da crise asmática aguda na sala de emergência" (Cochrane Database Sys Rev 2), mas não é indicado para uso de rotina em qualquer paciente, especialmente crianças (Ann EM 2000;36:572).

- Aminofilina deve ser pensada em casos graves, na dose de 5,6 mg/kg durante 20 – 30 min, seguida de 0,5 mg/kg/h, diminuir a dose nos pacientes com ICC, doença hepática, pneumonia ou história de arritmia cardíaca.
- Considerar Heliox (60% – 80%), possivelmente melhor em paciente enfermo (Chest 1999;116:296) vs (Am J Emerg Med 2000;18:495). Os pacientes nebulizados com albuterol e Heliox 80:20 têm uma espirometria melhor, após 3 tratamentos, do que aqueles nebulizados com albuterol e ar (Am J Resp Crit Care Med 2002;165:1317).
- Hidratação venosa é importante em casos graves, com necessidade de NaCl e KCl para reverter a depleção clorídrica. Cuidado com edema pulmonar, ie, evitar hipervolemia.
- Antibioticoterapia se grave ou bacteriana: considerar TMP/SMX DS 1 cápsula ao dia ou ver opções em PAC (Capítulo 22.3); cuidado nos que usam teofilina.
- Deve-se considerar $NaHCO_3$ em caso de acidose severa nos pacientes intubados, mas não corrigir demais.
- Consulta com clínico nos que precisam de internação, acompanhamento ambulatorial com esteroides naqueles que apresentarem boa resposta ao tratamento; *peak flow* > 80% do esperado. Assim como intervenção em pacientes pediátricos com exposição domiciliar a alérgenos e fumaça de cigarro diminui a morbidade (Nejm 2004;351:1068).
- Salmeterol, montelukast, zafirlukast, zileuton, cromolin, nedocromil, e a decisão de teofilina para pacientes ambulatoriais, deve ser parte do arsenal do clínico no consultório ou, talvez, para ajudar a retirar o paciente do ventilador.
- Heparina como anti-inflamatório, seu papel na asma ainda não foi elucidado (Ann Pharmacother 2001;35:1161).
- O papel da furosemida 40 mg nebulizada ainda está para ser determinado e há um estudo que mostra um certo sucesso (J Asthma 1998;35:89).

22.3 Pneumonia Adquirida na Comunidade (PAC)

Nejm 2002;346:429; Ped Infect Dis J 2000;19:251; Allergy Asthma Proc 2000;21:33; J Am Ger Soc 2000,48:82

Causas: (por idade)

Ped Infect J 2000;19:293

0 d – 28 d: *E.coli*, *Streptococcus* grupo B, menos comumente *Staphylococcus aureus*, RSV, *Enterobacter spp.*

28 d — 5 anos: RSV, rinovírus, *Streptococcal pneumoniae*, vírus parainfluenza, adenovírus; menos comum *Chlamydia*.

5 — 15 anos: Streptococcal pneumoniae, *Influenza* A, adenovirus; menos comum *Mycoplasma*.

Adultos: *Streptococcal pneumoniae*, *Haemophilus influenzae* (mais comum em fumantes), atípicos (mais comum em adultos jovens), incluindo *Mycoplasma e Chlamydia*; menos comumente aspiração (a não ser que tenha história para isto), *S. aureus*, gram negativos e *Legionella*.

Epidemiologia: Muito mais comum em indivíduos imunossuprimidos, que constituem 60% das internações hospitalares por pneumonia; prognóstico pior em idosos com BUN elevado, hipotensos ou frequência respiratória > que 30 ipm; incidência de 1,62:1000 na população, com homens > mulheres (Eur Resp J 2000;15:757). Acinetobacter em trabalhadores de fundições (Ann IM 1981;95:688). Risco aumentado nos que estão em uso de antiácidos, e este é um fenômeno dose-dependente para os PPI (mas não para os bloqueadores de H_2) (Jama 2004;292:1955).

Fisiopatologia: Geralmente por inoculação de gotículas respiratórias no ar ou parte de um problema sistêmico com disseminação hematogênica ou por aspiração (veja a história).

Sintomas: Tosse, febre, dispneia, escarro, pleurisia, alteração do estado mental nos idosos.

Sinais: Febre > que 38 ºC, ruídos adventícios (80%), consolidações (30%), embotamento, frêmito aumentado, pectorilóquia fônica, egofonia (mudança de "E" para "A"), vesículas timpânicas (miringite bolhosa).

Curso: Fatores de pouco valor prognóstico (ver Tabela 22.1) incluem idade > que 65 anos, T< 37 ºC, confusão mental, taquipneia, BUN elevado, hiponatremia, derrame pleural (Thorax 2000;55:219); ou se adquirido sob cuidados domiciliares (Chest 2000;117:1378).

Tabela 22.1 Classificação de Acordo com Resultados de Pacientes

Idade (subtraia 10 se mulher)	
Cuidados domiciliares	+10
Coexiste	
Doença neoplásica	+30
Doença hepática	+20
ICC	+10
AVC	+10
Doença renal	+10
Achados do exame físico	
Alteração do estado mental	+20
Frequência resp > 30 ipm	+20
PA sistólica < 90mmHg	+20
T < 35 ºC ou ≥ 40 ºC	+15
Frequência cardíaca ≥ 125 bpm	+10
Laboratório	
pH arterial < 7,35	+30
BUN > 30	+20
Na < 130	+20
Glicemia > 250	+10
Hct < 30%	+10
PaO2 < 60 mm Hg	+10
Derrame pleural	+10
TOTAL	=

Classe I: mortalidade < que 0,1%; Idade < que 50 anos; sem doenças coexistentes; sinais vitais normais ou quase; estado mental normal

Classe II: mortalidade aproximadamente 0,6% PORT escore de 70 ou menos

Classe III: mortalidade aproximadamente 2,8% PORT escore de 71 – 90

Classe IV: mortalidade aproximadamente 8,2% PORT escore de 91 – 130

Classe V: mortalidade aproximadamente 29,2% PORT escore > 130

Complicações: Abscesso pulmonar; sepse, casos atípicos podem evoluir para anemia hemolítica com aglutininas febris ou frias, miocardite ou síndrome de Guillain-Barré.

Diff Dx: Bronquite; escarro não diferencia bronquite e pneumonia ou automaticamente necessita de antibioticoterapia na população sadia (J Gen Intern Med 1999;14:151; Lancet 2002;359:1648); sinusite; influenza; melhor fazer profilaxia, teste rápido não exclui diagnóstico (Med Lett Drugs Ther 1999;41:121) e antibioticoterapia não é útil na maioria.

Tosse persistente pode ser vista naqueles com TB, coqueluche, aspiração de corpo estranho, doença pulmonar crônica não diagnosticada, neoplasia pulmonar, embolia pulmonar e secreção nasal posterior.

Derrame pleural pode ser visto na ICC, câncer ou outras infecções (TB); derrame à direita pode ser do simpático e devido à doença da vesícula biliar ou doença hepática (eg, abscesso subfrênico, colecistite, amebíase).

Exames laboratoriais: Em crianças maiores, adolescentes ou adultos jovens saudáveis, considerar raio-x de tórax ou trate empiricamente se não estiver grave; para todos os outros, considere o seguinte:

Hemograma completo; hemocultura: utilidade limitada nos pacientes pouco ou moderadamente doentes, que são imunocompetentes, mesmo se estiverem internados (EMJ 2004;21:446; Respir Med 1999;93:208); também de utilidade limitada se não existir nenhum outro fator de risco (HIV, malignidade, esteroides exógenos, anemia falciforme, internação, internação prévia recente) (Chest 1995;108:932); e contradição dos objetores (Chest 1995;108:891); sorologia se pensar em algum atípico específico; a utilidade do gram e cultura do escarro é questionável (Chest 2002;121:1486): escarro induzido é tão bom quanto espontâneo (Respiration 2000;67:173); EAS e urinocultura para os mais jovens e idosos, se sépticos; nível elevado de procalcitonina (>0,1 μg/L) está associado com doença mais grave e, >0,5 μg/L associado a organismos atípicos (Infection 2000;28:68); gasometria arterial se SaO_2 está baixa, eg, < 92%.

- *Raio-x:* de tórax para infiltrado ou outra lesão pulmonar, procurar derrame pleural, e fazer ambos os decúbitos, direito e esquerdo, para averiguar volume/septações; toracocentese se quantidade moderada de volume líquido (derrame para-pneumônico) para diagnóstico e tratamento.

Medidas de controle emergencial:

Chemoterapy 2000;46:24

- O_2 se necessário.

- Acesso venoso se doença moderada ou grave, embora ceftriaxona 1 g IV ajude todos a se recuperar rapidamente como a terapia de indução. Reidratação venosa não acaba com os infiltrados e os infiltrados provavelmente vão persistir depois da necessidade clínica de antibióticos.

- Internado: cefalosporina de 3ª geração IV (eg, ceftriaxona 1 g IV, cefotaxime 1 – 2 g IV cada 8 h) + macrolídeo [azitromicina 500 mg IV (Arch IM 2000;160:1294)]; considerar vancomicina se não responder a β-lactâmico; considerar fluoroquinolona [levofloxacin 750 mg IV, moxifloxacin 400 mg IV (Resp Med 2000;94:97), sparfloxacin (Pharmacotherapy 2000;20:461)] para substituição de β-lactâmico e cobertura atípica em adultos.

- Ambulatoriais: (exceto para azitromicina, o curso típico varia de 10 – 21 dias): macrolídeo é de primeira escolha, como azitromicina 500 mg dia 1 e 250 mg/dia por mais 4 dias, claritromicina 500 mg 2x/dia ou claritromicina ER 1 g VO/dia; doxiciclina como tratamento de segunda linha, com 100 mg = VO/dia. 3 – 4 semanas de acompanhamento com o clínico. Outras opções incluem os seguintes: fluoroquinolonas, como a levofloxacin 750 mg/ dia por 5 dias (Clin Infect Dis 2003;37:752) ou 500 mg/dia por 10 dias (cheque função renal e ajuste a dose apropriadamente); ou gatifloxacin 400 mg 1x dia, moxifloxacin (Med Lett Drugs Ther 2000;42:15) 400 mg/dia ou gemifloxacin 320 mg/dia por 7 dias (Med Lett Drugs Ther 204;46:78) no idoso, se alguma comorbidade ou considerando avaliação do tratamento ambulatorial. Exemplos de vias críticas (Chest 2000;117:1368; Jama 2000;283:749).

- Pode pensar em telitromicina, que é um antibiótico cetolida (Med Lett Drugs Ther 2004;46:66), derivado da eritromicina. Pode ser útil com cepas de pneumococos resistentes a macrolídeos e como uma opção fluoroquinolonas, que podem ser dosados em 800 mg/

dia. É caro e 1% dos pacientes têm visão borrada, diplopia, ou dificuldade em focar, o que pode ser pouco tolerado (como os efeitos colaterais usuais dos antibióticos).

22.4 Doença Pulmonar Obstrutiva Crônica

Nejm 2002;346:988

Causa: DPOC está associada à bronquite/hiperreatividade das vias aéreas pelo fumo, infecções recorrentes; fibrose cística; deficiência de α1-antitripsina (α1-ATD), que é autossômica recessiva e geralmente combinada com o fumo.

Epidemiologia: Fumante, início geralmente aos 50 anos de idade, M>F; incidência aumentada em climas frios e úmidos ou com altos índices de poluição do ar (Am J Epidem 1993;137:701). Visto em fumantes passivos. α1-ATD tem uma incidência aproximada de 5% nos Estados Unidos e início aos 45 anos de idade.

Fisiopatologia: Proteases equilibradas pela α1-Antitripsina, com a deficiência funcional da α1-Antitripsina causando perda da elasticidade pulmonar (muita elastase); o fumo a inativa e aumenta os polimorfonucleares (que trazem proteases) aos capilares pulmonares.

Sintomas: Dispneia aos exercícios dos braços mais do que das pernas; tosse produtiva crônica com bronquite, mas não enfisema; chiados.

Sinais: Tórax em tonel; diminuição dos ruídos pulmonares; chiados; PMI se move medialmente; tempo expiratório forçado na traqueia > 6 seg; 75% de sensibilidade e especificidade. O "azul pletórico" é o paciente com ICC, hipóxia e hipercapnia. O "soprador rosa" é o paciente com perda de peso, baixo pCO_2, moderada diminuição do O_2 em repouso, e, provavelmente IC esquerda.

Curso: O "soprador rosa" tem prognóstico melhor que o "azul pletórico" porque a hipertensão pulmonar é menor. Estágios do DPOC pela Sociedade Americana Torácica: estágio I tem esperada FEV1 > 50%, estágio II tem esperada FEV1 entre 36% – 50% e estágio III tem esperada FEV1 < 35%. Essa classificação pode ser pior que o escore BODE, que é composto pelo índice de massa corporal (B), obstrução da via aérea (O), dispneia (D) e capacidade de exercício (E), para predizer mortalidade; a obstrução da via aérea é o FEV1, a dispneia é o escore da escala de dispneia do Modified Medical Research Council (MMRC) e a capacidade de exercício é o melhor de dois testes de caminhada por 6 minutos (Nejm 204;350:1005).

Complicações: Policitemia; hipertensão pulmonar; doença ulcerosa péptica; insuficiência respiratória aguda; doença da piora do lítio; tratar a hipofosfatemia piora a contratilidade diafragmática. SARA como consequência (Nejm 2003;348:683).

Exames laboratoriais: Se houver angústia grave ou tóxica: hemograma completo; perfil metabólico incluindo fosfato e magnésio; gasometria arterial.

- *Raio-x:* tórax, sequestro de ar, hiperinsuflação pulmonar e mediastino fino são comuns.

Medidas de controle emergencial:

- O_2; mantenha SaO_2 em 90% – 92% se não tiver certeza de retenção de CO_2.

- Considerar bi-pap com níveis de 10/4 se pretende evitar intubação, mas o paciente ainda está propenso à intubação se isto falhar; não é tão efetivo como para aqueles com ICC (Am J Respir Med 2003;2:343; Eur Respir J 1996;9:1240; Chest 1992;101:385).

- β-agonistas: nebulizar albuterol 0,1 – 0,15 mg/kg até 5 mg/dose se > 18 kg, pode ajustar para contínuo em 10 mg/h, todos em solução salina; terbutalina 1 ml em 2 ml de salina; ou bitolterol; todos provavelmente de eficácia igual (Am J Med 1983;75:697). Inalador com espaçador é tão efetivo quanto o nebulizador, desde que usado corretamente.

- Ipratrópio 0,5 ml na primeira nebulização e depois a cada 6 h (Respiration 1998;354).

- Esteroides: hidrocortisona (100 – 300 mg q 6 h), dexametasona (4 – 12 mg 8/8 h), metilprednisolona (1 – 1,5 mg/kg IV 12/12 h) e prednisolona (1 – 2 mg/kg/dia), todas iguais em doses apropriadas, a via de administração não importa e sim início de ação e eficácia (Eur Respir 2002;19:928). Nem todos os pacientes com DPOC têm respostas equivalentes à pulsoterapia com esteroides e isto faz a diferença na alta da emergência (Nejm 2003;348:2618).

- Considerar antibióticos: TMP/SMX DS 1 comprimido 2x/dia ou ver antibióticos para PAC no Capítulo 22.4; parece melhorar a crise mais precocemente (Respir Med 199;92:442).
- Aminofilina deve ser considerada em casos graves, na dose de 5,6 mg/kg durante 20 – 30 minutos, seguida de 0,5 mg/kg/h, menos nos pacientes com ICC, doença hepática, pneumonia ou história de arritmia cardíaca.
- Gases sanguíneos e a ventilação minuto melhoram com 2 semanas de tratamento com acetato de medroxiprogesterona 30 mg VO 2x/dia e acetazolamida 250 mg VO 2x/dia (Eur Respir J 2002;20:1130).
- Considerar MgSO4 2 g IV em casos graves, poucos dados.
- Consulta com clínico se necessitar de internação hospitalar.
- Ambulatorial: se possível de melhora rápida, para casa com inaladores adequados com tabela de horários, esquema de prednisona, antibióticos e acompanhamento em 1 d – 2 d com clínico.

22.5 Hemoptise Maciça

Clin Chest Med 1994;15:147

Causas: Alteração vascular pulmonar (telangiectasia), TB (Radiology 1996;200:691), câncer, fibrose cística, trauma, embolia pulmonar maciça, alterações da coagulação.

Epidemiologia: Menos de 5% dos que apresentam hemoptise têm hemoptise maciça, mas a mortalidade nesse grupo pequeno varia de 7% – 32%.

Fisiopatologia: Erosão da árvore broncopulmonar; casos autolimitados geralmente são devido à irritação.

Sintomas: Tosse com sangue.

Sinais: Procurar nas narinas, cavidade oral por outras fontes; examinar a pele procurando petéquias ou equimoses para considerar coagulopatia sistêmica.

Curso: Depende da intensidade do sangramento; de difícil controlar a exsanguinação.

Complicações: asfixia.

Diff Dx: (mínimo ou geralmente limitado) bronquite, TB, estenose mitral, de origem nasofaríngea, fonte oral ou gastrintestinal; bronquiectasias.

Exames laboratoriais: Hemograma completo e PT/PTT se houver coagulopatia em potencial; tipagem sanguínea e prova cruzada se paciente estiver exsanguinando.

- *Raio-x:* tórax.

Medidas de controle emergencial:

- O_2 se estiver hipóxico, acesso venoso, repouso no leito e sedação leve para tratamento conservador (Arch IM 1983;143:287).
- Posicionar em decúbito lateral, com o lado acometido para baixo.
- Intubação seletiva do lado não acometido, se possível, principalmente em caso de trauma (J Trauma 1987;27:1123); provavelmente será preciso de avaliação do anestesiologista.
- Corrigir a coagulopatia e transfundir sangue se necessário.
- Avaliação do pneumologista para broncoscopia de emergência (Chest 1989;96:473) ou talvez embolização (Arch Surg 1998;133:862).

22.6 Pneumotórax

Causas: Trauma: tanto fora do hospital (MVA, uso de droga venosa) (Ann EM 1983;12:167) ou iatrogênico (punção venosa central, ventilação mecânica, via aérea cirúrgica de emergência) (Am J Emerg Med 1991;9:176; 1995;13:532; J Laryhgol Otol 1994;108:69), doença bolhosa, pós-biópsia via transtorácica ou broncoscópica (Thorax 1986;41:647).

Epidemiologia: A incidência de pneumotórax espontâneo (PS) varia desde primariamente de origem em uma bolha até aqueles com Aids e não Aids/doença não bolhosa, que inclui origem em doença pulmonar intersticial difusa (Am J Surg 1992;164:528). Não há aumento do risco de pneumotórax nos pacientes submetidos à biópsia pulmonar percutânea com história de DPOC (Chest 1994;105:1705), mas é relacionada com a profundidade e tamanho (pequeno) da lesão (Radiology 1996;198:371).

Fisiopatologia: Violação do espaço pleural, com sequestro de ar e expansão.

Sintomas: Dispneia, dor torácica.

Sinais: Diminuição dos sons pulmonares talvez com crepitação ou borbulho mais alto que o murmúrio vesicular (sinal de Hamman's); associado tanto com pneumotórax como com pneumomediastino (Chest 1992;102:1281). Procurar por sinais de enfisema subcutâneo associado, em caso de trauma; buscar desvio de traqueia ou hipotensão para diagnosticar pneumotórax hipertensivo.

Curso: Aqueles com etiologia espontânea ou doença bolhosa podem necessitar de cirurgia.

Complicações: Pneumotórax hipertensivo: paciente desenvolve choque pelo pneumotórax com desvio do mediastino para o lado contralateral caracteristicamente.

Pneumotórax espontâneo recorrente tem uma incidência maior naqueles que são altos, com menor recorrência com a parada do fumo (Thorax 1997;52:805).

Diff Dx: Pneumotórax catamenial ocorre em mulheres; é um pneumotórax espontâneo recorrente que ocorre com as menstruações (Ped Emerg Care 1997;390).

Pneumotórax pode ser confundido com síndrome de Boerhaave (J Accid Emerg Med 1999;16:235) ou hérnia diafragmática, congênita (Ann EM 1993;22:1221) ou pós-cirúrgica.

Exames laboratoriais: Nada no pneumotórax hipertensivo (descomprimir antes), caso contrário, raio-x de tórax. Incidências em inspiração e expiração aumentam a chance de achar o pneumotórax (Arch EM 1993;10:343). TC de tórax no politraumatizado vai mostrar pneumotórax oculto que pode precisar de tratamento se o paciente for para o ventilador ou para a sala de cirurgia (Am J Roentgenol 1984;143:987).

Alterações do ECG podem mimetizar IAM (Ann EM 1985;14:164).

Medidas de controle emergencial:

Pneumotórax hipertensivo:

- Usando procedimento estéril, puncionar o lado afetado no 2º espaço intercostal, na linha clavicular média, com um conjunto agulha/cateter (14G), cuidado em retirar totalmente a agulha, porque, algumas vezes, o cateter colapsa, ou usar uma agulha de

Verres 16G, que automaticamente ressalta o mandril rombo, quando a cavidade pleural é atingida (Crit Care Med 1978;6:378) ou dardo de McSwain 16F, que tem a ponta plástica no formato de uma flange após a inserção para manter desobstruído (Ann Surg 1980;191:760).

- Acesso venoso e O_2, sedação consciente se necessário.
- Dreno torácico.

Pneumotórax sem repercussão fisiológica da hipertensão:

- Acesso venoso e O_2.
- Sedação com midazolam e narcótico de escolha, eg, fentanil.
- Após assepsia do local e anestesia, dreno torácico, 32F para traumático ou com presença de líquidos (hemotórax). Pode-se tentar uma aspiração simples (J Emerg Med 1986;4:437), embora, idade > de 50 anos, doença pulmonar crônica ou > que 2,5 l de ar aspirado, está associada com falha dessa terapia (J Accid Emerg Med 1998;15:317). Tubo menor com válvula de Heimlich é uma opção se espontâneo ou pneumotoraces.
- Após biopsia pulmonar por agulha, se o paciente ficar com o lado afetado para baixo ou no lado contralateral, não influenciará no desenvolvimento do pneumotórax (Radiology 1999;10:59).

22.7 Embolia Pulmonar

Nejm 2003;349:1247; Chest 1998;113:499

Causa: Trombos em artérias pulmonares, vindo das veias sistêmicas.

Epidemiologia: Associada com h/o de doença tromboembólica (Chest 1992;102:677); gravidez, anticoncepcionais com estrogênio (Jama 1992;268:1689; Lancet 1996;348:983); estados de hipercoagulabilidade devido a defeitos dos fatores ou síndromes antifosfolipídicas; repouso prolongado, como viagens aéreas longas > 5000 km (Nejm 2001;345:779). Associação controversa com doença maligna oculta (Arch IM 1987;147:1907).

Fisiopatologia: Tromboflebite causa o trombo, que se solta e migra para os pulmões; é mais provável ter pequenas embolias crônicas do que uma maciça (uma etiologia para hipertensão pulmonar). Panturrilha e membros superiores raramente são a fonte; TVP sem sinais ou sintomas em 50% dos pacientes.

Sintomas: Dispneia, abrupta ou crônica; dor torácica tipo pleurítica; hemoptise; febre; síncope: vista na embolia pulmonar maciça.

Sinais: Distensão da veia jugular; estertores; sibilos; P2 > A2; teste do manguito do aparelho de pressão para dor na panturrilha; cianose.

Curso: Resolve em 10 – 30 dias; 80% de todos sobrevivem; 75% das mortes nas primeiras 2 horas; um terço das TVP resolvem com 3 dias de heparina.

Complicações: SARA; hipertensão pulmonar crônica.

Diff Dx: Embolia gordurosa devido à fratura óssea, período de latência de 24 h – 48 h, experimento com metilprednisolona 1 – 1,5 mg/kg a cada 6 horas e outros tratamentos de suporte; embolia de líquido amniótico na gravidez.

Sistema de pontos: Para determinar o paciente de baixo, médio ou alto risco, veja tabelas 22.2 e 22.3.

Tabela 22.2 Sistema de Pontos Canadense

Critério	Pontos
Suspeita de TVP	3,0
Diagnóstico alternativo	3,0
Frequência cardíaca > 100 bpm	1,5
Imobilização ou cirurgia nas 4 semanas prévias	1,5
TVP / EP prévias	1,5
Hemoptise	1,0
Malignidade (em tratamento ou nos últimos 6 meses ou paliativo)	1,0

Pontuação	Probabilidade Média de EP (%)	Risco
0 – 2 pontos	3,6	Baixo
3 – 6 pontos	20,5	Médio
> 6 pontos	66,7	Alto

Tabela 22.3 Sistema de Pontos de Genebra

Critério	Pontos
Idade 60 – 79 anos	1
Idade > de 79 anos	2
TVP/EP prévia	2
Cirurgia recente	3
Frequência cardíaca >100 bpm	1
$PaCO_2 < 36$ mmHg	2
$PaCO_2$ 36 – 39 mmHg	1
$PaO_2 < 49$ mmHg	4
PaO_2 49 – 60 mmHg	3
PaO_2 61 – 71 mmHg	2
PaO_2 72 – 82 mmHg	1
Rx tórax com atelectasia laminar	1
Elevação do diafragma	1

Pontuação	Probabilidade Média de EP (%)	Risco
0 – 4 pontos	10	Baixo
5 – 8 pontos	38	Médio
> 9 pontos	81	Alto

- Protocolo de exclusão de embolia pulmonar (EP) (Ann EM2004;44:490):

Passo 1: Deve ter um pré-teste de probabilidade < de 40% de chance de ter EP para usar este protocolo. Um algoritmo para triagem deve determinar se:

a. existe alto risco ou no sistema de pontos canadense ou no sistema de pontos de Genebra; se não houver, ir para "b", mas se houver, então o paciente não é para este protocolo;

b. paciente tem mais de 50 anos de idade; ou, qualquer frequência de pulso (bpm) é maior que a pressão arterial sistólica; em caso negativo, ir para passo 2; em caso positivo, ir para "c";

c. hipoxemia sem explicação (SaO_2 < que 95% em ar ambiente); em caso negativo, ir para "d", caso contrário o paciente não é para este protocolo;

d. edema unilateral de perna; em caso negativo, ir para "e", em caso positivo, o paciente não é para este protocolo;

e. cirurgia recente, sob anestesia geral nas últimas 4 semanas; em caso negativo, ir para "f", caso contrário, o paciente não é para este protocolo;

f. hemoptise; em caso negativo, ir para o passo 2, em caso positivo, então o paciente não é para este protocolo.

Passo 2: Medir o d-dímero e o espaço morto alveolar (de novo, como mencionado anteriormente, pacientes de alto risco e aqueles que ficaram de fora nos quesitos anteriores não devem participar deste protocolo). Se o d-dímero for negativo (d-dímero normal) e o espaço morto alveolar também for normal (< 20%), então nenhum outro trabalho é requerido. Isto vai perder menos de 1% daqueles com EP em seguimento de 90 d. Se a medida do d-dímero ou do espaço morto alveolar estiverem elevadas, então mais avaliações são requeridas (como angio TC, medida V/Q, "duplex scan" dos MMII angiografia pulmonar).

Pacientes que são de alto risco e não apropriados para essas regras devem ser submetidos à avaliação para EP, que precisa incluir avaliação radiológica para EP ou para trombose venosa.

Exames laboratoriais:

- Medida do espaço morto alveolar (Anaesth Intensive Care 1999;27:452): medida do CO_2 ao final da expiração e da PCO_2 arterial em um paciente respirando ar ambiente por 2 minutos. Medir 3 expirações profundas antes e depois da punção arterial (cada mediada $PETCO_2$ deve ser separada por 30 segundos). Calcular o espaço morto alveolar pela seguinte equação:

% espaço morto alveolar = $100 \times (PaCO_2 - PETCO_2) / PaCO_2$

- Hemograma completo e PT/PTT se for tratar com anticoagulantes ou trombolíticos; gasometria arterial pode ser de real valor no cálculo do espaço morto alveolar, mas não basear outros testes no pO_2 sozinho - pO_2 < 80 mm Hg com 10% falso negativo, pO_2 < 90 mm Hg com 0 % de falso negativo; d-dímero pode estar errado com testes de aglutinação do látex incluindo SimplyRed — (J Nucl Med 1993;34:896) vs (Ann EM 2000;35:121); o ELISA d-dímero pode ser útil em excluir aqueles com risco baixo ou moderado (94% sensibilidade e 45% especificidade), mas é achado em dados peneirados (análise de subgrupos) (Ann EM 2002;40:133). Parece que é melhor combinar os resultados do d-dímero e da medida do espaço morto alveolar, como observado nos sistemas de pontos (Ver acima).

- Testes não invasivos: duplex US se não estiver certo se o paciente é de alto ou baixo risco para ajudar a interpretar a utilidade dos testes pulmonares (prova V/Q, TC helicoidal) (Am J Emerg Med 1999;17:271)(ver Trombose Venosa no Capítulo 9.8).

- *Raio-x:* do tórax para descartar outras causas de hipóxia. Procurar infartos pulmonares ou elevação recente do diafragma, ou talvez regra futura em vez de fase ventilação da prova V/Q (Thromb Haemost 2000;83:412). Prova V/Q [91% sensível, 96% específico (Clin Phisiol Funct Imaging 2002;22:392)] procurar por múltiplos defeitos, úteis se normal ou baixa probabilidade com baixo índice de suspeição, ou alta probabilidade com alto ou moderado índice de suspeição, por outro lado, não é útil (Jama 1990;263:2753). TC helicoidal para coágulo intraluminal em artérias pulmonares médias a grandes (Radiology 1997;205:447). Angiografia pulmonar é o padrão [não a TC (Radiology 1997;205:453; Clin Radiol 2001;56:838)] e deve ser usada quando os exames são persistentemente duvidosos.

- ECG: não ajuda a diferenciar aqueles com EP daqueles sem EP: ritmo sinusal normal é o mais comum ritmo na EP, e a anormalidade mais comum é a taquicardia sinusal (J Emerg Med 2004;27:121).

Medidas de controle emergencial:

- O_2 se houver hipóxia ou dispneia; acesso venoso se estiver instável ou se usando heparina não fracionada.

- Heparina 5.000 – 10.000 U IV em "bolus", dose maior para trombo/êmbolo maior se considerar o consumo de heparina pelo coágulo como um problema, depois dosagem de peso/hora, OK em gestantes (Chest 2004;126:401S).

- Estudos das seguintes LMWH mostraram ser efetivas: fragmim (Thromb Haemost 1995;74:1432), tinzaparim (Nejm 1997;337:663) e qd fondaparinux SC (5 mg se paciente < de 50 kg, 7,5 mg se de 50 – 100 kg e 10 mg se paciente > de 100 kg) pode ser efetivo em pacientes não monitorizados que estejam hemodinamicamente estáveis (Nejm 2003;349:1695); todas as heparinas de baixo peso molecular não são equivalentes em ação e eficácia.

- Ximelagatran na dose de 36 mg 2x/dia para tratamento de VTE com ou sem EP é tão efetivo como tratamento inicial com enoxaparina seguida de warfarim, mas pode aumentar as LFTs (aproximadamente 9,6% das vezes) (Jama 2005;293:681).

- Trombolíticos têm algum papel, mas precisam de mais estudos: baixa composição final de morte/recorrência, mas precisa ser considerado na ocorrência de episódios hemorrágicos que têm sido fatais (Arch IM 2002;162:2537).

- Considerar estreptoquinase para acelerar a liberação, com provas de função pulmonar e função das veias melhores; considerar TPA se houver falência cardíaca direita com êmbolo agudo (Lancet 1993;341:507).

- Alteplase com heparina naqueles com embolia pulmonar submaciça aguda com hipertensão pulmonar ou disfunção ventricular direita, mas sem hipotensão arterial ou choque, ajuda a melhorar a morbidade/mortalidade (Nejm 202;347:1143).

- Consulta médica na admissão, para considerar "umbrella" em veia cava inferior, trombólise radiológica invasiva (raro) (Clin Cardiol 1999;22:661) ou embolectomia cirúrgica (rara).

Capítulo 23
Reumatologia

23.1 Febre Reumática Aguda (ARF)

Paediatrician 1981;10:158

Causas: Estreptococos grupo A hemolítico (raramente não hemolítico), com presença de m-proteína; pós-estreptocócica, infecção do trato respiratório superior x 2 – 3 semanas, mas bactérias ainda devem estar presentes.

Epidemiologia: O pico de incidência em crianças é entre 5 – 15 anos de idade (J Infect 1998;36:249); mulher:homem 3:1; incidência de aproximadamente 0,3:100.000 (Acta Med Scand 1988;224:587); ver Capítulo 17. 9 Faringite Estreptocócica.

Fisiopatologia: Teorias autoimunes com anticorpos fazendo reação cruzada entre strep do grupo A e tecidos humanos [como células T (Clin Exp Immunol 1999;116:100)], mas não explica porque somente a faringite estreptocócica evolui para ARF.

- Critério de Jones (Ped Ann 1999;28:9): para o diagnóstico são necessários 2 critérios principais ou 1 principal e 2 menores, e também um título pos ASO ou cultura ou h/o de febre escarlate.

- Critérios principais: cardite; poliartrite; eritema marginatum; nódulo sc; coreia.

- Critérios menores: febre; artralgias; h/o distante de ARF; WBC elevados, ESR ou CRP; intervalo PR longo ou outras anormalidades no ECG. Membros da mesma família tendem a apresentar os mesmos sx principais.

Sintomas: Dor de garganta; febre; artralgias, apesar de transitórias (Indian J Peds 1988;55:9).

Sinais: Eritema marginatum, associado com cardite; sopros (valvular ou não valvular) que estão associados com pericardite; nódulos sc nas proeminências ósseas, que estão associados com cardite; pneumonite; serosite; poliartrite de articulações grandes; coreia de Sydenham pode ter outros sinais (ou sintomas) por semanas ou meses.

Curso: Menos de 12 semanas em aproximadamente 90%; aproximadamente 95% dos indivíduos com sopros aparecem após 2 semanas do início do sintoma.

Complicações: Doença valvar crônica; regurgitação mitral com artrite de Jaccoud (desvio ulnar que pode corrigir voluntariamente); glomerulonefrite transitória.

Diff Dx: Artrite reativa pós-estreptocócica (J Intern Med 1999;245:261); febre familiar do Mediterrâneo (Clin Rheumatol 1999;18:446); artrite séptica; endocardite infecciosa; doença da arranhadura do gato; RA; doença do complexo imune; doença de Still; psoríase pustular; dermatomiosite; doença inflamatória intestinal; sarcoidose; lupus eritematoso sistêmico (SLE).

Exames laboratoriais: Hemograma completo; ESR; perfil metabólico; UA; cultura da garganta se ainda estiver inflamada; título de ASO ou teste da estreptozima; considerar titular anti-DNAase ou anti-estreptodornase; ECG.

- *Raio-x:* procurar por pneumonite intersticial.

Medidas de controle emergencial:

- PCN G 25 – 50 mg/kg qd dividida bid po para peds, 500 mg po bid para adultos; PCN G benzatina e procaína (bicilina C-R ou bicilina C-R 900/300) im dose única; isso se estenderá por anos de profilaxia nos indivíduos com cardite.

- ASA para todos.

- Corticosteroides: para todos com cardite grave ou pneumonia; opcional se estiver doente sem o sopro; não é necessário para tratar somente o sopro.

- Consulta medicinal para admissão se estiver doente, caso contrário, 1 – 2 d f/u.

23.2 Síndrome de Behcet

Curr Opin Rheumatol 1999;11:53; JR Coll Physicians Lond 2000;34:169

Causas: Genética e hipótese viral.

Epidemiologia: Vinte e sete por cento dos afetados com HLA B5 e B27; homem/mulher 1,7:1 em tipos do Leste do Mediterrâneo.

Fisiopatologia: Uma vasculite, inicia na terceira década de vida. É uma doença multissistêmica, e diferentes classificações auxiliam na pesquisa, não tanto no diagnóstico (Ann Med Interne (Paris) 1999;150:477).

Sintomas: Úlceras orais; úlceras genitais; dor nos olhos.

Sinais: Problemas recorrentes com o seguinte: úlceras aftosas orais; úlceras genitais sem região preferencial, muitas vezes não provocam dor nas mulheres; uveíte.

Curso: Cada ataque dura de 1 – 4 semanas; vasculite pulmonar única é possível (Chest 1989;95:585); doença no CNS têm prognóstico ruim (Brain 1999;122:2183).

Complicações: Cegueira; problemas cardíacos; artrite inflamatória; meningite asséptica; tromboflebite; colite; pústulas na pele.

Exames laboratoriais: Hemograma completo; ESR; culturas bacterianas e virais da úlcera.

- Diagnóstico: desafio com injeção de salina, reação de hipersensibilidade tardia é diagnóstica.

Medidas de controle emergencial:

Ann Med Interne (Paris) 1999;150:576; Cochrane Database Syst Rv 2000;2.

- 1ª linha: ASA ou indometacina.
- 2ª linha: esteróides. Tipo, dose e via de administração dependem das manifestações.
- 3ª linha: azatioprina, ciclofosfamida ou clorambucil.
- Poucos dados: colchicina (Clin Exp Dermatol 1989;14:298).
- Úlcera oral: tenar a mistura do elixir 1:1:1:1 de milanta:benadril: tetraciclina:prednisolona, 5 cc, bochechar e cuspir qid por 1 semana. Talidomida pode auxiliar.

- Consulta médica para admissão se houver manifestações do CNS ou consultar um oftalmologista no mesmo dia para uveíte, caso contrário, f/u do pt ambulatorial.

23.3 Arterite Temporal

Semin Ophthalm 1999;14:109; Brit J Rheum 1996;35:1161; Jama 2002;287:2996

Causa: Autoimune; conhecida como arterite da célula gigante.

Epidemiologia: 133:100.000; razão entre mulheres e homens é aproximadamente 2:1; geralmente em pts com > de 60 anos de idade; ocasionalmente associada com o HLA DR4; associada com polimialgia reumática (PMR) (Recenti Prog Med 1990;81:176; J Am Ger Soc 1992;40:515).

Fisiopatologia: Arterite de vasos de tamanho médio e grande. Algumas vezes apresenta anemia branda e anormalidades na função hepática. Deve poupar os rins; associação equivocada com doença da tireoide (Rev Rhum Ed Fr 1993;60:493).

Sx (Lancet 1967;2:638): Febre; dor de cabeça; alterações visuais, eg, diplopia ou amaurose fugaz; dor no couro cabeludo; dor de garganta; tosse; sintomas de claudicação na perna, língua e mandíbula; fraqueza; enrijecimento da articulação; mal-estar; perda de peso.

Sinais: Febre; espessamento da artéria temporal; alterações na retina com isquemia ou mancha macular vermelho-cereja da oclusão da artéria retinal; sinovite; sensibilidade muscular.

Curso: A maioria se resolve com rx por 1 – 2 anos, há alguns casos refratários. Artrite da arterite temporal não está associada com progressão para RA (diferente de PMR) (Rheumatology (Oxford) 2000;39:283).

Complicações: Cegueira; déficits no nervo craniano; MI; CVA; aneurisma e dissecções da aorta torácica são 17 x mais comuns nessa população (Ann IM 1982;97:672); psicose; hipotireoidismo.

Diff Dx: Polimialgia reumática parece estar relacionada à arterite temporal; arterite de Takayasu arterite de vasos grandes.

Exames laboratoriais: Hemograma completo, trombocitose com doença mais significativa (J Neuroophthalmol 2000;20:67); PT/PTT; ESR >

80 mm/h, mas casos significativos ainda serão perdidos, e mudar o valor para > do que 30 mm/h parece ser apropriadamente mais sensível (Clin Rheumatol 2000;19:73), grau de elevação inversamente relacionado ao grau de anemia (Arch Ophthalm 1987;105:965); perfil metabólico com LFTs; CPK total, considerar aldolase se houver mialgias; UA; considerar perfil reumatoide. Biópsia da artéria temporal é diagnóstica.

- *Raio-x:* CT da cabeça ou MRI para investigar lesões anatômicas de outras causas se houver dor de cabeça, distúrbio visual ou déficit no nervo craniano. CXR para aneurisma da aorta torácica, com CT se for verificado mediastino expandido.

Medidas de controle emergencial:

- Se houver perda de visão, administrar metilprednisolona 250 mg iv (Ophthalm 1992:68; J Rheumatol 2000:1484) e consultar um médico para admissão.

- Se não houver alteração visual, começar com prednisona 40 – 60 mg po qd x 12 semanas.

- Providenciar um acompanhamento com remédios para adultos com biópsia da artéria temporal realizada através de cirurgia; promover isso por meio de meds ou agendar para fazer o procedimento dentro de 1 semana.

Capítulo 24
Ferramentas

24.1 Protocolo ACLS

Circ 1998;97:1654;2000;102:1129;Peds 1998;101:E13

Estes protocolos são opiniões baseadas em informações imperfeitas. O melhor exemplo, talvez, seja o estudo que mostra que os pacientes que receberam medicações do ACLS ficam piores do que aqueles que não receberam (Ann EM 1998;32:544). Isto é porque as pessoas ficam melhores quando o seu "código" é relacionado com uma arritmia tratável com eletricidade (Jama 1999;281:1175). Mesmo o sucesso na ressuscitação precoce, ainda carrega um prognóstico ruim por fim (Ressucitation 1998;36:95). Isto está em constante atualização. Procurar a literatura da American Heart Association para os últimos algoritmos.

Tabela 24.1 Notas de APGAR

Indicador	Pontuação		
	0	1	2
A: Aparência	Azul/cianose	Corpo rosa/extremidades azuis (acrocianose)	Corpo rosa
P: Pulso	Nenhum	< 100 bpm	> 100 bpm
G: Gaifona (derrame)	Nenhum	Fraco	Choro
A: Atividade	Nenhuma	Tônus flexor fraco	Tônus forte
R: Respirações	Nenhuma	Fraca	Forte; chorando

24.2 Notas do APGAR

Desenvolvido por Patrícia Apgar (Ped Dev Pathol 1999;2:292) para rapidamente estratificar os recém-nascidos e dar um prognóstico para os primeiros minutos de vida (Arch IM 1999;159:125). Tradicionalmente feito nos primeiro e quinto minutos de vida (ver Tabela 24.1). Foi estendido ao décimo minuto e outros tempos mais longos com o intuito de dar mais informações de prognósticos. Uma pontuação baixa persistente (3 ou menos) de 5 a 20 minutos de vida é um indicador de maior morbidade/mortalidade neonatal (Arch Ped Adolesc Med 2000;154:294; Nejm 2001;344:467), com um achado de 3 ou menos aos 5 minutos, está associado a paralisia cerebral (Jama 1984;251:1843).

Tabela 24.2 Escala de Coma de Glasgow

Indicador	Resposta	Pontuação
Abertura ocular	Espontânea	4
	Ao som	3
	À dor	2
	Ausente	1
Resposta verbal	Conversando normalmente/orientado	5
	Conversando/desorientado	4
	Palavras inadequadas	3
	Palavras (sons) incompreensíveis	2
	Ausente	1
Resposta motora	Obedece a comandos verbais	6
	Localiza a dor corretamente	5
	Flexão normal (retirada)	4
	Flexão anormal (decorticação)	3
	Extensão (descerebração)	2
	Ausente	1

24.3 Escala de Coma de Glasgow

Lancet 1976;1:1031; Acta Neurochir 1976;34:45

A escala de coma de Glasgow foi pretendida como uma ferramenta de pesquisa com medições originalmente nas 24 h depois da lesão, para predizer a morbidade e a mortalidade (ver Tabela 24.2). Sua grande utilidade está associada ao seu fácil uso (Clin Neuro Neurosurg 1977;80:100), ajudando a comunicação entre vários usuários e mostrando a melhora ou piora de um paciente com avaliações repetitivas. Mudanças agudas dos valores são usados agora para triagem dos pacientes (J Emerg Med 1984;2:1); o componente motor, juntamente com a pressão arterial sistólica, é o grande prognosticador das lesões severas (Ann EM 2001;38:541). Seu valor prognóstico não foi avaliado rigorosamente (J Clin Epidem 1996;49:755), especialmente em relação à recuperação funcional (Am J Phys Med Rehabil 1996;75:364). Existem outras ferramentas [a pontuação APACHE (Intensive Care Méd 1997;23:77), Escore Fisiológico Agudo, Escala de Nível Reacional, Escore Fisiológico Agudo Simplificado, Sistema de Escore de Terapêutica Intervencionista, pontuações individuais de trauma, como o Escore de Trauma de Maine], que podem ser indicadores melhores nos pacientes com sepse ou trauma, mas ainda sendo incompletos, como dados prognósticos, naqueles com lesão na cabeça (J Trauma1989;29:299). O APACHE II foi visto como de um valor prognóstico equivalente à Escala de Coma de Glasgow naqueles com AVC (Stroke 1990;21:1280). O Escore de Baux, Escore Edlich de Queimaduras, e o Escore de Zawacki parecem fornecer melhores prognósticos nos pacientes queimados e priorizam o tamanho da queimadura e a idade do paciente como indicadores importantes de prognóstico (J Burn Care Rehabil 1991;12:560). Nas crianças com lesões traumáticas severas à Escala de Coma de Glasgow não é boa prognosticadora (J Peds192;120:195) e moderadas anormalidades podem predizer patologias intracranianas (Neurosurgery 2000;46:1093). Outras escalas também existem para métodos investigativos, como a Escala de Nível Compreensível de Consciência (J Neurosurg 1984;60:955). Somar as melhores respostas de cada categoria, abertura ocular, resposta verbal e motora. Ela não supera um cuidadoso exame neurológico e os valores variam de 3 (pior) até 15 (melhor).

Capítulo 25
Toxicologia

Med Lett Drugs Ther 2002;44:21; Crit Care Med 2003;31:2794

25.1 Carvão Ativado

Ann EM 2002;39:273; Vet Hum Toxicol 2002;44:182; J Toxicol Clin Toxicol 2004;42:101

O uso de carvão ativado tem se tornado comum no tratamento da overdose. Conhecer as complicações e a significância desse tratamento é de extrema importância. Um estudo demonstrou que múltiplas doses de carvão ativado podem acarretar as seguintes complicações (Ann EM 2003;41:370):

- aspiração (0,5% de incidência sem morte) vs 1,6% de incidência com 8,5% de taxa de mortalidade (grupo controle com 0,4% de mortalidade) em outro estudo (Crit Care Med 2004;32:88);
- hipernatremia (6% de incidência);
- hipermagnesemia (3,1% de incidência);
- abrasão da córnea (0,1% de incidência).

A obstrução gi não foi observada nessa série. No entanto, um estudo com voluntários saudáveis demonstrou que muitos efeitos menores podem afetar a habilidade de completar com sucesso um rx com o carvão ativado, e os seguintes efeitos foram detectados quando comparado ao controle (somente aqueles com diferenças são mostrados aqui) (Hawaii Med J 2002;61:251):

- constipação ou sensação de abdômen cheio (incidência de 50%);
- náusea (incidência de 20%);

- vômitos (incidência de 8%), pode ter incidência de até 26% (J Toxicol Clin toxicol 2002;40:775);
- diarreia (incidência de 8%).

Finalmente, se a dose única de carvão ativado faz diferença no rx de pts autoenvenenados de relativamente baixo risco é controverso e a observação da deterioração clínica, tempo de estadia no ER ou hospital, e taxas de complicação não resultou em diferenças em um estudo (Am J Ther 2002;9:301). É importante observar que ingestões significativamente agudas com potenciais sequelas graves (hidrocarbonetos incluindo acetaminofeno > 140 mg/kg, crack, cogumelos, agentes cáusticos, metais pesados, lítio ou ferro) foram excluídas desse estudo.

25.2 Acetaminofeno

Acad Emerg Med 1999;6:1115; Ann IM 1999;130:52

Causa: Ingestão.

Epidemiologia: A razão mais comum das ligações para o controle de envenenamento; risco aumentado de toxicidade naqueles com doença crônica, subnutrição ou doença hepática (interessantemente, alcoolismo crônico pode acarretar esses fatores de risco).

Fisiopatologia: Causa falência hepática secundária ao metabólito o qual esgota a glutationa reduzida e talvez a liberação secundária de Ca mitocondrial. Os estágios serão discutidos abaixo e o estágio I ocorre dentro de 24 h, o estágio II de 24 h – 48 h, estágio III de 72 h – 96 h e estágio IV de 96 h – 2 semanas.

Sintomas: H/o ingestão > 10 g em adultos em < de 24 h, na ped > 140 mg/kg em dose única.

Estágio I: náusea, vômitos.

Estágio II: dor abdominal, sem urinar.

Estágio III: anormalidades laboratoriais.

Estágio IV: declaração de lesão hepática, ou melhorando ou piorando.

Sinais: Nenhum específico.

Estágio I: pele pálida e viscosa.

Estágio II: dor abdominal RUQ.

Estágio III: anormalidades laboratoriais.

Estágio IV: declaração de lesão hepática, ou melhorando ou piorando.

Curso: A maioria das anormalidades nas LFT é transitória, no entanto, pode ser o anunciador de uma reação fatal.

Complicações: Coingestões (etanol, anticonvulsivantes) podem amplificar o efeito tóxico, ou causar sintomas retardados e níveis de pico; nomograma não é preciso nas circunstâncias onde o material coingerido (remédios para resfriado) altera a incorporação (Brit J Clin Pharmacol 1999;48:278).

Exames laboratoriais: Nível de acetaminofeno em 4, 8 e 12 h (ver Figura 25.1) fornece dados prognósticos (Am J Hlth Syst Pharm 1999;56:1081), e sobre a chegada ao ER (Scand J Gastroenterol 1999;34:723); perfil hepático; nível de salicilato; nível de etanol; hemograma completo; PT/PTT; varredura de toxicidade de drogas na urina; ECG. Possível uso de acetaminofeno da urina para r/o ingestão (J Toxicol Clin Toxicol 1999;37:769).

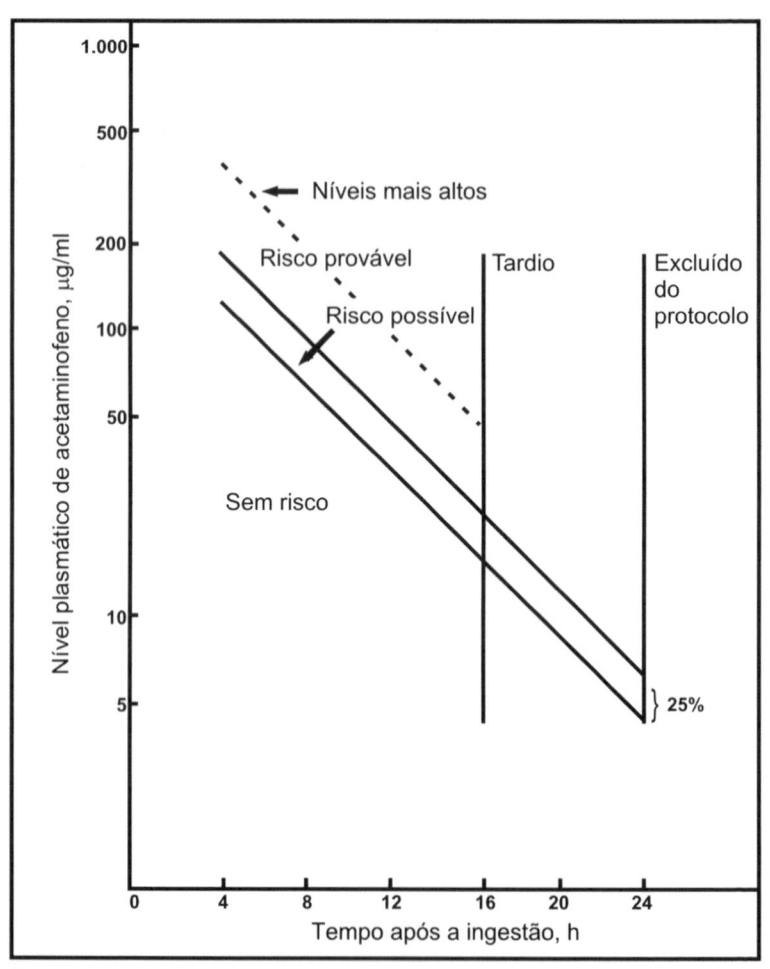

Figura 25.1 - Nomograma de uma forma de estudo. Risco possível é 25% abaixo do nomograma, apenas para propósito de estudos abertos multiclínicos. Reproduzido com a permissão de Rumack BH, *et al.*, Acetaminophen overdose. Arch IM 1981;141:380.

Medidas de controle emergencial:

- Acetilcisteína po 140 mg/kg, seguido de 70 mg/kg a cada 4 h para um total de 18 doses (Arch IM 1981;141:380). Iv igualmente eficaz (J Toxicol Clin Toxicol 1999;37:759) e o uso da forma de ingestão é seguro para administração iv (Ann EM 2003;42:9); doses são as mesmas do que as da solução 3% infundida por 1 h (Crit Care Med 1998;26:40).

- Carvão ativado 1 g/kg (J Toxicol Clin Toxicol 1999;37:753) se administrado dentro de 1 h após a ingestão; não usar o sorbitol como laxante nesses casos, e sim o sulfato de sódio, se for necessário usar um laxante. Não há evidências de que o carvão impeça a absorção de acetilcisteína, mas alguns recomendam uma administração extra de acetilcisteína na dose de de 150 mg/kg. A utilidade do carvão ativado nos casos de overdose de acetaminofeno está sendo mais investigada.

- Estudos demonstraram que o hipotireoidismo e o esvaziamento gástrico retardado induzido pela cimetidina podem ter acarretado um pequeno efeito benéfico em determinadas populações, mas PTU e cimetidina não são recomendados como tratamento na medicina emergencial.

25.3 Antidepressivos

Jama 1987;257:521; Ped Emerg Care 1998;14:293

Causas: Antidepressivos tricíclicos (TCAs) são discutidos aqui, com inibidores de MAO e SSRIs (discutido no Capítulo 13.1). Erva de São João é um fraco inibidor de MAO. A ciclobenzaprina (Flexeril) é similar ao TCA.

Epidemiologia: É a OD intencional mais comum que causa morte, já que reduz a janela terapêutica.

Fisiopatologia: O efeito mortal dos TCAs está relacionado ao bloqueio do canal de sódio do miocárdio. O bloqueio do canal de sódio causa redução na ação ionotrópica, defeitos na condução (bloqueio cardíaco, espessamento de QRS, batimentos ectópicos), e resulta em hipotensão (Am J Emerg Med 1988;6:439). Efeitos anticolinérgicos e alfa-bloqueadores podem causar sintomas, mas eles são geralmente secundários e não fatais.

Sintomas: Sintomas anticolinérgicos: boca seca, pele seca, confusão, palpitação.

Sinais: Taquicardia, estado mental alterado, hipotensão, convulsões, coma.

Curso: Quando esses problemas ocorrem, eles acontecem rapidamente: estado mental alterado (J Toxicol Clin Toxicol 1992;30:161), defeitos na condução cardíaca, arritmias, e convulsões são indicadores prognósticos ruins (Am J Emerg Med 1986;4:496). A hipotensão devido ao choque cardiogênico tem alta mortalidade.

Complicações: ARDS (Chest 1989;96:852; Ann Pharmacother 1993;27:572), pancreatite (J Toxicol Clin Toxicol 1994;32:425).

Diff Dx: Considerar outras overdoses tóxicas similares (QRS espessa com convulsões), como de cocaína, lítio, fenotiazinas, anti-histamínicos, carbamazepina, quinidina, quinina, propoxifeno, propranolol, bupivacaína e lidocaína.

Exames laboratoriais: ECG procurando por desvio para direita no eixo (Ann EM 1989;18:348), QRS aumentada, ou QT prolongado (Am J Cardiol 1986;57:1154); glucoscan; hemograma completo; perfil metabólico; ABG; nível de etanol; nível de acetaminofeno; nível de salicilato; teste toxicológico de urina.

Medidas de controle emergencial:

- Via aérea, O_2.
- Acesso iv, considerar naloxona e tiamina 100 mg iv como protocolo de overdose/coma.
- Lavagem estomacal dentro de 1 h de apresentação, seguida de carvão ativado 1 g/kg: o carvão ativado é a ferramenta mais importante (J Emerg Med 1995;13:203). Estar preparado para proteger a via aérea, caso necessário, visto que a deterioração repentina é uma possibilidade.
- $NaHCO_3$ 1-2 mg/kg bolus iv, seguido de gotejamento de 2 cc/kg/h de 1 L de D_5W com 2-3 amps de $NaHCO_3$ adicionado. Use $NaHCO_3$ se QRS longo (> 0,1 sec), hipotensão refratária ou arrit-

mias cardíacas detectadas. Objetivo do rx é pH 7,5 – 7,55 (J Toxicol Clin Toxicol 2004;42:1).

- A lidocaína é a droga de segunda linha para arritmias, e seu uso evitaria o uso de disopiramida, imipramina, procainamida, quinidina, flecainida, propafenona, β-bloqueadores e bloqueadores de canal de Ca.
- O papel de fenitoína será elucidado para arritmias cardíacas (Ann EM 1981;10:270).
- Benzodiazepínicos para convulsões, seguidos de fenobarbital.
- Hipotensão refratária a fluidos e $NaHCO_3$ deve ser tratada com norepinefrina 2 – 20 μg/min, evite a dopamina (Am J Emerg Med 1988;6:566).
- Arritmia refratária/espessamento do complexo, apesar do bicarbonato de sódio e do gás sanguíneo alcalino, e da hipotensão refratária, apesar dos fluidos iv e norepinefrina, pode incitar o uso de NaCl hipertônico (solução 7,5%) como um bolus de 200 cc (Ann EM 2003;42:20).
- Talvez Fab ou fragmento Fv da cadeia única (sFv) para overdose de desipramina (Toxicol Lett 1995;82 – 83:801).
- Considere circulação extracorpórea, se não responder aos métodos usuais (Am J Emerg Med 1994;12:456).
- Admissão para monitoramento cardíaco continuado por 24 h se não for tóxico (Jama 1985;254:1772).

25.4 Arsênio (Tipos agudo e crônico)

Ann EM 2003;41:378

Causas: Inseticidas e herbicidas, principalmente herbicidas para capim-colchão.

Epidemiologia: A contaminação de água associada ao arsênio põe milhões de pessoas em risco em muitas partes do mundo (Int J Hyg Environ Hlth 2003;206:323; Bull World Hlth Organ 2000;78:1093; J Water Hlth 2003;1:73).

Fisiopatologia: Bloqueia o ciclo de Krebs.

Sintomas:

Agudo: náusea, vômitos e diarreia com dor esofagiana e epigástrica; imediata diarreia aquosa e serosa como "água de arroz" e depois fezes com sangue; CHF (miocardiopatia), com risco de QT aumentada e *torsades de pointes* ou taquicardia ventricular, trate com marcapasso ou $MgSO_4$.

Crônico: mal-estar impreciso.

Sinais:

Agudo: dispneia, sangue oculto nas fezes.

Crônico: linhas de Mees nas unhas após 4 – 6 semanas de exposição crônica (r/o INH, tálio); hematúria principalmente em crianças; aumento da pigmentação da pele com manchas poupadas = "gotas de chuva numa mesa empoeirada"; ceratose.

Curso: Após diversos dias, inflamação da membrana mucosa, exantema, hematológica, ATN, encefalopatia, neuropatia motora, sensorial, dolorosa periférica após 7 d – 14 d.

Complicações: Aumento da incidência de câncer pulmonar (Jama 2004;292:2984); r/o toxicidade semelhante do gás arsênico da exposição industrial em industrias semicondutoras.

Exames laboratoriais:

- Química: no *agudo*, nível de urina (spot); no *crônico*, nível de arsênio tecidual no osso, unhas, cabelo (melhor o púbico, visto que o crescimento rápido e suor adicionam Hg); níveis normais = 3 – 13 µg/100 g; nível de arsênio na urina em 24 h, menos falso pos do que no sangue, mas isso volta ao normal quando apresenta com neuropatia, mas pode expor com dimercaprol.

- *Raio-x:* KUB mostra o estômago radiodenso ou o trato gi agudamente.

Medidas de controle emergencial:

- Dimercaprol (BAL, anti-Lewisite Britânico) 3 – 5 mg/kg im q 4 h por diversos d; nas primeiras 24 h - 36 h para quelar o arsênio e reverter os sintomas (Am J Emerg Med 1988;6:602). Poucas complicações nessas doses para adultos ou crianças (Am J Emerg Med 1995;13:432).

- Succimer, conhecido como DMSA (ácido 2,3-dimercaptosuccínico) (Am J Emerg Med 1995;13:432). Para dosagem, ver Capítulo 25.12 Medidas de Controle Emergencial para Intoxicação com Chumbo.
- D-penicilamina 125 mg ou 250 mg po qd como terapia alternativa (ver Hum Toxicol 1981;23:164).

25.5 Benzodiazepínicos

Curr Opin Peds 1996;8:243; Drug Saf 1997;17:181

Causas: Ingestão ou uso parenteral de benzodiazepínicos; overdose mista é comum (J Forensic Sci 1997;155).

Epidemiologia: Overdose intencional comum, ocasionalmente ocorre por erro de cálculo da dosagem.

Fisiopatologia: Ativação dos receptores do CNS, induzindo ansiólise e sedação.

Sx/Sinais: Não específicos; sonolência.

Curso: A maioria se recupera da ingestão pura; os idosos podem apresentar delírios.

Complicações: Coingestões geralmente causam maiores problemas como: depressão respiratória ou hipotensão; coma; a crise de abstinência dos benzodiazepínicos pode iniciar convulsões; evitar isso se for possível.

Exames laboratoriais: Verificar se houve coingestão por meio do nível de etanol; nível de acetaminofeno; nível de salicilato; hemograma completo; perfil metabólico; exame toxicológico de urina; ECG.

Medidas de controle emergencial:

- Suporte das vias aéreas; acesso iv e bolus de fluido se estiver hipotenso; considerar carvão ativado 1 g/kg po se < 1 h – 2 h desde a ingestão e a via aérea estiver livre.
- Não reverter com flumazemil (Romazicon) (Crit Care Med 1992;20:1733; Am J Emerg Med 1992;10:184) a não ser que haja

efeitos adversos da sedação parenteral no ER ou no pt hospitalizado que não é dependente de álcool ou de benzodiazepínicos. Caso contrário, pode precipitar convulsões. A dose de flumazenil é de 1 mg por 3 min a cada 1 h prn.

25.6 Monóxido de Carbono

Ann EM 1994;24:242

Causa: Inalação de monóxido de carbono (CO) de fontes combustíveis.

Epidemiologia: Fontes comuns são a exaustão de carros, fumaça de cigarro ou de qualquer fogo, utensílios a gás com inalação em local fechado.

Fisiopatologia: O CO tem 200x mais afinidade pela Hgb do que o O_2, com uma taxa de dissociação muito baixa (Circ 1981;63:253A): ele transfere a curva de dissociação da Hgb para a esquerda, o que significa que também reduz a dissociação de O_2.

Sintomas: Pele vermelha como cereja; dor de cabeça; tonteira; estado mental alterado (Arch Surg 1973;107:851): 30 – 40 mg% CO; coma: > 40 mg% CO.

Sinais: Pele vermelha como cereja; hemorragias na retina.

Curso: Recuperação pode durar meses.

Complicações: Coração isquêmico e doença do CNS.

Exames laboratoriais: Nível sérico de CO (verificar níveis > 10 mg%); ABG; hemograma completo em exposições significativas para verificar se há anemia; detectar coingestões (ver benzodiazepínicos na seção anterior), se houver possibilidade de uma tentativa de suicídio.

Medidas de controle emergencial:

- Alto fluxo de O_2, com máscara facial com reservatório de oxigênio e taxa de fluxo de 15 lpm; trate por mais tempo se estiver grávida (Science 1977;197:680).

- O uso de O_2 hiperbárico é controverso [estudo demonstrando a eficácia com grupo controle tendo 15 pts com disfunção cerebelar antes do rx, vs 4 no grupo hiperbárico; tempo médio de exposição ao CO foi de 22 h no controle vs 13 h no grupo tratado, portanto, a comparação não é verdadeiramente idêntica (Nejm 2002;347:1057)], mas usaria, se disponível (J Emerg Med 1985;3:443; Undersea Hyperb Med 1996;23:215); mais eficaz se houver acidose metabólica (J Accid Emerg Med 1999;16:96), se estiver grávida, se houver sintomas neurológicos focais ou se houver exposição coincidente com cianeto e induzir à metahemoglobinemia. Raramente auxilia na parada cardíaca, mesmo após a ressuscitação (Ann EM 2001;38:36).

- Transfusão é controversa.

25.7 Cianeto

J Emerg Med 2000;18:441; Occup Med (Lond) 1998;48:427

Causas: Ingestão, inalação ou absorção transdérmica de cianeto (CN); uso passado de Laetrila (Ann EM 1983;12:449).

Epidemiologia: Toxina comumente inalada em incêndios, entretanto a toxicidade integral de todas as fontes é incomum.

Fisiopatologia: Envenenamento do citocromo oxidase, o que impede as células de usar O_2 (J Toxicol Clin Toxicol 1987;25:121).

Sintomas: Não específico, mas pode incluir dor de cabeça e dispneia; raramente há história de "cheiro de amêndoa".

Sinais: Cianose se houver parada respiratória. É possível que ocorra alteração do estado mental com coma.

Curso: Indivíduos que são expostos à inalação geralmente se recuperam rapidamente após a remoção do pt do ambiente tóxico.

Complicações: Arritmias; acidose metabólica; Diabetes *Insipidus*; convulsões; parada respiratória.

Diff Dx: Cocaína, etileno glicol, isoniazida, metanol, salicilatos, envenenamento com ferro.

Exames laboratoriais: Nível sérico de CN (verificar níveis > 40 µM/L); nível de CO; ABG: verificar acidose lática (BMJ 1996;312:26), nível plasmático de lactato > que 10 mmol/L sensível ao envenenamento de CN na inalação de fumaça em vítimas que não apresentam queimaduras graves (Nejm 1991;325:1761); nível de etanol; nível de metanol; nível de etileno glicol; nível de salicilato; nível de acetaminofeno; perfil metabólico; hemograma completo; exame toxicológico da urina; ECG.

Medidas de controle emergencial: Considerar pedir o kit de antídoto contra o CN que contém amil nitrato, tiossulfato de sódio e nitrito de sódio (Am J Emerg Med 1995;13:524).

- O_2.
- Acesso iv.
- Amil nitrato para inalação ou nitrito de sódio ($NaNO_2$) 0,2 cc/kg de solução 3% ou bolus de 300 mg (máximo de 10 cc) iv; isso acarreta a formação de metahemoglobina, na qual o CN se liga, mas os nitritos podem ter outras ações que não estão totalmente elucidadas; potencialmente perigosos num quadro de cotoxicidade com CO.
- Tiossulfato de sódio ($Na_2S_2O_3$) para formar SCN, que pode então ser excretado, é melhor do que o amil nitrito; 12,5 g iv em adultos.
- Talvez hidroxocobalamina (vit B12) para complexar com CN para o tratamento agudo ou com papel preventivo naqueles recebendo nitroprussida (Crit Care Med 1993;21:465).
- Edetato de dicobalto (Kelocyanor) e 4-dimetilaminofenol (DMAP) usado na Europa, não têm eficácia comprovada maior do que o kit de antídoto. Experimentos com cobalto prévios sem benefícios (Proc Soc Exp Biol Med 1965;120:780).
- Pesquisa ativa usando solução de metahemoglobina livre de estroma (SFMS) (Am J Emerg Med 1985;3:519).
- Se estiver ressuscitando um pt com overdose de cianeto, é possível ter exposição significativa (J Forensic Sci 1989;34:1280), principalmente se houver ingestão (combinação com HCl do estômago pode formar o cianeto de hidrogênio, que é expresso com o arroto).

25.8 Digitalis

Prog Cardiovasc Dis 1984;27:21; J Card Surg 1987;2:453

Causa: Ingestão ou uso parenteral de digitalis (digoxina, digitoxina), dedaleira (*Digitalis purpurea*) ou chapéu de Napoleão (*Thevetia peruviana*).

Epidemiologia: Overdose acidental comum.

Fisiopatologia: A ação primária clínica da digitalis é como inibidora de bomba de Na/K e é a mesma ação que causa sua letalidade, com arritmias e bloqueios cardíacos consequentes. É mais comum em pessoas com doenças renais, já que a digoxina tem eliminação renal (Ger Med Mon 1966;11:316).

Sx/Sinais: Fraqueza, fadiga, halos amarelados, outras evidências não específicas.

Curso: Variável, a toxicidade aguda tem maior probabilidade de apresentar sintomas gi e hipercalemia, e a toxicidade crônica com mais evidências não específicas.

Complicações: Coingestão com β-bloqueadores, bloqueadores de canal de cálcio e quinidina pode aumentar a toxicidade.

Diff Dx: Raramente visto associado ao veneno do sapo nos U.S.

Exames laboratoriais: Nível sérico de digoxina; perfil metabólico incluindo cálcio e magnésio (hipomagnesemia) (Am Hrt J 1970;79:57); ECG, com uma diversidade de arritmias, PVCs mais comuns (Geriatrics 1965;20:1006); marcadores cardíacos se houver mudança no ECG.

Medidas de controle emergencial:

- Acesso iv e monitor cardíaco.
- Carvão ativado 1 g/kg po para envenenamento agudo.
- Anticorpo contra digoxina ou fragmentos de Fab (Digibind) (Conn Med 1986;50:835) para arritmias ventriculares ou bradiarritmias que não respondem à terapia padrão (veja no próximo parágrafo). Também pode ser usado para hipercalemia (Am J Emerg Med 1986;4:364). Dose é de 40 mg de Fab (1 recipiente)/0,6 mg de digoxina (presente) (Clin Pharmacokinet 1995;28:483), e número de recipientes = nível sérico de digoxina X peso (kg)/100 (boa estimativa).
- Bradiarritmias, atropina 0,5 – 1 mg iv, considerar $MgSO_4$ 2 g iv e estimulação cardíaca. Coingestão de β-bloqueadores e bloqueadores de canal de Ca podem dificultar o uso da terapia padrão. É possível tentar usar o glucagon 1 mg iv se coingerir β-bloqueadores.

Observação: não usar CaCl₂ ou outros compostos de cálcio na overdose de digitalis, pode agravar os efeitos cardíacos do digitalis.

- Hipercalemia: pode usar NaHCO₃, glicose, insulina e Kayexalate, mas evitar usar o CaCl₂, já que pode agravar os efeitos cardíacos do digitalis.
- Arritmias ventriculares: considerar a lidocaína ou fenitoína (Dis Chest 1968;53:263) ou fosfenitoína; bolus de fenitoína/fosfenitoína é o mesmo para convulsões a 15 mg/kg. Se não houver efeito, considerar MgSO₄ 2 g iv. Quinidina, procainamida e amiodarona não devem ser usados, já que deprimem a condução do nódulo AV.

25.9 Etileno Glicol

Med Toxicol 1986;1:309; J Toxicol Clin Toxicol 1999;37:537; Crit Rev Toxicol 1999;29:331; Am Fam Phys 2002;66:807

Causa: Geralmente ingestão inadvertida de anticongelante.

Epidemiologia: Inexata, já que nem todos os pts intoxicados são testados para ingestão do etileno glicol, e é provável que o pt não tenha problemas clínicos se a ingestão de etileno glicol for pequena e o pt estiver intoxicado com etanol.

Fisiopatologia: A álcool desidrogenase (ADH) converte o etileno glicol em ácido glicólico, que é metabolizado a oxalato; esse processo promove uma acidose metabólica com um intervalo osmolar alto (Vet Hum Toxicol 1980;22:255). O ácido glicólico é um marcador fisiológico que está correlacionado com a gravidade da doença (Toxicol Sci 1999;50:117). Outros metabólitos incluem o lactato e glicolato (Am J Clin Path 1966;45:46).

Sx/Sinais: Intoxicação com efeitos no CNS, como convulsões e coma, nos casos graves.

Curso: Níveis variados de lesão em órgãos como o coração, pulmões e rins podem ocorrer se a overdose não for verificada.

Complicações: A falência respiratória, cardíaca e dos rins pode ser o resultado dessa lesão de órgãos.

Diff Dx: Envenenamento com etanol, cocaína, salicilatos, metanol, ferro, isoniazida e cianeto.

Exames laboratoriais: Nível de etanol; etileno glicol (verificar níveis > 20 mg/dL), metanol, e níveis de álcool isopropílico; ABG, acidose metabólica pode estar ausente se houver ingestão coincidente, como de lítio (Am J Kidney Dis 1994;23:313); perfil metabólico incluindo Ca e Mg; nível de salicilato; nível de acetaminofeno; hemograma completo; ECG; UA; exame toxicológico da urina; avaliação à beira do leito com lâmpada de Wood para verificar a fluorescência da urina é um teste com resultados fracos e variáveis (Ann EM 2001;38:49).

Medidas de controle emergencial:

- Acesso iv.
- Tiamina 100 mg iv e piridoxina 100 mg iv (J Nutr 1977;107:458).
- Corrigir as deficiências de cálcio e magnésio, caso necessário.
- 4-metilpirazol (Fomepizole) como tratamento de primeira linha (J Toxicol Clin Toxicol 1986;24:463; Toxicol Lett 1987;35:307); carga de 15 mg/kg e depois 10 mg/kg q 12 h iv por um total de 4 doses.
- Etanol iv é 10% de etanol em D_5W: bolus de 10 cc/kg e depois infusão de 1,6 cc/kg/h. Uma dose de carga oral de uma solução de 20% – 50% de etanol com manutenção com solução de 20% po promove resultados bons, se não melhores (Nejm 1981;304:21).
- Hemodiálise para aqueles com disfunção do CNS, reclamações visuais, ou nível de metanol > 50 mg/dL (Acta Med Scand 1984;216:409). Não conter o rx de etanol durante a diálise.

25.10 Ferro

Causa: Ingestão de ambas as formas, férrico ou ferroso, em dose > 20 mg/kg.

Epidemiologia: Comum e muitos são acidentais.

Fisiopatologia: Efeito corrosivo direto na mucosa gi; sais de ferro são hepatotóxicos; liberação subsequente de ferro e ferritina promove efeito vasodilatador e choque (Adv Exp Med Biol 1994;356:239).

Sintomas: Náusea, dor abdominal, convulsões; 2 h – 3 h de prorrogação, e então convulsões fatais/prolongadas.

Sinais: Hematemese; melena/hematoquezia.

Curso: Toxicidade sistêmica ocorre em 4 h – 40 h após ingestão.

Complicações: Possíveis complicações tardias incluem rigidez, obstrução e perfuração gi.

Diff Dx: Envenenamento por cocaína, etileno glicol, isoniazida, metanol, salicilatos, cianeto.

Exames laboratoriais: Nível sérico de ferro (verifique níveis > 300 µg%), deferoxamina pode interferir nessa medida e os rádioimunoensaios não são confiáveis nesse caso; TIBC (Ann EM 1999;33:73) e transferrina e ferritina (Ann EM 1991;20:532) não são marcadores confiáveis; nível de salicilato; nível de acetaminofeno; hemograma completo; perfil metabólico incluindo Ca e Mg; UA; exame toxicológico da urina; urina para o teste de desafio com deferoxamina, com a mudança de cor para rosa, se houver ferro livre, não sendo um indicador confiável. A leucocitose e a hiperglicemia não são indicativas da gravidade em adultos (Am J Emerg Med 1996;14:454).

- *Raio-x:* única imagem do abdômen para verificar pastilhas de ferro, baixa sensibilidade e especificidade.

Medidas de controle emergencial:

- Acesso iv.
- Lavagem gástrica se < 2 h, se > 2 h somente carvão ativado 1 g/kg po.
- Usar o quelante L1 (Brit J Haematol 1994;86:851), que também complexa ao alumínio; ou
- Deferoximina 1 g iv bolus, seguido de 15 mg/kg/h infusão contínua; é seguro usar na gravidez (Am J Hematol 1999;60:24); se o pt estiver sintomático, comece esse rx imediatamente.
- É possível usar o hidróxido de magnésio 4,5 g po por g de ferro elementar se < 1 h após a ingestão (Acad Emerg Med 1998;5:961).
- Considerar L1,1,2-dimetil-3-hidroxi-4piridona (Deferiprona) (Toxicol Lett 1995;80:1).
- Hemodiálise, se houver falência renal.

25.11 Isoniazida

Causa: Ingestão de isoniazida (INH); de uma base toxicológica, isso é semelhante à hidrazina.

Epidemiologia: Não é comum.

Fisiopatologia: INH inibe o ácido glutâmico descarboxilase, o que leva a níveis reduzidos de GABA. Essa enzima descarboxilase é dependente de piridoxina.

Sintomas: Sintomas GI.

Sinais: Alteração do estado mental incluindo convulsões ou coma.

Curso: Convulsões predispõem a uma acidose metabólica.

Complicações: Convulsões prolongadas (South Med J 1976;69:294).

Diff Dx: Relacionado à hidrazina. Considerar envenenamento por cocaína, etileno glicol, metanol, salicilatos, ferro e cianeto.

Exames laboratoriais: Nível sérico de INH (verifique > 2 mg/L); ABG, acidose profunda (Am J Emerg Med 1987;5:165); hemograma completo; perfil metabólico com cálcio e magnésio; exame toxicológico da urina; ECG.

Medidas de controle emergencial:

- Acesso iv.
- Carvão ativado 1 g/kg, mas é menos passível de ajuda se for > 1 após a ingestão (Hum Toxicol 1986;5:285).
- Piridoxina g/g de INH ingerida; administrar 5 g iv se desconhecer a quantidade ingerida (Ann EM 1983;12:303). Essa também é a primeira linha de tratamento para convulsões nesses casos (Jama 1981;246:1102).
- Benzodiazepínicos para convulsões prolongadas como o lorazepam (ver Capítulo 13.11).
- A hemodiálise raramente é necessária.

25.12 Chumbo

Nejm 1973;289:1289; 1973;289:1229

Causas: Uma porfiria adquirida devido à ingestão de chumbo (Pb); encontrado na tinta, gás da bateria, revestimento de objetos de cerâmica, fundição de materiais, campo de tiro interno, lojas que consertam radiador, bebidas falsificadas; chumbo tetraetil do gás resulta em encefalopatia, não porfiria ou alterações sanguíneas.

Epidemiologia: Incidência desconhecida em adultos e geralmente ocorre pela exposição no trabalho, comum em crianças (hábito de geofagia).

Fisiopatologia: Pb quelates grupos sulfidril da desidrogenase ALA, ferroquelatase, e ALA sintetase. Induz gota e nefropatia com gota em adultos: nefropatia com gota comumente associada com intoxicação com Pb.

Sintomas: Dor abdominal que melhora com o apalpar; doença associada a animal doméstico.

Sinais: Margem da gengiva formando a linha de chumbo (Am J Hematol 1981;11:99), neuropatia motora periférica (eg, mão caída), neuroses, psicoses (Am J Psych 1984;141:1423).

Curso: A ação quelante ajuda a evitar convulsões, mas não outras complicações neurológicas.

Complicações: Hipotireoidismo; gota; nefropatia com gota (Nejm 1981;304:520); encefalopatia (50% de mortalidade sem rx, 3% com); deficiências mentais e neurológicas; HT (Environ Hlth Perspect 1988;78:57); verificar se a creatinina está > que 1,5 mg%.

Diff Dx: Outras causas de encefalopatia (lesão do CNS, drogas, metabólica, infecção, CO) ou problema psiquiátrico.

Exames laboratoriais: Hemograma completo, verificar hemácias com grânulos; nível sérico de Pb (Arch IM 1987;147:697), os outros testes para Pb não têm a mesma acurácia; perfil metabólico e UA se suspeitar de envolvimento renal; considerar TSH.

- *Raio-x:* nas ingestões agudas é possível observar pílulas de Pb no intestino; crianças com linhas de Pb em regiões de calcificação metafisária.

Medidas de controle emergencial:

Todos os pacientes:

- iv; O_2 se tiver encefalopatia.
- Para convulsões, veja o Capítulo 13.11.
- Se as pílulas de Pb forem observadas no intestino, usar 1 – 2 L de solução de polietilino glicol (Golytely) po.

Nível de 10 – 25 μg%:

- Encontrar a fonte, Fe oral para reduzir a absorção de Pb, acompanhamento é obrigatório.

Nível de 25 – 45 μg%:

- Encontrar a fonte, Fe oral, considerar quelantes.

Nível de 45 μg% ou mais:

- Quelantes.

Rx com quelantes (J Peds 1968;73:1):

- EDTA (ácido etilenodiaminotetracético) 1500 mg/m^2 iv por 24 h 4 h após BAL, 1000 mg/m$_2$ em crianças que não estão encefalopáticas (J Pharm Exp Ther 1987;243:804).
- BAL im (2,3-dimercaptopropanol) 75 mg/m^2 em adultos, 50 mg/m$_2$ em crianças que não são encefalopáticas.
- Succimer, conhecido como DMSA (ácido 2,3-dimercaptosuccínico) (Clin Pharmacol Ther 1985;37:431), 10 mg/kg po cada 8 h x 5 d, e depois q 12 h x 14 d.
- CDTA (ácido ciclohexanodiaminotetracético) (Arch Environ Contam Toxicol 1990;19:185).
- É possível fazer suplementação com zinco (Toxicology 1990;64:129).

25.13 Mercúrio

Nejm 2003;349:1731

Causas: Inalação de Hg inorgânico ou vaporizado; ingestão de Hg, íon mercúrio inorgânico (mercuroso) ou sal ou mercúrio orgânico (eg, metil, alquil).

Epidemiologia:

Inorgânico: na mineração, chapeleiros, indivíduos que fabricam espelho, fábrica de mercúrio ou pessoas que trabalham em laboratório; liberação acidental (Environ Hlth Perspect 2002;110:129); mercúrio de baterias (Peds 1992;89:747; Arch EM 1990;7:100).

Orgânico: peixes são os principais conversores para metil Hg quando expostos ao Hg inorgânico, eg, na Baía Minamata; fungicidas com mercúrio; os baixos níveis encontrados em todos os peixes não impedem o desenvolvimento de crianças (Jama 1998;280:701). Preservantes de Hg orgânico no interior de tintas látex, hoje removidos (Nejm 1990;223:1096).

Fisiopatologia: O cérebro é o primeiro alvo, exata ação desconhecida (*in vitro* difere do *in vivo*).

Sintomas:

Inalação do vapor: pneumonite aguda química, gengivoestomatite, edema pulmonar não cardíaco; sintomas neuropsicológicos crônicos, tremor, acrodinia.

Ingestão de sal inorgânico: início gradual (meses a anos) com dor abdominal, sangramento gi, náusea, vômitos, diarreia, choque, falência renal, toxicidade do CNS incluindo eritismo (timidez, déficit de atenção, problemas de memória, intelecto reduzido).

Orgânico [ver o caso do derramamento pequeno fatal com a exposição do professor de química da Faculdade Dartmouth (Nejm 1998;338:1672)]: início rápido (dias a meses), disartria, ataxia, câimbras na perna, campos visuais restritos, fraqueza muscular, mudanças na personalidade, erupção descamativa, gastroenterite ocasional.

Sinais: Inorgânico: tremor leve na face e na língua, pode evoluir.

Curso: Variável, mas também há sugestão de risco cardíaco.

Complicações: Inorgânico: síndrome nefrótica; talvez síndrome ALS.

Orgânico: síndrome nefrótica (Ann IM 1977;86:731).

Exames laboratoriais:

- Química: para exposição inorgânica ou de Hg elementar: níveis totais de sangue na urina seguido de exame de urina após 24 h para Hg (> que 100 – 200 µg/L significante) e creatinina.

    Orgânica: Hg no sangue; urina (como acima); e análise do cabelo, mas os resultados laboratoriais de metais pesados não são confiáveis (Jama 2001;285:67).

- *Raio-x:* CT da cabeça pode demonstrar atrofia do cérebro na exposição crônica.

Medidas de controle emergencial:

- Elementar: succimer*, conhecida como DMSA (ácido 2,3-dimercaptosuccínico) pode ajudar.

- Inorgânico: irrigação do intestino com solução de polietileno glicol e quelante com BAL* até que se resolva a enterite, seguido de succimer* (Ann EM 2002;39:312). Ou considerar 2,3-dimercaptopropano-1-sulfonato (DMPS), que é um agente quelante [o qual foi estudado com o uso de hemodiafiltração venovenosa contínua (Crit Care 2003;7:R1)]; pode considerar d-penicilamina a 125 mg ou 250 mg qd (J Anal Toxicol 1982;6:120).

- Orgânico: succimer*, possivelmente vit E como um antioxidante.

- *Ver nas Medidas de Controle Emergencial para Chumbo no Capítulo 25.12 re: dosagem.

25.14 Salicilato (ASA)

Drug Saf 1992;7:292

Causas: Ingestão de > 10 g de ASA em adultos; absorção de tratamento local (Cutis 1992;50:307).

Epidemiologia: Comum em todas as idades, e muitas vezes ocorre de forma despropositado.

Fisiopatologia: Desacoplamento do metabolismo oxidativo, com estimulação prematura dos centros respiratórios; estimulante do CNS; irritante gástrico.

Sintomas: Não específico; tonteira, dor abdominal, náusea.

Sinais: Febre e estado hipermetabólico; confusão; convulsões; hematêmese ou melena.

Curso: Variável com casos brandos requerendo fluido iv para desidratação e alcalose, casos graves (veja nas Cmplc).

Complicações: Isquemia do CNS secundária à redução de ATP do CNS e edema cerebral; edema pulmonar; controle glicêmico alterado, com hipoglicemia comum em peds; arritmia cardíaca; e raramente falência renal.

Nomograma não é preciso nas formulações entéricas cobertas, ou para doses espalhadas ao longo do tempo, como a ingestão aguda no tratamento crônico (Ann EM 1989;18:1186); alguns ensaios do salicilato fazem reação cruzada com diflunisal (J Emerg Med 1987;5:499).

Diff Dx: Sepse, cocaína, etileno glicol, isoniazida, metanol, ferro e cianeto.

NSAIDs (Drug Saf 1990;5:252): geralmente não é tão grave quanto os salicilatos, com problema maior se for ingerido junto com anticoagulantes: o efeito antiplaqueta aumenta o risco de sangramento. Efeitos colaterais gi (úlceras) e renais (nefrite intersticial, acidose metabólica, falência) são mais comuns com a overdose, sendo menos prováveis os problemas pulmonares (broncoespasmo), hepático (hepatite), anafilaxia e no CNS (meningite asséptica). O rx é de suporte.

Exames laboratoriais: Nível de salicilato na admissão e 6 h após a ingestão (ver Figura 25.2); ABG (alcalose respiratória seguida de alcalose metabólica); nível de acetaminofeno; nível de etanol; hemograma completo; PT/PTT; perfil metabólico; UA; exame toxicológico da urina; ECG.

- *Raio-x:* chapa abdominal para detectar salicilatos no trato gi.

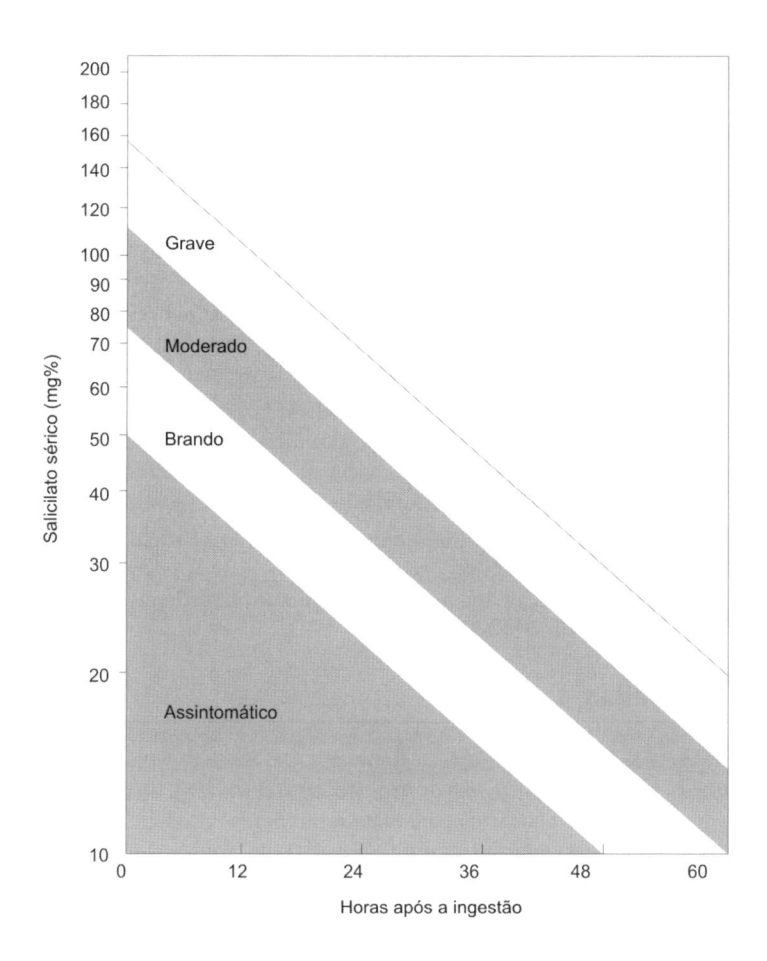

Figura 25.2 Nomograma relacionando à concentração sérica de salicilato e gravidade esperada da intoxicação nos intervalos de tempo seguidos da ingestão de uma única dose de salicilato. Reproduzido com permissão de Done AK, Salicylate intoxication: significance of measurements of salicylate in blood in cases of acute ingestion. Peds 1960;26:800.

25.14 *Salicilato (ASA)*

Medidas de controle emergencial:

- Acesso iv.
- Carvão ativado 1 g/kg po, mais eficiente quando repetido a cada 4 h x 3 (Ann EM 1988;17:34); com catártico, como o sorbitol (Ann EM 1990;19:654) ou $MgSO_4$ (Arch IM 1984;144:48).
- Vit K para PT prolongado (controverso se não houver efeitos clínicos do PT prolongado).
- Glicose intravenosa, para hipoglicemia induzida por ASA.
- Acidose metabólica tratada com $NaHCO_3$ iv, 2 – 3 amps em L de D5W em 100 cc/h, e confira o pH sérico e da urina > 7,5 (J Toxicol Clin Toxicol 2004;42:1). Considerar fazer a diálise se for grave, corrija os eletrólitos; tratar com alcalinização se fizer diálise (Clin Nephrol 1998;50:178).
- Considerar fazer hemodiálise para nível inicial > 120 mg% ou nível em 6 h > 100 mg%; ou se houver falência renal, edema pulmonar ou problemas do CNS persistentes, considerar fazer transfusão exsanguínea se o pt for muito pequeno para fazer hemodiálise (Vet Hum Toxicol 2002;44:224).

25.15 Teofilina

J Emerg Med 1993;11:415

Causa: Geralmente é iatrogênico (Ann IM 1991;114:748), com aminofilina ou teofilina oral usada para doença pulmonar crônica; esse fármaco tem uma janela terapêutica muito pequena e faz muitas interações com outros medicamentos, e é influenciado pela função da tireoide (Clin Pharm 1988;7:620).

Epidemiologia: Está se tornando menos comum já que o uso da teofilina está decaindo; risco aumentado se > de 60 anos de idade, níveis aumentados secundários à interação de medicamentos (eg, alguns antibióticos, estrógenos, allopurinol, cimetidina) e níveis mais baixos causam mais toxicidade em usuários crônicos (Ann IM 1993;119:1161).

Fisiopatologia: Desconhecida, mas há muitas hipóteses sobre a interação da teofilina com a fosfodiesterase-2 (PDE-2), cAMP, prostaglandinas, liberação/sinergismo com as catecolaminas e antagonismo de adenosina. Essas interações podem ocorrer em algum nível, mas é desconhecido qual delas é predominante nos níveis que geralmente são usados (geralmente < de 20 µg/ml). A reação à teofilina também parece ser idiossincrática e a forma mais confiável de evitar a toxicidade é por meio do nível sérico (Jama 1976;235:1983).

Sintomas: Dor de cabeça, irritabilidade, irritação gi, agitação (como as outras metilxantinas como a cafeína); convulsões.

Sinais: Taquicardia, hipotensão, convulsões, coma.

Curso: Variável: dependente do nível e da cronicidade.

Complicações: Estado epilético, arritmias ventriculares (raro), rabdomiólise (raro).

Exames laboratoriais: Hemograma completo procurando pela leucocitose; perfil metabólico, verificando acidose metabólica, hipocalemia, hipofosfatemia e hipomagnesemia; nível de teofilina; ECG, verificando batimentos ectópicos, as arritmias sustentadas são raras (Chest 1990;98:672), e talvez inversões nas ondas T correspondendo à toxicidade grave (Chest 1989;96:429).

Medidas de controle emergencial:

- Carvão ativado 1 g/kg po (Crit Care Med 1984;12:113) com sorbitol.

- Controle da via aérea se houver convulsão. Para estado epiléptico, ler o Capítulo 13.11; pode ser necessário mudar rapidamente para pentobarbital.

- Arritmias devem seguir protocolos padrões para arritmias atriais e ventriculares; adenosina pode precipitar o broncoespasmo; considerar o labetalol ou esmolol (Ann EM 1990;19:671) se considerar um β-bloqueador; atenção aos indivíduos com doença broncoespástica.

- Hemoperfusão/hemodiálise/plasmaferése (Crit Care Med 1991;19:288) para toxicidade aguda e nível > 100 µg/ml, ou toxicidade crônica e nível > que 60 µg/ml (Am J Med 1990;88:567).

Capítulo 26
Trauma

26.1 Queimaduras

Causa: Lesão térmica (maioria das admissões nos centros de queimados), química (3% – 16% das admissões nos centros de queimados) ou elétrica (3% – 4% das admissões) (Clin Plast Surg 2000;27:133) com subsequente dano tecidual.

Epidemiologia: Anualmente, a maioria dos pacientes com queimadura extensa (> de 75% da área de superfície corporal), aproximadamente 3% em crianças (Jama 2000;283:69). Grandes queimaduras com evolução pior em crianças e idosos (Burns, 2000;26:49). Queimaduras por vapor ou líquidos quentes do períneo e extremidades inferiores são comuns e evitáveis nas crianças e idosos (Burns 2000;26:251).

Fisiopatologia: Lesão tecidual (pele) dos três mecanismos citados acima é inerente às suas propriedades físicas: calor, extrema acidez ou alcalose e destruição elétrica. Queimaduras térmicas podem causar lesão aguda ou subaguda dos olhos e vias aéreas, ligadas à injúria inicial ou pela inalação de vapor. Lesão pulmonar por vapor quente pode ser rapidamente suprimida (Burns 1996;22:313). Queimaduras químicas têm predisposição por lesões oculares e de orofaringe. Queimaduras químicas dos pulmões podem ocorrer por inalação de vapores de fontes de hidrocarbonetos (Burns,1996;22:566). Para problemas derivados de queimadura elétrica, ver Capítulo 5.2.

Queimaduras extensas são aquelas envolvendo mais de 20% da área de superfície corporal (ASC) ou qualquer queimadura de quarto grau; ou aquelas associadas a vias aéreas, fraturas ou outras lesões secundárias. Queimaduras em crianças ou idosos têm maior risco de complicações secundárias, assim como queimaduras das mãos, pés, períneo, em grandes articulações ou circunferenciais.

Queimaduras médias são aquelas envolvendo de 10% a 20% da ASC, sem as complicações mencionadas acima, com mãos, pés, grandes articulações, circunferenciais. Queimaduras médias são mais preocupantes em crianças, idosos e naqueles com problemas médicos associados.

Queimaduras leves são aquelas com envolvimento de < de 10% da ASC de 2º grau, ou < de 2% de 3º grau, sem 4º grau e nenhuma das associações mencionadas acima.

Sintomas: Dor, rouquidão, dispneia, alterações visuais.

Sinais: Lesão tecidual. Fazer uma avaliação completa, com atenção particular à cabeça e ao pescoço, procurando por cabelos queimados (incluindo nasal), edema de faringe, depósitos de fuligem na orofaringe e queimaduras circunferenciais no pescoço; procurar por queimaduras circunferenciais em qualquer extremidade ou queimaduras que cruzam articulações; inspecionar o períneo, onde a pele é muito fina; procurar por padrões de queimaduras e fotografar se houver suspeita de abuso; procurar por lesões secundárias, com fraturas. ASC deve ser calculada por um esquema de queimaduras [mais precisa como Lund e Browder, (Burns 2000;26:156)], regra dos nove para os adultos e modificada para as crianças. Para os adultos, 9% (uma porção ou múltiplos) de superfície corporal para cada uma das seguintes áreas:

1. cabeça e pescoço é 1 porção (9%);

2. tronco anterior são 2 porções (18%);

3. tronco posterior são 2 porções (18%);

4. cada extremidade superior é 1 porção (9%);

5. cada extremidade inferior são 2 porções (18%);

6. períneo é 1%.

Nas crianças, pode-se aproximar a área queimada no dorso das mãos do paciente, incluindo dedos como cerca de 1% ou se referindo ao esquema de queimaduras. A cabeça e o pescoço de uma criança são aproximadamente 2,5 porções (22%) e cada uma das extremidades inferiores é uma porção (9%).

1º grau: pele avermelhada, sem bolhas, não é parte do cálculo de área de queimadura corporal.

2º grau: formação de bolhas delicadas; segundo grau superficial é eritematoso e bolhoso; segundo grau profundo já apresenta carbonização, mas não em toda a espessura da pele; talvez com a pele com a textura de couro.

3º grau: toda a espessura da pele queimada, com anestesia, trombose venosa e extensão para a gordura do subcutâneo.

4º grau: com o envolvimento da gordura subcutânea, músculo ou osso.

Curso: Queimaduras de mais de 20% ASC causam resposta inflamatória sistêmica.

Complicações: Comprometimento de vias aéreas, hipovolemia, resposta inflamatória sistêmica, infecção secundária tardia, incluindo tétano, ou infecção por aeromonas se a ferida for imersa após a queimadura (Burns 200;26:478); doença isquêmica intestinal (Arch Surg 1997;132:440); reposição hídrica agressiva levando a edema pulmonar (Ann Surg 1977;185:100); distúrbio eletrolítico.

Diff Dx: Doenças bolhosas da pele, como a necrose epidérmica tóxica, síndrome de Stevens-Johnson, síndrome estafilocócica da pele e outras doenças raras (Burns 2000;26:82) que devem ser diferenciadas pela história.

Exames laboratoriais: Aqueles com queimaduras leves ou moderadas normalmente não necessitam de avaliação laboratorial, enquanto os com queimaduras severas devem realizar os seguintes: hemograma completo; perfil metabólico; débito cardíaco; gasometria arterial se houver envolvimento de vias aéreas; coagulograma, CPK total; EAS; mioglubinúria. Calcitonina sérica elevada está correlacionada com mortalidade e lesão pulmonar, enquanto níveis de TNF-α e de receptores I e II de TNF também estão associados com mortalidade; valores limiares não são conhecidos (J Burn Care Rehabil 1992;13:605; Burns 2000;26:239).

- *Raios-x:* radiografia do tórax se houver envolvimento das vias aéreas, embora os achados possam ser tardios (Brit J Radiol 1994;67:751); avaliação para fraturas secundárias.

Medidas de controle emergencial:

Grandes queimaduras:

- Assegurar via aérea se houver risco eminente de obstrução: intubação endotraqueal. Lesões por inalação não necessitam de grande envolvimento tecidual evidente para serem graves (J Emerg Med 1988;6:471), mas procurar evidências de danos, como sinais nasais ou orais ou catarro carbonizado. Considerar intubação precoce, antes do edema torná-la mais difícil.

- Queimaduras químicas por líquidos devem ser sempre irrigadas com água (J Burn Care Rehabil 2000;21:40) e usar um detergente líquido moderado se houver dúvida da solubilidade pela água. Metais de sódio, outros metais e fenol funcionam melhor com óleo mineral. Substâncias químicas sólidas devem ser removidas por escovação ou manualmente. Cobrir as queimaduras com gaze seca ou, opcionalmente, com membranas sintéticas semipermeáveis, como Biobrane (Plast Recons Surg 2000;105:62), Opsite, Tegaderm ou Duoderm como barreiras; evitar hipotermia não molhando as roupas do paciente.

- Acesso intravenoso, cateterismo vesical, fórmula de Parkland: 4 ml de RL/kg/% ASC, metade nas primeiras 8 horas e metade nas 16 horas seguintes (Ann NY Acad Sci 1968;150:874; Heart Lung 1973;2:707), para reposição líquida com objetivo de manter débito urinário de 0,3 – 0,5 ml/kg/h. Evitar reposição exagerada se houver envolvimento pulmonar (J Trauma 1982;22:869). "Drip" de bicarbonato de sódio se houver rabdmiólise (ver Capítulo 26.3 Síndrome Compartimental).

- Narcóticos/benzodiazepínicos intravenosos para controle da dor e ansiedade; imobilizar as fraturas.

- Atualizar antitetânica e pomada oftalmológica com antibiótico se houver envolvimento ocular.

- Não perfurar as bolhas intactas (Acad Emerg Med 2000;7:114).

- Paciente menor de 8 anos com queimadura em mais de 40% ASC, beneficia-se de tratamento com β-bloqueador, o que atenua o hipermetabolismo (Nejm 2001;345:1223).

- Escarotomia torácica, se houver sido treinado para isso e não conseguir ventilar o paciente.

Queimaduras médias ou pequenas:

- Queimaduras médias são graves se ocorrerem na infância, nos idosos ou naqueles com problemas médicos secundários.
- Se uma queimadura isolada cruzar uma articulação em um paciente saudável, será possível imobilizar a articulação para avaliação no próximo dia (Burns 1998;24:493).
- Atualizar a antitetânica, se necessário.
- Não perfurar as bolhas intactas (Acad Emerg Med 2000;7:114).
- Remover corpos estranhos, cobrir as feridas com a pomada de preferência; não pôr sulfadiazina de prata na face pois pode provocar manchas e todas as pomadas são igualmente eficazes. Neomicina tópica pode causar dermatite de contato. Pode-se optar por membranas sintéticas semipermeáveis, como Biobrane (Plast Recons Surg 2000;105:62), Opsite, Tegaderm ou Duoderm. Talvez octilcianoacrilato como cobertura (Acad Emerg Med 2000;7:222; Burns 2000;26:388).
- Mel (Burns 1996;22:491; Infection 1992;20:227) e mamão são apropriados como protetores das feridas (Burns 2003;29:15); mel é melhor que Opsite (Brit J Plast Surg 1993;46:322).
- Ibuprofeno [que aumenta a perfusão tissular e limita a lesão da queimadura (Burns 2000;26:341)] e narcóticos orais para controle da dor, quando necessário.
- Reavaliação em 24 h, considerar debridamento se houver bolhas rotas nesta hora e depois em 5 – 7 dias se não houver complicações. Troca de roupa diariamente em casa ou pelo cuidador.
- Heparina tópica pode ter uma função no futuro (Burns 2001;27:349).

26.2 Coluna Cervical

J Accid Emerg Med 199;16:208; Orthop Clin N Am 1999;30:457

Causa: Trauma de qualquer etiologia pode causar fratura, subluxação, lesão de partes moles por hiperextensão, trauma na medula espinhal ou radiculopatias; risco aumentado na síndrome de Down (Clin Neuropathol 1999;18:250) ou outro estado patológico que afete a integridade do pescoço.

Epidemiologia: Lesões de acordo com a idade, sendo que as crianças têm lesão da medula espinhal sem achados radiológicos: isto referindo-se à radiologia convencional, sendo evidente nas imagens de RM (J Trauma 1989;29:654; Am J Emerg Med 1999;17:230), e os idosos com uma incidência menor de fraturas da coluna cervical, mas uma percentagem maior de fraturas de C1 - C2 (Spinal Cord 1999;37:560) e mais dificuldade de a radiologia convencional diferenciar as lesões secundárias à artrite. A incidência de fratura por trauma fechado é de cerca de 1% – 3%, principalmente em homens na terceira ou quarta década de vida. Subluxação pura é rara (J Trauma 2000;48:724). No trauma fechado de coluna cervical é incomum haver patologia intra-abdominal se não relacionado ao mecanismo e se o paciente está hemodinamicamente estável (< 1%) (J Spinal Disord 1992;5:476).

Fisiopatologia: O mecanismo do trauma pode dar informação de qual tipo de lesão é esperado, como o deslocamento axial, visto nas lesões por mergulho e no futebol (J Am Orthop Surg 1999;7:338) com alto risco de fraturas.

Sintomas: Dor, parestesias, paralisias, incontinência urinária ou intestinal.

Sinais: Hipotensão por choque espinhal, dor na linha média do pescoço, exame neurológico anormal, incluindo perda do controle esfincteriano.

Curso: Na Emergência não se pode predizer quais déficits neurológicos são reversíveis; fraturas de costelas superiores associadas com fraturas da coluna cervical, especialmente primeira costela e C7 (Can Assoc Radiol J 1999;50:41).

Complicações: Alteração do estado mental, intoxicação ou lesões que distraiam (eg, trauma craniano, fratura de quadril) prejudicam a identificação da lesão da coluna e seu tratamento clínico, e, reciprocamente, existe uma alta incidência de suspeição para lesão intracraniana associada a trauma de coluna cervical (Paraplegia 1986;24:97), principalmente se a lesão for de C1 ou C2 (J Trauma 1999;46:450); em grandes traumas, com qualquer fratura de vértebra, deve levar a um imediato exame de toda a coluna para a procura de outras fraturas; a incidência de lesão da artéria vertebral é desconhecida e lesões sintomáticas costumam ser baixas (J Trauma 1999;46:660).

Diff Dx: Paralisia de Erb ou outra doença do plexo braquial; atlanto-axial subluxação atraumática por artrite grave (J Rheumatol 1999;26:687); metástase para coluna cervical (Clin Orthop 1999;89); pseudosubluxação fisiológica de C2 - C3 em crianças.

Exames laboratoriais: *Raios-x:* critério NEXUS; radiografia pode não ser necessária em trauma fechado se não há maciez na linha média, sem déficit neurológico focal, estado mental normal sem intoxicação e sem nenhuma outra lesão: esses critérios fazem com que se deixe passar apenas 1 lesão em 4000 e em caso de lesão significante ainda mais raramente (Nejm 2000;343:94); fontes de alta energia podem ser outra causa de fratura/lesão medula espinhal (Radiology 1999;211:759). Pontuação do NEXUS cai em menores de 8 anos de idade, portanto use com cautela (Peds 2001;108:E20). As regras canadenses para lesão de coluna cervical seguem um algoritmo diferente, com atividade mental similar ao NEXUS, mas usa o mecanismo de lesão como componente chave, com fontes de energia de alto risco delineadas diferentemente das de não alto risco: algoritmo mais complicado, sem nenhuma evidência comprovada de melhor critério de triagem radiológica, ou melhor utilização de recursos (Nejm 2003;349:2510).

Equipamentos: protetores da cabeça e dos ombros impedem radiografias adequadas (Ann EM 2001;38:26) e o pessoal da Emergência e do resgate deve estar treinado em remover estes equipamentos, elevando o tronco até 30º – 40º no paciente consciente e em posição supina, enquanto a cabeça é estabilizada efetivamente, este é o protocolo publicado pela Nationals Athletic Trainer´s Association (Spine 2002;27:995).

Começar pelas 3 incidências tradicionais (AP, perfil e odontoide), com colar cervical ou se raios-x forem necessários e houver risco de fratura pequeno a moderado; com TC ou RM (Radiology 1999;213:203) ou tomografia (Radiology 1999;211:882) se incapaz de analisar; ou TC ou RM se há alguma anormalidade no exame neurológico ou nas radiografias simples. Classificações específicas são relatadas no excelente trabalho de Harris *et al* (Orthop Clin N Am 1986;17:15).

Pode defender, naqueles com moderado a alto risco de fratura da coluna cervical, uma radiografia em perfil e TC helicoidal com reconstrução sagital (J Trauma 1999;47:896,902; Radiology 1999;212:117) ou RM (J Neurosurg 1999;91:54) como exames iniciais. Fontes de risco de alta energia incluem os seguintes (naqueles com mais de 16 anos de idade):

1. acidentes automobilísticos de alta velocidade > de 56 km/h;
2. acidentes com morte no local;
3. quedas de alturas > 3 metros;
4. lesão fechada significativa da cabeça ou hematoma intracraniano na TC;
5. sintomas na coluna cervical ou exame neurológico anormal;
6. fraturas pélvicas ou múltiplas de extremidades (Am J Roentgenol 2000;174:713).

Também, se estiver realizando tomografias de outras áreas do corpo, acrescentar TC da coluna cervical como exame de escolha é mais efetivo do que tentar realizar radiografias simples (J Trauma 2004;56:1022).

Realizar RM se houver suspeitas de instabilidade ligamentar: é raro (Am Surg 2000;66:326). Radiografias em extensão/flexão (Am J Emerg Med 1999;17:504) ainda são consideradas, mas não são defendidas aqui.

Medidas de controle emergencial:

- Cuidados pré-hospitalares devem começar com a prancha de resgate, colar cervical e imobilização da cabeça. Crianças requerem um apoio de 3 – 4 cm de espessura, posterior à escápula, quando em posição supina para manter a cabeça em posição neutra (espessura da mão de um adulto).

- Manter vias aéreas com intubação traqueal usando um guia ou fibroscópio (J Neurosurg Anesthesiol 1999;11:11). Cricotireoidectomia se necessário manter vias aérea e a intubação não for possível; lembrar-se de estabilizar alinhado, não tracionar.

- Ao mover o paciente da prancha, controle o alinhamento da coluna e mova o paciente como uma unidade.

- Alta dose de metilprednisolona 30 mg/kg iv é controverso, mas é usado para lesão de medula, ver Capítulo 13.12 Lesão de Medula. O uso de altas doses de esteroides no paciente é determinado pelo médico assistente que está cuidando do paciente.
- Consulta com neurocirurgião se o exame neurológico estiver anormal ou houver alterações radiográficas.

26.3 Síndrome de Compartimento

Hand Clin 1998;14:335

Causas: Pressão aumentada em um compartimento tecidual (músculo) que está contido entre os planos fascial e ósseo, de maneira que os músculos, nervos e vasos sanguíneos intracompartimentais estão com a viabilidade ameaçada ou diminuída. As várias etiologias incluem fraturas, trauma fechado, trauma penetrante, revascularização de extremidades isquêmicas, oclusão venosa, queimaduras circunferênciais, esforços crônicos e repetitivos (Med Sci Sports Exerc 2000;32:S4), compressão externa por calças médicas antichoque (calças pneumáticas) (J Trauma 1989;29:549) e compressão prolongada de membro devido a abuso de drogas (Clin Orthop 1975;81:81).

Epidemiologia: Raro.

Fisiopatologia: Em função das propriedades não elásticas da fáscia e do osso, com ocorrência crítica nos compartimentos de tamanho médio do antebraço e perna, os mais vulneráveis, mas possíveis de acontecer em qualquer lugar; na coxa já foi reportado, mas é raro (Orthop Rev 1990;19:421; J Trauma 1998;45:395). Hipotensão é um fator de risco, uma vez que a pressão diastólica tem que vencer a pressão intracompartimental para haver fluxo sanguíneo por meio do compartimento.

Sintomas: Dor, edema.

Sinais: Edema duro, palidez, hiperestesia distal ou anestesia, ausência de pulsos distais, paralisia distal, dor com distal teste de amplitude de movimento passivo.

Curso: Depende se é uma lesão isolada ou parte de um politraumatismo; as feridas de fasciotomia estão associadas a uma alta taxa de infecção.

Complicações: Contratura isquêmica (Volkmann); insuficiência renal; rabdomiólise; acidose metabólica; hipercalemia; falência múltipla de órgãos.

Para rabdomiólise: suspeitar deste diagnóstico nos pacientes com CPK total elevada e mioglobinúria. Tratamento consiste em cateterização vesical e infusão venosa de 2 – 3 amps de $NaHCO_3$ (88 – 132 mEq) em 1 L de D_5W para manter o pH urinário >6,5 (J Biol Chem 1998;317:31); manitol não tem valor comprovado (Ren Fail 1997;273:283). Diagnóstico diferencial de rabdomiólise inclui trauma (qualquer tipo: lesão traumática, de penetração, térmica etc.); imobilização prolongada; drogas, como as estatinas (Jama 2004;292:2585), etanol, opioides, cocaína, heroína; hipocalemia (necrose tubular aguda, uso de diuréticos, síndrome de Bartter); porfiria aguda intermitente (Ann Clin Biochem 2004;41:341) ingestão de alcaçuz (Nejm 1966;247:602).

Diff Dx: Contusão muscular; TVP; raramente síndrome compartimental secundária à neoplasia (J Surg Oncol 1994;55:198) ou por ruptura de aneurisma (J Vasc Surg 199;18:295).

Exames laboratoriais: Hemograma completo; perfil metabólico; CK total, EAS e mioglobinúria.

- *Raio-x:* para procurar por fraturas associadas.
- Pressão compartimental: > que 30 mm Hg pelo menos para fasciotomia (consultar um ortopedista para o procedimento); o valor exato é controverso e depende do exame clínico (Clin Orthop 1975:43).
- EMG: pode ser útil se o diagnostico é incerto (Acta Belg Med Phys 1990;13:195).

Medidas de controle emergencial:

- Hidratação venosa se está hipotenso; narcóticos iv.
- Consulta com ortopedista ou cirurgião geral.

26.4 Politrauma

São considerados aqui os traumas de pescoço, tórax, abdômen, pelve e penetrante das extremidades e amputações (não considerados em nenhum outro lugar do livro).

Causas: Trauma penetrante ou fechado em qualquer área do corpo ou trauma multissistêmico, virtualmente possível em qualquer atividade.

Epidemiology: Comum, de frequência desconhecida.

Fisiopatologia: A despeito dos óbvios impedimentos funcionais, sempre lembrar e advertir que o trauma pode ser resultado de um problema médico: hipoglicemia, convulsões, IAM, AVC, síncope ou outra etiologia.

Sintomas: Perda da consciência, dor, dispneia, paralisia.

Sinais: Taquicardia, hipotensão, Glasgow 14 ou menor; sensibilidade; deformidades; perda de pulsos; perda da função motora ou sensorial; no trauma fechado com marcas do cinto de segurança, há 3% de risco de lesão vascular, geralmente ou torácica (maioria) ou carotídea (J Trauma 2002;52:618). Sangue na uretra ou lesão pélvica necessita uma uretrografia e um toque retal em homens para ter certeza de que a próstata não esteja deslocada: toque retal é de questionável eficácia, mas há sugestões de que com exame neurológico anormal, sangue no meato uretral, a idade > de 65 anos, são indicadores dos que precisam toque retal (Acad Emerg Med 2004;11:635).

Trauma penetrante de extremidades (Am Surg 2002;68:269):

Considerar lesão arterial quando há lesão em extremidades, perto dos trajetos arteriais ou não (algumas vezes o trajeto não é evidente).

- são sinais fortes:
- sangramento arterial evidente;
- hematoma em expansão;
- perda do pulso;
- sopro;
- turbilhonamento;
- ABI <1.

Sinais indiretos:

- Déficit neurológico.

Crs/Complicações: Concomitantemente à impotência funcional causada por determinadas lesões, a isquemia pode causar disfunção em órgãos alvo, como SARA, IM, AVC, NTA, necrose hepática, isquemia de bexiga, rabdomiólise e sepse. Evitar temperatura abaixo de 35 ºC para diminuir a chance de coagulopatia induzida pela hipotermia. Exame físico completo deve ser realizado porque os traumatismos agudos podem mascarar outras lesões [como torsão testicular naqueles com trauma fechado de abdômen (Ann EM 2004;43:371)].

Exames laboratoriais:

- Pescoço: radiografias em AP e perfil e TC da coluna cervical se houver suspeita de fratura; pode fazer reconstrução sagital na TC para prevenir a necessidade da incidência lateral da coluna cervical (ver Capítulo 26.2 Coluna Cervical); trauma penetrante necessita de avaliação dos grandes vasos, o que pode ser feito por US com doppler, angio TC helicoidal (Radiology 2000;216:356), angio RM ou angiografia.

- Tórax: radiografia do tórax não é a mais adequada para triagem em grandes traumas torácicos fechados, 50% das lesões não são vistas e uma parte destas são riscos a vida: TC é melhor (J Trauma 2001;51:1173). Aqueles com trauma fechado, hemodinamicamente estáveis e com exame físico normal, não requerem estudo de imagens de rotina (J Trauma 2002;53:1135); ao contrário destes, aqueles com lesão penetrante podem desenvolver hemopneumotorax sem sinais clínicos evidentes.

- Abdômen: avaliação abdominal tanto com US a beira do leito ou TC com contraste venoso somente. US à beira do leito é efetivo para diagnóstico de hemoperitoneo e lesões intraperitoneais naqueles com hipotensão (79% sensibilidade e 95% especificidade), mas um US negativo não afasta novas avaliações ou observações (Radiology 2004;230:661); aqueles com hipotensão podem precisar realizar TC abdominal, lavagem peritoneal diagnóstica (LPD) ou outra avaliação para hipotensão (Ann EM 2004;43:354). Nas lesões somente de abdômen superior e sem hematúria é recomendado TC abdômen sem pelve (especificamente procurando por lacerações hepáticas ou esplênicas como diagnóstico). Aqueles com hematúria macroscópica ou microscópica, associada ao choque ou outras grandes lesões, necessitam TC para avaliar fratura renal ou de bexiga depois de desobstrução de uretra, se necessário (EMJ 2002;19:322).

Deve-se considerar cistografia para ruptura vesical se houver associação de fratura de pelve com hematúria maciça (World J Surg 2001;25:1588).

- Pelve: raios-x da pelve vai obviamente mostrar fraturas nesse nível (ver Capítulo 16.3 Fraturas). Radiografia não são necessárias nos pacientes com exame neurológico normal e estáveis hemodinamicamente com trauma fechado, exame físico normal e sem anemia (J Trauma 1995;39:722); pacientes com Glasgow > de 13, com ou sem intoxicação, não necessitam de radiografias se não há suspeita de fratura de pelve (sensibilidade 93%) e fraturas não vistas com este protocolo não requerem intervenção cirúrgica (J Am Coll Surg 2002;194:121).

- Uretrografia se houver sangue no óstio uretral.

- Coração: ECG. Marcadores cardíacos, se houver suspeita de contusão (podem não dar pos em 9 h – 12 h). Não há correlação confirmada entre fratura de esterno e contusão cardíaca.

- Exames de sangue ou urina: glicemia, H/H, tipagem e prova cruzada, gasometria arterial (J Trauma 2002;52:601); EAS.

- Angiografia em qualquer sinal forte de lesão vascular (Am Surg 2002;68:269).

Diff Dx: Considerar síndrome de compartimento em trauma de extremidades.

Medidas de controle emergencial:

Kit de Hinkle-Broselow é útil em pediatria:

- O_2; via aérea; cricotirotomia cirúrgica, se trauma facial maciço e intubar pacientes queimados se houver estridor precoce, cabelos faciais queimados ou fuligem em narinas ou boca.

- Dreno torácico se houver trauma de tórax penetrante com hipóxia, choque ou tórax instável ou evidência de pneumo/hemotórax.

- Dois acessos venosos, SF preferível, RL ok.

- Colar cervical e prancha de transporte, quando for clinicamente difícil (mesmo com radiografias) eliminar lesão da coluna cervical, até o paciente estar neurologicamente estável.

- Consultar cirurgião geral, cirurgião de trauma ou outros especialistas.

- Manter a temperatura, evitar hipotermia excessiva.
- Reposição sanguínea se forem necessários mais de 20 ml/kg de cristaloides para tratar hipotensão.
- Estabilizar todas as fraturas; reduzir fraturas ou luxações se houver comprometimento vascular ou neurológico distal. Para fraturas expostas, atualizar antitetânica se necessário, e antibioticoterapia iv.
- Redução com tração em fraturas de fêmur (Hare ou Sager, ex).

Considerações específicas:

Pescoço:

- Trauma penetrante além do platisma necessita de avaliação cirúrgica.

Tórax:

- Para lesões penetrantes, colocar dreno torácico e fazer RX. Clampear o dreno torácico se drenar mais de 500 ml no ER; pedir avaliação cirúrgica de emergência. Se houver pneumotórax hipertensivo (pneumotórax com choque) avaliar descompressão com agulha primeiro: colocar a agulha acima da segunda costela, na linha axilar média do lado afetado, e depois um dreno torácico. Profilaxia com antibióticos de primeira geração iv nas 24 h (eg, cefazolina 1 – 2 g iv 8/8hs) reduz o risco de infecção (EMJ 2002;19:552).

Abdômen:

- Trauma abdominal extenso necessita de imediata avaliação cirúrgica se o paciente estiver hipotenso (a ressuscitação deve ocorrer no centro cirúrgico) ou se houver trauma penetrante.

Pelve:

- Estar preparado para ressuscitar aqueles com evidências clínicas ou radiográficas de fratura de pelve, especialmente se são do tipo "livro aberto". Lesão penetrante nas nádegas deve ser avaliada por um cirurgião. Os dispositivos estabilizadores da pelve são úteis nas fraturas instáveis da pelve: considere usar a parte pélvica da calça MAST se estiver disponível.

Amputações:

- Amputação completa: uma amputação completa necessita de controle do sangramento e deve ser tratada como uma fratura exposta.

A reimplantação da parte distal é determinada pela avaliação/condição da parte amputada, capacidade local de realização desse tipo de cirurgia e das condições clínicas do paciente.

- Amputação em campo: deve ser realizada com o uso da serra de Giggly por alguém treinado em seu uso. Um possível cenário é alguém soterrado, em que é necessária a liberação do deslizamento, por exemplo. Ou se amputação em campo, 2 L de SF ou RL iv antes da amputação, diminui a mortalidade.

26.5 Lesão por Injeção Sob Alta Pressão

Am Surg 1989;55:714

Causa: Geralmente, ocorre acidentalmente em indústrias, através da injeção no corpo em alta velocidade de líquidos, como óleo, tinta ou outro material.

Epidemiologia: Ocorre mais frequentemente nas mãos.

Fisiopatologia: É possível que a pressão cause uma obstrução mecânica dos nervos distais, das artérias e veias. Necrose por liquefação, em caso de ferimento por pistola de óleo.

Sintomas: Dor, inchaço.

Sinais: Eritema, sensibilidade, déficit no movimento, exame anormal neurovascular distal.

Curso: Isquemia, alívio por meio da remoção cirúrgica dos tecidos mortos.

Complicações: Isquemia conduzindo à necrose se não for identificada.

Exames laboratoriais: Nenhum.

Medidas de controle emergencial:

- Acesso iv, controle da dor parenteral. Observação: não realizar um bloqueio dos dedos ou local.
- Atualização da vacina de tétano, caso seja necessário.
- Consulte um cirurgião para a remoção dos tecidos mortos e tratamento de ferimentos abertos (J Hand Surg [Am] 1993;18:125); uma amputação prematura pode ser inevitável (J Hand surg [Br] 1998;23:479); o tratamento deve ser realizado o mais rápido possível antes de surgirem outras complicações.

Capítulo 27
Urologia

27.1 Epididimite

Sex Transm Dis 1984;11:173

Causas: Nem sempre infecciosa, embora agentes infecciosos estejam correlacionados com a idade do paciente.

Menos de 40 anos de idade: clamídia, ocasionalmente gonorreia ou ureaplasma.

Mais de 40 anos de idade: bactérias gram-negativas.

- Raramente por instilação intravesical de BCG (Aust N Z J Surg 1993;63:70) ou amiodarona (Can J Cardiol 1993;9:833).

Epidemiologia: Raro em menores de 18 anos de idade; o pico de incidência é aos 32 anos. Provável risco aumentado com a presença do prepúcio (J Urol 1998;160:1842)

Fisiopatologia: Considerar como DST nos jovens, refluxo de urina contaminada se há implicação de bactérias gram-negativas; testículos são poupados. Considerar como mal funcionamento do trato genitourinário nos pacientes < de 18 anos de idade.

Sintomas: Dor de início gradual, com a possibilidade dos primeiros sintomas coincidirem após pequeno trauma; náuseas; características de incontinência urinária.

Sinais: Epidídimo aumentado e sensível à palpação com testículo normal; sinal de Prehn é negativo (alívio da dor com a elevação do testículo).

Curso: Pode durar 7 – 10 d com tratamento.

Complicações: Epididimite crônica; considerar etiologia não infecciosa (inflamação química pelo refluxo da urina); atentar para prostatite ou algum grau de obstrução uretral nos pacientes > de 40 anos de idade; orquite; abscesso; infarto mais raramente (Acad Emerg Med 1998;5:1128).

Diff Dx: Torção de testículo; torção de apêndices testiculares; varicocele sintomática (sinal de Prehn positivo: alívio dos sintomas com a elevação do testículo); neoplasia.

Exames laboratoriais: EAS; cultura de urina com TSA; se suspeitar de DST, fazer *swab* peniano para gonococo e clamídia.

Medidas de controle emergencial:

Drugs 1999;57:743

- Suporte escrotal.
- NSAID: Ibuprofeno 600 mg cada 6 h por 4 – 5 dias; narcóticos orais se necessário; antieméticos se necessário.

Menos de 19 anos de idade (J Urol 1995;154:762):

- TMP/SMX DS 1 caps 2 vezes ao dia se piúria ou considerar para profilaxia.
- Procurar ambulatório de urologia para estudos de imagem ou urodinâmica.

20 – 40 anos:

- Ceftriaxona 250 mg IM dose única; ou ciprofloxacina 500 mg VO dose única; ou ofloxacim 400 mg VO uma dose, junto com doxiciclina 100 mg VO por 10 dias ou azitromicina 1 g VO dose única.
- Reforço para uso de preservativo e sugerir exame do(a) parceiro(a).
- Teste para sífilis e HIV.
- Revisão em 2 semanas pelo clínico.

Mais de 40 anos:

- TMP/SMX DS 1 caps VO 2 vezes ao dia por 2 semanas, aumentar para 4 semanas se tiver prostatite; pode-se usar ciprofloxacina 250 – 500 mg VO 2 vezes ao dia pelo mesmo período de tempo.
- Revisão com 2 a 4 semanas com clínico.

27.2 Priapismo

J Urol 1969;101:576; Acad Emerg Med 1996;3:810

Causas: Medicamentos [eg, injeção iatrogênica para impotência ou abuso de cocaína (J Urol 1999;161:1817) ou uso de fenotiazinas/trazodone, anemia falciforme, lesão espinhal alta, idiopática e infiltração leucêmica.

Epidemiologia: Incomum para todas as causas.

Fisiopatologia: Ambos os corpos cavernosos cheios de sangue.

Sintomas: Dor, se não for devido à lesão neurológica.

Sinais: Corpos cavernosos tensos, a glande e o corpo esponjoso podem não estar tensos.

Curso: Alguns são irreversíveis, como: por algumas medicações, lesão medular ou idiopáticos.

Cmpl: Infecção, impotência.

Exames laboratoriais: Depende da causa; hemograma completo e saturação de O_2 nos pacientes com anemia falciforme ou leucemia; imagem do SNC e da coluna vertebral em caso de trauma, siringomielia ou suspeita de outras lesões do SNC; exame toxicológico de urina para cocaína se houver suspeita de uso.

Medidas de controle emergencial:

Todas as causas:

- Terbutaline 0,25 – 0,5 mg IM (deltoide).
- Consulta urológica; consulta a oncologista se houver infiltração leucêmica.

Anemia falciforme:

- Transfusão de concentrado de hemácias.
- Diluir epinefrina 1:1.000.000 (1 ml de adrenalina 1:1.000 em 1 l de solução salina) e irrigar o corpo cavernoso com 10 ml da solução (Blood 2000;95:78).
- Terapia hiperbárica.

Outras causas exceto anemia falciforme e infiltração leucêmica:
- Aspiração do corpo cavernoso.
- Instilação de 10 mg de neosinefrina.
- Instilação de heparina, poucos dados.

27.3 Torção de Testículo

Peds 1998;102:73

Causas: Pode ser espontânea ou por trauma.

Epidemiologia: Os pacientes menores de 18 anos de idade parecem comparecer mais tardiamente ao atendimento de emergência, o que leva a um risco aumentado de orquiectomia (J Urol 1989;142:746).

Fisiopatologia: O testículo é ancorado inferiormente pelo gubernáculo. A rotação que causa a torção geralmente é medial, em referência à face anterior do testículo, e a rotação pode ser de ½ volta ou múltiplas voltas.

Sintomas: Começa com dor aguda, testicular ou abdominal; náuseas.

Sinais: Sinal de Prehn geralmente negativo (melhora da dor com a elevação dos testículos); testículo elevado; perda do reflexo cremastérico no lado afetado (Peds 1998;102:73).

Curso: Cirurgia nas primeiras 4 – 5 h salva cerca de 70%; cirurgia dentro de 10 h salva 15%.

Complicações: Infarto testicular; esterilidade.

Diff Dx: Torção de apêndice testicular, um vestígio remanescente na face superior/anterior do testículo (procurar por um ponto azul = infarto); é pedunculado e pode infartar, tratamento conservativo (analgésicos, gelo e medicações de suporte) e tratamento cirúrgico são ambos apropriados; apendicite; epididimite.

Exames laboratoriais: EAS; hemograma completo.
- *Raios-x* (Clin Radiol 1999;54:343); US com Doppler (Urology 1984;24:41) e Scan testicular (radionucleotídeo) (Brit J Urol 1995;76:628) podem ajudar se os sintomas duram mais de 24 h, mas não faça em pacientes com quadro agudo e com grandes proba-

bilidades de estar com torção, ao invés de uma consulta com cirurgião (J Urol 1995;154:1508).

Medidas de controle emergencial:

- Acesso venoso, analgesia com narcóticos e consulta com urologista (J Urol 1997;158:1196).
- Pode tentar destorção manual com boa sedação (benzodiazepínicos e narcóticos) com uma gentil rotação lateral; parar/torcer no sentido inverso se houver piora dos sintomas. O objetivo final é o alívio da dor e não afasta a necessidade de cirurgia. Melhora se houver um cateter permanente.

Índice Remissivo

A

Abrasão na córnea, 307
Abscesso e cisto da glândula Bartholin, 143
Abscesso epidural, 266
Abscesso periodontal, 64
Abscesso periretal, 124
Abscesso peritonsilar, 355
Abscesso retrofaríngeo, 360
Abuso infantil, 316
Abuso sexual, 149
    avaliação laboratorial, 150
    exame, 150
    tratamento após o exame, 151
Acetazolamida
    na doença de altitude, 83
    no pseudotumor cerebral, 273
Acetilcisteína, 443
Acidente cerebrovascular, 249
Acidose metabólica, 219
ACTH, 338
Adenite cervical, 369
Adenosina na PSVT, 48
Adrenoleucodistrofia, 68
Afogamento, 95
Agentes G IIb/IIIa na síndrome coronariana aguda, 7
Albuterol
    na asma, 412
    na bronquiolite, 368
    na COPD (DOPC), 419
Álcool benzil na anestesia local, 384
Alopurinol, 338
Aminofilina
    na anafilaxia, 2
    na asma, 413
    no bloqueio cardíaco, 36
    na COPD (DPOC), 420
Amiodarona
    na fibrilação atrial, 24
    na Vfib, 61
    na Vtach, 60
Amrinona na CHF, 30
Anafilaxia, 1
Anemia falciforme, 172
Aneurisma
    aorta abdominal, 127
    aorta torácica, 51

na síndrome coronariana aguda, 12
Angina instável, 22
Angioedema, 3
Angioedema adquirido, 3
Angiomatose bacilar, 187, 396
Angioplastia cardíaca, 20
Antiácidos na PUD, 123
Antibióticos
    no abscesso peritonsilar, 356
    no abscesso retrofaríngeo, 361
    na asma, 413
    na CAP, 417
    na celulite periorbital, 205
    na diarreia, 111
    na doença da vesícula biliar, 104
    na doença de Lyme, 196
    na doença por arranhadura de gato, 196
    na endocardite infecciosa, 41
    na epididimite, 482
    na faringite, 359
    na febre reumática aguda, 430
    na gangrena de Fournier, 184
    na gastroenterite, 98
    na infecção dentária, 64
    na meningite, 199
    em mordidas, 382
    na neutropenia febril, 169
    na OM aguda, 342
    na OM crônica, 351
    na OM serosa, 351
    na parotite, 354
    na PID, 291
    na sífilis, 215
    na sinusite, 362
    nas STDs, 158
    na UTI complicada, 246
    na UTI descomplicada, 245
    no tétano, 217
    na vaginite, 158
Anticoagulação em Afib, 23
Anticorpos antifosfolipídeos, 251
Antidepressivos, overdose, 444
Antidiarreicos, 114
Antifúngico na vaginite, 158
Anti-histamínicos na urticária, 6
Antivirais
    na encefalite, 266
    na paralisia de Bell, 262
    na urticária, 5
Anusol HC na hemorroida, 141
Apendicite, 128
Apneia central na CHF, 28
Arterite temporal, 432
Artrite séptica, 339
Asma, 410
Aspirina
    na CVA, 258
    na síndrome coronariana aguda, 17
Ataque isquêmico transitório, 253
Aterosclerose, 7
Atividade elétrica sem pulso, 34
Atropina no bloqueio cardíaco, 35

B

Babesiose, 195
Barotrauma, 341
Bejel, 214
Benzodiazepínicos
    overdose, 447
    na síndrome aguda da serotonina, 249
    na vertigem, 364
Beta bloqueadores
    na síndrome coronariana aguda, 19
    na fibrilação atrial, 25
    na CHF, 445
    no crise tireotóxica, 77
Bicarbonato de sódio
    na anestesia local, 384
    na cetoacidose diabética, 70
    na overdose de TCA, 60
Bipap na CHF, 29
Bloqueio cardíaco, 12
Bloqueio dentário, 387
Bloqueio dos dedos, 385
Bloqueio dos nervos, 385
Bromocriptina na NMS, 281
Bronquiolite, 367
Bupivacaína na anestesia local, 384
Bursite, 315

C

CABG, 21
Cálculo de déficit de água, 232
Cálculo de duto parotidiano, 353
Câmara hiperbárica, 82
Cancroide, 157
Candidíase vaginal, 161
Cardiomiopatia, 41
Cardioversão elétrica
    na fibrilação atrial, 26
    na PSVT, 48
    na Vtach estável, 61
Carvedilol na CHF, 27
Cateter Word, 144
Cateterização da bexiga pediátrica, 400
Cegueira não traumática, 313
Cegueira traumática, 312
Celulite periorbital, 202
Celulite peritonsilar, 355
Ceratite herpética, 309
Cetoacedose diabética, 69
Choque, 49
Choque espinhal, 286
Choque precordial, 58
Choque séptico, 207
Ciclobenzaprina, 449
Ciguatera, 112
Cimetidina na anafilaxia, 2
Ciproheptadina
    na síndrome aguda da serotonina, 248
    na urticária, 6
Clamídia, 156
Classificação de Stanford da aorta
    torácica, 52
Coagulação intravascular disseminada, 166
Cocaína
    intoxicação, 405

na síndrome coronariana aguda, 405
Colchicina, 337
Colecistite, 102
Colecistite acalculosa, 103
Colelitíase, 102
Colírio de corticosporina, 350
Coma hiperosmolar não cetônico, 71
Coma mixedema, 75
Complicações na diálise, 236
Concussão, 268
Conjuntivite
  alérgica, 306
  infecciosa, 306
Conjuntivite cicatrizante, 306
Conjuntivite hemorrágica, 306
Contrações ventriculares prematuras, 57
Convulsão, 282
Convulsão, tratamento de paciente ambulatorial, 284
Convulsões febris, 284
Convulsões histéricas, 283
COPD, 418
Corpo estranho
  aural, 348
  nasal, 347
  faríngeo, 361
Corpo estranho aspirado, 372
Corpo estranho esofágico, 396
Corpo estranho na córnea, 307
Corticosteroides
  na anafilaxia, 67
  na arterite temporal, 432
  na asma, 420
  na bronquiolite, 370
  na COPD, 428
  na crupe, 374
  na doença de altitude, 84
  para efeitos da massa do CNS, 168
  na encefalite, 268
  no envenenamento, 88
  na enxaqueca, 277
  na epiglotite, 346
  na faringite, 361
  na febre reumática aguda, 440
  na ICP aumentada, 276
  na insuficiência adrenal, 70
  na lesão da medula espinhal, 290
  na meningite, 203
  na paralisia de Bell, 464
  na pericardite, 47
  na síndrome de Behcet, 441
  na vertigem, 367
Craniofaringioma, 164
Cricotirotomia, 477
Crioprecipitado, 175
Crise devido à anemia falciforme, 172
Crise tireotóxica, 76
Critério de Ranson na pancreatite, 118
Critérios de Brugada, 57
Crupe, 371
Cursor de prata, 469
CVA embólica, 259
CVA hemorrágica, 153
CVA trombótica, 257

D

Dantrolene na NMS, 282
Deficiência de proteína C, 177
Deficiência de proteína S, 177
Déficit neurológico isquêmico reversível, 254
Delírio, 402
Dente avulsionado, 65
Dente subluxado, 65
Dermatografia, 5
Derrame devido ao calor, 209
Descolamento de placenta, 294
Desfibrilação,
    na Vfib, 60
    na Vfib, bifásica, 60
    na Vtach, 59
    na Vtach, bifásica, 59
Desfibriladores automáticos externos, 58
Desidratação, 71
Desmopressina na DI, 72
Detectores esofágicos, 396
DI nefrogênica, tratamento, 71
Diabetes insipidus, 71
Difenidramina
    na anafilaxia, 2
    na anestesia local, 384
    no envenenamento, 87
Digoxina
    na CHF, 33
    na fibrilação atrial, 24
Dihidroergotamina na enxaqueca, 279

Dilatadores ureterais filiformes, 241
Dimenidrato na vertigem, 365
Disfunção diastólica na CHF, 28
Disfunção sistólica na CHF, 28
Dissecção da aorta torácica, 51
Distócia de ombros, 300
    na manobra de McRobert, 301
    na manobra de Woods, 301
    na manobra de Zavenelli, 301
Diurese pós-obstrutiva, 241
Diverticulite, 97
Divertículo de Meckel, 115
Dobutamina
    na CHF, 31
    no choque, 50
Doença da arranhadura do gato, 369
Doença de addison, 67
Doença de altitude, 79
Doença de Franklin, 3
Doença de Graves, 77
Doença de Hirschsprung, 373
Doença de Kawasaki, 376
Doença de Lyme, 195
Doença de Meniere, 364
Doença inflamatória pélvica, 147
Doença sexualmente transmissível, 151
Doença ulcerosa péptica/gastrite, 120
Doenças relacionadas ao calor, 89
Dofetilde
    na CHF, 32
    na Fib atrial, 25

Dopamina
 na CHF, 31
 no choque, 50
Dor lombar posterior, 275
DVT de extremidade superior, 179

E

EACA, 260
Eclampsia (toxemia), 301
Ecocardiograma, 257
Edema angioneurótico, 4
Edema cerebral de grande altitude, 268
Edema pulmonar de grande altitude, 28
ECG na síndrome coronariana aguda, 16
Êmbolo pulmonar, 13
EMLA na anestesia local, 385
Encefalite
 devido ao carrapato, 262
Encoprese, 373
Endocardite infecciosa, 40
Envenenamento, 85
Envenenamento com arsênio, 445
Envenenamento com mercúrio, 457
Enxaqueca, 277
Epididimite, 481
Epiglotite, 343
Epinefrina
 na anafilaxia, 2
 na anestesia local, 383
 no choque, 50
 na Vfib, 60, 62
Epinefrina racêmica
 na bronquiolite, 368
 na crupe, 372
Epistaxe, anterior, 345
Epistaxe, posterior, 346
Epistaxe, trombocitopenia, 346
Equipamentos para via aérea de fibra ótica, 397
Eritema multiforme, 5
Eritismo no envenenamento por mercúrio, 458
Erlichiose, 196
Erva de São João, 247
Escala de coma Glasgow, 436
Escombroide, 112
Estado epiléptico
 tratamento, 283
Estado hiperosmolar, 232
Estenose pilórica, 377
Exaustão por calor, 89
Exposição à hepatite B, 109

F

Falência renal aguda, 233
Faringite, 357
Febre reumática, aguda, 429
Fenilefrina no choque, 50
Feridas de perfuração, 387
Fibrilação atrial/flutter, 22
Fibrilação ventricular, 54
Flebite superficial, 179
Flumazemil, 447
Fórmula de Parkland, queimaduras, 468

Framboésia/bouba, 214
Fraturas
    tornozelo, 327
    ossos carpais, 333
    clavícula, 331
    cotovelo, 332
    ossos da face, 334
    fêmur, 328
    fíbula, 328
    pé, 327
    dedos da mão, 334
    úmero, 331
    joelho, 328
    mandibular, 334
    metacarpais, 333
    pelve, 329
    rádio/ulna, 332
    costela, 330
    classificação de Salter, 321
    escápula, 331
    ombro, 331
    tíbia, 327
    dedos do pé, 327
    corpo vertebral, 330

G

Gangrena de Fournier, 183
Gardenerella, 158
Gastroenterite, 112
Gengivite necrosante, 64
Glaucoma agudo por fechamento angular, 311
Glioma, 164
Globo rompido, 311
Glucagon no corpo estranho esofágico, 99
Gonorreia, 143, 151
Gota, 335
Gravidez ectópica, 290
Green Goddess, 123
Guia ACLS, 435
Guia de transfusão, 174
Guia para intubação traqueal (bougie), 472
Guillain-Barré, 206

H

Helicobacter pylori, 120
Heliox
    na asma, 413
    na crupe, 372
Hemofilia, 169
Hemoptise, maciça, 420
Hemorragia digestiva baixa, 115
Hemorragia do trato GI superior, 187
Hemorroida retal trombosada, 140
Heparina
    na síndrome coronariana aguda, 18
    na CVA, 258
    na CVT, 178
    na DIC, 168
    na embolia pulmonar, 428
Hepatite, 105

Hérnia da parede abdominal, 97
Hidrocortiso
    no choque, 50
    na crise tireotóxica, 78
    na insuficiência adrenal, 69
Hidroxina na urticária, 6
Hipercalcemia, 220
Hipercalemia, 228
Hiperfosfatemia, 225
Hipermagnesemia, 223
Hipernatremia, 232
Hipertensão, 37
Hipertensão maligna, 38
Hipoaldosteronismo
    hiporreninêmico, 68
Hipocalcemia, 220
Hipocalemia, 226
Hipofosfatemia, 225
Hipoglicemia
    glicose, 74
    glucagon, 74
    tiamina, 74
Hipomagnesemia, 223
Hiponatremia, 229
Hipotermia, 91
HIV
    complicações, 185
    testes, 189
    tratamento, 190
    tratamentos, outros, 191
HTLV infecção, 188

I

Ibutilida, 25
Imunoglobulina na doença de
    Kawasaki, 377
Incisão e drenagem, dentária, 64
Indometacina, 338
Infarto ventricular direito, 21
Infecção dentária, 63
Infecção do trato urinário, 242
    e cateter permanente, 235
Ingestão de baterias do tipo botão, 98
Inibidor de bomba de próton
    na PUD, 122
Inibidores da ECA
    na CHF, 55
    na síndrome coronariana
        aguda, 17
Inibidores de canal de cálcio
    na CHF, 28
    na fibrilação atrial, 25
Inibidores de H_2 na PUD, 126
Insuficiência adrenal, 67
Insuflação translaríngea, 396
Insulina
    na cetoacidose diabética, 70
    na síndrome coronariana
        aguda, 20
Intestino isquêmico, 380
Intestino perfurado, 115
Intoxicação, 403
Intoxicação com etanol, 404
Intoxicação com isopropanolol, 405

Intoxicação com metanol, 404
Intoxicação com narcóticos, 405
Intubação com dedos, 393
Intubação de sequência rápida, 393
Intubação nasotraqueal, 393
Intubação orotraqueal, 392
Intubação retrógrada, 396
Intussuscepção, 375
Ipratrópio
    na asma, 412
    na COPD, 419
Irite, 310
Isoproterenol
    na CHF, 32
    no choque, 50

K

Ketorolac na cólica renal, 239
Kit de antídoto contra o CN (Lilly), 450
Kleihauer-Betke, 290

L

Labelatol
    na hipertensão, 38
    na ICP aumentada, 274
Lacerações orais, 64
Lágrimas de Mallory-Weiss, 125
Lesão elétrica, 465
Lesão elétrica e arritmia cardíaca, 48
Lesão na coluna, 470
Lesão na medula cervical, 288
Lesões devido à pressão da injeção, 479
Lesões devido ao raio, 94
LET na anestesia local, 384
Leucemia aguda, 163
Lidocaína
    (viscosa/gel) na anestesia local, 389
    na anestesia local, 387
    na enxaqueca, 282
    na overdose de TCA, 455
    na Vfib, 61
    na Vtach, 60
    na Vtach estável, 62
Linha de Mees, 446
Lítio na crise tireotóxica, 444
Luxações
    no cotovelo, 318
    no dedo, 317
    no joelho, 318
    no ombro, 319
    no quadril, 318
    na patela, 319
    no tornozelo, 317
LVH na hipertensão, 37

M

Mal agudo de montanha, 111
Manejo das vias aéreas, 391
Manejo de feridas, 327
Manejo de shunt ventricular, 400
Manitol na ICP aumentada, 272, 274
Manobra de reposição canalicular, 365

Marcadores cardíacos, 35
Marcadores hepáticos na hepatite, 169
Marcapasso atrial migratório, 23
Marcapasso no bloqueio cardíaco, 35
Máscara laríngea, 392
Massagem do seio carotídeo, 24
Meclizina na vertigem, 365
Meduloblastoma, 165
Meningiomas, 165
Meningites
    asséptica, 199
    CSF, 199
    patógenos, 199
Metoclopramida na enxaqueca, 279
MI sem onda-Q, 22
Midazolam no envenenamento, 87
Miocardite, 41
Mioglobinúria, 248
Mordida de cobra, 85
Mordidas, 381
Morte súbita, 55
Moxonidina na CHF, 33
Mycobacterium marinum, 339

N

Necrose tubular aguda, 233
Nefrolitíase, 240
Neoplasia no CNS/Medula espinhal, 164
Neurosífilis, 212
Neutropenia febril, 168
Nitroglicerina
    na CHF, 29
    na FB esofágica, 99
    na síndrome coronariana aguda, 18
    na varize esofágica, 102
Nitroprussida
    na CHF, 30
    na dissecção da aorta torácica, 53
    na hipertensão, 38
    na ICP aumentada, 274
Norepinefrina no choque, 50
NSAIDs, 460

O

Obstrução intestinal, 130
Obstrução intestinal maligna, 132
Octreotido
    no sangramento do trato GI superior, 126
    na varize esofágica, 101
Otite externa, 348
Otite média, 350
Overdose de acetaminofeno, 443
Overdose de chumbo, 456
Overdose de cianeto, 449
Overdose de digitalis, 451
Overdose de etileno glicol, 452
Overdose de ferro, 454
Overdose de isoniazida, 455
Overdose de monóxido de carbono, 448
Overdose de teofilina, 463

Óxido Nítroco na enxaqueca, 280

P

Pancreatite, 117
Papiloma vírus humano, 124
Paralisia de Bell, 260
Parede inferior do MI, 21
Parotite, 353
Parto com apresentação pélvica, 297
Parto pós-morte, 293
Parto prematuro, 296
Partos com apresentação podálica, 299
Patógenos
    na diarreia, 111
    na gastroenterite, 111
Peliose hepática, 369
Perfuração da membrana timpânica, 341
Pericardite, 44
Pericardite constritiva, 45
Pericardite urêmica, 46
Peritonite, 203
Peritonite esclerosante, 204
Picada de aranha, 85
Picada de escorpião, 86
Pielonefrite, 243
Placenta prévia, 295
Plasma fresco congelado, 175
Pneumonia adquirida na comunidade, 414
Pneumotórax, 421
Pneumotórax catamenial, 422
Pneumotórax tenso, 34
Pontuação de APGAR, 435

Precauções universais, 110
Pré-eclampsia, 301
Pressão intracerebral aumentada, 272
Priapismo, 483
Probenecida, 337
Procainamida
    na Vfib, 60
    na Vtach, 61
    na Vtach estável, 61
Proclorperazina na enxaqueca, 279
Proctite, 124
Prolapso do cordão umbilical, obstetrícia, 299
Propafenona na fibrilação atrial, 25
Pseudo-angioedema, 3
Pseudogota, 336
Pseudomonas pseudomallei (Melioidose), 69
Pseudotumor cerebral, 273
PTU na crise tireotóxica, 78
Pulso paradoxal, 44

Q

Queimaduras, 465

R

Rabdomiólise, 474
Raiva, 206
Reaquecimento na hipotermia, 93
Reparo de feridas, 387
Reposição de hormônios da tireoide, 273
Reposição de fator na hemofilia, 169

Resposta inflamatória sistêmica, 208
Restrição, química e física, 401
Retenção urinária, 240
Ruptura do cisto ovariano, 144
Ruptura esofágica, 100
Ruptura uterina, 289

S

Salicilatos
    na doença de Kawasaki, 376
    na febre reumática aguda, 430
    overdose, 460
    na síndrome de Behcet, 431
Saterinona na CHF, 31
SCIWORA, 286
Sedação consciente, 397
Sepse, 207
Sífilis, 212
Sinal de Kussmaul
    no infarto do ventrículo direito, 21
    na pericardite, 45
Síndrome aguda da serotonina, 247
Síndrome da cauda equina, 165
Síndrome da linfopenia CD4, 188
Síndrome da morte infantil súbita, 378
Síndrome de Behcet, 421
Síndrome de Boerhaave, 100
Síndrome de Brown-Sequard, 287
Síndrome de Brugada, 56
Síndrome de compartimento, 473
Síndrome de cone medular, 267
Síndrome de Dressler, 12

Síndrome de Friderichsen-Waterhouse, 67
Síndrome de HELLP, 303
Síndrome de Ramsay-Hunt, 261
Síndrome de Wolff-Parkinson-White, 47
Síndrome do bebê sacudido, 268
Síndrome do homem rígido, 216
Síndrome do seio doente, 23
Síndrome hemolítica-urêmica, 112
Síndrome Lown-Ganong-Levine, 48
Síndrome medular anterior, 286
Síndrome medular central, 287
Síndrome neuroléptica maligna, 280
Síndrome pós-flebítica, 178
Síndrome renal-ocular, 311
Síndromes coronarianas agudas, 7
Sinovite transitória, 339
Sinusite, 361
Solução de lugol na crise tireotóxica, 78
Somatostatina
    no sangramento do trato GI superior, 126
    na varize esofágica, 101
Sotalol na Vtach, 55
Sulfato de dermatan na DIC, 168
Sulfato de magnésio
    na asma, 412
    na COPD, 420
    na síndrome coronariana aguda, 19
    na Vtach, 60
Sulfinpirazona, 338
Sumatriptano na enxaqueca, 279
SVT com aberração, 56

T

Tabes dorsalis, 212
TAC na anestesia local, 384
Tamponamento cardíaco, 45
Taquicardia atrial multifocal, 411
Taquicardia supraventricular, 47
Taquicardia ventricular, 54
Taquicardia ventricular lenta, 56
Técnica intraóssea, 399
Tendinite, 315
Teste de estresse cardíaco, 28
Teste de estresse na síndrome coronariana aguda, 9
Tétano, 216
Tetralogia de Fallot, 374
Tiamina
    na CHF, 31
Tireoidite de Hashimoto, 77
Torção ovariana, 146
Torção testicular, 484
Torsades de pointes, 54
Transfusão de concentrado de hemácias, 483
Transfusão de plaquetas, 346
Trauma dentário, 65
Traumatismo craniano, 268
Triagem, 406
Tricomonas, 158
Trimetafano na dissecção da aorta, 54
Trombolíticos
    na CVA, 251
    no êmbolo pulmonar, 427
    na síndrome coronariana aguda, 19
Trombose venosa, 172
Tubo Sengstaaken-Blakemore, 102

U

Úlcera duodenal, 121
Úlcera gástrica, 121
Ulceração produzida pelo frio, 87
Ultra-som transvaginal, 145, 292
Urticária, 4
Urticária ao frio, 6
Urticária colinérgica, 5
Urticária devido ao calor, 5
Urticária devido ao estresse, 5
Urticária solar/luz, 5
Uso de tabaco, 125

V

Vaginite, 158
Varizes esofágicas, 101
Vasopressina
    no choque, 50
    na Vfib, 60, 61
Vertigem, 363
Vertigem postural paroxística benigna, 364
Via aérea orofaringeana, 391
Via nasofaríngea, 391
Vírus herpes simplex, 263
Vírus respiratório sincicial, 367
Vitamina A na encefalite, 264

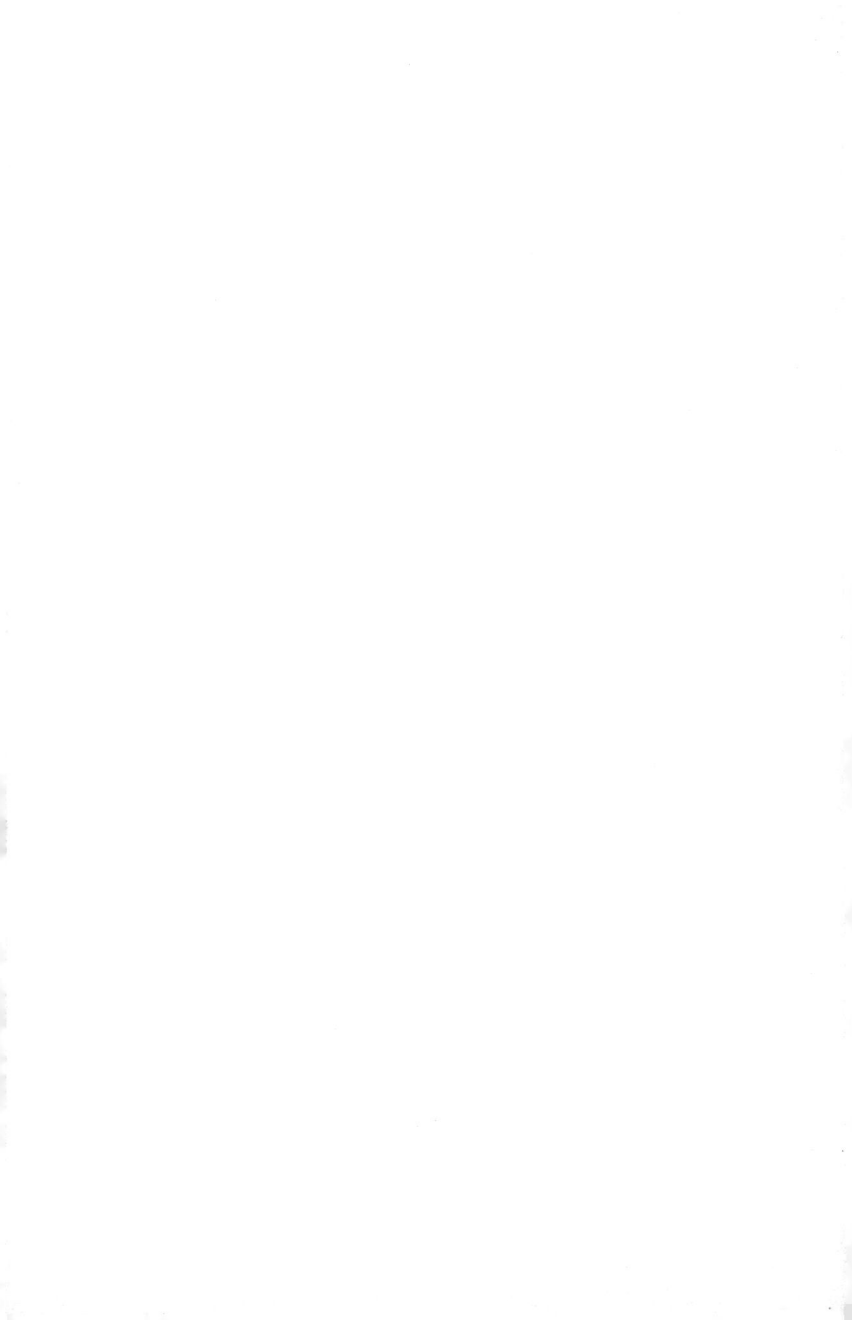